项目资助

浙江省哲学社会科学优势学科重大资助课题

"走向去碎片化和去行政化：

医疗保障局与新时代中国医疗事业的公共治理创新"

（19YSXK02ZD）最终成果

顾 昕 著

走向去行政化的
中国医疗改革

人民的
健康 下

ZHEJIANG UNIVERSITY PRESS
浙江大学出版社
·杭州·

图书在版编目(CIP)数据

人民的健康:走向去行政化的中国医疗改革. 下 /
顾昕著. —杭州:浙江大学出版社,2022.11
ISBN 978-7-308-23160-2

Ⅰ.①人… Ⅱ.①顾… Ⅲ.①医疗保健制度—体制改
革—研究—中国 Ⅳ.①R197.1

中国版本图书馆 CIP 数据核字(2022)第 192138 号

人民的健康(下):走向去行政化的中国医疗改革
顾 昕 著

责任编辑	钱济平　蔡圆圆	
责任校对	许艺涛	
封面设计	项梦怡	
出版发行	浙江大学出版社	
	(杭州市天目山路 148 号　邮政编码 310007)	
	(网址:http://www.zjupress.com)	
排　　版	浙江时代出版服务有限公司	
印　　刷	杭州宏雅印刷有限公司	
开　　本	710mm×1000mm　1/16	
印　　张	36	
字　　数	464 千	
版 印 次	2022 年 11 月第 1 版　2022 年 11 月第 1 次印刷	
书　　号	ISBN 978-7-308-23160-2	
定　　价	95.00 元	

序

郁建兴

　　读完顾昕教授关于医保治理变革的论著,再读到他关于医疗治理变革的论著,心里特别高兴。近 20 年前,顾昕投身于新医改之争,赫然成为医改"市场主导派"的代表人物之一。标签的使用,固然有便利沟通之效,但不大准确的标签难免带有误导性。"市场主导派"这一标签很容易使人误以为是"市场原教旨主义"的身份标志,而且在与另一个误导性标签"政府主导派"相并列时很容易使人误以为顾昕漠视甚至无视政府、行政力量以及行政机制的积极作用。但事实绝非如此。顾昕对市场机制的理解,远比"市场原教旨主义者"或者视界主要局限于新古典主义的经济学人宽广,也比许多不谙经济学的公共管理学者精深。在他的笔下,医疗卫生领域中能产生积极作用的市场竞争,并不是新古典主义理论刻画的自由竞争,而是一种由行政力量参与通过行政机制加以规制的"公共竞争"。本书的出版,可以让读者系统性地领略顾昕关于公共竞争的精彩论述。

　　自 2005 年以来,顾昕已经在医疗政策领域发表了大量论文,并出版了若干论著,其中的早期成果在很大程度上属于医疗政策领域的规范研究和对策研究,后期成果大多转变为经验研究。他的对策性研究大多体现为中国经济体制改革研究会公共政策研究中心所承接的国家相关部委和国际组织委托课题的研究报告。在其后期的经验研究中,既有基于实地调研的案例分析，也有基于全国性数据的计量分析。

　　由于篇幅与主题的限制，也由于医疗体制改革涵盖事项的广泛性和可争议性，任何单篇论文自然无法展示其完整的医改思路，但从其合著的《诊断与处方：直面中国医疗体制改革》（社会科学文献出版社，2006 年）以及独著的《走向全民医保：中国新医改的战略与战术》（中国劳动与社会保障出版社，2008 年）和《新医改的公益性路径》（云南教育出版社，2013 年）三本书中，我们依然可以清晰辨识出其新医改方略的三个支柱，即实现全民医保、推进医保支付改革和形成多元办医格局。值得注意的是，这三个改革方略为很多人所推重，但顾昕的医改思路依然独树一帜，即强调以医保支付改革引领医疗供给侧的激励机制重构。简言之，这是一种医保推动的新医改思路，而不是坊间极为流行的"三医联动"思路。作为顾昕长期的学友以及近年来的同事，我从未听到顾昕主动谈起过"三医联动"，当然他也没有以刻意标新立异的方式去反对"三医联动"。他所孜孜以求的是推动新医改的阿基米德支点，从而为新医改的推进提供可靠的正能量。

　　尽管被视为"市场主导派"的主要代表人物，顾昕对公立医疗机构民营化却保持着审慎积极的态度，这一点使他与"市场主导派"的其他主要代表人物形成了鲜明对照。顾昕对医疗供给侧改革的关注重点，在于公立医疗机构的去行政化。在投身于新医改之争之初，他在论著中用"有管理的市场化"来概括其医改主张，但后来"去行政化"成为其论说的关键词。实际上，事业单位去行政化是公共管理学界以及媒体关注的热门话题，尤其是在医疗和教育领域。党的十八届三中全会更是把去行政化确立为事业单位改革的方向。2010 年 3 月，顾昕在《21 世纪经济报道》发表的《去行政化：公立医院改革的困局与谜团》一文，将公立医院去行政化解读为医改的核心，并在此后的大量学术论文、媒体文章和演讲访谈中，从多个维度在诸多事项上对公立医院的去行政化加以论述。本书第七章对公立医院改革地方实践在去行政化和再行政化之间摇摆的分析，深入细致，精彩纷呈。

值得一提的是,顾昕还将此章内容精华以英文形式呈现在我与郭苏建教授主编的《当代中国地方治理帕尔格雷夫手册》(*The Palgrave Handbook of Local Governance in Contemporary China*,2019)之中。

顾昕对其论说关键词的选择,并非随意为之,也非相机行事,而是基于坚实的理论思考。实际上,非常重要的是,他的分析架构自 2010 年起有了微妙的变化,即从着重于政府与市场的关系拓展为探究国家—市场—社会的关系。把社会找回来,让社会运转起来,是顾昕和我以及众多公共管理学者的共同关注,也是我们志同道合的学术纽带。随着理论关注的变化,顾昕将治理理论引入新医改研究之中,并以此引领相关的经验研究。因此,在我看来,"市场主导派"的标签已经早已不再适合于顾昕,更适合的标签是"治理主导派"。

正是在这个意义上,顾昕关于医疗体制改革的研究,在学术上超越了医疗政策领域,对于更广范围的公共政策和公共管理学界亦有助益。其医改论说的思想性、专业性以及可操作性,早已在医改研究领域产生了广泛影响,而本书在医疗政策研究领域的贡献,无须多言。在这里,我愿意着重探讨一下本书对于公共政策和公共管理研究的可能贡献。

首先,《人民的健康(下):走向去行政化的中国医疗改革》建构了一个公共部门去行政化的分析框架,这一贡献无疑超越了医疗政策领域,其可适用性可以说遍及各个领域。事实上,作为资深体育迷,顾昕还就体育部门的去行政化有所言说,但殊为可惜的是,无论是顾昕本人还是其他学者,还未发展出体育部门去行政化的系统性学术论述。展现在本书第一章的公共部门去行政化的分析框架,基于顾昕广汇公共治理国际前沿性成果而形成的治理机制互补嵌合性理论。这可能是有关中国事业单位去行政化的首创性理论,一旦发展成熟,在公共部门治理转型的国际学术中也能有一席之地。中国事业单位体系在组织和制度上的独特性及其治理转型的丰富实践,理应为中国学者在国际上讲好中国故事提供取之不尽用之不竭的素材。

其次,本书对"社会治理"理念提出了颇具新意的解读,并将公共部门去行政化改革在社会治理理论框架中加以再定位。这一努力,一方面将党在十八届三中全会和十九届四中全会中提出的一以贯之的改革理念清晰地阐释出来,另一方面也为公共管理学者基于中国实践发展出公共治理变革的新理论开辟了新的空间。"社会治理"理念,不限于各种狭义的社会事务治理,而是适用于指导所有领域的公共治理变革。在顾昕的笔下,社会治理共同体建构的核心,就在于多元治理主体的协作互动和多种治理机制的互补嵌合。这一理论阐释和建构,不仅奠定了事业单位去行政化改革的学术基础,而且也为政府职能转型的理论建构提供了方向。关于政府职能转型的思考,不再局限于政府与市场之争中倾注的政府职能边界的改变,而是在公共治理变革视界中关注的行政治理方式的创新。

再次,国际治理学界出现了理论丛林,涌现了多种互有重叠、大同小异的理论。顾昕在本书中阐述了新公共治理、共同生产、协作治理和互动治理等理论的趋同性,并进行了初步的理论整合。值得一提的是,新公共治理、共同生产和协作治理的理念或理论早已在中国公共管理学界获得认可并在本土化研究中得到广泛应用,但互动治理则不然。顾昕将互动治理理论引入中国学界,助力国内学者拓宽视野,并在本书中将这一理论与其他公共治理理论融会贯通。在他的理论整合下,诺贝尔经济学奖得主奥斯特罗姆及其领衔的布鲁明顿学派关于自组织治理、多中心治理和共同生产的学术成果,褪去了社会中心论的色彩,在新的公共治理视界中获得了新生。社群机制与行政机制、市场机制的互补嵌合,成为奥斯特罗姆思想焕发新活力的新渠道。顾昕在本书中展示了这些理论探索在医疗政策研究领域中的可应用性。

或许是出于结构平衡的考量,本书对于整合医疗的国际理念与实践以及中国医疗供给侧医联体、医共体的发展,未能单辟章节加以集中论述,而顾昕在这一细分领域的探索成果也未能充分展示出来,殊为可惜。事实上,早在医联体、医共体建设兴起之初,顾昕就以通讯作者身份在《广东行政学院学报》2015年第5期上发表了《激励结构与整合医疗的制度性条件:兼论中国医联体建设中的政策思维模式》一文,不仅对整合医疗的理念及其在发达国家的实践进行了清晰梳理,对中国本土实践的行政化政策思维进行了剖析,而且还提出以医保支付改革所蕴含的市场机制加以引领、以重构医疗供给侧激励结构为核心推进医联体建设的构想。可是,令人遗憾的是,由于所刊刊物的属性,这篇论文在公共卫生和医疗政策学界可谓毫无影响,而由于论题的专业性,其在公共管理学界也没有产生反响。

令人欣慰的是,顾昕关于整合医疗治理的思考,在浙江省县域医共体建设从试点到推开的政策咨询过程中得以展开。2018年夏,浙江大学社会治理研究院承接了省政府的紧急任务,就行之有年的县域医共体试点进行独立评估,以期为即将启动的全省域医共体建设提供政策建议。作为浙江大学社会治理研究院首席专家,顾昕成为我所领导的县域医共体调研团队的"首席研究员"。当时,他刚从北京迁居到杭州加盟浙江大学公共管理学院不久,对浙江的湿热气候极不适应,3个月间,他跑遍浙江省11个县域医共体试点区县,并组织了数据和资料分析,主笔了长达10万字的调研报告,其中内含9项政策建议。这是浙江大学社会治理研究院组建之初最重要的政策咨询工作之一。经我的汇报之后,9项建议受到省政府的高度重视,很多内容在县域医共体建设全省域推开的政策文件中得到了采纳。

在完成调研报告之后,身心疲惫的顾昕于2018年9月上旬选择赴美度假,从美东尼亚加拉瀑布到美中黄石公园再到美西大峡谷和羚羊溪谷,横穿美国。然而,颇为不幸的是,在不可避免的辛劳之旅中,顾昕罹患了一种不明肺炎,在初期呈现为干咳症状,很容易使人误以为一般感冒。长达半个月的中成药自疗无济于事之后,他的肺炎转为重症,肺部开始出现局部纤维化症状,入住浙江大学附属第一医院接受了长达20天的住院治疗,其中在第 15 天病原才得到确证，即遍布于美国亚利桑那州土壤中的一种真菌。就中国而言，这是一种罕见病，2018 年在浙江全省只有两例，而在美国，这倒是一种常见病，被亚利桑那真菌感染的美国人很多，但除了身体疲惫而免疫力低下者之外，多数感染者并不发病。

众所周知，真菌是很难彻底消杀的，隐藏在肺部深处的真菌更是难以除尽，因此必须长期服用特效药，而纤维化的肺部恢复正常也需时日。相应地，顾昕经历了漫长的康复期。在此期间，顾昕告诉我，他对其所研究的医疗政策有了真切的个人体验。好的体验是，他多年矢志推动的全民医保的福利落实到本人头上，他在北京大学任教十年享受公费医疗期间的累计花费不足 2000 元，但来浙江大学参加职工医保仅半年之后就花费 20 余万元医药费，医保支付了其中的 15 万余元。坏的体验是，由于一些管控措施，尤其是本书中有详细分析的药费支出管控措施，他在康复期间无法在邻近的基层社区卫生服务机构拿药，只能被迫每两周到医院取药，而且由于特效药昂贵，医院一度无法通过门诊部门开药，只能从住院部门开药，导致本来可以"最多跑一次"的取药行为变成了"至少跑两次"，即每两周都要住院一次，第二天出院拿药。好在这种情形在持续一个月之后得到了改变。

从肺炎中康复自然会影响到顾昕的工作状态。然而，就在这一期间，顾昕依然写出了多篇高水平论文，其中基于县域医共体试点调研资料及其理论思考撰就的《财政制度改革与浙江省县域医共体的推进》一文在《治理研究》2019 年第 1 期上发表，此文荣获第十届钱学森城市学"城市卫生健康问题"金奖。他还在《中国社会科学》2019 年第 12 期发表《"健康中国"战略中基本卫生保健的治理创新》一文，此文荣获浙江省第 21 届哲学社会科学优秀成果一等奖。

顾昕长我几岁，我一直尊他为兄。他在理论探索以及经验研究上的矢志努力，令我感佩。我可以预计，在本书出版后，他关于治理机制互补嵌合性更具系统性和完整性的理论阐述及其在诸多领域的应用,将成为他今后的著述主题。让我们期待他的新著持续问世。

2022 年 9 月 4 日于杭州

(本文作者郁建兴系浙江工商大学党委书记、校长,浙江大学社会治理研究院院长)

前言　人民健康的制度保障:医疗服务供给侧的治理变革

　　人人都希望自己健康。从生理角度来理解,健康意味着一个人有能力完成其日常活动。可是,健康不仅仅是一个生理问题,而且还是一个社会问题。健康不仅仅意味着没有疾病或体质强健,而是生理、心理以及社会状态的良好。诺贝尔经济学奖得主、经济学家和哲学家阿玛蒂亚·森(Amartya Sen)全面提升了人们对于健康的理解。在他看来,对于每个人来说,最为重要的就是一种非常基本的自由,即拥有生活的可行能力(capability)。毫无疑问,健康是人们拥有这种可行能力的最基本要素,因此成为一种基本的权利。唯有拥有健康,人们才有能力完成其他"功能性活动",从而实现有价值的人的生活(Sen, 1999)。

　　阿玛蒂亚·森有关可行能力的视角,奠定了人类发展理论的基础,是一个评估个人福祉、社会安排、政策制订等多方面社会经济政治事务的规范性框架(王曲、刘民权,2005:2)。在这一理论的影响下,联合国开发计划署(UNDP)自1990年开始每年发布《人类发展报告》,健康水平、教育和经济成长并列成为衡量人类发展的三大指标,人类发展指标的构建基本上受到森的可行能力理论的影响。

　　人的健康水平的高低,首先受到生理—生物因素的影响,同时也受政治、经济、社会、文化和环境等诸多方面因素的影响(王曲、刘民权,2005)。

限于主题,本书不论及所有的健康决定因素,只专注于一个因素,即医疗服务的制度安排,简称医疗体制。医疗服务对于健康维护的重要性不言而喻,毕竟威胁人类健康的重大因素之一就是疾病。人们在生病时是否能够得到及时的医治,取决于一个社会的医疗体制是否健全;至于说能否治愈,取决于医学的发展水平和个体的身体状况。当然,本书专注于医疗,并不意味着笔者不关注影响健康以及人的可行能力的其他重要因素,如社会经济发展、环境优化、公共服务均等化、生活方式等,只是在本书中基本上不予涉及而已。

在众多宏观的论述中,我们经常看到"卫生体制"(health system)与"医疗体制"(health care system)这样的字眼。从分析的角度来看,两者是有区别的:前者外延宽,而后者窄。后者仅仅包括各种医疗服务,俗称"看病""治病",而前者包含很多并不治病但同维护人民健康水平密切相关的服务,其中包括公共卫生、环境卫生、职场卫生、健康管理(保健)等。当然,两者是紧密联系起来的,尤其是某些公共卫生服务(例如防疫)和健康管理的提供,一般也有医疗服务提供者的参与。在中文世界,"健康"也常常出现在相关的语境中,例如"健康战略""健康体制""健康产业""健康保险""健康政策""健康经济学"等。"健康"所涉及活动的范围,比"卫生"要广,其中包括相当一部分体育、旅游、娱乐甚至文化活动,例如全民健身。限于篇幅,本书讨论的重点是医疗体制,暂不涉及更大的卫生体制问题或健康产业的发展,也不涉及公共卫生服务,当然,与基本医疗服务有一定关联性的基本卫生保健除外。同时,本书关注医疗供给侧中的医疗机构,而对于医疗服务行业下游的零售药店和上游的医药企业,基本上未予关注。

除此之外,本书考察的是医疗体制以及医疗政策,并不关注医疗机构的管理,尤其是医院管理。毫无疑问,医院管理是重要的实践,也是重要的学问,在某些情况下也会对宏观的体制和政策产生一定的影响。但多数情况下,医院管理受到体制和政策的影响更多一些。笔者所研究的医疗体制改革和医疗政策变迁，更多在于政府改革和医疗政策的变化。至于医疗机构管理的变革，限于篇幅，不在本书的讨论范围之内。

对医疗体制以及医疗体制改革的研究构成本书的主题。世界各国的医疗体制呈现多样性。在某些医疗体制中，各类人群都可基于需要获得适当的医疗服务，其中的低收入人群甚至贫困者不会因为担心无法负担而有病不医，"看病贵"的问题根本不存在。在另外一些医疗体制中，医疗服务的可及性出现了很大的不均衡，相当一部分民众望医兴叹，造成"看病难"的问题。换言之，在公平维护民众健康权利方面，不同的医疗体制表现不一。同时，不同医疗体制所呈现的效率也大为不同，效率低下的一个具体体现就是供方诱导需求或过度医疗的盛行。过度医疗行为的盛行不仅使医疗服务的价格与品质不相匹配，而且还会损害社会福利，加重"看病贵"，有损医疗服务的经济可及性。世界卫生组织在《2000 年世界卫生报告》中对其成员国卫生体系在公平和效率诸方面的绩效进行了评价和排名，中国在很多指标的排名中靠后（WHO，2000）。

在 20 世纪末和 21 世纪初，中国的医疗体制经历了翻天覆地的变化。与计划经济体制相契合，1979 年之前的医疗体制基本上由政府实施全方位的直接管理和控制，一部分民众享受免费医疗。随着市场转型的深入，中国的医疗体制在医疗机构致力于通过"创收"来维持运营这个意义上走向了一条"市场化"之路，但是政府很长一段时期在如何管理一个日渐市场化的医疗体制方面无所适从，尤其是未能在认知上和实践中厘清政府应有的职能。在医疗保障领域，政府长期以来未能扮演理应扮演的积极角色，致使医疗保障的覆盖率迟迟没有显著提高，多数民众（尤其是大多数农民）没有任何医疗保障，致使中国医疗体系的公平性蒙受极大危害。在医疗服务领域，尽管大多数医疗机构都保留着公立机构的身份，但却成为医疗服务和药品出售市场上的主力军。由于医疗服务第三方购买机制长期没有形成，大多数民众在看病治病时不得不自掏腰包，医疗服务提供方诱导病人过度消费医疗服务和药品的现象层出不穷，推高了医疗费用，民众对"看病贵、看病难"怨声载道，并在 2004—2005 年达到了民怨沸腾的境地，以致传递民众声音的大众媒体一度将"看病贵、看病难"列为所谓"新三座大山"之一。

在这一大背景下，2005 年 6 月 20 日，《中国青年报》记者何磊发表了题为《市场化不是改革方向，我国医改悄然转舵?》的报道。基于卫生部政策法规司领导在当月中旬一次医院与医药企业峰会上表达的观点，该文明确指出医疗体制改革不能走市场化的道路，并援引诸多学者和官员的观点，认为中国医改不能追寻"美国模式"。① 7 月 29 日，《中国青年报》再接再厉，刊发题为《国务院研究机构最新报告说：中国医改不成功》的报道，披露了国务院发展研究中心一份研究报告的内容，严词批判此前的医改"基本失败"，并把失败原因归结于"市场化的改革路线"。② 该报告长达十余万字，2005 年春曾在国务院发展研究中心主办的学刊《中国发展评论》上以增刊的形式全文刊载，并在 3 月开展的中国发展论坛上发布。经过媒体特别引用了报告中"基本不成功"等措辞比较"重"的批判性结论之后，这份报告引起了轰动(葛延风、贡森等，2007：1)，呼唤新医改也迅速成为重要的媒体论题。

自此，对"看病贵、看病难"的责难在大众媒体上持续高烧，过去 20 年医改"基本不成功"的判断也成为共识，将医改不成功归咎于"市场化"并提出让公立医疗机构主导且政府对医疗施加全天候、全方位、全环节的管理(即所谓"政府主导")才能恢复公益性的诊断与处方，也一度盛行于各家媒体(朱幼棣，2011：48-51)。当然，对过去医改"基本不成功"这一判断没有

---

① 此报道不仅在《中国青年报》纸媒上可以找到，而且当天中国新闻社主办的中国新闻网就予以转载，参见：https://www. chinanews. com. cn/news/2005/2005-06-20/26/588520. shtml(可随时浏览)。《中国青年报》的官网中青在线也在年底加以收藏，参见：http://zqb. cyol. com/content/2005-12/27/content_1223884. htm(可随时浏览)。

② 此报道，参见中青在线 http://zqb. cyol. com/content/2005-07/29/content_1150962. htm(可随时浏览)。

异议但对诊断与处方持不同意见的少数学者,也开始在媒体上发声,其中著名经济学家,后来担任北京大学国家发展研究院院长的周其仁教授在《经济观察报》上连载系列评论文章,质疑中国医疗服务从未真正实现市场化,因此认为将医疗乱象归咎于市场化根本是不着边际的"诊断",而将医改出路确定为政府主导也是不明不白的"处方"。后来,周其仁教授将这些影响力卓著的文章结集出版(周其仁,2008)。

2005 年 8 月 31 日,笔者在当时任教的北京师范大学社会发展与公共政策研究所主持的一个圆桌讨论会,针对当时的医改争论,明确指出,医疗服务市场化并不是此前医改"基本不成功"的罪魁祸首,市场化过程中政府职能的缺位才是医改失败的根源。在接受参会的新华通讯社《瞭望新闻周刊》记者戴廉采访时,笔者进一步指出,将医改不成功归咎于市场化,往往是在国家与市场关系上持一种二元对立的视角,忽略了在很多情况下政府在医疗体系中实际上是市场参与者而不是市场取代者;市场化过程绝不是也不应该是"市场进、国家退"的零和博弈过程;恰恰相反,市场体制的完善意味着一系列制度建设,而政府在制定和实施这些制度上必定扮演重要角色。

就医改的未来发展方向,笔者给出政府的三个重要职能:(1)推动医保体系走向普遍覆盖,即走向全民医保;(2)促使医保机构成为医疗服务的第三方购买者,以预付制取代报销制,推动医保付费改革;(3)建立守门人制度,完善基本医疗卫生服务网络(戴廉、段磊萍,2005)。这是笔者第一次就医改问题发声,并自此走上了医疗卫生政策研究的不归路。继而,笔者在《经济社会体制比较》上发表论文,通过制度比较分析,明确提出中国医改的方向应该是走向有管理的市场化(顾昕,2005b),在《中国社会科学》上刊文,将中国医改在全球性医疗体制改革中定位(顾昕,2005c),在《比较》上刊文,以城市为中心对截止到 2003 年中国医疗体系中政府与市场的关系给出了不同于当时坊间盛行论说的新解读(顾昕,2005d)。随后,笔者将相关媒体文章以及本人和同事的相关学术论文结集出版,题为《诊断与处方：直面中国医疗体制改革》(顾昕、高梦滔、姚洋,2006)。

自 2005 年下半年起,持不同政策取向的学者就中国未来的医改向何处去,在媒体上展开了一场大争论。2006 年 6 月 3 日,北京大学光华管理学院教授刘国恩和北京大学中国经济研究中心教授李玲,在北京大学光华管理学院组织的"北京大学三井创新论坛"上,就当时正在酝酿的新一轮医药卫生体制改革(即"新医改")的方向,进行了一场针锋相对的面对面辩论。自此,关于"新医改"的方向究竟如何,各方议论纷纷,形成了热度空前的"新医改争论"。争论内容庞杂,观点莫衷一是,其中的关键议题在于政府与市场的关系,而社会的角色和作用基本上被忽略。这场争论产生了"政府主导派"和"市场主导派",笔者与周其仁、刘国恩等被划归为"市场主导派"的"核心人物"或"中坚人物",这一归属既出现在中文学术文章中(章平、刘婧婷,2013：64),也出现在英文文献之中(Kornreich, et al., 2012；Huang,2013：69-70)。正如所有有关政府与市场关系的争论一样,"新医改争论"旷日持久,后来一直以不同的方式、不同的程度、不同的视角持续着。与全世界各个地方、各种不同时期、各种人物之间展开的政府与市场之争一样,"新医改争论"自然没有结果,也不可能有结果,但这一争论客观上为国家推进"新医改"营造了有利的舆论氛围,这是确凿无疑的。

2006 年 6 月,国务院召开常务会议,决定开展深化医药卫生体制改革工作。8 月,国务院成立了深化医药卫生体制改革部际协调工作小组,由国家发改委和卫生部作为组长单位,财政部和劳动保障部作为副组长单位,中编办、教育部、民政部、人事部、人口计生委、食品药品监管局、法制办、国研室、保监会、中医药局等共 14 个(后又增加了国资委和全国总工会,达到 16 个)部门参加,办公室设在国家发改委(宋其超,2009：85)。

2006 年秋,国务院深化医药卫生体制改革部际协调工作小组邀请六家国内外机构,即国务院发展研究中心、北京大学、复旦大学、世界银行、世界卫生组织和麦肯锡公司,提出各自的"新医改"备选方案以供决策层参考。年末,协调小组又邀请了北京师范大学提交"第七套方案",笔者是这一方案的主笔者。在有关"新医改"政策公共决策过程的研究者看来,北京师范大学方案"成功跻身备选方案"是政府对舆情保持回应性和开放性的一种体现,具体表现为将当时不占舆论主流位置的"市场主导派"的意见纳入决策参考之中(章平、刘婧婷,2013:62)。2007年5月底,国务院医改部际协调小组在钓鱼台国宾馆组织对受邀的七家机构的"新医改"方案进行评审,另有中国人民大学、清华大学、中国科学院和中金公司自发提交了各自的方案。代表北京师范大学宣讲"第七套方案"的笔者在15年之后依然记得,早先的六套方案加上后期北师大和人大所出的共八套方案,获得了当堂半小时宣讲的机会,并均有一刻钟的答问讨论环节,其他三套方案的宣讲时间较短。因此,这次国际研讨会被媒体称为医改八方案的"集体过堂"[①],不仅国务院14个部委的重要官员悉数到场,而且有十余位国外学者参与讨论。2008年10月中旬,国务院深化医药卫生体制改革部际协调工作小组办公室发布《关于深化医药卫生体制改革的意见(征求意见稿)》(简称《新医改方案征求意见稿》),公开向全社会征求意见。在此后,又经过在医药卫生界多次征求意见,中共中央、国务院于2009年3月17日颁布了《关于深化医药卫生体制改革的意见》(以下简称《新医改方案》)。客观而论,"市场主导派"的许多建议,包括笔者所主张的走向全民医保、推进医保支付改革和形成多元办医格局(其中包括"落实公立医院法人地位")等政策建议,悉数被《新医改方案》所采纳;当然"政府主导派"的不少建议以及长期以来实行的行政化制度和政策,如医疗服务政府定价、基本药物制度、药品零差率等也被纳入其中(中共中央、国务院,2009)。

　　毫无疑问,无论是在"新医改争论"中,还是在《新医改方案》的政府决

---

①　有关报道,参见搜狐健康:https://health.sohu.com/20070605/n250401748.shtml(可随时浏览)。

策过程中,关于政府与市场究竟应该发挥何种作用的争论占据了中心位置。诚然,政府与市场的关系是重要的。在所有的医疗体制中,政府都扮演着重要的角色,而市场的作用也同样不可低估。在不同的医疗体制中,政府与市场关系不同。一个国家采取什么样的医疗体制,在很大程度上同该国家普遍流行的社会和政治价值观密切相关,而不同国家或者同一国家在不同时期对于政府与市场在社会经济生活中的作用,有着颇为不同的流行见解。在"新医改争论"兴起之初,流行的见解是把中国医疗体制的病因归结为"市场化"。这种见解实际上一直都是非常流行的,尽管对医疗服务市场化的公众认知在新医改争论持续近18年后有了不少变化。

如果这里所谓的"市场"指的是"杂乱无章的市场",或者说想象中的"自由放任的市场",那么有关诊断还是不错的。本书将详细区分医疗服务的"自由市场"和"有管理的市场",区分"自由竞争"和"公共竞争",而"有管理的市场"或"公共竞争"尤以通过医保支付改革所引入的标尺竞争为核心。医疗服务走向"自由竞争"会问题丛生,但走向"公共竞争"则有可能在公平和效率上都取得良好的效果,其中把医保支付改革搞好,从而在医疗供给侧建立其标尺竞争的成熟制度,是医改的重中之重。因此,并非市场化本身有问题,问题的关键在于如何搞好市场化。自己没有正确地理解医疗服务市场化,把市场化搞糟了,回过头来指责"市场化",就会产生源源不断的"假命题"(朱幼棣,2011：54-55)。

同时,对中国问题的诊断如果错误,哪怕这样的错误失之毫厘,由此开出的处方也会谬以千里。从比较制度分析的角度来看,让所谓的"市场化"承担中国医疗体制改革失败的骂名,具有相当的误导性。正常的"市场",或者说在发达市场经济体制下运作的市场,绝非人们想象中的杂乱无章的市场,也不是不少论者所想象、认定并批判的完全自由放任的市场,而是由众多制度安排(游戏规则)所治理的市场,其中相当一部分游戏规则的制定和实施都需要公共部门的努力。中国的问题在于,各种必要的制度安排在市场化过程中要么缺失，要么错位。

　　就缺失而言，我们的医疗保障体系缺乏普遍覆盖的制度安排；我们缺乏真正意义上的医疗服务第三方购买者；我们缺乏对标尺竞争理论的认知以及基于这一理论的成熟实践；我们缺乏完整的基本卫生保健体系以及守门人制度；当然，我们更加缺乏让社会组织和社群机制发挥积极作用的理念、政策和实践。

　　就错位而言，当时尚未发展起来的医保系统设立了过高比例的自付额以致部分丧失了保障功能，且无法对供方通过强大购买力的运用施加约束，第三方购买机制尚未形成；当时的医保体系尚未将付费改革提上议事日程，因而无法在重构供方激励结构上有所作为；当时的大多数医疗服务机构治理结构不清不楚；当时的政府要么对某些重要的医疗服务机构投入不足，要么不知道如何运用其强大的服务购买力以引导服务提供者承担社会责任，被国外学者概括为"国家退出"（Duckett，2011）；当时的政府缺乏对医疗供给侧管制的正确认知，因而一系列政府管制的实施适得其反，并且由于路径依赖进一步诱致错误的后续管制以期矫正此前管制引发的错误而继续适得其反。

　　因此，笔者当时指出，只有对政府在制度建设上的种种缺失和错位开展深入的经验研究，才能进行正确的诊断，给出靠谱的处方（顾昕、高梦滔、姚洋，2006）。正是基于对中国医疗体制运行状况的再分析以及对世界各国医疗体制改革状况的再比较，笔者很快形成了有关"新医改"方向的基本思想，即走向全民医保、推进医保付费改革和医疗服务走向多元竞争是"新医改"的三大支柱。后来，笔者又将"医疗服务走向多元竞争"中的"公立医疗机构去行政化"凸显出来。当然，这不意味着笔者一开始关注的守门人制度不重要，只是笔者将守门人制度纳入医疗供给侧去行政化的宽广视野之中。

　　从笔者在本书中发展的理论视角（参见第一章）来看，这一"新医改"思路在当时仅仅探索了行政机制和市场机制的互补嵌合性，其中政府在推进全民医保和医保支付改革中发挥决定性作用；换言之，引入市场力量，维护市场机制，既是政府的功能也是政府的义务（顾昕，2008a）。毫无疑问，"市场主导派"绝非无政府主义者，其观点中包含着对政府职能的思考，只不过在这一派中，不同学者对于适当政府职能的理解自然也是大为不同的。2007年底，笔者在香港中文大学主

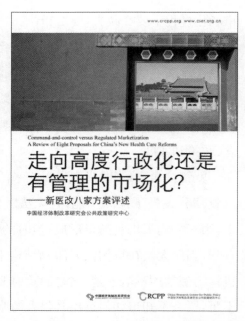

办的《二十一世纪》双月刊上发表《医治中国病》一文，基于对医改政策决策过程的参与式观察，剖析了"政府主导派"重要主张的学术缺陷和实践效果，并对"市场主导派"的核心主张给予阐释（顾昕，2007）。2008年，中国经济体制改革研究会公共政策研究中心课题组（2008）组织并发表了题为《走向高度行政化还是有管理的市场化？——新医改八家方案评述》的研究报告（封面参见附图），基于文献考察和访谈所获信息，客观展示出"政府主导派"和"市场主导派"的"新医改"主张。笔者参与了这份报告的撰写。这份报告后来收录在该研究中心主任余晖所编撰的智库研究报告汇总文集之中（余晖，2014a：1-17）。值得说明的是，中国经济体制改革研究会公共政策研究中心课题组之所以未将"集体过堂"中的另外三套方案，即清华大学、中国科学院和中金公司提交的方案纳入综述，并非忽视其重要性，而是因为在撰写这份研究报告时，课题组未能获得这三套方案相关的基础性资料。

　　"市场主导派"医改思路固然是有缺陷的，但这一缺陷并不在于"市场

主导",而在于同"新医改争论"的近乎所有参与者一样,忽略了社会,忽略了社群机制,也忽略了行政、市场和社群机制的互补嵌合性。在"新医改争论"的高潮期,笔者同绝大多数争论者一样,专注于政府与市场的关系,未能考虑到国家—市场—社会三角关系的重要性。后来,尤其是在 2009 年诺贝尔经济学奖得主埃莉诺·奥斯特罗姆(Elinor Ostrom)的学术思想得到较为充分的认识之后,笔者深化了原来的思路。在此后发表的很多文章和论文中,笔者开始将社会力量和社群机制引入,开始探究政府、市场和社会的协作互动,行政、市场和社群机制的互补嵌合,丰富了政策建议。其中,医保付费改革需要政府引领、市场主导和社会协作(顾昕等,2022),公立医院改革和基本卫生保健完善需要多方主体的协作互动(参见第三章、第六章和第七章),医疗供给侧多元竞争格局的形成需要市场机制和社群机制的协同(参见第二章和第四章),过度医疗的治理需要从行政机制主导的政府管制向多种机制协同的社会治理转型(参见第十一章)。简言之,笔者致力于在协作治理和互动治理的理论视野中重新考察中国新医改,努力使中国医疗供给侧的去行政化改革在国际治理理论前沿探索中占据一席之地(Gu,2019)。

值得一提的是,由于对市场机制的多样性以及各种精致的市场制度设计普遍认知不足,"市场主导派"这一标签在中国不可避免地具有误导性。一种误解是将此派误解为"无政府主义",即否定政府的作用,这是一种相当离谱的误解;另一种误解是认为此派主张医疗供给侧民营化,当然这样的主张的确在此派的不少论者那里成为基调,但笔者并非如此。笔者并非不重视民营医疗机构的发展,但是,医疗领域中"市场"的核心在于医保机构与医疗机构之间的公共契约关系。用学术语言来讲,笔者所属意的"市场"是医保支付改革的产物,是一种"有管理的市场";笔者所属意的"竞争",是经济学理论中的"标尺竞争",是全球医改实践中公共契约模式中的"公共竞争",而不是医疗机构之间的"自由竞争"。有一位医界资深人士在听取了笔者对"新医改"思路三支柱的完整论述之后，异常惊讶地发现这一思路中有很多"政府主导"的内容，并谆谆劝告笔者不要接受"市场主导派""核心人物""中坚人物"甚至"领军人物"的标签，而是转为强调自己是"政府主导派"。笔者当时并不听劝，而是坚定地告诉她，重视市场机制的积极作用是笔者始终如一的基本立场，不会改变。这位好心的院士级医生当时无奈的表情，笔者18年之后在写下这里的文字之时依然历历在目。

当然，在参与"新医改争论"之后的18年内，笔者的思想并非一成不变，但思想的基调从未改变，改变的只是思想的深度和广度以及经验研究的丰度，即进一步打破政府与市场二元对立的传统思维，并注重发掘社会组织的重要作用，提升社群机制的重要性，强调政府、市场和社会协作互动，关注行政、市场和社群机制互补嵌合，并重新思考行政力量的职能和行政机制的作用。作为一名公共管理学者，笔者曾经在许多场合提醒经济学同行在思考和争辩公共政策大方向（尤其是沉浸于政府与市场之争）时不要忘了以公共管理学者身份获得诺贝尔经济学奖的奥斯特罗姆。

正如本书在理论框架部分即将详述的，无论何种物品或服务的提供，其协调或治理机制可以分为三种，即行政机制、市场机制和社群机制。这三种机制的运行特征可分别简要概括为"命令与控制""选择与竞争"和"认诺与遵从"。医疗服务的治理也不例外。但是，医疗服务多种多样，其特征各有不同，相应地，三种机制在不同种类医疗服务的治理上，发挥着不同的作用。总体上，由于大多数医疗服务具有信息不确定性和信息不对称的特征，市场机制的作用具有一定的局限性。但是，承认市场机制作用的局限性，并不意味着市场治理不能在医疗领域的资源配置和行动协调上发挥基础性作用。实际上，如果抑制市场机制正常发挥作用，会导致另外一些扭曲，尤其是对供方的负激励，不仅会降低效率，也会有损公平。如果政府职能转型能够实现，行政机制的运作能够造就著名政治经济学家曼瑟尔·奥尔森（Mancur Olson）所说的"市场强化型政府"（market-augmenting government)(Olson,2000),那么政府行动和市场力量的互动就能相得益彰;反之,如果行政机制的主导造就了市场取代型或扭曲型政府,行政治理和市场治理就会互相削弱,导致政府和市场双失灵。

行政机制与社群机制的关系也类似,让社会组织运转起来,需要政府扮演能促型角色,而这样的政府就是社会政策学者所谓的"能促型国家"(the enabling state)(Gilbert and Gilbert,1989)。其中,政府发挥能促性作用,提升非营利组织的能力,进而形成公私合作伙伴关系,对于福利国家的发展来说(萨拉蒙,2008),对于社会事务的治理来说,对于中国公共部门(事业单位)的改革来说(顾昕,2005a),都是重要的举措。与此同时,市场机制的运作有必要也有可能嵌合在社群治理之中,从而使个人利益的追求与集体(社群)公益的达成协调一致(Young,2003)。如果行政力量能够行使诸多公共管理学者所揭橥的"元治理"功能,那么政府、市场和社会就能通过协作互动式网络的形式,对各种社会经济事务加以良好的治理,行政机制、市场机制和社群机制就能相得益彰。这种治理理念,在中国共产党十九届四中全会上提出的社会治理治国理念和社会治理共同体建设的构想中得到了充分体现。

正是在这个意义上,一些公共管理学界的同好,如浙江大学公共管理学院前院长郁建兴教授,为笔者增添了一个新的标签,即"医改治理派"。很多人不喜欢被打上标签,但我对此并无烦恼,更何况这一"派"是否存在亦未可知,尽管我希望这一学派的确存在。在我看来,标签是一种简单便利的识别工具,尽管有时会产生误导性,但在很多情况下不失其有用性。当然,这一新的标签并不意味着"市场主导派"的旧标签应该被抛弃,而是意味着政府、市场和社会在党和政府所揭橥的社会治理理念中有了新的定位。

本书的完成离不开众多人士的大力支持。全书各章的早期版本曾经在一些学术期刊发表,在此特别感谢这些期刊的责任编辑或主编,包括《中国社会科学》的冯小双、《公共行政评论》的朱亚鹏、《学海》的毕素华、《学习与探索》的房宏琳、《经济社会体制比较》的刘承礼、《社会科学研究》的何频、《东岳论丛》的韩小凤、《财经问题研究》的孙艳、《中国卫生经济》的腾百军、《武汉科技大学学报（社会科学版）》的许斌、《新疆师范大学学报（哲学社会科学版）》的周普元、《治理研究》的严国萍、《中国治理评论》的杜振吉、《中国医院院长》的徐书贤等。在纳入本书时，笔者对已刊论文中所涉及的数据进行了更新，内容进行了增补，行文进行了调适。相当令笔者欣慰的是，已刊论文中所表达的观点，均未因数据更新、内容充实和行文调适而有所更改。这也从一个侧面显示，笔者未忘自己的初心，牢记自己的使命。

本书所展示的一些研究成果，尤其是有关地方公立医院改革试点和政府卫生投入模式及医疗卫生机构补偿机制的调研成果，是在中国经济体制改革研究会公共政策研究中心的组织下完成的，余晖和雒亚龙的组织工作是调研完成的首功，而调研报告基本上由笔者、余晖和朱恒鹏在研究中心助理的协助下合作完成。本书涉及价格管制的一些研究成果，与郭科、宁晶共同完成。其他研究的完成与如下学友的鼓励和支持密切相关，他们是（排名不分先后）郁建兴、胡善联、何文炯、仇雨临、韩克庆、岳经纶、朱亚鹏、刘民权、熊跃根、林闽钢、赵力涛、和经纬、张建君、周子君、王文娟、周勤、梁鸿、王杉、刘晓程、丁义涛、刘庭芳、高解春、周生来、朱夫、顾国煜、余功斌、宋其超、董朝晖、刘宝林、刘兆年、牛正乾、高梦滔、戴廉、关志强、刘翔、张苗、汪兆平等。在此特致谢忱。

目　录

图表目录

第一部分

理论分析框架与国际制度比较

第一章 治理机制嵌合性:公共部门 去行政化的分析框架

中国医疗供给侧主要由公立医疗机构所组成,这些医疗机构都是事业单位,构成中国公共部门的组织骨干。事业单位改革的方向是去行政化。去行政化并不意味着取消行政机制的作用,亦非降低行政治理的重要性,更不是主张政府退出。去行政化的要旨,在于打破行政机制主宰一切事务的行政化格局,引入市场机制和社群机制,让行政、市场和社群机制以互补嵌合的方式发挥作用,而不是让行政机制挤压市场机制、摧毁社群机制。在此过程中,理顺国家—市场—社会的关系,尤其是重新界定政府的职能或推进政府改革,是关键中的关键。政府改革的核心是从行政机制主导下的全能型角色转型,在公共治理中扮演多元角色,尤其是在多方主体共同参与、多种机制互补嵌合的公共治理体系变革中,发挥至关重要的元治理者的角色,即通过制度建设和网络建设,促进市场,激活社会。

在国际文献中,"公共部门"(the public sector)这一概念被用来统称政府出资建立的各种组织,包括:(1)行使政府职能的行政机构(或称政府机构);(2)提供公共服务的公立组织;(3)国有企业。在中国,第二类公共部门组织,即公共服务组织,泛称为"事业单位"。因此,行政机构和事业单位改革构成公共部门改革的主体内容。

在大多数市场经济体中,国有企业的数量较少,其组织、治理的形态和演变属于经济事务治理的范畴,而行政机构和公立组织的组织、制度变革则属于公共事务治理的范畴。在公共管理和公共政策的文献中,"治理"一般泛指政府对公共事务协调管控的各种制度和行为(van Heffen, et al., 2000),因此如果不加定语,实际上是特指"公共治理"(public governance);而对于没有政府涉入的私人事务的协调,则用"民间治理"(private governance)一词来指涉(Stringham,2015)。伴随着政府职能转型,行政机构和事业单位改革是公共治理体系改革、创新、现代化的重要内容。就此,2013年11月,党的十八届三中全会通过的《中共中央关于全面深化改革若干重大问题的决定》(以下简称《决定》),将政府职能转型和事业单位去行政化确定为深化改革的指导原则。《决定》在"加快政府职能转型"标题下的第15条明确提出:"加快事业单位分类改革,加大政府购买公共服务力度,推动公办事业单位与主管部门理顺关系和去行政化,创造条件,逐步取消学校、科研院所、医院等单位的行政级别。建立事业单位法人治理结构,推进有条件的事业单位转为企业或社会组织。"(中共中央,2013：48-49)这些指导原则在中国改革思想史上具有里程碑的意义。

去行政化这一指导原则的确立,明确了中国公共部门治理变革的方向,对于国家治理模式的创新具有巨大的指导意义。在政策文件中,这一指导原则蕴含着如下多方面的内容:第一,政府治理模式的转变,例如"加大政府购买公共服务的力度",其本质是在政府行动中引入市场机制;第二,改变事业单位与政府机构的关系,让事业单位与主管行政部门脱离行政上下级关系,即所谓"管办分开",推进事业单位法人化;第三,打破事业单位以等级体系组织起来的高度行政化模式,取消事业单位的行政级别;第四,将一部分事业单位民营化,即"推进有条件的事业单位转为企业或社会组织"(中共中央,2013：48-49)。因此,作为治理变革的指导原则,去行政化的适用性不限于事业单位的组织和制度变革,而是广及整个公共部门的组织和制度变革,其中政府改变治理模式和激励机制是关键所在。对公共部门去行政化的具体路径开展深入的研究,对于推进教育体制改革、医疗卫生体制改革、科学技术体制改革、文化体制改革、社会服务体制改革、体育体制改革等,都具有紧迫且深远的现实意涵和实践意义。

同时,研究公共部门去行政化,无论是在公共行政学、发展政治学还是在政治经济学领域,都具有重要的学术意义。从公共管理的学术视角来看,去行政化意味着公共部门组织和制度模式的转型,以及由此而来的激励结构的改变。然而,无论是在国内还是在国外,公共管理学界对于公共部门去行政化的研究尚不系统。首先,世界各国都有公立组织,履行公共服务提供的职责,但有关公立组织的组织模式和激励机制的研究,与针对企业的研究成果相比,逊色不少;换言之,企业理论远比公立组织理论成熟。其次,有关公立组织运行机制的知识,分散在诸多学科甚至诸多研究领域之中,由于学科门户之见、学术传统新旧之分、研究焦点各异等因素,相关知识处于碎片化状态;即便存在不少重叠共识,相关知识也缺乏必要的整合。最后,中国公共部门和公共服务治理变革的丰富实践,无论是经验还是教训,均尚未为相关领域的学术发展做出应有的贡献。

因此,对公共部门去行政化进行深入研究,一方面,可以直接为中国正在进行中的公共服务体系治理创新提供理论的借鉴,具有显著的公共政策意涵;另一方面,对于公立组织和公共治理的知识积累和学术发展也有积极的意义。

一、公共部门去行政化的研究现状及评述

在中国学术界,尤其是公共政策研究界,去行政化是一个众所关注的议题,但相关的研究成果处于零散化的状态,且多属于对策性研究,学术性较弱。在国际学术界,公立部门的变革是公共治理研究的一个重要组成部分,其中,对于市场机制和社群机制在公共部门中的作用以及行政机制更

有效力、更有效率的运作模式,已经形成了大量文献。公共管理学对单纯注重行政机制的旧公共行政传统进行了超越,这对于我们研究中国事业单位去行政化具有直接的理论借鉴意义。但是,国际学术界的相关研究成果存在着学术学科与研究传统之间的门户之见,处于某种"封建化"甚至"碎片化"的状态。与此同时,在绝大多数国家,公立组织并非以一个等级化的庞大体系组织起来;换言之,高度行政化的事业单位体系,在世界上的绝大多数国家是不存在的。既然高度行政化并非公共部门组织模式转型的起点,去行政化自然也就不会成为相关国际学术研究的核心论题。实际上,"去行政化"这个概念,在英语世界中也很难找到合适的对应词汇。

在中国学术界,有关事业单位去行政化的讨论,分散在有关教育改革、医疗改革、科技改革、体育改革等研究领域。尤其是高等院校的去行政化,不仅成为学术探讨的课题(张庆玲,2016),而且还时常能占据新闻媒体的版面(毛寿龙,2016)。然而,对于何为高等院校去行政化这一基础性问题,却众说纷纭。在众声喧哗中,对于高等院校去行政化的关注点,大致可分为两种界定方式:一是关注政府教育行政部门与高等院校的关系(尹珊珊、谭正航,2015),重点在于分析政府职能的边界以及政府监管的工具和成效;二是高等院校内部的治理结构,即校级和院级行政部门在教学、科研和其他事务管理的职责和方式。新闻媒体对高等院校去行政化的关注常常简化为取消行政级别的问题,或归结为高等院校内部行政部门对教学和科研的过度干预问题。

事业单位去行政化在体育领域也受到一定程度的关注。长期以来,高度行政化的体制,又称"举国体制",固然在促进竞技体育的发展上大有成效,但也阻碍了中国职业体育和体育产业的正常运行,也不利于全民健身或体育娱乐的发展。因此,以体育专业组织管办分离为核心、以专业体育协会去行政化为重点的体育改革,始终在酝酿,并且在2014年国务院推动的"体育新政"(即加快体育产业发展、促进体育消费、深化体育事业改革)

方案中得到落实。管办分离和去行政化，无论是在新闻媒体（顾昕，2010a），还是在学术刊物中（苗治文、苏传民，2014），均有所探讨。然而，有关体育改革的学术研究，却长期游离于公共行政学、发展政治学和政治经济学之外，缺乏理论背景，欠缺学术深度。相关研究成果，对于体育领域中行政、市场和社群的运作原理及其相互融合，既没有学理探索，也缺乏国际比较研究，基本停留在就事论事和经验总结的层次。尤其是，对于体育协会、俱乐部及其与政府的关系，鲜有具有一定水平的学术文献出现。

新闻、文化和民政等领域中事业单位的去行政化，例如各类媒体、出版社、文艺表演机构、展览机构、博物馆、福利院、养老机构、殡葬服务机构等，也时常成为学术研究的课题和公众舆论关注的焦点，但相关研究也大多完全缺乏理论或学术背景，一来与其他领域相关研究毫无关联，二来也同有关行政、市场、社群机制以及非营利组织治理模式的学术研究缺少对话。科技体制的改革在中国是一个长期受到关注的议题，自20世纪80年代中期以来就自成体系，成为科学学等软科学研究的议题。然而，中国学界对于科学技术知识（或产品）生产与传播的机制，尤其是三种治理机制在其中的作用，从未加以清晰的梳理，这就导致有关科学技术研究组织的研究也相当薄弱。医疗领域是另一个研究成果相对较多的领域。本书将展现有关公立医疗机构（尤其是公立医院）去行政化的系统性研究成果。

在国际学术界，首先，政治经济学、行为经济学、经济社会学、发展政治学、组织行为学、公共管理学在近30年的大发展，已经对行政机制、市场机制和社群机制本身的运作及其相互嵌合的模式，进行了深入的研究，取得了丰硕的成果。这对我们研究中国事业单位去行政化或法人化奠定了理论基础。可是，目前来看，中国学界对相关国际前沿的研究成果尚未有系统性的了解，更谈不上广泛的应用和理论的创新。

其次，国际学术界就公立组织从旧公共行政传统向新公共治理模式的转型，已经开展了卓有成效的研究。简而言之，面对民众对公共服务的需求,旧公共行政传统注重公立组织对公共服务提供的独揽性、公立组织的等级化科层体系、命令与控制型协调机制、自上而下行政管理的核心位置,受到了挑战。而新公共治理模式则强调多样化政策工具的发明与实施(以取代公立组织对公共服务提供的垄断性)、公立组织的法人化和网络化,协商与倡导型新协调机制(以取代命令与控制型协调机制)、公共民间合作伙伴关系的建立,将能力促进或赋权赋能作为政府行政机构的工作重点等(Osborne,2010)。有关新公共治理在诸多社会事业领域(如教育、社会服务、文化、体育、科学技术等)实践的国际比较研究,也值得重视。

最后,在医疗改革领域,有关公立医院从行政化走向自主化、法人化或民营化的研究,已经蔚成气候。公立医院去行政化改革路径,对于我们分析其他社会领域事业单位的改革,显然也具有参考意义。同时,有关公立教育机构法人化的国际文献(Blum and Ullman,2013)也值得重视。

二、协调机制、治理模式、激励结构:基础性分析概念

本书将对公共部门治理模式和激励结构转型开展研究,一方面,期望在理论上有所创新,对有关公立部门治理变革的知识积累做出一定的贡献;另一方面,就中国医疗供给侧公共治理的变革开展系统性分析,使得到发展的理论应用于一个重要的社会事业领域,以期对各社会事业领域的治理创新提供有益的借鉴。

无论是公共事务还是私人事务,使之协调有序的机制可谓多种多样,但归根结底可以归结为若干种。社会主义经济体系学术研究的国际领军人物、匈牙利著名经济学家雅诺什·科尔奈(János Kornai)曾把人类活动的协调机制(coordination mechanism)归结为五类:(1)科层协调,即个人和组织(行动者)之间建立上下级关系,上级通过命令与控制对下级的行动加以组织和协调;(2)市场协调,即行动者之间建立自愿交易关系;(3)自律

协调,即行动者自愿加入民间组织,并按章程遴选管理层来协调其活动;(4)道德协调,即行动者自愿依照道德规范行事;(5)家庭协调:行动者依照家庭或宗族的规范行事(Kornai,1992:91-109)。在此基础上,他对计划经济体制下经济生活的治理开展了系统性研究。值得一提的是,在科尔奈写作的年代,即 20 世纪 80 年代后期,"治理"一词无论是在经济学领域还是在政治学和公共管理学领域,都尚未流行开来。

新制度经济学扛鼎人物、诺贝尔经济学奖得主奥利弗·威廉姆森(Oliver H. Williamson)对经济活动的治理进行了开创性研究。他把"治理机制"定义为协调人类活动的方式(Williamson,1996)。这个概念可以同科尔奈的"协调机制"互换,涉及社会经济政治生活的所有领域。威廉姆森重点考察了等级治理、市场治理和混合治理,其"混合治理"概念所指涉的现象比较庞杂,既包括体现在企业集团内部不同主体既有行政命令性又有市场交易性的复杂关系,也包括主要体现在相互熟悉的市场主体间长期稳定交易往来中存在的"关系性契约"(Williamson,1985;1996)。威廉姆森的研究是在另一位诺贝尔经济学奖得主、新制度经济学创始人罗纳德·科斯(Ronald H. Coase)的思想指引下开展的。科斯在其 1937 年发表的经典论文《企业的性质》中将企业中的科层等级与企业对外所涉及的市场视为经济活动的两种治理机制,其相互替代关系的格局取决于科层成本(或官僚成本)与交易成本之间的比较(Coase,1937)。正是基于这一思想,威廉姆森创立了新制度经济学的一个分支——交易成本经济学,并集中分析各种企业组织(包括企业集团)以及企业间关系中所蕴含的行政机制(科层机制)和市场机制(契约机制)的关系(Carroll and Teece,1999)。由此,关于经济生活治理的研究开始进入经济学的主流。

对于经济治理的研究并不是经济学的专利,其他社会科学的学科也多有涉猎,其中经济社会学对这个问题的研究历史悠久且绵延不绝,但相关研究成果缺乏理论整合。在 20 世纪 90 年代初,一组经济社会学家基于对美国经济治理的研究,将经济生活的治理模式概括为六种,即:(1)等级治理;(2)市场治理(或契约治理);(3)监控或规制;(4)双边联盟,并称之为"责任网络治理";(5)多边联盟,并称之为"推广网络治理";(6)协会治理(Campbell,et al.,1990:18;56-61)。其中的双边联盟和多边联盟,只是两种不同的网络治理形式。这部论文集所研究的案例早已过时,但论文集给出的经济治理分析框架及其在案例研究中展示的分析方法,依然在此后的相关学术中产生了持久的影响,因此这部论文集也在其出版19年后被译成中文(坎贝尔等,2009)。

当然,对治理机制的研究并不限于经济领域,而是遍及工商管理、社会研究和公共管理领域。早在1980年,以日美企业管理比较研究而著名的日裔美籍管理学家威廉·大内(William Ouchi)基于交易成本经济学对层级和市场机制的研究成果,进一步提出团伙或宗派是第三种治理机制(Ouchi,1980)。这一思想在管理学和社会学领域都影响甚广。1990年,组织社会学大家沃尔特·鲍威尔(Walter W. Powell)发表了经典论文《既非市场也非等级:组织的网络形式》,将网络界定为一种与市场和等级相平行的第三种治理机制或治理模式(Powell,1990)。该文于次年获得了组织研究领域的马克斯·韦伯最佳论文奖。1991年,另一组社会学家将人类社会生活的协调机制简洁地归结为三种,即等级、市场和网络,并编纂了一部论文集《市场、等级和网络:社会生活的协调机制》,将研究三种协调机制的一些经典性论文汇编成册(Thompson,et al.,1991)。他们对协调机制的三分法概括与威廉姆森对治理模式的三分法概括异曲同工,而后者的"混合治理"实际上特指市场主体(即企业)间形成的网络。企业间通过网络开展的合作及其如何受到制度、社会规范、信任的影响成为政治经济学和经济社会学领域中的一个重要研究课题(Arrighetti,et al.,1997;Farrell,H.,2009)。市场、等级和网络这一治理三分法的应用领域并不限于对经济事务的分析,而是拓展到各种经济、社会和公共事务。

公共管理学以及公共政策研究领域对治理机制的分析也出现了类似的概念提炼。伦敦政治经济学院教授、曾任布莱尔政府高级政策顾问的朱利安·勒·格兰德(Julian Le Grand)在 2007 年出版的名作《另一只无形的手:通过选择与竞争提升公共服务》中,将公共服务的治理机制概括为四种,即"信任"(专业化自律以及公众对专业人士的信任)、"命令与控制"(尤其体现为目标与绩效管理)、"发声"(民众对公共服务进行监督)和"选择与竞争"(引入市场机制),并把最后一种治理机制称为"另一只看不见的手",以区别于在私人物品和服务市场中的"看不见的手"。在他看来,通过引入选择与竞争,让市场机制这只"看不见的手"发挥积极的作用,正是公共服务治理变革的核心,而这一变革取向体现在英国医疗和教育市场化改革之中,只不过在公共部门中市场机制的运作方式与私人部门相比有一些特殊之处而已(Le Grand,2007)。

行为经济学和复杂社会系统研究的进展为经济治理的研究注入了新的活力,这些研究汇聚在圣塔菲学派(the Santa Fe School)的研究成果之中。圣塔菲学派代表,著名行为经济学和演化经济学家萨缪·鲍尔斯(Samuel Bowles)把社会经济活动协调机制简化为三种,即行政、市场和社群机制;与之相对应,则有三种治理模式,即行政治理(bureaucratic governance)、市场治理(market governance)和社群治理(community governance)(Bowles,2004:474-501)。这是一个简洁、清晰、凝练且具有包容力的概括。以往不同学者所概括的治理机制,均可纳入这一简洁的三分法分析框架。

对于市场机制或市场治理,不同学科背景的学者无论在认知理解还是在术语使用上,均别无二致。市场治理基于市场主体之间的自愿交易。市场行为均伴随着各种各样的契约订立,包括威廉姆森深入研究的"经典性订约"(classical contracting)和"关系性订约"(relational contracting)(Williamson,1985:15-16,70-79,119),也包括经济社会学家笔下的"合作性订约"(cooperative contracting)或"义务性订约"(obligational contracting)(Campbell, et al., 1990：18, 56-61)。因此,市场治理也被称为"契约治理"。市场治理本身具有多样性,这不仅体现为契约类型的不同,也体现为针对不同物品和服务的最优所有权安排有所不同(Hansmann, 2000),还体现在市场治理所嵌合的制度结构在不同地方和不同时期也有所不同(Donahue and Nye, 2002)。市场治理可以发生在任何类型的行动者之间,包括国家行动者或公法人;换言之,政府行政部门和公立组织也是重要的市场参与者,而政府购买就是其市场参与行为的主要体现。当订约一方为国家行动者,尤其是购买方为公共部门组织时,其所订立的契约统称为"公共契约"。

对于行政治理,不同学者曾使用不同的术语。如科尔奈所述的"科层协调"以及科斯、威廉姆森和社会学家笔下的"等级治理",都可归入"行政治理"的范畴,其特征都是治理者依赖于等级化的行政机制,通过命令与控制的手段,对各种事务进行治理。监控或规制,无论是在公共领域还是在私人领域,亦属于行政治理的范畴。行政治理发生在所有大型等级组织或等级化组织体系之中,也常常发生在政府与市场、国家与社会的关系之中,因此又被称为自上而下型治理(top-down governance)(Bell and Hindmoor, 2009：71-76)。当行政协调治理机制主导着一个国家政治、经济、社会生活的方方面面,我们常称之为"官本位"或"行政化"。在这样的国家中,政治生活行政化自不待言,经济和社会生活也呈现行政化的格局,即行政协调(行政治理)的主导性挤压了市场协调(市场治理)和社群协调(社群治理)运作的空间(Kornai, 1992：91-100, 362-363)。社会学家和公共管理学家所描绘的"运动式治理"(唐皇凤,2007;冯仕政,2011;周雪光,2012;倪星、原超,2014)是公共治理行政化的典型表现形式。

行政治理在政府所实施的干预、规制、管控等法律和政治行动之中有集中体现,以致人们常常把国家行动等同于行政治理,把政府力量视为行政机制的施为者，但这种看法并不正确，因为国家行动也可以通过市场机制和社群机制得以实施，而国家行动者既可以成为市场参与者，也可以成为社群建构者。正如下文以及后续诸章将详述的，政府在施政中不再依赖于行政机制的单独运作，而是以多种方式在不同程度和层次上引入市场机制和社群机制，构成了公共管理变革的核心内容，也成为公共部门去行政化改革的具体展现。

除此之外，行政治理也出现在私立组织（商业企业和非营利组织）和公立组织之中，威廉姆森对此曾专文给予分析（Williamson，1999）。但细加分析，这两种场景中行政治理的运行是略有不同的。在第一种场景中，行政治理出现在政府对社会经济生活中各类行动者的管控和干预之中，其根源在于国家在一定地域内对合法使用强制力拥有垄断权（Gerth and Mills，1991：78），这既体现在税收，也体现在各种施政的合法性之上。在第二种场景中，行政治理体现在科层等级化组织内部权威的作用，而权威的合法性来源则多种多样。随着等级化程度的提高，行政治理在大型民办非营利组织和大型公立组织中都非常显著，在企业尤其是大企业中的重要性也越来越大。但无论如何，与私立组织中的相关情形相比，行政治理的重要性在公立组织中更加明显。

对于社群治理，无论是经济学家和社会学家笔下的网络治理、联盟治理、协会治理、社群自我治理等，还是上述格兰德所述的基于自律与信任的公共服务专业化治理，本质上都是社群治理的不同表现。在前述科尔奈所概括的五种协调机制中，后三种机制其实均以社群为基础：(1)自律协调所基于的社群由自愿组织起来的成员组成；(2)道德协调所基于的社群由认同并遵守特定道德规范的个体组成；(3)家庭协调所基于的社群则因血缘关系而形成。这三种协调机制，只不过是社群机制的三个亚类型而已。

社群治理既可以出现在各类正式民间组织及其组成的非营利部门之中，也可以出现在包括家族、联盟、社会关系在内的非正式社会网络之中，因此又被称为网络治理（Goldsmith and Eggers，2004；Ehrmann，et al.，2013）。基于社群或网络类型的不同，社群治理可具体化为法人治理（Hopt and von Hippel，2010）、协会治理（associational governance）（Friedman and Phillips，2004）、联盟治理（alliance governance）（Reuer，et al.，2010；Otieno，et al.，2016）等。其中，非营利组织的法人治理（Cornforth and Brown，2013）是重要的社群治理形式之一。实际上，与将企业视为等级化行政治理的交易成本经济学（Coase，1937；Williamson，1996）和将企业视为"契约集合"的契约经济学（Jensen and Mekling，1976；Hart，1995；Jensen，2000）不同，企业也可以被视为一种社群组织，其组成和运行在很大程度上都是社群机制发挥作用的结果（Heckscher and Adler，2007），其中尤其是涉及创新的战略决策、创新活动的协调（Kodama，2007）以及如何管理与其他组织的链接（van de Ven，1993），更离不开社群机制的作用。在折中吸收多篇理论之后，Kogut 和 Zander（1996）曾提出，企业是一种认同、学习和协调的社会组织，并因此挖掘出被以往企业理论所忽视的集体性因素。可是，将企业视为一种社群治理的新理论，还有待发展，并且有待于同非营利组织的社群治理理论整合，形成一个组织的社群治理理论。

与行政治理和市场治理有所不同，社群治理的特点在于当事人均为相识者，无论是在公司、非营利组织、社区、商会、专业社团、体育俱乐部甚或帮会，社群成员均是"一个在多方面直接并频繁交往的人群"（Bowles，2004：474）。他们的社会经济身份自然有别，但相互关联，密切互动，对各自的权益和诉求予以积极的回应，形成某种程度的平等互助关系。这一点对于非正式和正式社群，例如群体、联盟、网络、协会以及各类组织来说，是同样适用的。

对于治理对象来说，三种治理模式蕴含着不同的激励机制。对于行政治理的基本特征，科尔奈、格兰德、鲍尔斯等学者都概括为"命令与控制"，这一词组,被专门用来指称行政机制的运作。例如,经济合作与发展组织在一份有关不同国家医疗体制绩效比较的报告中指出:"在提供服务是否具有高性价比方面,没有任何一种医疗体制有系统性的更佳绩效。重要的或许不是体制的类型,而是如何进行管理。基于市场的体制和更加集中化的命令与控制型体制均有其优势和弱点。"(OECD,2010:3)其中,作为命令者的治理者对治理对象是否服从命令必须加以一定的监测与控制,而施加控制的手段无非是奖励和惩罚。命令通过行政治理中的决策过程而形成,而控制则需要通过清晰的目标设定、行为监控与绩效管理来完成。正如格兰德所指出的,命令与控制型治理或协调机制的一个常见版本就是目标与绩效管理,而绩效管理在公立组织的治理中常常处在核心位置(Le Grand,2007:15)。奖励和惩罚既有物质性或经济性的,也有非物质性或非经济性的,而在公共部门,前一种奖惩由于受到公共预算硬约束的限制往往并不得力,而后一类奖惩,例如晋升和降级、表彰和处分,是非常常见的,而且对于治理对象的行为有更为深切的影响。当然,严格地说,晋升和降级既包含经济性奖惩也包含非经济性奖惩,但对当事人来说,在此过程中权力地位的更迭远比薪酬待遇的变化更有意义。

市场治理的基本特征被格兰德概括为"选择与竞争"(Le Grand,2007),但这一概括并不十分准确。市场交易是自愿性的,市场主体在交易中无疑拥有选择权,其在订约交易行为中通过竞争获取程度不同的经济利益,而追求经济利益最大化就是市场性激励机制的根本所在。一般来说,引入竞争常常被等同于引入市场机制,但竞争并非市场行为所特有,在行政行为中同样存在着竞争。在行政治理中,作为控制手段的奖惩措施必然程度不同地引发被治理者之间的竞争,而治理者组织其竞争的方式也多种多样,例如后续各章论及的标尺竞争、绩效锦标赛、标杆评比之类,不同竞争方式的激励效应也有所不同。由于以竞逐物质利益为根本依归的竞争在市场治理中无所不在、无时不在,并考虑到格兰德在学界的影响力,我们依然沿用"选择与竞争"作为市场机制特征的概括。

对于社群机制的基本特征有多种概括。在格兰德笔下，公共服务的治理机制源于服务提供者的专业主义，即专业服务人士通过自律恪守专业规范，而公众对专业人士的专业精神有着高度的信任。格兰德所刻画的基于专业规范的治理以及其中所蕴含的信任机制，正是社群治理机制的核心特征之一。在社群治理中，非经济激励因素如信任、团结、互惠、声誉、荣誉、尊敬、报复、惩罚等，在协调社群成员的集体行动上发挥着举足轻重的作用(Bowles and Gintis，2005)。因此，鲍尔斯把社群机制的基本特征概括为"认诺与遵从"(commitment and compliance)，即相互密切关联的个体基于对某些共同价值与规范的认同、承诺与遵守以协调其活动，而在认同与承诺中蕴含着高水平的人际信任，即学界所称的"社会资本"(Bowles，2004：474)。如果说行政治理的运作离不开政治资本，市场治理离不开物质资本，那么社群治理就是基于社会资本的一种治理模式。

基本上，社群治理或网络治理，并非传统经济学的传统关注领域，相关的研究留给了行为经济学、社会经济学、经济社会学和组织行为学(Powell，1990)。不同治理模式所构成的制度在经济学正统的新古典主义理论中也找不到位置，对治理的研究是由不太正统的新制度经济学开创的。如前所述，科斯把企业视为一种与市场相对的治理结构，将前者的特征描绘为"科层协调"，而将后者的特征描绘为"契约协调"(Coase，1937)，从而突破了将企业视为生产函数的陈见，开创了新制度经济学。威廉姆森沿着科斯的思路，专注于市场化治理(即契约治理)与等级化治理(即科层治理)之间的权衡以及两种治理模式的混合形态，揭示了治理模式对于经济和法律行动的重要意义(Williamson，1996)。

相对来说，新制度经济学者重视对市场治理和行政治理的研究，但对社群或网络治理的研究则有所忽视。2009年，与威廉姆森分享诺贝尔经济学奖的奥斯特罗姆，对社群治理成功与失灵的制度条件开展了深入细致的研究,其论著《公共事务的治理》(Ostrom,1990)成为政治经济学中新制度主义的经典。她领衔的布鲁明顿学派,通过大量论著,揭示了社群治理最优运作的制度安排及其对社会经济生活治理的重要性(Cole and McGinnis,2015),尤其是在公共资源(例如森林、渔场、草场等)永续利用的治理上,布鲁明顿学派的成果卓著(Gibson,et al.,2000)。实际上,正是由于奥斯特罗姆以政治经济学家和公共管理学家的身份基于对社群自我治理机制的杰出研究获得了诺贝尔经济学奖,社群治理开始受到社会科学诸多领域学者的重视,尤其是公共管理学界,而社群机制自此与行政机制和市场机制并列,成为人类生活的第三大治理机制。

需要特别指出的是,市场治理、行政治理和社群治理的区分只是为了学术分析的便利,而在现实生活中,三种治理机制是并存且交织在一起,既有可能相互扞格,也有可能互补嵌合。三种治理机制如何形成互补嵌合、相得益彰的关系,对于公共治理体系的良好运转是至关重要的。例如,作为法人,无论是营利性组织(企业)还是非营利组织,本质上都是社群,其组成和运行在一定程度上是社群机制发挥作用的结果,尤其体现在组织文化的建设上;但无论在组织内外,市场机制和行政机制的作用同样无所不在,如组织中的雇员需要通过劳动力市场招聘,组织规模的扩大必然导致等级治理的引入,而组织建立和运营所涉及的诸多事务都会受制于政府管制,等等。因此,就企业而言,既有科斯和威廉姆森等学者发展的行政治理的企业理论,也有哈特等学者开拓的契约(即市场治理)的企业理论,还有方兴未艾的社群治理的企业理论(Kogut and Zander,1996;Heckscher and Adler,2007;Kodama,2007)。

又如,在政府管制(规制)领域,传统的治理模式是行政化的,而新规制治理模式则注重引入市场机制,形成"合同制治理"(库珀,2007),在很大程度上需要或展现了行政机制与市场机制的嵌合性。同时,行政治理中常见的绩效管理在竞争的组织上大量汲取了经济学对各种竞争机制研究的成果，而这些竞争机制原本大量出现在私人部门和非公共服务的市场竞争之中。在当今世界，无所不在的行政机制也在新公共管理运动或公共治理变革的旗号下发生了各式各样的市场化改变，在公共部门内部，市场机制与行政机制互补嵌合式的融合日渐丰富（Pollitt and Bouckaert，2011），尤其体现在英国全民公费医疗内部市场制改革的运作之中（Flynn and Williams，1997）。

再如，声誉机制的作用同样需要行政、市场和社群机制的互补嵌合性。经济发展需要安全的契约执行和稳定的产权保障，这需要行政力量在相关制度建设上做出可信承诺，确立市场机制运行的公信力，同时更需要专业精神，使那些嵌入在职业伦理和文化中的社群机制规范行动者的行为，为可信承诺和声誉治理奠基（Miller and Whiteford，2016）。对于医疗领域中的道德损害（如各种机会主义、寻租、腐败行为），尤其是公立医院中的道德损害，基于多方利益相关者共建共治共享的声誉机制，是一种有力的治理途径。要让声誉治理发挥作用，必须建立一种多方参与的治理体系（高山、石建伟，2014），其中多种治理机制唯有互补嵌合，才能使这种治理体系运转良好。

简言之，良好的市场治理有赖于通过行政机制所建立的制度及其执行，以及通过社群机制在市场参与者当中所滋养的信任与认同（即所谓"社会资本"），良好的行政治理难以超脱于基于市场协调的激励机制和社群协调所蕴含的社会资本，良好的社群治理也嵌合在依赖于行政机制的制度建设、执行和基于市场协调的激励机制之中。市场、政府与社会的复杂关系，行政机制、市场机制和社群机制的多元嵌合性，一方面是治理本身的特征，另一方面也是治理研究的永恒主题。

三、公共管理理论范式的转型：治理机制互补嵌合的视角

从治理机制互补嵌合的视角，我们可以将公共管理理论范式的转型重

新梳理，以确立公共部门去行政化的理论定位。公共管理理论经历了三次范式转型浪潮。第一次浪潮是新公共管理理念和实践的兴起，其核心是在行政治理主导的公共行政中引入市场机制；第二次浪潮是治理理念和实践的兴起，其核心是在行政治理主导的公共行政中引入社群机制；第三次浪潮是"协作—互动"治理理念和实践的兴起，其核心是探寻政府、市场和社会多方主体的协作互动以及行政、市场和社群治理机制的互补嵌合。

公共管理理论脱胎于公共行政理论，而公共行政理论基本以本书所称的行政治理为研究对象，其理论范式建基于马克斯·韦伯（Max Weber）有关理性化官僚体制的研究（Gerth and Mills，1991），在文献中称之为"韦伯传统"或"韦伯模型"（Peters and Pierre，2003），其学术研究聚焦于对行政治理机制的运作给出了全面深入细致的刻画（Wilson，2000）。

自 20 世纪 70 年代末，新公共管理运动首先冲击美国和英国，进而席卷了许多英联邦国家（如新西兰），最后波及世界各国（Ferlie，et al.，1996）。作为新公共管理运动的一项具体方略，管理主义的要旨在于将工商管理中的管理理念、策略和技术全面引入到公共服务领域，突出生产率（产出）、效率（成本控制）、对民众需求的反应性以及创造性，以克服传统公共行政中根深蒂固的效率低下、官僚主义、高高在上（对民众的需求缺乏反应性）和墨守成规的弊端（Pollitt，1993）。在新公共管理运动实践的刺激下，Hood（1991）提出了"公共管理"的概念和理念，从此"公共管理"取代了"公共行政"的主导性地位。

治理理念和实践的兴起是在多种名目下展开的。在其早期发展阶段，以强化透明性、回应性、参与性和问责性为重点的"善治"（good governance），成为推进社会经济发展的重要治理手段（Smith，2007）。这一理念的出现并不具有范式转型的意味，因其要害在于改善行政机制的运作，可以说是公共行政完善之举的提炼。但是，善治理念中对参与性的关注孕育着范式转型的种子，这预示着在行政机制的运作中非系统性地引入

一定的社群机制。很快,这一种子在不同的学术土壤中萌芽成长。首先,
"没有政府的治理"在国际政治经济学界(Rosenau and Czempiel,1992)和
国内经济社会研究(Rhodes,1996)两个领域相继兴起。这一理念近乎取
消了行政机制的作用,以致 Chandler(1991)甚至预言公共行政作为一种学
科将进入衰退期,真可谓去行政化的极端,受到公共行政学者的强烈质疑
(Pierre and Peters,1998)。继而,以参与式治理、民主治理、多中心治理、
网络治理、共同生产等思想的提出为标志,多种治理理论风起云涌,但其核
心内容都是让社群机制在人类生活诸多领域尤其是公共事务的治理中发
挥基础性作用,让公民社群或社会组织主导公共事务的治理。

这两次范式转型浪潮的共同点,在于试图克服韦伯式公共行政传统中
层级制行政治理独大所产生的弊端,要么以市场治理,要么以社群治理予
以弥补、矫正甚至颠覆。尽管这两次范式转型浪潮中的许多文献注意到政
府与市场、国家与社会关系的复杂性,但却很少有意识地关注行政—市
场—社群机制的嵌合式关系,相对忽视了国家行动者和行政机制在新治理
范式中的重要性。有鉴于此,尤其是针对新公共管理运动所推动的公共服
务市场化倾向,出现了新韦伯国家(the Neo-Weberian State)理论的反弹,
将国家重新拉回到公共治理视野的中心位置(Pollitt and Bouckaert,
2011)。新韦伯国家理论强调公共行政改革和行政机制完善的可能性和必
要性,以强化公共部门中层级组织对民众需求的反应性(Dunn and Miller,
2007)。

在第二次浪潮中,多中心治理以及共同生产的思想值得略加详述,因
为这一思想及其倡导人在中国公共管理学界影响深远。从单中心的行政
化治理走向多中心治理,是强调充分发挥社群机制积极作用的一种治理转
型。相较于市场机制和行政机制,有关社群机制的研究一向有欠发达,但
这种局面由于奥斯特罗姆的贡献在近 30 年来大有改观。奥斯特罗姆通过
对各种公共资源治理的研究发现,解决集体行动难题,除了采用行政机制

和市场机制之外,体现在社会组织自我治理或多中心治理之中的社群机制不仅是第三种选择(Ostrom,1990),而且可以成为一种主导性的选择(Ostrom,et al.,1992)。在布鲁明顿学派那里,社群机制的适用领域遍及社会经济生活的所有领域(Cole and McGinnis,2017)。如前所述,在布鲁明顿学派的推动下,经济社会学、政治经济学、发展社会学和公共管理学领域出现了理论范式转型,社群治理开始与行政治理和市场治理并列,成为诸多人类事务(尤其是公共事务和社会事务)的第三大协调机制(Cole and McGinnis,2014)。在揭橥多中心治理重要性的同时,奥斯特罗姆等还将工商管理领域强调消费者参与的共同生产(co-production)理念引入公共管理(Ostrom,et al.,1978),以突出公共服务递送中公民参与的重要意义(Osborne,et al.,2016)。这不仅强化而且深化了社群治理理念在整个社会科学界的影响力。

作为第三次浪潮的标志,协作治理(Donahue and Zeckhauser,2011)和互动治理(Torfing,et al.,2012;Jentoft and Chuenpagdee,2015)的兴起被视为治理理论的新范式。这两种治理性理论,不仅阐发者有交叉(Ansell and Gash,2008),而且在内容上具有两个共同关注点,即:(1)政府、市场和社会多方行动者如何协作与互动,其中既包括政府与市场、国家与社会之间的纵向协作(Evans,1997),也包括市场与市场、市场与社会、社会与社会之间的横向协作,从而多方主体建构一种协作治理体系(Emerson and Nabatchi,2015)或民主治理网络(Sørensen and Torfing,2007);(2)行政、市场和社群机制如何相得益彰。因此,这两个理论完全可以进行整合,形成一个新的协作互动治理理论。

协作互动治理理论不仅进一步深化了有关市场机制和社群机制积极作用的认识,而且强调了不同治理机制之间互补嵌合性的重要性,并考察了行政力量和行政机制在互补嵌合性建构中所发挥的元治理作用。以治理主体为中心的思路(actor-centered approach)在既有文献中已经坚如磐石,聚焦于政府、市场和社会关系的论著不计其数,而且还常常形成国家中心主义、市场自由主义和社会中心主义的有偏视角甚至意识形态,但以治理机制为中心的思路(mechanism-centered approach)尚未成为主流。本书将多种治理机制互补嵌合与多方主体协作互动并列,视为协作互动治理理论的两个维度,是在学术上有所创新的一种尝试。这一取向与前两波发展浪潮中对行政治理积极作用的贬低,构成了一种扬弃。

协作治理的理念在中国学界激起了广泛共鸣,这一舶来品也被译为"合作治理"或"协同治理"。作为对强调单一主体发挥主导作用的各种治理理念的超越,强调多元主体共治的协作/合作/协同治理,被视为"人类社会治理模式的全新形态"(张康之、张乾友,2011)。敬乂嘉(2015)预言,合作治理必将在中国公共治理创新的实践中成为现实,而中国的实践将以"渐进主义、国家领导、从经济向社会领域的转化、多样化的创新与扩散机制、从需求驱动走向效率优先、从服务购买走向合作治理等动态特征",体现出"合作治理的一般特点和中国特色"。在协作/合作/协同治理的基础上,中国学界进一步开拓了"社会治理"的理念,多方主体在各地诸多社会事务领域开展了社会治理共同体建构的广泛实践,不仅为国家治理体系和治理能力现代化的施政战略夯实了基础(郁建兴,2019),而且也为全球性治理创新的学术研究和理论建构提供了"中国话语"的空间(Li,2016)。

实际上,"社会治理"并非纯粹的中国概念。在受到中国学界广泛关注之前,"社会治理"(social governance)在国际文献中曾以两种意旨出现:一种是指社会事务的治理,常常与经济治理(economic governance)并列(Hirst,1993);另一种是指多方利益相关者形成合作伙伴关系的治理模式(Reddel,2005),既体现在地方治理也适用于全球治理(Kaasch and Martens,2015)。但是,无论在哪一种意义上来使用,"社会治理"一词在国际文献中并不常见。就治理模式创新这一意指而言,"社会治理"一词的流行度远远比不上"共同生产"(Osborne and Strokosch,2013)以及后来的

"协作治理"和"互动治理"。同时,在国际文献中,协作治理、共同生产、网络治理等理论也有趋同之势(Poocharoen and Ting,2015)。

尽管不少中国学者主要是在社会事务治理的意义上使用"社会治理"这一概念,但大家基本上都在突出政府从全责全能型社会管理,向推动多方主体合作协同型社会治理转型的重要意义。更具有历史和全球意义的是,"社会治理"在中国逐渐从学界理念转变为党和政府的治国理念。2019年11月5日,党的十九届四中全会决议,即《中共中央关于坚持和完善中国特色社会主义制度 推进国家治理体系和治理能力现代化若干重大问题的决定》,提出了新的施政理念,即"坚持和完善共建共治共享的社会治理制度","建设人人有责、人人尽责、人人享有的社会治理共同体"。①

在社会治理共同体建构中,政府、市场和社会行动者通过制度化的网络建设,形成共同的目标、凝聚共享的价值观、建构共同遵守的行为规范和制度,通过密切的协商互动,达成良好的治理(郁建兴、任杰,2020)。本质上,这是一种网络治理的实践,其中社群机制发挥主导作用,而社群机制运作的核心在于构建信任、共创价值、多元发展。多方行动者分工协作,各自在其资源动员和运作能力的比较优势上发挥作用,既能提高治理体系的运转绩效,也能大幅度提升治理能力。

其中,政府以及公共部门组织超脱于对具体事务的治理,超脱于在服务递送上的大包大揽,超脱于对市场和社会行动者的控制,主导并引领网络搭建、愿景确立、制度建设、互动管理、跨界沟通,发挥元治理(治理的治理)的作用,同时推动政府职能和施政模式从统治到治理再到元治理的转型(Gjaltema, et al. ,2020)。置于中国的语境,政府角色从具体事务的治理者转型为元治理者,政府职能从社会经济和公共事务的管理者转变为社会治理共同体的建构者、引领者和助推者(Thaler and Sunstein,2008),推

---

① 此决议文本参见中国政府网:http://www. gov. cn/xinwen/2019-11/05/content_5449023. htm(可随时浏览)。

动多方治理主体的协同参与,推进多种治理机制的互补嵌合,正是国家治理体系和治理能力现代化的关键。我们用图1-1来展示社会治理理念与公共行政传统的差别。

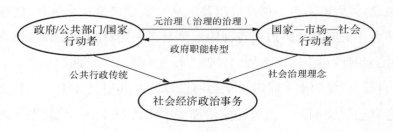

图1-1 社会治理理念与公共行政传统的比较

在社会治理体系中,行政、市场、社群机制构成互补嵌合关系,而不是相互替代关系。首先,市场机制的积极作用嵌入到社群机制之中,即多方行动者通过网络式互动和参与所形成共同遵守的规范和制度,有效降低了订约和履约过程中的交易成本,从而让市场机制能够有效运作起来;其次,社群机制所主导的社群治理(尤其体现为网络治理)嵌入在市场机制之中,通过威廉姆森式的关系型契约助推多方行动者之间建立制度化的合作伙伴关系;最后,也是最重要的,无论是市场机制还是社群机制,其有效运作必须嵌入在行政机制的积极作用之中。不仅政府职能转型是必要的,而且政府转变施政方式更为必要。行政力量如何在强化市场机制和激活社群机制上发挥积极作用,至关重要。作为社会治理的建构者和引领者,政府一方面可以发挥跨界协调的作用,参与并推动多方主体的网络化互动;另一方面通过积极推动网络建构和维护过程中的制度建设,将市场机制和社群机制的运作制度化。

四、公共部门组织的治理分析维度

就任何公立组织而言,其运营活动涉及方方面面,但可简化为人、财、物三个核心领域。无论在哪一个领域，公立组织都处在由政府、市场与社会组成的环境之中，其运营的诸多方面由行政、市场和社群机制加以协调。因此，我们可以从治理主体协作互动和治理机制互补嵌合这两个维度，对公立组织的运营进行治理分析。

尽管政府与社会环境也具有复杂性，但鉴于市场的重要性，尤其是公共管理变革对于市场机制在公共部门中发挥重要作用的再认识，公立组织所处的市场环境可分为两类：一是消费市场（所谓"下游"），即公共服务受益者所组成的市场；二是要素市场（所谓"上游"），包括劳动力市场、资本市场和物资（设备、耗材等）市场等。市场机制的特征固然是选择与竞争，但就公共服务而言，在很多情况下，市场主体有可能处在垄断或寡头垄断的地位。其中的缘由，一方面是公立组织所提供物品（即公共服务）本身所具有的特性，另一方面是某些特定的制度结构所塑造的。例如，依照卫生经济学的一个常识，医院基本上不大可能处于充分竞争（遑论完全竞争）的市场结构之中，而是极有可能处于垄断竞争、寡头垄断甚或绝对垄断的境况（Santerre and Neun，2009：210-211），公立医院自不例外。至于在中国，还由于诸多制度性因素（后续相关章节会有所论述），公立医院在医疗服务终端和医疗服务要素（尤其是药品）两个市场上处于双向垄断地位（朱恒鹏，2007）。

行政治理在公立组织运行的各个方面可谓无所不在，既可以体现为政府以所有者的身份在任何一个运营领域对公立组织施加各种命令与控制，也可以体现为政府以管制者的身份对组织所处的市场与社会环境加以规制。如果公立组织走向法人化，法人本质上也是一种社群组织，社群治理就体现在法人治理结构之中；同时，社群治理还体现为公共服务领域各种专业性协会和行业性协会在公共治理中的作用。如果国家与社会的关系呈现法团主义的形态，尤其是国家法团主义的形态，协会的作用基本上由行政力量所主宰（顾昕、王旭，2005），那么协会治理就会出现行政化之势。

随着国家与社会的关系发生变化,尤其是在向社会法团主义转型的过程中,专业性协会和行业性协会在公共服务的治理中会发挥更加积极的作用(沈永东,2020)。

本章以人、财、物的管理为核心,列出公立组织运营的七个重要事项,同时也作为七个分析维度,建构一个分析框架,以考察公立组织乃至整个公共部门治理模式的变革。

第一维度,决策权与控制权的配置。这是组织治理模式分析的基础性维度,也是组织治理结构的核心内容,涵盖公立组织运营的所有领域。在行政化模式中,决策权与控制权是在一个纵向的科层等级体系中以"命令与控制"的方式配置,公立组织既没有决策权也没有控制权,最多不过是在政策执行过程中有一定的自由裁量权,即日常所谓的"灵活处理"。而在自主化和法人化模式中,自上而下的政府管控范围从无限变成有限,公立组织运营的自主权逐渐增多,决策权和控制权逐渐增大,直到在民营化模式获得充分的自主权。值得注意的是,即便走上了民营化的道路,无论公立组织转型为营利性组织(即公司)或非营利性组织,行政机制依然对其运营有重要的影响,这主要体现在政府对市场力量和社会力量的管制之中,也体现在组织内部行政体系的建构和行政部门的作为之中。

第二维度,收入或资金来源(funding sources)。这一事项或维度主要关涉公立组织的收入来源是政府预算拨款还是政府合同和市场支付。政府拨款或补贴是行政机制运作的体现,而政府购买服务则是市场机制运作的体现;从政府行政拨款向政府购买服务的转变,让市场机制发挥积极作用,正是公共治理变革(尤其是新公共管理运动)的核心内容之一,也是公立组织治理模式从行政化向其他三种模式转型的重要内容。从如何行使权力到如何运用合同,将市场机制引入到公立组织的财务管理,是公共管理实践者面临的新挑战之一,也是公共管理学的重要研究子领域之一(库珀,2007)。这里值得注意的是,相当一些公立组织亦有可能吸收一些社会捐赠，这是社群机制开始在这一方面有所作用的征兆，但这一作用对于绝大多数公立组织来说仅仅具有补充性或辅助性。

第三维度，人事薪酬管理。在行政化的模式中，人事薪酬制度的建设及其实施，均由上级行政部门掌控，尤其是公立组织管理层重要人物均由行政部门任命。随着公立组织的治理模式转型，人事权逐渐下放，在法人化和民营化的模式中，人事薪酬制度完全可通过组织的法人治理来建立。

第四维度，剩余索取权的配置。公立组织尽管不追求盈利，但其营收亦有可能有剩余。剩余索取权的配置对于公立组织是否有厉行节约或控制成本的激励结构是至关重要的。如果公立组织的剩余要由政府收回，那么促使公立组织厉行节约的物质激励荡然无存。著名公共行政学者威尔逊(James Wilson)就此诘问："如果不能保留自己的勤俭所得，又何必精打细算呢？"(威尔逊，2006：154)经济学中的产权理论和企业理论对此做出了更为严谨的分析，确认经济组织内部成员拥有剩余索取权是其效率提升的基础性条件之一(Alchain and Demesetz，1972)。诺贝尔经济学奖得主保罗·米尔格罗姆(Paul Milgrom)在其参与撰写的组织经济学经典教科书中论述了剩余索取权和控制权的配置对于经济组织治理的重要性(Milgrom and Roberts，1992：191-193)。这一点对其他类型的组织，包括公立组织，也是适用的。

第五维度，物资采购与物流管理权。物资采购和物流管理一般被视为公立组织的后勤管理。在行政化的模式中，公立组织的上级行政部门负责制定后勤管理的计划，包括物资采购，而公立组织的后勤管理者只负责执行。在自主化的模式中，公立组织自主确定物资采购的数量，但价格依然由政府加以管制，而且招标采购的组织工作也由上级行政部门来履行。公立组织后勤管理权的自主性只有在法人化和民营化的治理模式才能得到充分落实。

第六维度，社会功能的行使。社会功能的行使往往被视为公立组织公益性的一种体现,但这是一种狭义的"公益性"。实际上,公立组织所提供的公共服务本身就具有一定的公益性,而社会功能的行使意指额外的公益服务的提供,而这类额外公益服务有时同其主营业务相关,例如公立医院开展一些公共卫生服务。对于社会功能的行使,在行政化的模式下,公立组织一般不会获得额外的经费支持,而在自主化的模式下,公立组织可以争取一定的财政补偿。在法人化和民营化的模式下,社会功能行使是法人的战略管理的一项内容,体现为法人与社区(或更大范围的社会)构建长期合作关系的战略选择,而政府有可能采取购买公益服务的方式,通过市场机制助推法人的这类行为。

第七维度,问责制度。这一制度在很大程度上由公立组织与政府和社会的关系所左右,行政机制和社群机制在这一制度的运行上发挥决定性作用。在行政化和自主化的模式中,上级行政部门通过自上而下的监督与考评行使问责制度,是典型的行政机制的运作;尤其是在自主化的模式中,社会问责或许不无作用,但作为社会问责主体的协会往往也是行政化的。在法人化和民营化的模式中,行政机制在问责上的作用大幅度减弱,但依然在政府管制或合同约束上有所作为,而体现为专业协会或行业组织自我管制的社群机制显示出的更强的治理功能。

其中,第三个维度,即公共部门的人事薪酬,实际上是公共部门劳动关系的体现。由于公共服务是人力密集型行业,因此劳动关系对其运营的治理至关重要,这不仅影响到人力资源的开发,也影响到公立组织的绩效。毫无疑问,治理变革尤其是新公共管理的兴起对公立部门中的劳动关系产生了深刻的影响。

在传统的公共行政模式下,公共部门中的雇员要么是公务员,要么是准公务员(即享受公务员待遇),享受终身雇用和相对优厚的职业福利。公立组织在人力资源管理方面基本上少有自主发挥的空间,因为涉及公务员和准公务员劳动关系的方方面面,都有国家制定的明确政策,即"人事政策"。在公立组织层次上，有关的管理者无非就是照章办事而已。

新公共管理运动对这种僵化的人事制度发起了冲击。具体而言，新公共管理七大信条（Thompson，2003）在公共部门的劳动关系上得到——体现：

1. 专业化管理的兴起意味着公立组织劳动关系的重心从人事政策向人力资源管理转型，有关的规章制度程序将更多地由组织的管理者而不是政府官员或立法机构中的政治家决定；

2. 设定明确的绩效度量和监测标准意味着劳动管理更为规范；

3. 对绩效和产出的重视意味着公立组织雇员薪酬的决定不再单一地取决于职务和年资，而是同工作绩效挂钩；

4. 公共部门的非集中化意味着劳动关系的管理不再一刀切，而是同各个组织的特定目标和使命挂钩；

5. 竞争的加强意味着公共部门中的公立组织必须强化对雇员的能力建设；

6. 强调资源利用的经济性意味着提高雇员的劳动生产率，间接意味着公共部门劳动力的削减及其薪酬水平的控制；

7. 借鉴私人部门组织管理的技巧、理念和风格意味着在劳动雇佣和奖励方面展现更大的灵活性。

同所有的改革举措一样，新公共管理在劳动管理的不同方面推进的进度不尽相同。例如，上述第七点设计的劳动雇用的灵活性本身意味着公共部门的雇员不再享有终身雇用的权利。实际上，在许多国家公共部门中历史悠久的终身雇用制度作为正式的制度已经完结，除了一小部分公务员之外，绝大多数公共部门的雇员都通过劳动合同制得到雇用。在具体的实践中，劳动雇用和薪酬的灵活性更多地体现为短期或非全日制雇员数量的增多。当然，这一局面主要涉及公共部门中的非核心劳动力。

劳动关系中的最核心环节无疑是薪酬管理。在新公共管理浪潮的冲击下,公共部门普遍开始采纳"新报酬理论"(又称"战略性报酬理论")推荐的种种做法(Lawler,1990;Schuster and Zingheim,1996)。在新报酬理论家看来,传统的报酬理论和实践将报酬同职位相联系,强调年资,设立报酬级别制度,乃是泰勒主义的产物,可以同制造业大规模生产活动密切配合,但是却无法适应新经济的快速发展。在新经济条件下,组织必须高度灵活、具有适应性、快速流动、一切以绩效为基础,新报酬理论的提出就是为了探寻适应这种新组织结构的薪酬管理新路向。新报酬理论的核心首先强调分散化,强调工作单位对雇员报酬与福利水平的控制,使之同组织的战略和运营状况挂钩,而不是受制于更高层次的劳资集体谈判。这样一来,传统的以职位为本的薪酬管理让位于以人为本的薪酬管理,具体而言薪酬同个人的技能、资历、胜任度、绩效相关。与此同时,雇员福利更加灵活多样,出现了所谓"咖啡屋式雇员福利"的新安排,也就是雇主提供多种多样的福利,雇员可以根据自身的需要和偏好进行挑选(Lawler,2000)。

新报酬理论的提出一开始针对的是私人部门组织的薪酬管理。实际上,理论往往并不超前于实践,而是对实践的总结。事实上,新报酬的种种具体做法,早在学者出书之前就已行之有年,而且并不限于私人部门。英国是新公共管理运动的发源地之一。从1980年撒切尔夫人领导的保守党执政以来,新报酬的种种措施开始实施,从而引发了公共部门劳动关系改革的三次浪潮。首先,英国政府在中央政府公共服务部门引入了所谓的"个人绩效相关薪酬制"(individual performance-related pay,IPRP),进而将这一制度引入到国家健康服务(即全民公费医疗)的高层管理人员之中,某些地方政府也开始引入了这一制度;第二次浪潮针对那些具有特定技能的公共部门组织的雇员,英国政府推动各种灵活的附加薪酬和多种多样的雇员福利;第三次改革的重点在于劳动管理的分权化,将薪酬决定的权力下放到具体的机构。在三次改革浪潮的冲击下,新报酬体系也从医疗部门拓展到教育部门(White,1999)。

总而言之,作为中国公共部门改革的核心,事业单位改革的方向是去行政化。在此过程中,关键中的关键是理顺国家—市场—社会的关系,尤其是推进政府改革,即重新界定政府的职能,完善行政机制的运作。政府改革的核心是从行政机制主导下的全能型角色转型,在公共治理中扮演多元角色,包括至关重要的元治理者的角色。

公共服务的提供往往被视为政府的责任,即认定行政机制理应成为公共服务提供的主导型治理机制,充分体现行政机制运作的科层等级组织被视为公共服务提供者的主导组织模式。然而,无论是在理论上还是在实践中,政府理应承担责任并不意味着运用行政机制是政府履责的唯一治理方式,而政府履责的组织载体也不一定按照科层等级体系来建立。即便行政机制在公共服务供给或提供的治理上发挥主导性作用,也不意味着市场机制和社群机制没有发挥积极作用的空间。在适当的政治、社会和经济因素所创造的激励下,公共服务的有效私人提供也是可能的(Bergstrom,Blume and Varian,1986;Markussen,2011)。在公共服务的私人提供者当中,既有营利性的市场主体,也有各类非营利性组织。例如,在医疗卫生领域,私营营利性和非营利性扮演服务提供者的角色,已经在世界各地成为一种常见的实践模式(World Bank,1993;Berman,1996)。当然,政府如何通过行政机制的作用以确保医疗卫生服务的私人提供既有公平性又有高效率,也成为国际医疗卫生政策领域中的一个热门研究课题(Musgrove,1996)。这涉及政府或公共部门改革问题,具体可转化为行政治理的完善问题。

去行政化之艰难,根源在于去行政化的吊诡,即去行政化的进程在很大程度上必须要由行政力量来推动。中国公共部门呈现高度行政化的治理格局。行政力量不仅无远弗届,而且还渗透社会经济生活的方方面面。在计划经济体系中建立起来的单位体系,尤其是事业单位体系,更是行政力量渗透并管控社会生活的组织保障。在单位体系根深蒂固的社会经济领域，行政力量无孔不入、上下其手，已经成为制度，成为惯例，成为国情，随便解除哪一项行政管控，都有可能牵一发而动全身。如果行政力量不愿意打破陈规，或者说市场力量和社会力量尚不足以推动行政力量改弦易辙，那么去行政化就难如上青天。计划经济时代遗留下来的遗产，在今天依然在不少经济社会领域（尤其是在许多公共服务领域例如教育、医疗、文化等）发挥着重要的治理作用，缘由就在此。

与此同时，行政力量即便不再像章鱼般到处伸手，即便政府干预的范围大大缩减，力度也大大减弱，依然不足以让市场机制和社群机制顺利建立起来，也不足以让市场机制和社群机制有效运作起来。市场机制和社群机制的建立和发展，说穿了，都是制度建设的过程，而制度建设又离不开行政力量的参与，离不开政府扮演元治理的角色。对于计划经济体制培养出来的行政力量，不仅要破除滋养自己的旧体制，而且还要投身于新制度的建设，这种要求何其高矣，颇有点儿强人所难。

中国事业单位在公共部门改革的过程中，由于行政治理、市场治理和社群治理机制之间的关系并未理顺，事业单位的组织和制度模式在自主化和行政化之间摇摆，或者说在去行政化和再行政化之间摇摆。在政府部门和事业单位（即公共部门）中引入的市场机制，常常受制于行政机制的宰制而无法得到良好的运作，公共部门中的激励机制常常被扭曲，表现为公共服务提供的行为与公共服务的目标相背离，即泛称的"公益性淡化"。简言之，行政治理与市场治理之间尚未形成互补嵌合性的格局。

至于说社群治理，无论是在功能还是在制度上均尚未得到合适的定位，甚至在学术探讨中也受到忽视，"社群治理"这个概念，远不如行政治理和市场治理这两个概念在学术文献中流行。事实上，在学术文献中，论及行政治理和市场治理之时并不需要对其含义多加解释，而社群治理则不同。社群治理在社会经济乃至政治生活的重要意义，即便在奥斯特罗姆获得诺贝尔经济学奖之后，依然没有受到学界的重视。尤其是在经济学界，科斯和威廉姆森对所有经济学人来说是耳熟能详的,但奥斯特罗姆则不然。中国经济学界对于企业理论的研究热情高涨,但在公立组织经济学领域,基本上鲜有建树。奥斯特罗姆的思想在公共管理学界影响广泛且深远,但是大多数学者只是从她的论著汲取多中心治理或自我治理的一些思想,以利于有关基层治理、环境治理、社会事务治理的研究,而极少将其思想以及布鲁明顿学派的成果与其他治理理论整合,也极少应用于公共部门治理转型的研究之中。

　　中国公共部门治理机制和激励结构的转型,无论学理探究还是实践探索,都还任重道远。

第二章 医疗服务治理的国际比较：行政化、市场化、社会化

　　一个健全的医疗体系是一种"社会性基础设施"（social infrastructure），就像诸如道路、通信和公用事业等"实体性基础设施"（physical infrastructure）一样，对于一个国家经济社会的协调发展是不可或缺的。何种医疗体系是健全的？对这一问题，难以给出简单明了的回答。世界上有多种多样的医疗体系，没有任何一种完美无瑕，因此几乎所有地方的医疗体系都在进行改革。要分析医疗体系的改革，我们必须首先对医疗服务的性质加以简要考察，并分析其对医疗体系的影响；其次对医疗体系进行分类，并从中透视政府、市场和社会在其中所发挥的不同作用；最后对医疗机构的所有制结构进行分析，考察不同组织类型之间的竞争对医疗服务价格、数量和质量的影响。公立医院是医疗供给侧重要的组织类型之一，鉴于其在中国医疗服务体系中的主宰性地位，本书将单辟一章给出公立医院治理的分析框架（参见第三章）。由于政府投入对于公立医院运营的重要性在中国受到特别的关注，本书也将单辟一章（第四章）对三个代表性国家中公立医院的政府投入问题加以考察，以资借鉴。

一、医疗供给侧组织和制度模式的多样性:医疗服务的物品性质

物品性质与其公共治理体系中行政、市场和社群机制的关系有很大的关系。要考察医疗服务的公共治理体系,我们首先要对医疗服务作为一种物品的性质和特点加以界定。就性质而言,把医疗服务视为"公共物品""准公共物品"或"公共服务"的看法是十分流行的。然而,这一看法具有含混性和误导性。"公共物品"是经济学的一个基本概念或专业术语,特指那些同时具有消费非竞争性和消费非排除性两个特征的物品。消费非竞争性意味着增加一个人对物品的消费并不导致其供给成本的上升,而消费非排除性意味着排除任何人对它的消费则需付出巨大的成本。仅具有其中一个特征的物品属于"准公共物品",而同时具有上述两个特征的物品属于"纯公共物品"。公共物品的一个特征是个体不大愿意付费支持其供给,即产生"免费搭车者问题"。因此如果依赖于市场机制,就会导致其供给不足(Stiglitz,2000:128-132)。

如果按上述定义来界定,在医疗卫生领域,面向人群的公共卫生服务(population-based public health services)如环境卫生、健康教育、卫生监督、食品与药品安全、职业病和地方病防治等具有这两个特征,因此是公共物品。疫情防控不具有消费非竞争性,因为疫情发生地区人口越多,防控成本越高,但却具有消费非排除性,即无法排除地区内外的任何人从中受益,因此属于准公共物品。由于无法排除任何人成为这类服务的受益者,而且也无法确定具体的受益者及其受益程度,这两类服务的提供者不可能向受益者收费。因此,在任何经济学教科书中,公共物品以及一些准公共物品的提供往往成为政府的责任,这意味着行政机制成为公共物品提供的主导型治理机制。可是,只要有适当的激励,公共物品的有效私人提供

(Bergstrom, et al., 1986),尤其是社区或社群提供(Markussen,2011),也是有可能的。在公共物品的私人提供者当中,既有营利性的市场主体,也有各类非营利性组织或社群组织,包括自愿组成起来的社区。这意味着,即便行政机制在公共物品提供的治理上具有主导作用,市场机制和社群机制也有发挥各自积极作用的空间。

很多面向个体的公共卫生服务(individual-based public health services),如预防保健(免疫)、妇幼保健、慢性病管理等,并不具有消费非竞争性和消费非排除性。医疗服务显然也不具有这两个特征,因此,医疗服务属于纯个人或私人物品(Stiglitz,2000:133)。人们之所以强调医疗服务的公共性,或者认为医疗服务是一种公共服务,最主要的根源在于医疗服务具有很强的正外部性。这类物品的提供不仅会直接影响当事人,而且还可以给某一群体甚至整个社会带来额外的好处或害处,因此又被称为"集体物品"(Savas,2000:45)。具有强正外部性的私人物品,例如基本医疗服务和基础教育,如果纯靠市场治理,会产生供给不足的情形,政府常常卷入这类物品的提供。因此,这类物品又被诺贝尔经济学奖得主约瑟夫·斯蒂格里茨(Joseph E. Stiglitz)称为"公共提供的私人物品"(Stiglitz,2000:132-133)。

然而,哪些私人物品有较高正外部性,需要劳烦公共部门来提供,或者说私人与集体物品如何划分,没有绝对客观的标准。对于很多私人物品(例如美容手术),人们都不难找出一些理由,来论证其具有一定程度的正外部性,但是并非所有具有正外部性的物品,都应该由政府组织提供,都应该属于公共服务。公共服务之所以成为公共服务,除了其正外部性之外,还应有其他特质,致使其对于公众来说是不可或缺的。人们把基本医疗服务视为公共服务,把基本医疗服务的提供视为社会公益事业,主要是出于人道主义的原则,即一个人道的社会应该提供一定的基本私人物品,诸如基本食品、基本住所、基本医疗和基本收入,以满足所有人的基本需要,尤其是提供给那些真正需要帮助的穷人（Savas，2000：56-61）。根据英国政治哲学家戴维·米勒（David Miller）的分析，需要、应得和平等是社会正义的三大原则，而平等地满足所有人的基本需要，正是社会正义的一种体现（米勒，2001）。

至于何为"基本需要"，在很大程度上具有社会建构性，即基本需要的认定与社群的价值观和社会规范有关，因此不同的社群（当社群达到一定程度，就是社会）对基本需要有不同的认知，而且同一个社群（或社会）在不同的历史阶段也有不同的认知。但是，放眼全人类，不同社群或社会之间的价值观尽管具有多样性，对基本需要的认知或许有诸多不同，但也存在着某些重叠共识，而基本医疗服务的提供属于基本需要的满足就是这种重叠共识之一。同时，基本需要的满足需具备一定的经济、社会和政治前提条件。确保人人（无论其收入高低）均可获得基本医疗服务，也就是基本医疗服务的可及性具有横向公平性，成为衡量一个国家或社会是否具有公平性的一项重要指标（Barr，1998：90-91），也是衡量医疗服务体系是否健全的一项重要指标。

除了外部性之外，医疗服务还具有另外一个重要的特性，那就是信息不确定和信息不对称问题。诺贝尔经济学奖得主肯尼思·阿罗（Kenneth Arrow）在《美国经济评论》上发表的《不确定性和医疗保健的福利经济学》（Arrow，1963），从信息不确定性和不对称性的角度刻画了医疗服务的一些特征，从而奠定了卫生经济学的理论基础。首先，信息不确定意味着，对于相当一部分医疗服务来说，受制于医学和卫生技术的限制，作为消费者的患者与提供方（医生以及其他专业人员）对其成本和收益皆不掌握确切的知识；信息不对称意味着，除了极少数常见病和多发病之外，在医疗服务市场上，供需双方拥有不对称的专业知识，因此患者基本上处在完全被动的一面。信息不确定的结果就是市场机制内含的契约化过程难以完成，供需双方无法签订完备的契约。信息不对称的结果之一就是"供方诱导需求"(Folland，et al.，2013：306-311；McPake，et al.，2002：49-52)，俗称"过度医疗"。如果这种现象得不到遏制，医疗服务市场既无法达成效率也有损公平，即不仅无法达成帕累托最优，也会损及基本医疗服务可及性的横向公平。

由于信息不确定和信息不对称的存在，医疗服务只有建立在供需双方(医患双方)信任的基础之上，其市场机制才能良好运作，而供方(医疗机构和医生)具有强烈的社会责任感对于维持这种信任关系是至关重要的。唯有如此，患者才能向医方让渡一定程度的选择权，让供方成为需方的代理人，选择性价比最高的医疗服务路径。医患信任关系的建构，要求供方至少做到不呈现出追求收入最大化的行为，杜绝与患者的讨价还价行为，远离利润最大化的污名，甚至在医疗服务业根本不能提及"利润"这个字眼。与此同时，医疗保险体系的完善、执业资质与许可制度的建立、品质评级与认证体系的运行，是建立与巩固医患信任关系所不可或缺的社会制度(Arrow，1963：949，965-966)。后来，在信息经济学兴起的智识背景下，美国经济学家菲利普·内尔森(Phillip Nelson)根据品质信息可获取的时间，将所有产品分为两类：搜索品(search goods)，即物品品质信息可在消费之前便可获取的产品；体验品(experience goods)，即物品品质信息必须在消费之后加以体验方可获知的产品(Nelson，1970)。之后，有经济学家又在体验品中进一步分离出信任品(credence goods)，即物品品质信息在消费之后的相当一段时间内都无法加以确认的产品，为了确认这一信息，消费者除了付出时间成本之外，还必须付出其他不菲的额外成本(Darby and Karni，1973)。在学术文献中，信任品也常被称为"后体验品"(post-experience goods)(Vining and Weimer，1988)。很多专业性服务，如医疗服务(Dulleck and Kerschbamer，2006)、教育服务(尤其是高等教育)、保险服务、法律服务等，都属于信任品。对物品性质的这一界定思路，对于专业性服务治理的分析，有重要意义。

在现实生活中人们所消费的大多数产品或服务属于搜索品，一般意义上的市场机制对于搜索品的生产和消费具有良好的治理之效，即在保证市场竞争公平充分的条件下，价格就能为消费者提供有关产品或服务品质的信息（Vining and Weimer，1988：287）。体验品的生产和消费则需要在供需双方之间建立一种长期稳定的关系，因此品牌对于维持这一关系的作用至关重要。信息技术的发展能使体验信息不仅不再昂贵，而且能得到广泛传播，这促使很多体验品转化为搜索品。信息搜寻服务市场化的变革，即"互联网＋"，被学界称为"第二只看不见的手"（Dolgin，2010），为很多产业的变革拓展了空间。然而，信任品的生产和消费则另有不同。由于其品质信息必须经过长期积累才能为消费者所知，因此信任品的生产和提供必定是一个长期的事业，可谓"百年大计"。唯有立足于长期的信任积累而不是满足于短期的交易成功，信任品提供才具有可持续性，信任品产业才能获得健康发展。

由于信任品的特性，很多适用于搜索品和体验品的市场行动并不适合于信任品。例如，对于很多性质上属于搜索品或体验品的商品和服务来说，广告投放是一种市场竞争策略。可是，这种策略对于信任品来说往往会适得其反。不少民营医院为了在市场上推广自己，往往展开铺天盖地的宣传攻势，通过众多渠道进行广告投放，某些信息搜索服务公司也在医疗服务领域顺势演化为广告公司，依据被搜索对象支付款项的高低安排搜索结果的排列次序。

对于信任品的供方来说，以获得短期收益为目标的运营之举都有可能损害长期信任的积累。相反，那些与短期收益无关的组织行为，例如，对于医疗服务的供方而言，信任积累的一种可行指导是以非营利性组织的模式通过社群机制的完善运作提供医疗服务，其中通过专业共同体（社群）精心维护的专业精神（professionalism）及其实践在构建医患的长期信任上扮演着重要作用。在此基础上，还有一些可行的运行策略有助于强化信任。

一种可行的策略是推进纵向一体化以形成整合医疗的服务业态和能力，为民众提供从健康管理、预防保健、门诊诊断、住院治疗到护理康复的一体化服务(Vetter and Karantininis，2002)。另一种可行的策略是促进医疗服务、医学教育和医疗研发的横向一体化，从而在公众那里形成一种服务提供科学有据、服务品质不断改善的预期。梅奥诊所(Mayo Clinic)是全世界医疗服务提供者的标杆，纵向一体化与横向一体化在其组织架构和运行中都有体现。梅奥诊所是一家非营利性集团组织，其发明的跨专业团队诊疗(multispecialty group practice)的服务模式为其带来了强大的竞争优势(Fye，2015：22-41)。

前文已述，医疗服务无论如何是一种私人物品，因此可以由市场来提供。事实上，市场提供自古以来就是医疗服务递送的主导方式之一。但是，事实的另一面是，正如斯蒂格里茨所说，信息不对称导致负外部性比比皆是，因此"市场失灵普遍存在"(Stiglitz，2002：478)。医疗服务业由于信息不对称而存在着严重的市场失灵，如果没有非商业性力量的介入，市场化的体制无法实现医疗服务的效率与公平。为了克服医疗服务中的市场失灵问题，有关的非商业性努力沿着医疗服务的需求侧和供给侧两个方向展开。

在需求侧，建立一个保障水平较高且效率、公平俱佳的全民医保体系是关键，其中医保支付改革(provider payment reforms)是需求侧结构性改革的重中之重，也是改善需求侧与供给侧连接的有效途径。医保支付改革本身意味着市场机制的引入和完善，是契约化不断改进的体现，而这一完善过程需要引入社会治理理念，需要政府、市场和社会多方主体的协作互动，需要行政、市场和社群机制的互补嵌合。全民医保体系的高质量发展取决于社会治理体系的完善，即社会治理共同体的有效运作(顾昕等，2022)。

在供给侧，医疗服务机构走向非营利性是一种选择(Hansmann，

1980)，而政府通过建立公立机构直接为民众提供医疗服务是另一种选择。由此出现了医疗服务机构的三种组织形式：私立营利性组织、私立非营利性组织和公立组织。行政、市场和社群机制的互补嵌合，对于医疗供给侧治理体系和能力的现代化来说，是至关重要的。

前文已述，大多数医疗服务理论上都可以通过市场竞争由民间营利性或非营利性组织来提供。但是，纯市场化的制度安排难以消除供方诱导消费的问题。值得注意的是，即便这一问题无所不在，但由此得出怀疑甚至否定市场机制在这一领域内运作的功效，是非常简单化的思维方式。市场制度精致化的安排，例如执照、证书、评级、持续性医患关系的建立等制度安排可以有效地缓解这些问题（Folland, et al., 2013：197）。不对称信息问题困扰消费者的服务领域，部分拥有充分信息的消费者发挥积极作用，可以有助于问题的缓解。上文所说在医患之外引入第三方作为医疗服务的购买者，便是出于这一思路的考虑。无论第三方是公立机构还是民间机构，都比单个病人有实力聘请专业人员，或者直接监督医生滥用信息优势的行为，或者设计一些激励机制来约束这些行为。

但是，无论市场制度多么精致完善，在医疗服务领域，市场失灵的问题毕竟普遍存在。值得注意的是，当人们认识到市场失灵的存在时，往往会不自觉地认定公立组织才是民间营利性组织的唯一替代品。这一认定没有考虑到"政府失灵"的问题。然而，集体物品的提供者既可以是公立组织，也可以是民间的非营利组织（Savas, 2000：53）。在信息不对称的情况下，信息不足一方（消费者）对于信息充足一方（提供方）的信任至关重要，非营利组织由于其慈善性的特色往往能给消费者带来信任感，因此有可能成为唯利是图的营利性组织的一种替代性组织形式（Hansmann, 1980）。

综上所述，医疗服务供方的组织形式必定是多元的。传统社会中医疗服务市场主要由个体行医者及其所开的小诊所主宰是一个极端，而在计划经济体制下国家几乎垄断了所有医疗服务的提供则属于另一个极端。现代市场经济中医疗供给侧的制度安排介于两个极端之间,公立组织、民间的非营利组织和营利性组织作为医疗服务供方的组织形式常常是并存的(顾昕,2005c)。医疗服务体系能否发挥社会公益性,主要并不取决于哪一种组织模式在医疗供给侧占据主导地位,而是取决于能否走上信任积累型市场化之路。信任积累型市场化单靠市场主体一方是难以铺就的,还必须依赖于政府、市场和社会三方主体的协作—互动治理。换言之,医疗服务业的健康发展,其中包括社会办医格局的形成,有赖于公共治理体系的现代化,其中的关键是行政、市场和社群机制的互补嵌合、相得益彰。

二、医疗体制的多样性:医疗需求侧与医疗供给侧

影响医疗体系运行的因素林林总总,但最为重要者为筹资支付和服务递送模式,又称医疗需求侧和供给侧。

人类社会对于医疗服务的需求可以说是无时无处不有。然而,在不同的社会中,究竟谁来提供医疗筹资和医疗服务却有不同的做法。政府的角色是什么? 市场的角色又是什么? 这些是我们对不同医疗体制进行比较并且探讨全球性医疗体制改革时所必须回答的问题。医疗体制健全与否,在需求侧取决于政府、市场和社会多方主体能否通过协作互动建立一个良好的医疗保障体系,以有效分散民众医疗费用的风险,并能发挥一定的再分配作用,让低收入人群不因看病治病而陷入贫困,让贫困人群不因看病治病而更加贫困;在需求侧取决于医疗服务供方能否在既定医学知识和医疗条件的约束下为患者提供性价比相对较高的服务。在一个高保障水平的全民医保体系中,医保支付将医疗需求侧和供给侧连接起来,其蕴含的激励机制影响着供方的行为。

由于医疗服务存在着市场失灵,政府在其筹资和提供两个方面都有所卷入。事实上,在不同的地方,政府卷入医疗服务筹资和递送组织的程度

与方式有所不同,导致各地的医疗体制呈现高度多样性。为了分析这种多样性,本节构造了一个二维类型学。在已有文献中,这种二维类型学是非常常见的,但是往往做不到逻辑上的完备性,常常忽视强制储蓄和社群筹资这两种医疗筹资模式(参见科尔奈、翁笙和,2003:57;OECD,1992:13;OECD,1994:11)。当然,这一缺陷同现有文献中的西方中心主义倾向不无联系,因为这两种在逻辑上可能的模式实际上只是在非西方国家中才常见。本节给出的类型学把强制储蓄和社群筹资一并纳入分析框架,一方面是为了追求逻辑上的完备性;另一方面也是为了拓展分析框架的适用性,以便更好地研究中国的实情。

在这个二维类型学中,医疗服务筹资这一纬度可被分为五种亚类型:国家筹资(通过税收)、强制保险、强制储蓄、自愿保险(可进一步分成商业保险和社群保险两小类)和患者自付。医疗服务提供这一纬度则被分为三种亚类型:公立机构、私立非营利组织和私立营利组织。由此,这一类型学共构造出 15 种理想类型(参见表 2-1)。

在现实世界中,这 15 种逻辑上成立的理想类型都可以找到实际的例证。A1、A2、A3 模式可以统称为"免费医疗",医疗服务的费用由政府来支付,而政府则通过一般税收来筹资。当然在"免费医疗"中,为了应付医疗服务消费者滥用服务的"道德损害"问题,一般会引入一定的共付机制,即要求病人自付一定比例的医疗费用。自付的部分一般为挂号费、门诊费、小额处方药费等,而且自付比例大多在 5％～30％之间。因此,"免费医疗"并不意味着医疗费用全额免费,在全书后文论述时对这一点不再赘述。

根据覆盖面的不同,"免费医疗"的具体运作方式一般有两种:全民免费和穷人免费。前一种方式就是英国模式的全民公费医疗(National Health Service,NHS)以及盛行于苏联和东欧前社会主义国家以及古巴、朝鲜等国家的全民公费医疗模式(以下简称"苏联模式");后一种就是美国

表 2-1　医疗卫生体制的类型学,以筹资和服务提供者的组织模式不同来划分

		提供(供给侧)		
	类型	公共部门	民营部门	
		1. 公立机构	2. 私立非营利组织	3. 私立营利性组织
筹资（需求侧）	A. 国家出资	全民公费医疗（英国、苏联、古巴）（A 1）	医疗救助制度（美国）（A 2）	商业健康保险（英国）（A 3）
	B. 强制保险	社会医疗保险（法国）（B1）	全民健康保险（加拿大）社会医疗保险（德国、瑞士）（B 2）	商业健康保险（德国、法国、瑞士）（B 3）
	C. 强制储蓄	医疗个人账户（新加坡）（C 1）	商业健康保险（新加坡）（C 2）	（C 3）
	D. 自愿保险	社群—社区医疗保险（改革开放前中国）（D 1a）政府主办的自愿性社会保险（D 1b）	非营利性保险（美国）（D 2a）社群—社区医疗保险（发展中国家）（D 2b）	商业健康保险（美国）（D 3）
	E. 病人自付	（E 1）	（E 2）	（E 3）

面向穷人的医疗救助(Medicaid)模式(Engel,2006)。值得注意的是,全民公费医疗的苏联模式等同于 A1 模式;但英国模式则是 A1、A2、A3 模式的混合,这一模式也在北欧和南欧各国盛行,在国际文献中通称 NHS 模式。在市场经济国家中,政府管理下的 NHS 体系可以通过授权或者合同的方式向私立医疗机构(无论是营利性的还是非营利性的)购买医疗服务;换言之,百姓可以在私人医疗机构看病就医。在英国模式的全民公费医疗体系中,基本卫生保健主要由家庭医生提供,而家庭医生执业的形式是开设个体或联合诊所,但其绝大部分收入来自全民公费医疗的支付。也就是说,这一点正是全民公费医疗英国模式与苏联模式的重要区别之一(科尔奈、翁笙和,2003：105-109)。

　　与此同时，如下文所述，NHS 模式在实施购买者与提供者分开之后，公立医疗机构也走上了法人化之路。从本书所建构的治理机制嵌合性视角来看，全民公费医疗的苏联模式由行政治理机制主导，市场机制和社群机制的运作空间几乎被挤压殆尽；而在全民公费医疗的英国模式中，市场机制和社群机制本来就有一定的运作空间，而在经过新公共管理运动的洗礼后，内部市场在 NHS 体系中得到制度化，市场机制的治理作用得到大大增强（Le Grand and Bartlett，1993；Ferlie, et al.，1996：56-116；顾昕，2011c）。NHS 的改革和完善之路，正是多种治理机制互补嵌合的体现。

　　强制性保险又称"社会保险制"，是第二种主要的医疗筹资方式。在国际文献中，"社会保险"（social insurance）一词有两种用法：广义的用法是泛指一切强制性保险的制度安排；狭义的用法是指德国模式（即"俾斯麦模式"）下的分散化强制性保险。根据筹资方式的不同，强制保险又可分为集中化的"全民健康保险"（National Health Insurance，NHI，简称"全民健保"）和分散化的"社会医疗保险"（Social Health Insurance，SHI）两种模式。全民健康保险的运作方式是民众缴纳健康保险费，健康保险业务由公立机构运营，如果出现亏空，政府财政有责任加以填充。全民健康保险模式在加拿大、澳大利亚、韩国等国实施，但在学术文献中一般被称为"加拿大模式"。各种类型的医疗机构都可以成为全民健保的提供者，但在学者心目中加拿大是这一模式的代表，其主要原因在于 B2 模式在加拿大具有主导性。在加拿大，绝大多数医疗机构是私立非营利性组织，而且加拿大的私立医疗保险也不发达（Taylor，1990）。在分散化的"社会医疗保险"模式中，负责运营医保的机构是依照地区或者行业而设立的"疾病基金"，而政府的功能是就保费和服务设立统一的标准，并对这些基金的运行进行监管。在德国，这些疾病基金的 2/3 多由企业设立，1/4 由地方政府设立，还有一些由专业人士组织或各种行业协会设立（参见 Giaimo，2002：87）。这一模式起源于俾斯麦时期的德国，因此被称为"德国模式"或"俾斯麦模式"，如今在德国、法国、瑞士、荷兰、日本等国发展成熟（Henke and Schreyögg，2005）。在这一模式下，各种类型的医疗机构必须同分散化的"疾病基金"订立契约，为参保者提供医疗服务。相对来说，在社会医疗保险国家，医疗供给侧的组织模式具有混合性，其中公立医疗机构在法国稍多一些，在其他国家，主要是私立医疗机构。商业健康保险在社会医疗保险国家也相对较为发达，可为有着较高医疗服务需求的民众提供更多更好的选择。

除了筹资模式的不同之外，强制保险还可根据其保障对象的不同进一步细分。一种是追求普遍性，所有人都投保，所有人都受益；这种普遍主义无论是在"加拿大模式"还是"德国模式"中都得到很好的体现。另一种是所有人都投保，但是只有特定人群才有资格受益；美国的医疗照顾计划（Medicare）就是以这样的方式来运作的，其筹资来源是工资税，其受益对象是年满 65 岁的老人或伤残人士（Cohen, et al.，2015）。

社会保险的主流是强制性的，但也存在着自愿性的社会保险，多由政府主办并对保费进行补贴。这种筹资模式（D1b）的典例是美国很多州政府举办的儿童医疗保险，民众自愿投保，而州政府给予保费补贴（Ewing，2008）。中国的新农合、城镇居民医保以及后来合并而成的城乡居民医保，就采用这种筹资模式。

强制储蓄模式又称"新加坡模式"，因为这种模式基本上只在新加坡实施。所有新加坡公民和永久居民在中央公积金局设立公积金账户，其中一部分是个人医疗账户（Medisave）。强制性缴纳的公积金有一部分进入个人医疗账户，用来支付住院费用或者住院保险的报销。在新加坡，C1 模式和 C2 模式占据主导地位，因为 Medisave 账户的资金即可直接支付在公立或非营利性医疗机构中的住院费用，也可购买商业健康保险公司的住院保险。C3 在逻辑上存在，但在新加坡的现实中微不足道，因为在新加坡私立营利性医疗机构就医的患者基本上是本国以及周边国家的富人，他们主要通过商业健康保险或自付支付医疗费用，只有在自付的情况下有可能动用其 Medisave 账户中的资金，而使用 Medisave 资金购买的住院保险基本上不会包含向营利性医疗机构的支付。因此，新加坡医疗体制形成了一种别具特色的公私合作伙伴关系（Lim，2005）。

自愿性医疗保险可分为社群（社区）保险和商业保险两种，前者是非营利性的，后者是营利性的。基于社群（社区）的、非营利性的医疗保险（D1a），往往同合作运动联系在一起，不仅历史悠久，而且在当今世界，尤其是发展中国家，依然占据重要的地位（United Nations，1997）。中国改革前的合作医疗，如果不考虑其国家动员的背景，就属于社区医疗保险的范畴。在商业医疗保险模式中，民众个人或集体（一般由雇主来组织）自愿购买商业性医疗保险，然后根据保险机构同各种医疗服务提供者达成的契约接受医疗服务。这一模式一般又被称为"美国模式"（Jonas，et al.，2007）。

值得注意的是，在上文中，把任何一个国家的医疗体制等同于上述以该国家命名的模式，只是为了方便而已，实际上是不准确的，因为任何国家的医疗体制都是上述多种理想类型的混杂体。例如在美国，医疗救助是 A1、A2 和 A3 类型的混合，医疗照顾是 B1、B2 和 B3 类型的混合。还有大约 14％的美国人没有任何医疗保障，他们主要在公立医疗机构或私立非营利医疗机构（主要是社区医院）中自费接受医疗服务，因此属于 E1 和 E2 类型的混合。此外，美国还有少量的医疗合作社，提供医疗保险和医疗服务，属于 D2 类型。

可以看出，在改革初期，中国城市医疗体制是 A1 和 E1 的混合，农村医疗体制则还有 D1 的成分。在城市，依托于单位的医保本质上是国家福利，但自付依然占据一定比重，而供方基本上是公立医疗机构；在农村，依托于集体主义人民公社的合作医疗本质上是一种国家动员支撑的社群医疗保险，而医疗服务提供者主要是在城镇地区的公立医疗机构以及由人民公社组织的卫生院和医务室(顾昕、方黎明，2004)。从需求侧来看，相当一部分民众享有全额或半额免费医疗，其余医疗费用则必须自付，保险和强制储蓄并不存在；而从供给侧来看，大部分医疗机构都是国有的事业单位，少数医疗机构附属于大型企业、事业单位或人民公社。

随着经济体制改革的深入，中国的医疗体制发生了渐进式但意义重大的变化。市场力量被引入，市场机制的作用开始有了运作的空间。在医疗体制的需求方，社会保险、商业保险和强制储蓄的制度安排均得到引入，但是民众自费看病治病依然是主导模式；而在医疗体制的供给方，尽管民办的营利性和非营利性医疗机构开始出现，但是公立医疗机构依然占据绝对主导地位。因此，在新医改或全民医保实现之前，多种模式混合的中国医疗体制含有 B1、E1 和 B2 的成分；在全民医保实现之后，中国医疗体制的模式同样具有混合性，只不过变成了 B1、B2、B3 和 E1、E2 的混合。

值得注意的是，无论混合性的类型如何，医保体系对医疗服务的支付对于医疗供给侧的公共治理来说是至关重要的，这决定着何种类型的市场机制将在医疗服务的资源配置和行动协调上发挥着决定性作用。如果未经医保支付改革，即按项目付费在医保支付中占据主导地位，那么这同患者支付主导的情形一样，医疗服务市场中的竞争属于自由竞争，在此情况下市场失灵在所难免。如果以各种"打包付费"或"捆绑式付费"(bundled payment)为特征的新医保支付得以有效实施，那么医疗市场中的竞争将由自由竞争转型为标尺竞争，市场失灵将得到遏制。

标尺竞争，简单说，就是基于同行绩效平均标准的竞争，这种竞争模式特别适合于政府购买，而公共医疗保障体系对医疗服务的支付就属于政府购买。早在 1985 年，哈佛大学著名经济学家安德列·施莱弗(Andrei Shleifer)在其博士研究生在读时期将企业理论中相对绩效考评的思想应用于政府管制和购买的研究领域，提出了标尺竞争理论(yardstick competition theory)，即政府基于被管制者或购买对象同行的平均绩效设定标尺，决定管制指标或购买定价(Shleifer，1985)。根据这一理论，某一服务的购买方在面对众多供方时，可以设立一个平均支付标准进行购买，平均支付标准依照行业内同类服务提供的平均价格测算，服务提供的品质也依照同类服务的平均标准加以监控(Sobel，1999)。

标尺竞争的适用面遍及公用事业、电信、医疗服务等诸多公共服务领域。2014 年诺贝尔经济学奖获得者、法国经济学家让·梯若尔(Jean Tirole)在其名著《产业组织理论》中写道："标尺竞争的潜在应用是很多的。美国医疗照顾对同一个疾病诊断组中的所有病人向医院支付固定的费用。这笔费用的大小基于可比较医院同组病人治疗的平均费用。"(Tirole，1988：42)这里，梯若尔所评论的正是由美国联邦政府主管的医疗照顾(又称"老人医疗保险")于 1983 年开始实施的针对住院服务的按DRGs 付费，这一改革彻底改变了美国医疗产业的制度格局，也改变了健康产业的商业形态(Mayes and Berenson，2006)。在引入 DRGs 系统之前，基于供方整体的付费、监管和管理实践，具有粗放性、低效性和不公平性，难以在供方形成促进服务成本效益性提高的激励结构，因此，供方诱导需求的现象普遍存在。在引入 DRGs 系统之后，付费方基于标尺测算向医院支付固定费用，俗话讲"一口价"，不再"数明细"了，这样供方再有过度医疗的行为显然会得不偿失。不止是付费，标尺竞争还能用于政府对医疗服务的监管，因为监管只有基于可比性才能奏效。

事实上，标尺竞争不仅是住院服务按 DRGs 付费的理论基础，而且还适用于不同于传统按项目付费的新医保支付方式。前文已述，这些新医保支付方式的共同特征，就是"捆绑式付费"或(笔者喜欢说的"打包付费")，而"打包"意味着将医疗服务分成具有可比性的组，从而为付费、监管和管理确立标尺。医保支付改革的要旨就在于以标尺竞争取代自由竞争，然而，这一点的理论和实践意义并不广为人知，乃至当很多论述涉及"选择与竞争"时往往并未澄清是哪一种竞争。

因此，对于医疗供给侧的治理变革来说，何种市场机制的引入至关重要。通过推进医保支付改革，引入标尺竞争，才是克服医疗服务市场中由于信息不对称而常见市场失灵的最可行途径之一。这也是医疗供给侧走向有管理的市场化的核心特征。

三、走向有管理的市场化：全球性医疗供给侧改革

如果说发达国家(美国除外)医疗需求侧较少受到全球性改革浪潮冲击的话，那么供给侧改革则是真正全球性的。无论是发达国家还是发展中国家，所有的医疗服务提供者都面临改革的压力，而改革的大方向就是引入竞争、引入市场机制(McPake, et al., 2002：238-244)。一句话，走向有管理的市场化(managed marketization)，是全球性医疗服务体制改革的大趋势(顾昕，2005b；2005c)。当然，由于不同国家医疗服务供给侧原有的组织和制度模式不同，这一改革浪潮对各国冲击的程度和性质也大不相同。对这一现象，研究制度变革的文献一般归结为所谓的"起点约束"或者"路径依赖"(Prado and Trebilcock，2009)。为深入了解改革的多样性，我们必须对医疗服务体系的多样性进行分析。

首先，如前文所述，医疗服务提供者的组织类型可以分为三种，即公立组织、民营非营利性组织和民营营利性组织。绝大多数国家都同时存在公立和民营的医疗服务提供者。在医疗政策文献中，医疗服务常常被分为三类，即基本医疗服务、二级医疗服务和三级医疗服务。基本医疗服务(primary health care)主要是针对一些非急性的疾病提供一般的门诊，在许多国家通过"全科医生"(general practitioners)私人执业加以提供，而这些医生常被称为"家庭医生"；二级医疗服务(secondary health care)则由医院提供，主要针对急诊、需要专科医生治疗的疾病以及需要住院治疗的重

病；三级医疗服务(tertiary health care)则是针对一些特殊的疾病提供非常专业化的、长期的、特殊的护理，例如精神病人、康复服务、长期护理服务等(Shi and Singh，2012：251，588，590，592)。这同教育领域有基础教育、二级教育和三级教育的区分有相似之处。

基本医疗服务同很多面向个人的公共卫生服务结合起来，形成基本卫生保健，在许多国家由家庭医生担任提供者(详见第六章)。家庭医生还扮演"健康守门人"的角色，即享有公共医疗保障的病人在非急诊的情况下必须首先在家庭医生那里寻求普通门诊服务，这就是"基本卫生保健首诊制"。在面对无法诊断或医治的疾病时，家庭医生最为重要的工作就是提供转诊服务，将病人介绍给医院或其他专科医疗机构来诊断并医治，从而有助于民众找到最为合适的医疗专家(Gérvas, et al., 1994)。在这个意义上，家庭医生既是民众的基本保健师，也是健康咨询师。

守门人制度意味着全科医生是病人接触医疗体系的第一站，即如果不经过家庭医生的转诊，非急诊病人一般无法接触二级和三级医疗服务(Gérvas, et al., 1994)。在发达国家中，这一点仅在管理型医疗(managed care)兴起之前的美国是例外。管理型医疗是一种将医疗保险和医疗服务整合起来的组织模式(Kongstvedt，2019)。非急诊病人是否可以直接接触医院去寻求专科医疗服务，取决于其投保的医疗保险的契约条款，某些保险公司在其保单中设立了全科医生充当守门人的条件(Scott，2001：73-74)，也有保险公司并不设立守门人条款，但其保费一般较为昂贵。管理型医疗是将医疗保险和医疗服务整合在一起的集团组织，有些是营利性的，即形成集团公司，有些则是非营利性的，形成集团组织，其共同的特色是直接雇佣全科医生，在其集团内部充当守门人的角色(Shi and Singh，2012：94，344)。守门人制度的设立意味着对患者自由选择供方的权利施加了某种限制，有可能在一定程度上不利于患者福利的维护或提升，但如何不加任何限制，同样不利于患者福利，而且更不利于整个医疗体系的正常运作,进而会损害整个社会的福祉。如何在维护患者供方选择自由与提升医疗体系效率之间寻找一个平衡,是对守门人制度细节设计和运作的一种考验。一项研究显示,在那些传统上对所有参保者严格实施守门人制度的全民医保国家,增加患者的供方选择自由以使守门人制度具有一定的灵活性是医疗改革的一个方向,而在守门人制度并非传统的国家(如美国),在管理型医疗的组织框架中实施灵活的守门人制度,是其医疗改革的一种选项(Reibling and Wendt,2012)。

几乎在所有市场经济体制中,全科医生或家庭医生都是自雇人士,要么独立开业,要么以合伙制的组织形式行医,即使在公立部门占主导地位的英国也不例外;美国人对此也有误解,常常把英国的全科医生视为国家雇员,一部享有盛誉的卫生经济学教科书专门就此澄清(Folland,et al.,2013:470)。有这种误解的中国医疗政策研究者也大有人在,因为英国家庭医生的主要收入来源是全民公费医疗的支付,乍看起来与国家雇员甚至公务员没有多大差别。实际上,在实施内部市场改革之前,英国的全科医生们是 NHS 体系的独立承包商,他们领取底薪,然后 NHS 管理部门再根据其服务量以按项目付费的方式支付额外的医疗服务费用;而在实施内部市场改革之后,底薪在家庭医生收入中的占比大幅度降低,而按人头付费成为家庭医生的主要收入来源(Scott,2001:108)。此外,全科医生还承担了不少基本卫生保健,不少属于公共卫生的范畴,其费用也纳入按人头付费。由此可见,在发达国家中,基本医疗服务是高度市场化的,即使在英国模式下的全民公费医疗体制也不例外(顾昕,2011c)。

至于在医疗服务体系中举足轻重的二级医疗服务提供者,即普通医院,其所有制模式在世界各国颇为不同(参见表 2-2)。值得注意的是,私立医院为主的医疗服务体系,不仅同民间自愿保险主导的美国模式相容,而且还同全民健康保险(加拿大)和社会医疗保险(荷兰、瑞士等)相容。即使是在公立医院主导的地方,例如在英国,私立医院也同样存在。

表 2-2　经济合作与发展组织成员国二级医疗服务提供者的所有制形式

国家	主要提供者
英国、爱尔兰 瑞典、挪威、丹麦、芬兰、冰岛 意大利、西班牙、葡萄牙、希腊	公共
法国、德国、比利时、奥地利、卢森堡 土耳其 日本 、澳大利亚、新西兰	公共与民间
美国、加拿大 荷兰、瑞士	民间

资料来源:OECD，1994:11。

　　值得注意的是,走向管理型市场化的全球性改革,在美国和其他一些国家呈现出略微不同的态势。在美国,这一改革浪潮的表现是"管理型医疗"的兴起,其核心是在原本已经高度竞争性、高度市场化的体制中将医疗保险和医疗服务以集团公司的形式整合起来,这样,更多管理和计划的因素通过集团化组织的模式注入到医疗供给侧。管理型医疗的兴起是私立医疗保险机构出于利润最大化和加强竞争力而自发推进的一种组织和制度创新。虽然其组织和制度模式多种多样,但其共同点在于医疗保险公司与医疗服务提供者要么结盟、要么合并提升效率,从而有可能以较为低廉的价格为参保者提供全方位的基本医疗服务。根据有关的研究,这种创新的出现可以追溯到 20 世纪 30 年代,但长期以来没有受到重视。管理型医疗的组织模式具有一定的多样性,但健康维护组织(health maintenance organizations，HMOs)成为最主要的组织形式(Hacker，1997:5)。1973年,美国国会通过了 HMO 法案,不仅提供启动资金以推动健康维护组织的发展,而且还要求大公司都必须为其员工提供 HMO 式的选择。自此之后,管理型医疗得到迅速发展,到 20 世纪 90 年代初,已经有 70% 的医疗保险投保者选择了管理型医疗组织(Glied，2000)。管理型医疗模式的最大特色就是医疗保险机构开始将其主要精力放在基本服务包的设计之上,并且高度重视在保证服务质量和降低服务价格两者之间保持平衡，以吸引更多的参保者投保（Kongstvedt，2001；2019）。

需要强调的是，美国医疗供给侧走向管理型医疗的趋势并未否定原有市场化模式，而是众多民营医疗保险商顺应市场竞争的结果，即通过将各种类型的医疗服务提供者整合到集团内部，可以节省医疗保险与医疗服务之间的交易成本。管理型医疗在学术文献中被概括为"自愿集成模式"，而其兴起前则是"自愿契约模式"，也就是自愿性医疗保险机构同医疗服务提供者订立契约为投保者服务。在这一过程中，市场机制的主导性并未被行政机制所取代，政府是在顺应市场竞争的各种制度创新中扮演帮助者（facilitator）的角色，包括通过法案推动这类新型医疗服务组织的兴起（OECD，1992：19-27）。

在其他国家，原有体制中管理和计划的因素本来比较强，因此改革的重点放在推动市场竞争上，其重点在于推动全民公费医疗或社会医疗保险体系中的公共契约模式，即医疗保险购买者与医疗服务提供者之间形成"有计划的市场"（planned market）（Saltman and von Otter，1992；1995）或"公共竞争"（public competition）（Saltman and von Otter，1992）。在此过程中，在二级医疗服务中扮演举足轻重角色的公立医院纷纷引入商业组织的管理机制，甚至走向法人化和民营化，以提高效率。

从大的背景来看，医疗服务递送体制日益走向有管理的市场化，是全球性公共部门治理改革（或新公共管理运动）的一个组成部分。如第一章所述，新公共管理运动的兴起是传统的行政机制主导的公共行政向公共管理转型的标志，是公共治理转型的第一次浪潮，其核心就是采用商业管理的理论、方法和技术，引入市场竞争机制，提高公共管理水平和公共服务质量（OECD，1995）。在医保体系较为发达的国家，由于医疗机构的主要收入来源是医保支付，因此，有管理的市场化重点在于通过医保支付改革重构医保机构与医疗机构之间的关系。

　　由于医疗保险与医疗服务之间传统的关联模式不同,有管理的市场化在不同国家呈现的路径有所不同。在美国,医保机构与医疗机构之间的传统关系是"自愿契约模式",管理型医疗兴起意味着自愿契约模式向自愿集成模式的转型。在许多欧洲国家,尤其是在荷兰、英国、瑞典和德国,"有管理的竞争"成为医疗供给侧改革的指导原则(Ranade,1998;Flood,2000),推进所谓的"计划型市场"或"有计划的市场"(Saltman and von Otter,1992;1995)。改革焦点同样放在医疗服务购买者与提供者的关系之上,只不过改革起点与改革方向与美国不一样。在改革之前,欧洲医疗服务购买者与提供者的关系主要为两种模式所主导:(1)公共契约模式,即社会医疗保险机构同医疗服务提供者订立契约为投保者服务;(2)公共集成模式,即政府建立公立组织同时负责医疗服务的购买和提供。前者主要在社会医疗保险制国家(例如德国、荷兰、法国等)实行,而后者则是在全民公费医疗制国家(例如英国、瑞典、意大利等)实行(OECD,1992:19-27)。

　　在公共契约模式下,医疗服务的购买者与提供者原本已然分开,因此改革重点在于契约化过程中竞争性的提高。例如在其代表性国家荷兰,医疗保险基金管理者,也就是所谓"疾病基金",原来对医疗服务提供者的服务价格、质量并不热心监管,但现在情况发生了变化。一方面,一些疾病基金依然沿用公共契约模式,但通过推进医保支付改革,力图在医疗服务供方那里建构新的激励机制,使之有动力为参保者提供性价比高的医疗服务;另一方面,这些国家开始向美国的管理型医疗借镜,探索疾病基金同医疗服务提供者的整合模式,从而以一种不同于全民公费医疗的模式走向"公共集成模式"(Harrison,2004)。

　　在公共集成模式下,医疗服务购买者与提供者并没有分开,全民公费医疗体系本身就是一个庞大的等级化体系,隶属于公共部门。在这样的体系中,交易成本固然比较低,但却产生了大量官僚成本。所以,对公费医疗主导的国家来说,推进有管理的市场化(或"计划型市场"或"有计划的市场")改革的核心,恰恰就是将医疗服务购买者与提供者分开,并在两者中引入契约化的安排(Harrison,2004)。由于在这些国家中,医疗服务购买者依然是公立组织,故其改革被归结为从公共集成模式走向公共契约模式的过程。换言之,在公费医疗盛行的国家中,共同的改革举措是创建"内部市场":在不改变公有制的前提下,打破医疗服务提供者等级化的组织模式,赋予病人选择权,引入竞争(Le Grand and Bartlett,1993;Glenngard,et al.,2005)。

英国的内部市场改革最具有典型性。英国的国民健康服务(NHS)原本是一个独立的科层化组织体系,自上而下的行政治理机制主导一切:其资金来源于国家预算,医疗机构依照地区建制来设置,有关资金配置的决策高度集中化,具体医疗机构的管理者没有什么权力,其工作在于执行。自20世纪80年代后期,在撒切尔主义的指导下,NHS开启了内部市场的改革(Dawson and Dargie,2002)。后来,英国执政党多次更迭,内部市场改革的具体方式有所变化,但其方向没有改变。基本上,内部市场化的一个基本原则是将医疗服务的筹资者、购买者与提供者分开。筹资者自然还是国家,但从原来单一的NHS体系变成了地方化、分权化的卫生署,筹资者将购买医疗服务的合同外包给多元的医疗服务购买者,而医疗服务提供者必须向购买者竞争服务合同。在这一体制下,全科医生的竞争压力加大,而医院等医疗机构也不再是官僚体系的一个预算单位,而变成了拥有高度自主性的实体,走上了法人化的道路,并开始以各种方式提高自身的竞争力(Bloor and Maynard,2002:261-286)。英国公立医院法人化的具体实现方式是将原来隶属于NHS体系的医院改建为NHS信托(NHSTrusts),这项改革在1991年启动。NHS信托是自我治理的法人实体,由理事会(亦可译成"董事会")负责治理,理事会一般由理事长以及同等数量的执行理事和非执行理事组成,非执行理事一般由政府任命,执行理事一般包括首席执行官、财务总监、医疗总监和护理总监等。理事长个人和理事会集体通过 NHS 地区总部向内阁卫生大臣负责(Ham,1999:158)。

　　无论何种类型的医疗机构,其运营涉及方方面面,但可简化为人、财、物三个核心领域。无论在基本、二级还是三级医疗服务领域,医疗机构的运营都处在由政府、市场与社会组成的环境之中,受制于行政、市场和社群机制的协同治理。这里,我们第一章中给出的概念建立了分析框架,来刻画政府、市场和社会多方主体以及行政、市场和社群多种治理机制对医疗服务运营的影响(参见图 2-1)。

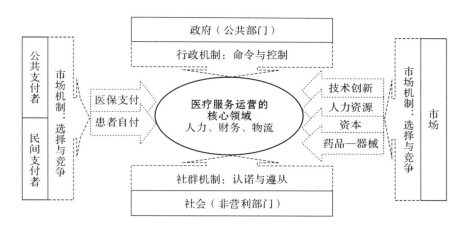

图 2-1　医疗服务运营的环境:政府、市场与社会

　　这一分析框架,借鉴于世界银行在一部论文集中就公立医院治理转型给出的分析框架(Preker and Harding,2003:44),但这一框架基本上也适用于其他类型的医疗服务提供者。然而,值得注意的是,与世界银行的分析框架相比,本章给出的分析框架,在政府与市场之外,加上了世行专家较为忽视的社会要素;同时,这里的分析框架,纳入了对行政机制、市场机制和社群机制的分析。此外,这一分析框架对市场所涉及的内容,都有所调整或拓展。鉴于第三方购买或医疗保障体系在医疗领域中的极端重要性,本章把医疗机构所处的市场环境分为两大类:一是医保支付市场,其中医疗机构日常运营收入的相当一部分来自医保机构的支付，医保机构既包括公共医保机构，也包括民办医保组织（如商业健康保险公司和非营利性医疗保险组织）；二是消费市场（所谓"下游"）和要素市场（所谓"上游"），其中消费市场主要体现为患者自付医疗，要素市场既包括劳动力市场，也包括资本市场和物流市场。

行政治理在医疗机构运行的各个方面可谓无所不在，既可以体现为政府以所有者的身份在任何一个运营领域对医疗机构施加各种命令与控制型的干预，也可以体现为政府以管制者的身份对医疗机构所处的市场与社会环境加以管控，而政府在与支付者（即医保机构）的关系上常常兼有以上两种身份。

市场治理同样无所不在，其中医保支付对于医疗机构财务运作是最为重要的。在医疗需求侧，如果一个国家或地区的制度结构以全民公费医疗或全民健康保险为主干，那么这就构成了"单一付费者体系"，医保机构对医疗服务提供者形成了某种程度的买方垄断（Goodman，et al.，2004）。如果医疗需求侧以商业或民营健康保险为主干，则形成"多元付费者体系"，医疗付费者处于相对较为充分的竞争状态（Hussey and Anderson，2003）。社会医疗保险为主干的情形介于以上两种情形之间，其医保机构在名义上是民办非营利组织，但在政府管制下的服务结构大同小异，竞争性其实不足（Saltman，et al.，2004）。无论医疗保险的制度类型为何，其共同的改革在于推进医保支付改革，而医保支付改革的成功推进需要市场机制和社群机制的互补嵌合，因为在公共契约的订立和执行中需要医疗界社会组织的积极参与（顾昕等，2022）。

如果公立医疗机构（尤其是公立医院）走向法人化，那么法人本质上就是一个社群，社群治理就体现在公立医疗机构的法人治理结构之中。社群治理发挥作用的另一个显著领域在于医疗机构之间的关系，尤其是在整合医疗方兴未艾的情况下，各种医疗机构（包括公立医院和公立初级卫生保健机构）常常形成多样化的联盟关系，为民众提供从健康管理、预防、诊断、治疗到康复的全链条服务（郭凤林、顾昕，2015）。同时，社群治理还体现为医疗领域中各种专业性学会、协会，如医学会、医师协会、医院管理协会以及社会中介组织（如认证机构）等，对医疗机构的运营施加影响，这一点无论对于何种所有制都是适用的。

　　医疗领域人力资源的治理值得特别关注，因为作为一个人力密集型行业，人力资源是医疗服务数量和质量的重要影响因素。医疗领域的人力资源主要由医疗专业人士组成，而医疗服务机构则是专业服务组织。显而易见的是，即便是一般性的劳动力市场都不具充分竞争性和信息完备性，遑论卫生医疗健康专业人士的劳动力市场。无论是政府还是专业人士的社会组织（包括专业协会和工会），都对卫生医疗健康劳动力市场的运作有着深刻的影响，其中市场机制、行政机制和社群机制发挥作用的程度和方式随宏观层次的国家治理体系的不同而大有不同。大体来说，有三种主流的国家治理体系：一是国家主义，即政府主导职业教育（公立大学）、市场准入（执业许可）、质量保证（认证），社会组织仅在执业培训和再教育、临床规范确立、公共关系、学术共同体维护等方面在政府的支持下发挥积极的作用；二是法团主义，即政府与专业人士的社会组织形成所谓"社会伙伴关系"（social partnership），对涉及劳动力市场运作的诸多事务，通过集体协商加以解决；三是自由专业主义，即劳动力市场的运作基本上依赖于劳动合同制，而政府则致力于对契约订立和执行的制度性事务加以规制。缘于历史传统，法国和俄罗斯医疗卫生健康劳动力市场的公共治理基本上属于国家主义模式，但近年来大有向法团主义模式转型的趋势。西欧、北欧和南欧属于典型的法团主义，但其社会组织的集中化程度有别，而德国一般被视为法团主义的样板。英国一向处在国家主义和法团主义中间，美国则是所谓"自由专业主义"（liberal professionalism）的典型（Moran，1999：99-135）。

四、医疗机构所有制竞争与医疗供给侧运营

医疗机构的所有制类型及其构成是否会对医疗供给侧的运作产生影响，这个问题在中国"公私之争"热烈的舆论和话语背景下尤为引人关心，尤其体现在强化公立医院主导性的诉求之中，而这一诉求无论是在医疗界内部还是在全社会时常会产生很大的反响。如前所述，在世界上很多国家，无论在哪一个细分领域，医疗供给侧既有公立组织，也有私立组织，而在私立组织中，既有非营利性组织，也有营利性组织。不同类型的组织影响着医疗供给侧的组织和制度结构。不同组织模式之间的竞争及其后果，是既有卫生经济学和卫生政策文献关注的一个论题。

基于市场失灵的理论对医疗供给侧的组织和制度进行规范性经济学分析，常会得出如下一般性结论：(1)对于那些难以订立契约、正外部性强、不确定高、质量可监督性低的医疗服务，公立医疗机构在控制费用水平和保证服务质量上具有比较优势；(2)对于那些可以订立契约(尽管不完备)、质量多多少少可监测(多依赖于声誉机制)、多多少少受到竞争的影响、可以通过支付模式中的风险调整减少挑选病人的倾向并能设法设置创新激励机制的医疗服务，私立医疗机构能够有效运转起来，并能产生积极的宏观结果；(3)非营利性机构在降低竞争的不利影响方面比营利性机构更具有比较优势。进而，在私立医疗机构中，由于盈余非分配性约束(Hansmann，1980)、特殊的薪酬制度结构(Easley and O'Hara，1983)、利益相关者共同治理机制(Ben-Ner，1986)、社区关怀取向的社会性偏好强烈(Bebbington，et al.，2013)等特点，在同等费用水平的情况下，非营利性组织比营利性组织更注重质量保障以及对社区做出贡献。

然而，这只是基于对理论世界进行规范分析得出的看法，而现实世界

的情形远比规范分析的结论复杂。著名卫生经济学家弗兰克·斯隆（Frank Sloan）指出，关于公立医院和私立医院的差别，最为明确的是两者的使命大有不同，至于说医疗服务的效率，用同等价格下的医疗质量来衡量，的确有些公立医院处于下风；而造成部分公立医院服务品质较低的原因，在于公立医院大多缺乏管理自主性，因此无法吸引高水平医师和管理者来就职，同时公立医院不能拒绝任何患者就医，而相对来说私立医院在患者选择上存在着"摘樱桃"的现象（Sloan，2000），即挑选那些比较容易医治的病患，因而其宏观度量指标上的表现稍好一些也不奇怪。就使命差异而言，不少学者指出，在美国，公立医院扮演着医疗安全网的角色，即为更多的无保险患者以及其他弱势人群提供医疗服务，而民营医院并非如此，因此公立医院私有化的最直接后果就是无保险补偿医疗服务的大幅度减少（Needleman，et al.，1999）。

实际上，公立医疗机构与民办医疗机构不可比因素太多，因此对其费用和质量绩效差异的实证研究往往无法得出稳健性的结论。因此，大多数学者转而致力于分析非营利性医院和营利性医院的差别。在基于美国的实证研究中，的确有零星的证据表明，营利性医院的公益性较差，表现在不大愿意接受没有保险的病人，甚至也不大愿意接受有资格享受医疗救助的患者；与此同时，在同公立医疗保险打交道的时候，营利性医院倾向于将自己提供的医疗服务更多地纳入费用较高的类别之中，以便从保险方获得更高的支付（Silverman and Skinner，2004）。就公立医院私有化的后果而言，有研究显示，如果向民办非营利性医院转型，就不存在无保险补偿医疗服务大幅度减少的现象，但向民办非营利性医院的转型，情形正相反（Desai，et al.，2000）。这似乎表明，医院是否注重对社区的公益性贡献，关键不在公立与民办二分法，而在于营利性与非营利性之间的差别。

然而,非营利性与营利性医院之间同样存在着很多不可比因素,有不少研究表明,在控制了一些影响因素(例如地理和医疗服务领域)之后,非营利医院和营利性医院在成本、效率、质量或慈善性服务于公共物品的提供上,没有稳健性的差别(Pauly,1987;Sloan,et al.,2001)。

具体到关于组织模式间竞争与医疗费用之间的关系,主要有两种观点:一般认为,营利性医院的兴起会推高医疗费用,也的确有实证研究支持这一看法(Hay,2003)。但另一种观点认为,营利性机构注重成本控制和效率提升,有可能在保证质量的前提下降低自身医疗服务的费用水平,并以此提升其在医疗服务市场上的竞争力,即产生"竞争效应"(Dalmau-Atarrodona and Puig-Junoy,1998);不止如此,营利性医院竞争力的提升还存在着"激励性溢出效应",也就是中文世界中常说的"鲇鱼效应",能够对不刻意重视成本控制的非营利和公立机构形成刺激,进而降低某个特定地区整体医疗费用水平(Hadley,et al.,1996;Kessler and Mcclellan,2002;Grabowski and Hirth,2003)。第三种意见认为医疗机构的非营利性还是营利性性质对费用水平并未产生多大的实质性影响,而其他因素(例如医保支付方式)对于控费来说才是更为关键性的因素(Sloan,et al.,2001)。另有研究表明,制度竞争对费用水平的影响与医保付费模式有关,如 Xirasagar and Lin(2004)发现制度竞争对不同付费模式下的医疗服务市场影响不同,即对于按病例付费的诊断组,竞争程度越高,医疗费用就越低,而对基于成本付费方式(即按项目付费),竞争程度越高,医疗费用就越高。

这显示,制度竞争的降费效应仅在医保支付制度改革尚未完成的地区才能有效。这预示着,对于医疗机构运营的影响,或者说,对于供方行为的影响,组织模式尤其是所有制以及不同组织间的竞争固然并非不重要,但在组织模式相对固定的情况下,医保机构供方付费模式中蕴含的不同激励机制也会产生经常性的实质影响，毕竟组织模式变化是不常见的，而医保付费才是日常性的。

综上所述，关于供方制度竞争与医疗费用的关系，无论是基于模型推演的理论分析还是基于数据分析的实证研究，得出的结论大有不同，有些甚至完全相反。表面看来，这似乎构成了公说公有理、婆说婆有理的格局，其实不然。造成这一现象的根本原因在于不同文献中的约束条件和分析对象的不同。例如，是否将医保付费模式设定为约束条件，分析结果大为不同。

在医疗服务体系中，引入或者强化市场机制以推动不同服务提供者之间的竞争，尤其是在服务质量和价格上的竞争，乃是各国医疗体制改革的不二法门。竞争推动的具体方式各异：完善原有的契约制度安排是一种选择，而借鉴美国式管理型医疗模式是另一种选择。管理型医疗，或称自愿集成模式，是自愿性医疗保险体制在高度竞争的情况下自发形成的一种新秩序，但是作为一种组织形式，也可以在其他制度环境中以变种的形式得到发展。值得注意的是，在医疗服务上推动竞争，甚至走向市场化，也不一定对医疗费用负担的公平性带来多大负面的影响。事实上，在那些业已实现了医疗保障普遍覆盖的国家，医疗费用负担公平性这一问题并不存在；换言之，医疗费用负担的公平性要靠医疗需求侧改革即医保体系的完善来推进，从医疗供给侧着手是不得要领的。

只要存在某种机制让医疗服务提供者的收入同其服务量挂钩，不论医疗服务的市场化程度如何，医疗服务的购买者（也就是医保机构）必须通过各种制度安排，对提供者的道德损害行为加以约束，方能有效控制医疗费用的上涨。国际经验表明，就这些制度安排，同样有多种选择，但医疗服务的购买者同提供者分开并且通过契约方式来控制后者，在许多国家依然占据主流。即使在管理型医疗模式兴起的地方，如果医疗服务的购买者是公立医保机构的话,购买者与提供者依然是分开的。例如在美国,很多管理型医疗机构是政府医疗照顾和医疗救助计划的签约服务商,即医保定点服务机构,但在此安排下,有关政府计划与服务商依然保持着契约关系,市场机制在资源配置和行为协调上扮演着重要角色(Kongstvedt,2001)。在强化竞争中,医疗机构组织性质公立还是私立、营利性还是非营利性,并不会对医疗费用和质量产生深刻的影响。把医保支付契约搞好,既比产权制度变革更具有战略重要性,也更具有日常重要性。

第三章　公立医院的社会治理：多主体协作互动、多机制互补嵌合

在世界各地，公立医院组织与治理模式的变革都成为医疗改革的一项重要内容（Saltman, et al., 2011）。2003 年，世界银行论述公立医院改革的论文集《卫生服务提供体系创新》，将全球各地多样化的公立医院治理和改革模式归结为四种，即预算化、自主化、法人化和民营化，应用于基于诸多国家改革经验的案例研究，并将"公立医院法人化"作为改革的主流趋势以论文集副标题的方式呈现出来（Preker and Harding，2003）。

公立医院的治理模式，无论从预算化走向自主化、法人化还是民营化，均涉及政府、市场与社会的关系，也涉及行政、市场和社群的互补嵌合。可是，在有关公立医院治理的既有文献（包括上述世界银行的报告）中，政府与市场的关系都是浓墨重彩的所在，但对于社会的分析一般均有不足。与此同时，国家行动者、市场参与者与社会行动者之间的博弈关系受到重视，而对于行政机制、市场机制和社群机制如何相互赋权并相得益彰，则相对有所忽视。

究其根本，公共政策既有文献关注的争论点在于政府职能和市场作用的边界（张维迎、林毅夫等，2017），这一点在医疗政策领域也不例外。但更重要的是，政府、市场和社会关系的另一层重要含义在于，其主导性运行机制即行政、市场和社群机制的特点及其相互作用。这三种机制在人类经济

社会和政治生活的所有事务的治理中都各自发挥一定的作用,但其组合方式大有不同,也导致治理的绩效出现差异性。国家、市场与社会既可以被视为行动主体,也可以被视为治理机制。对这两个不同的视角未能加以区分,是既有关于国家与市场、国家与社会关系的绝大多数论著的一个盲点。

本章将公立医院治理变革研究的焦点,从政府、市场和社会之间的边界转变为三种机制之间的相互作用,以超越既有的"职能边界论",发展全新的"治理机制论"。本章基于行政、市场和社群机制互补嵌合性的视角,首先对公立医院运行所处的政府、市场和社会环境进行了分析,继而给出一个分析公立医院治理模式的概念框架,并对四种治理模式,即行政化、自主化、法人化与民营化,给予概述,最后对公立医院治理模式变革的条件和路径加以总结。

一、分析框架:公立医院治理模式的多样性

本章以人、财、物的管理为核心,基于第一章给出的公立组织治理的分析维度,建立一个专门考察公立医院治理模式变革的分析框架(参见图3-1)。这一分析框架的构建,借鉴了世界银行《卫生服务提供体系创新》(Harding and Preker,2003)中给出的分析框架,但进行了实质性的调整和拓展。调整之处在于,在世界银行的分析框架(以下简称"世行框架")中,公立医院组织和治理变革的初始状态,被称为"预算制",这里改为"行政化"。"预算制"这一术语的使用固然凸显出预算管理在行政治理模式中的重要性,但显然过于狭窄,不足以刻画行政治理中等级化治理机制在公立医院的人财物资源配置、决策与控制、营收与剩余索取、监督与问责等诸多非预算与财务事务上的支配力和主导性。因此,本书使用新的术语,以"行政化"取代"预算化"。

本章的拓展之处有二。一是"世行框架"仅列出了公立医院运营中五

治理的七个事项	行政化	自主化	法人化	民营化
决策与控制权配置	纵向科层等级体系：命令与控制	管理自主权从有限到增强 政府管控从无限到有限	管理自主权充分+管制程度不一的市场	
收入来源	政府预算拨款	政府补贴+政府合同+市场收入	政府合同+市场收入	
人事薪酬管理权配置	政府任命管理层+政府管制专业人员聘用+政府管制薪酬	受管制的劳动合同制	管理自主权充分+受管制的劳动力市场	
运营管理权与剩余索取权配置	主管政府部门对日常运营进行决策并处置剩余	医院有日常运营部分决策权和剩余处置权	医院对日常运营（包括资本支出、质量控制等）有完整的管理权，对剩余有充分的支配权	
药品、器械、耗材采购权	政府制定采购计划并执行	政府管制价格、组织招标	价格管制解除+采购自主+集中采购模式多样化	
社会功能的行使	政府行政命令+经费支持不明确	政府行政命令+部分经费支持	政府责任：政府购买公益性服务 社会责任：法人社会责任战略	
问责性的制度安排	政府问责：自上而下的监督与考评 社会问责：行政化审计、认证 管理问责：组织内部规章制度		政府问责：通过管制与合同约束 社会+市场问责：协会、审计、认证 管理问责：组织内部规章制度	
	行政治理	社群治理	市场治理	

图 3-1 治理机制与公立医院的组织变革模式

个重要事项,而本章在此基础上增添了人事薪酬管理和物流管理,并对原五个事项在不同治理模式中的特征给予了必要的修正性描绘;二是明确标识出三种治理机制在治理模式变革过程中各自发挥主导作用的阶段。《卫生服务提供体系创新》对市场机制和行政机制的作用多有着墨,但对于社群机制和社群治理几乎未置一词。这部论文集引证了新制度经济学的论著作为分析的思想来源,但对于新制度主义的重镇——奥斯特罗姆及其领衔的布鲁明顿学派却未加关注。由此可见,本书前言所述医疗政策研究者对社会以及社群机制的忽视,并非中国"新医改争论"参与者的通病,而是一个世界性的学术通病。本章给出的这一扩展性分析框架,将世行框架相对忽视的政府对公立医院人力资源和物资采购(例如药品、耗材等)的管制、法人社会责任和公共伦理问责制度建设等重要议题纳入到研究范围,并在行政机制和市场机制之外凸显了社群机制对于公立医院治理变革的重要性，因而在学术上有所创新，以医治上述的"学术通病"。

本章框架所列出的七个领域，可以说基本上涵盖了公立医院运营的绝大多数事项，而行政机制、市场机制和社群机制在这七个运营领域的治理上均发挥着各自的作用，只不过在行政化、自主化、法人化和民营化这四个治理模式中，三种治理机制发挥作用的程度和方式有所不同。

第一，决策权与控制权的配置，涉及公立医院运营中的权力结构以及权威的构成和行使方式。任何一个组织中谁控制谁的正式制度与组织安排，是所谓"法人治理结构"问题的核心。无论是何种类型的法人组织，都存在着组织内部的控制问题，因此都存在着法人治理结构。

有关营利性公司法人治理结构研究文献，已经到了浩如烟海的程度。但是，公立机构的法人治理结构研究，才刚刚起步，因此既格外紧迫，也格外重要。2011年，由卫生体制与政策欧洲观察室出版的一部有关公立医院治理变革的论文集，对法人治理问题高看一级，视之为中观层次的医院治理（meso-level hospital governance），而政府针对公立医院（乃至所有医院）的政策和规制被视为宏观层次的治理，公立医院日常运营的管理则被视为微观层次的治理（Saltman, et al., 2011：4-7）。

需要说明的是，在英文中，corporation 一词所指既包括营利性组织也包括非营利性组织，甚至政府所办的公共服务机构，例如田纳西河流域管理局，也就是中文语境中的"事业单位"，被称为 government corporation（Mitchell，1999）。在中文中，corporation 一词常被译为"公司"，government corporation 一词也被译为"政府公司"（温考普，2010），颇有误导性。同理，在英文中，corporate governance 一词所指，既包括公司也包括非营利性组织的治理，其中也包括公法人的治理，因此正确的中译应该是"法人治理"而不是"公司治理"。关于民办非营利组织的法人治理，在国际上已经发展为一个成熟的研究领域，出版物颇多（弗莱蒙特-史密斯，

2016）。可是，关于公法人的治理或公立组织法人治理结构的研究，依然是一个方兴未艾的研究领域。

在行政化的大组织之中，决策权与控制权的配置体现为"命令与控制"，即行政上级掌控行政下级的行为，权威的正当性源自上级的任命。简言之，在行政化体系中，公立医院管理层无论在提名任命、战略管理、预算安排甚至在日常运营的各方面，都受到其行政上级的控制。即便在自主化的浪潮中，医疗机构从其所属的行政部门那里获得了一定的管理自主权，尤其是管理层掌握对日常运营的管理权，其内部管理层的控制机制依然是自上而下的。因此，在自主化模式中，公立医院法人治理结构依然受行政机制主导。

在传统的行政化模式中，社群机制和市场机制对于权力结构和权威作用的影响空间极小，但也并非荡然无存。美国社会学家魏昂德（Andrew G. Walder）在其 1986 年出版的名作《共产主义的新传统主义——中国工业中的工作环境和权力结构》一书中，对中国单位体系（尤其是在基层组织）中存在的小集团活动及其对权力和权威的影响，例如"工具性庇护—依附关系""有原则的任人唯亲""拉关系"等特殊主义行为，进行了刻画（Walder，1988）。从本章的框架来看，这些刻画实际上描绘了社群机制在基层单位组织中权力运作的某些特征。尽管魏昂德以国有企业为其研究案例，但其描绘的很多情形，在很大程度上也适用于包括公立医院在内的事业单位。

而在自主化和法人化模式中，行政治理主宰性减弱，社群和市场机制在医院战略决策和控制上所发挥的作用逐渐加强。随着公立医院运营管理的自主权逐渐增多，直到法人化和民营化阶段，公立医院管理层获得了充分的管理自主权。无论是在法人化还是在民营化的治理模式下，公立医院或转制后的医院均为独立法人，其以理事会（或董事会）为核心的法人治理结构，本质上属于社群治理的范畴，但其管理层的选聘及其工作受到职业经理市场的影响。

在法人化阶段，公立医院是一个公法人，而在民营化之后，则既有可能转型为非营利性组织也可以转型为营利性组织(即公司)。只要是非营利组织，无论是公营还是民营的，其共同特征是利益相关者在法人治理中扮演重要角色。利益相关者包括作为举办人的政府，包括医院内部人即管理人员和医务人员，也包括医院外部的社会人群如债权人、消费者(患者)、当地社区、医保机构、供应商等(Cornforth and Brown，2013：21-23，123-206)。利益相关者治理是非营利组织和公立组织法人治理的理论基础，这一点适用于公立医院的法人治理。

但值得注意的是，无论是法人化，还是民营化，行政机制依然对医院运营有重要的影响，这主要体现在政府对市场力量和社会力量的管制之中。正如下文所述，在法人化的治理模式之中，政府可以通过对政府理事的任命对公立医院的法人治理产生实质性的影响。

第二，收入来源或资金来源这一领域，主要涉及医院的收入来源于政府预算拨款，还是政府合同(即公立医保支付)，还是市场支付(即患者自付)。当医保支付而不是政府财政拨款成为公立医院收入的主要来源之后，如何推动医保支付制度改革，重构公立医院的激励结构，让市场机制或契约机制更有效地发挥积极作用，便成为医疗体制改革的重中之重。

在世行框架中，这一领域被称为"市场曝露"(market exposure)，意指受市场力量制约，但这一说法实际上具有误导性，因为不仅在收入来源上存在着"市场曝露"，而且在其他事项上，如药品、器械、耗材采购，也涉及"市场曝露"还是"行政依赖"的问题。使用涉及面过广的"市场曝露"概念分散了对医院收入来源的具体关注，而收入来源的不同对公立医院运营和治理的影响是极为重要的。有鉴于此，本章认为，在此处应该用《卫生服务提供体系创新》中经常出现的"收入来源"一词来替代"市场曝露"一词。

将收入来源这一领域单独列出而非与第四个领域中主要涉及的财务

管理合并在一起，原因在于收入来源实际上涉及公立医院的治理如何嵌入国家医疗保险体系的宏观问题。在单一付费者体系下，公立医院的收入主要来自公共医保体系的支付，患者自付以及其他市场性支付（例如民营健康保险的支付）在医院收入构成中的占比微不足道；在多元付费者体系中，市场性支付的占比则有所提高。

作为公立医院治理的一项内容，公立医院与医保体系的关系受制于医保体系本身的治理格局。一般而言，单一付费者体系原本具有较强的行政化特征，而多元付费者体系的社会医疗保险和民营健康保险组织本身都是社群组织，它们的运行在很大程度上受制于市场机制的制约。无论收入来源于行政机构还是社群组织，也无论社群组织是非营利性组织还是公司，随着医保支付制度改革的推进，公立医院与其付费者的关系要么由公共契约模式所主宰，要么由私人契约模式所主宰。私人契约模式只是美国特例，而公共契约模式则在大多数发达国家占据主导地位。这表明市场机制开始在单一付费者体系中发挥越来越大的积极作用，这一点在英国全民公费医疗（在中国常被称为"全民免费医疗"）的改革中体现得尤为明显（顾昕，2011c），在澳大利亚等全民健康保险的改革中也得到充分的体现。

第三，人事薪酬管理是公立医院治理的一个重要领域，这一点不言而喻，但未在世行框架中单列出来，难以凸显其重要性。在笔者看来，这是世行框架的一个重大缺陷。人力资源无疑是公立医院中最重要的资源，而人力资源的治理则是公立医院治理的重要事项，甚至是最重要的事项。本书将这一事项突显出来，使之成为一个重要的分析维度，是对世行框架的重大改进。在前述卫生体制与政策欧洲观察室2011年的论文集中，人事薪酬制度以及更加广泛的劳动关系作为公立医院的日常运营活动之一被纳入微观治理的范畴，其核心在于公立医院所有者（即政府）、管理层与医师工会的关系，而工会被视为参与公立医院治理的重要利益相关者（Saltman, et al., 2011：57，62，68-70，81）。可是，按照这部论文集自己的界定，这些内容实际上应该被纳入中观治理的范畴。

就人事薪酬制度而言，行政、市场和社群机制在不同的治理模式中所发挥的作用及其组合方式大有不同。在行政化的治理模式中，公立医院管理层的任命和专业人员的聘用均由政府行政机关直接操办，薪酬自然也由政府行政机关决定，工会和市场的作用微不足道。在自主化模式中，管理层的任命和薪酬依然由行政机制所主宰，但工会和市场在非管理层人事和薪酬上的作用增大。在法人化模式中，行政机制的作用主要体现在政府对公立医院人事和薪酬的某些特殊管制之上，社群和市场机制在中观和微观层次上对公立医院的人事和薪酬发挥着决定性的作用，其中社群机制的作用受制于公共部门工会与国家、公立组织之间的三角关系（Terry，2001），而市场机制的作用主要体现在民营部门人力资源管理的技术或手段逐渐被引入到公立医院之中（Sambrook and Stewart，2007）。在民营化模式中，医院中的劳动关系主要受到劳动力市场的制约，而在各国劳动力市场受到政府管制的程度，要高于其他要素市场，而劳动力市场管制的性质和程度具有多样性。

第四，运营管理权与剩余索取权的配置属于公立医院微观管理的范畴，在学术界一直是在医疗行政管理领域的研究内容（Wolper，2011），现在也成为治理领域的研究内容。公立医院日常运营包括很多方面，除了涉及利益相关者较多而具有特殊性的人事薪酬制度之外，主要包括财务、医疗质量与患者安全、营销、职场安全与卫生、公共关系和法律事务等诸多子领域，每一个子领域都具有专业性和技术性。

第五，药品、器械、耗材采购权实际上属于物流管理的重要内容，而物流管理是日常运营的组成部分之一。本章之所以将物资采购权拿出来，使之成为一个单独的维度，原因在于这一维度涉及公立医院之外的利益相关者，主要是政府和供应商。在行政化和自主化的模式中，政府不仅有可能进行价格管制，而且还有可能直接参与招标采购，而在法人化和民营化的模式中，价格管制一般会解除，采购权成为医院管理自主权的一部分，各种市场化的集中采购成为医院日常运营的工作之一。

第六，社会功能的行使也是公立医院（以及民营非营利性医院）日常运营的重要内容之一。在世界各国，与国有企业相类似，公立医院设立的初衷之一就是为了达成一些社会目标，这在中国的语境中常常被称为"公益性"，但其所指却时常是含混不清的。从经济学的视角来看，公立医院所履行的社会功能包括公共物品和正外部性物品的提供，但这类物品的边界并不确定，常常会随着技术、制度和结构的变迁而变化。《卫生服务提供体系创新》列举了如下若干公共物品（如医学教育和科研、流行病监测的实验室支持、面向患者和社区的健康教育）和若干具有正外部性效应的物品（如计划免疫、计划生育和传染病防治）。为低收入民众提供免费或高补贴的医疗服务，也是公立医院额外的一项社会功能（Over and Watanabe，2003：109-111，121-122）。

在行政化和自主化模式中，社会功能的行使往往通过自上而下的行政机制来推进，而公立医院的管理层在这方面缺乏管理自主权。在这两个模式中，公立医院社会功能行使的差别在于政府是否为社会功能单列预算并单独设置绩效考核办法，这一点在行政化模式中常常并不明确；换言之，对于社会功能，命令不明确，控制难到位。进入到法人化模式之后，公立医院的部分社会功能，尤其是为低收入者提供医疗社会安全网的功能，转移给了政府设立的医疗救助体系，而其他社会功能的行使转变为公立医院法人社会责任的行为。公立医院民营化之后，法人社会责任行为成为组织战略管理的一项重要内容。

第七，问责制度的运作是公立医院治理的重要内容之一，对于医院内部人员的激励至关重要。问责制度可大致分为三类：（1）政府问责，通过自上而下的绩效考核体系来完成；（2）社会＋市场问责，通过专业协会、审计机构和评级认证机构来协调、约束公立医院的运作，而这些认证与评级是重要的市场信号,构成医疗服务声誉机制的组成部分;(3)管理问责是医院内部制度,主要通过各种规章制度的建立和完善来影响其人员的行为。

在行政化模式中,政府问责发挥主导作用,而专业协会、审计机构和评级认证机构要么是政府主办的,要么是政府把控的,公立医院内部规章制度的建立和修订往往也需要政府审批。在自主化模式中,管理问责制度的建立和完善日益成为公立医院管理自主权扩大的工作内容,而专业协会、审计机构和评级认证机构也从行政化组织转变为独立法人,社群机制开始发挥实质性的作用,但政府问责的行政化倾向并未减弱。

进入法人化和民营化模式,政府问责依然发挥作用,只不过其作用方式从行政机制占主导转型为行政化管制与市场化合同约束的并行不悖;管理问责成为医院管理自主权行使的完整领域;社会＋市场问责则成为多元法人主体之间的制度化关联性活动,日益呈现出网络化的特征。这一转变并不限于公立医院,而是遍及整个公共部门。由此,公共部门的网络治理成为公共管理研究领域的前沿课题之一(Goldsmith and Eggers,2004)。

二、公立医院的自主化:从绩效预算制到内部市场制

从行政化向自主化转型,是公立医院改革的重要一环。自主化意味着把公立医院大部分日常决策权从政府行政部门转移到医院管理者,其核心理念是"让管理者来管理"(Preker and Harding,2003:53)。这是新公共管理运动中"管理主义"浪潮(managerialism)在医疗领域中的一种具体体现(Pollitt,1993)。在自主化的治理模式中,行政机制依然发挥着关键性的作用,但与行政化模式相比,行政机制已经不再具有主宰性,而市场机制开始发挥重要作用;相对来说,社群机制在自主化模式中的作用依然是微不足道的。

（一）自主化的两种亚类型

同属于自主化的治理模式，引入市场机制的领域和程度、赋予管理者以自主权的程度与方式以及新引入的市场机制与行政机制的互动关系，在图 3-1 显示的七个领域中，有可能出现很大的差异性。由此，尽管同属于自主化改革，但改革的方略、实施和效果，在世界各地均大有不同。大体而言，自主化模式有两种亚类型。

一种是程度较浅、速度较缓的渐进主义式自主化改革，即"绩效预算法"（performance budgeting）。在此类自主化的治理模式中，公立医院的日常运营依然在很大程度上依赖于来自政府的预算拨款，但政府行政部门根据事先确立的标杆对公立医院的运营绩效进行定期考核，然后根据绩效对拨款金额进行调整（Robinson，2007）。

这是一种介于行政化与自主化之间的过渡性治理模式，公立医院所在的整个组织和制度架构并未发生重大改变。公立医院依然是政府行政部门的一个预算单位，但其管理者在绩效预算所内含的行政问责制度约束下拥有一定的管理自主权，而且医院在政府预算拨款之外还可另辟收费服务项目，以获取一定的市场收入。总体来说，这种改革非常不彻底，而行政化的绩效预算管理也常常流于效力不强、效果不佳的境地。

另外一种是创建"内部市场"（internal market）：在不改变公有制的前提下，政府在公共部门内部实行购买与提供分开（purchase-provision split），人为创立出医疗服务的购买者。购买者其实相当于中文世界中常说的医保机构，但在实施内部市场制的国家，其具体的名称五花八门，令人眼花缭乱。无论是医疗服务购买者还是提供者，都拥有了管理自主权，而两者之间建立服务购买的契约关系（Jérôme-Forget，et al.，1995）。由于订约双方都是公立组织，因此它们之间订立的契约，被称为"公共契约"，从而有别于私人与私人、私人与私人机构或私人机构之间订立的"私人契约"。在内部市场制下,购买者与提供者通过订立公共契约,使市场机制在医疗服务的治理上发挥重要作用,则被视为"公共契约模式"的一种具体体现(OECD,1992:19-27)。

与绩效预算制相比,内部市场制最主要的特征,不仅是在供需双方之间引入了市场机制,而且还在供方(即公立医院)之间引入了更强的竞争,也使得供方面临更大的风险。这种改革,又被称为"有计划的竞争",或"公共竞争",以凸显公共部门内部的市场竞争与私人市场竞争之间的差别(Saltman and von Otter,1992)。早在 20 世纪 80—90 年代,在英国、北欧以及西欧的福利国家中,在公共部门引入竞争就成为国家治理体系创新的重要内容之一。

在医疗领域引入公共竞争的结果是:一旦所获收入不足以偿付其成本,无论是既定成本还是新增成本,公立医院必须改善管理以提升效率。当然,在此背景下,供方也可以采取撇奶油的运营策略,即挑选轻病病人、推诿重病病人,以应对风险。因此,内部市场制对政府构成的挑战之一是如何防范公立医院的风险选择行为。在公立医院主导的英国和北欧地区取得了很大的进展,目前已经成为新公共管理运动的典范(Harrison,2004)。

(二)自主化公立医院运营中的国家与市场关系

总体来说,在自主化的治理模式中,社群机制并未发挥实质性的作用。因此,本节仅就行政机制与市场机制在公立医院的六大运营领域中呈现出不同的组合方式,分述如下。

(1)公立医院决策权与控制权的配置,尤其是战略决策权以及对战略实施的控制权,依然掌握在政府行政部门手中,只不过行政部门命令与控制的范围有所缩小,日常运营权已经转移给了公立医院的管理层,但权力下放的程度和速度,以及涉及权力收回时再次放权的频度,都由行政部门把控，而且自主权的落实深受其他社会经济政治因素的影响。在这一点上，自主化治理模式具有不规范性和不确定性，这与下文详述的法人化有重大区别。

（2）与行政化公立医院相比，自主化公立医院拥有了较广泛的收入来源，这意味着其日常运营收入不再完全依赖于政府的预算拨款。市场创造的收入，既包括民众寻求医疗服务时的自付，也包括来自医疗保险机构的支付，其中既包括民营医疗保险机构的支付，也包括公立医疗保险机构的支付。在公共医疗保障体系健全的国家，医疗服务的市场主要由政府建立的医保体系所主宰。

在不同的自主化变革类型中，行政机制和市场机制的互动在公立医院收入来源领域，是有所不同的。绩效预算法下的自主化尽管赋予公立医院市场创收的权利，但来自政府的预算拨款依然是医院运营的主要资金来源。可是，在内部市场制下，情形发生了很大变化。尽管医院的收入来源归根结底依然来自政府预算，亦即来自公共医保体系的支付，但是政府购买中所蕴含的市场机制取代了财政拨款中所蕴含的行政机制，这使得市场机制而不是行政机制对医院创收行为发挥着决定性的作用。

在这里，即便是政府主办的医保机构，或全民公费医疗体系，也全面采用由私立医保机构发明的各种新医保支付方式，对公立医院进行支付。换言之，公立医保机构与公立医院之间，已经变成了契约化的市场关系，即公共契约关系，这一点是全民公费医疗国家已经走上市场化之路的关键（顾昕，2011c）。

（3）政府推动自主化改革一般会赋予公立医院以完整的剩余索取权和配置权，但是并未将财务管理的全部权利转移给医院管理层。这主要体现为两个方面：一是资本投入，即公立医院在新科室建设和新部门设立（尤其是分院建设）时的融资和支出行为；二是价格设定，即设定所有服务项目的收费标准。

　　在自主化治理模式中,资本投入决策权一般依然归属于政府行政部门。无论是既有闲置资产的处置,新增资产(尤其是大型设备)的购入,还是资产的保值甚至增值,公立医院既没有自主权也没有处置手段,相应的管理行为都必须经过政府的审批。在某些国家(如克罗地亚),资本投入与支出的决策权划归给了政府主办的医保机构(Jakab, et al. , 2003)。

　　价格设定权是重要管理事项。政府对收费标准进行管制,甚至由行政部门定价,是公立医院行政化治理模式的重要特征之一。在自主化模式中,公立医院的管理层开始拥有一定的定价自主权,但政府对医疗服务(包括药品、耗材等)收费标准进行管制的情形依然普遍。

　　与价格设定权相关的是药品、器械、耗材的采购权。这本来属于公立医院物流管理的范畴,属于日常运营的一个组成部分,理应在自主化的改革过程中成为政府下放管理权限的重要内容之一。但从政府行政部门掌控公立医院的物流,到政府完全下放物流管理权,实际情况在不同的国家以及在不同的改革阶段,都千差万别。

　　(4)人事薪酬管理权的配置在不同的自主化类型中有所不同。在绩效预算制下,公立医院人事聘用权和薪酬决定权依然掌握在行政部门手中,而其管理人员和医务人员依然属于公务员系列。但在内部市场制中,除了管理层或部分高层管理人员之外,医院中其他雇员均从劳动力市场上聘用。由此,医务人员的劳动力市场开始形成,市场机制在卫生技术人力资源的配置上开始发挥实质性的作用。

　　然而,劳动力市场的运行总体来说深受政府管制的制约,从而呈现出很大尺度的僵硬性,这一点在医疗领域的体现尤为突出。在英国,全民健康服务(NHS)所属的公立医院在自主化和法人化治理模式中,雇用和薪酬管理明显有别(Ham, 2003: 275)。更有甚者,不少国家,例如转型国家中的波兰和匈牙利,在公立医院自主化改革时期明确将公立医院的薪酬管理纳入公务员薪酬制度之中;在罗马尼亚,即便公立医院的人员雇用并未纳入公务员法，而是由普通就业法来规范，但仍由当地卫生行政部门负责公开选录、招聘和任命，尤其是管理层，其薪酬水平也由政府来确定（Jakab，et al.，2003：215-217）。

（5）在行政化和自主化治理模式中，社会功能的行使可谓大同小异，而这一点只有到了法人化的改革阶段才有实质性的变化。在行政化模式中，实际上并没有明确的"社会功能"。政府对公立医院所下达的命令，其目标都是"公益性"，都具有"社会功能"。在自主化模式中，政府一方面赋予公立医院管理层一部分自主管理权，另一方面将很小一部分"社会功能"从笼而统之的施政目标中分裂出来，对公立医院进行专项补贴，或进行专项管制。

在许多国家和地区，例如印度尼西亚、新加坡等，公立医院市场创收的一个共同办法是设立不同等级的病房，其提供的临床医疗服务标准一致，但与医学无关的服务则大有差别。公立医院为不同等级的病房设定不同的价格，高等级病房（VIP 病房）的收费标准高于实际成本，中等级病房等于实际成本，而低等级病房低于实际成本。这就形成了一种内部交叉补贴，即医疗费用风险从低收入人群转移到高收入人群。在没有全民公费医疗、全民健康保险或高度发达的社会医疗保险的国家和地区，政府往往对低等级病房的占比实施管制，以确保公立医院保持"公益性"，即履行"社会功能"，为低收入人群提供低廉的、带有补贴性质的医疗服务（Lieberman and Alkatiri，2003：515-516）。

值得注意的是，对于提升低收入人群的医疗服务可及性，更可行、更有效，也更公平的做法是完善医疗保障体系，无论何等水平收入的国民或居民都享有同等的医疗保险。至于说在公立医院体系内部通过压低价格的措施来惠民，诸如平价医院、平价病房、平价服务等，以此方式追求"公益性"，行使"社会功能"，最终会导致其日常运营行为的扭曲。

（6）问责性的制度安排。总体来说，从行政化到自主化，问责制度的行政化倾向有所减弱，但减弱的幅度相当有限。公立医院法人化的实现，才真正使行政化治理模式中具主导性的政府问责让位于社会—市场问责与管理问责，而在后两类问责制度中，社群机制发挥主导作用，并通过市场竞争对公立医院的治理产生实质性影响。

三、公立医院的法人化：法定型法人化与契约型法人化

法人化是公立医院治理变革的第二种模式。不仅仅针对公立医院，作为改革各种公立机构（包括公立教育机构、公立文化机构、公立社会服务机构等）的一个模式，法人化曾经在 20 世纪的最后 30 年席卷了发达的市场经济体。一般而言，法人化常常是民营化过程的一个过渡阶段，但对于那些不适合实行民营化的机构来说，这也是一种可取的制度安排，可以增加组织运营的灵活性但保持一定程度的政治问责与控制（Thynne，1995：3）。公立医院的法人化在新西兰、新加坡、马来西亚等国家以及中国香港地区盛行，并且取得了一定的成功。

在法人化模式下，公立医院以独立的法人形式存在，但是政府作为其出资人或股东依然在医院的法人治理结构中发挥着重要的实质性作用。一般而言，政府委派政府理事（或董事）加入医院的理事会或董事会，参与医院的战略决策，包括确立与医院战略发展方向相匹配的资源配置计划、制定年度预算、选聘管理层中的重要人员、确定衡量或监测医院运营绩效的一些重要指标（包括资产回报率、分红和再投资政策）等等。如果法人化的医院以非营利组织的模式运作，那么就不存在分红的问题。

在法人化模式下，医院的管理自主性远比自主化模式要广。事实上，在法人化的公立医院中，管理者拥有完全的决策权和控制权。同自主化模式相比，法人化医院是一个真正意义上的剩余索取者，它可以获取全部剩余，但也必须承担所有损失。在硬预算约束下，法人化医院必须面对市场

的压力，与同类医院以及私立医院展开竞争。理事会对医院的管理承担全部的责任；由于政府是医院的大股东或大投资者，因此理事会也会对相关的政府机构负责，并对政府政策做出适当的、及时的、有效的回应。

（一）法人化的两种路径和两种亚类型

法人化的具体实施路径有两种，即"法定型法人化"（statutory corporatization）和"契约型法人化"（contract corporatization）。

法定型法人化，即政府通过立法手段确立原有的公共组织转变成为一个独立的实体，有关法律中会明确规定法人化之后组织的活动，而且这些活动要受制于司法复议。法定型法人化要求立法机构一事一议为特定机构特殊立法，而如此法人化后的公立机构具有特殊法人的身份，因此这种改制路径只适用于一些具有战略意义的公立组织。在很多国家和地区，国立大学、州立大学以及大型公立综合医院采用这种方式实现了法人化。

契约型法人化，即原来的公共组织依照公司法重新注册成为一家公司，而其股东（包括国家股持有人和非国家股持有人）之间的契约关系通过注册文件得到法律上的确认。契约型法人化不必经过立法机构的审核，法人的运作也不受制于司法复议（Thynne，1995：6-8）。

如果力图在给予公立组织运营自主性和维持政治控制之间保持平衡，那么法定型法人化是常用的改革手段。如果国家决定让已经市场化的公立组织像民间组织那样行事，或者与民营组织在同样的制度和组织框架中展开公平竞争，那么契约型法人化的改革路径更为可取。

公立医院法人化有两种亚类型：一是个体式法人化；二是集团式法人化。个体式法人化只针对单个的公立医院，无论采用法定型法人化还是契约型法人化，改革之后的公立医院作为独立的公法人出现在医疗服务领域。在后一种类型中，政府组建区域性健康理事会或医院管理局，拥有并管理包括公立医院在内的医疗机构，集团内部的医疗机构有时既包括法人化的公立医院，也包括民办非营利医院。此时，在非营利领域中，公立组织和民办组织之间的界限变得模糊起来。例如，香港医院管理局下属的医院，既有政府办的医院，也有原来由教会兴办的慈善医院（Yip and Hsiao，2003：392-393）。

美国绝大多数为普通民众服务的公立医院由地方政府所办，相当一部分这类公立医院以集团化的形式运营，被称为公共福利法人机构（public benefit corporation）。地方立法机构通过特定的法例，对其治理结构和运行机制加以明确。对所有公立医院组建的法律文件，公众均可在各地立法机构的官方网站、公共图书馆或档案馆中进行查阅（Opdycke，2000）。

实际上，个体式法人化在英美法律体系国家中有着悠久的历史传统。换言之，即便经过国有化的洗礼，在英国、美国、加拿大、澳大利亚和新西兰等国家，很多公立医院并未经受过行政化治理，而是长期保持着独立公法人的法律地位。在这些国家中，很多公立医院并没有经历从行政化到自主化再到法人化的治理变革，而从个体式法人化向集团式法人化转型，才是其自20世纪后期以来公立医院治理变革的主要内容。例如，在澳大利亚的维多利亚州，1995年，政府将墨尔本市原本32家独立运作的公立医院重新组合为7个集团，将网络型联盟治理的商业运营之道引入到医疗服务领域，彻底改变了澳大利亚第二大城市的卫生保健服务。每一个集团都设有独立的"董事会"，实施战略管理，并负责同政府以及全民健康保险体系就资本投入和医保支付展开谈判（Corden，2003）。

（二）法人化公立医院运营中的国家与市场关系

总体来说，在法人化的治理模式中，市场机制和社群机制都发挥着实质性的作用，对医院运营的诸多领域产生了实质性的影响。延续既有的分析路径，本节依然就行政、市场和社群机制在法人化公立医院六大运营领域中所呈现的组合方式，分述如下。

1. 在法人化的治理模式中，公立医院决策权和控制权基本上掌握在理事会和管理层的手中，权力的配置经由法律确定下来，具有较强的规范性和确定性。决策权和控制权的行使呈现出不同类型的法人治理结构，而在法人治理中，既有市场机制的作用，也有社群机制的作用。从市场机制的视角来看，法人治理基本上体现为理事会（或董事会）与管理层的契约关系，尤其是在不完全契约条件下的委托代理关系，对此做出杰出研究的奥利弗·哈特（Oliver Hart）于 2016 年获得了诺贝尔经济学奖（Hart，1995）；而从社群机制的视角来看，法人本身就是一个社群，而社群成员之间就信任、监督与权威，形成了不同的制度安排（Heckscher and Adler，2007）。

值得注意的是，尽管市场机制和社群机制开始发挥了实质性的作用，但这绝不意味着行政力量在法人化公立医院的法人治理结构中无关宏旨。首先，在政府理事和独立理事的提名和委派中，政府行政部门都发挥着积极甚至是主导性的作用，从而使行政机制继续在公立医院的战略管理上发挥着至关重要的影响力；其次，行政力量对法人治理结构的制度框架，有着很强的塑造力，从而间接影响法人治理的运作；再次，政府还可以通过规制，对公立医院的法人治理及其战略决策施加约束。

2. 对于法人化公立医院来说，来自政府财政预算的拨款在其收入来源中的占比已经微不足道，而这种拨款往往同下述的社会功能的行使有关，即政府对公立医院开展的一些不能从市场途径获得补偿的"公益性"服务提供专项补助。法人化公立医院的绝大部分收入源自市场创收，而市场既包括公共医保体系的支付，也包括私立医保的支付或个人自付（顾昕、潘捷，2012）。

3. 法人化公立医院拥有完全剩余索取权与财务管理权，既可以对日常运营中的收入与开支进行自主安排，也可以对资本投入和资产处置进行自主操作。物流管理也成为公立医院日常运营的一项重要内容，公立医院的管理层拥有管理自主权。在一些实行单一付费者体系的国家,例如实行全民公费医疗的英国和实行全民健康保险的澳大利亚、韩国等,其医院大宗药品的集中采购由这些国家的医保体系来掌控。这一点并不难理解,毕竟这些药品费用的最终支付者是其医保体系。

同上述的自主化模式不同,政府大大减少行政机制的运作,尤其是不强制实施价格管制,而是让法人化的医院自行根据市场状况决定各类服务的价格。在这里,医保机构是重要的市场力量,因此价格是由医院与医保机构协商订立的(Saltman, et al., 2011:174-175,222-249)。当然,在人类历史上,为"公众利益"而实施价格管制的冲动在世界各国的政府那里都不鲜见,即便是在一向被视为奉行"自由放任"原则的美国,亦有地方政府对医疗服务实施价格管制的实践,对当地公立医院的运作有着一定的影响。但这类价格管制一般都无疾而终,最终被公共医保体系和私立医保机构的供方支付改革所取代(顾昕、袁国栋,2014)。

4. 在法人化的治理模式中,人事薪酬管理权理论上配置给了公立医院的理事会和管理层,但在实践中,权力下放的程度千差万别。

例如,在马来西亚,政府于 1992 年对国家心脏病治疗中心即国家心脏研究院进行了法人化改革,赋予其董事会广泛的管理自主权,但不包括人力资源的聘用、解聘以及薪酬标准的制定权(Halina, et al., 2003)。在突尼斯,政府在 20 世纪末对 23 家教学医院实施了法人化改革,但是法人化后的公立医院在人事管理上没有任何自主权,而其医务人员的聘用、招聘、薪酬和晋升,均纳入公务员体制(Acbouri and Jarawan,2003:490,499-500)。而在我国香港地区,情况有所不同,医务人员的雇用从原来的公务员体系之中分离出来,作为一个单一的、法定的、非营利性公法人,医院管理局掌控着下属医院的雇用权、雇用条件的设定,而医院管理局行政主管的提名和任命由香港特区政府卫生福利署负责,最终由香港特区特首批准(Yip and Hsiao,2003:399-403,408-410)。

5. 社会功能的行使从政府的施政纲领转变为公立医院的战略选择。很多法人化的公立医院开展各种类型的"公益活动"，以提升自己的公众形象。当然，为了某些社会目标，例如保障基本的医疗服务对低收入者的可及性，政府一般可以通过补贴（要么针对消费者要么针对医院）或者服务购买的机制，以提供经济激励的方式让医院履行某些非商业性职能（Harding and Preker，2003：54-57）。

值得注意的是，在公立医院法人化的改革过程中，即使作为大股东，政府也必须以恰当的方式促使医院承担社会功能，而不是简单地让医院为穷人提供低价或免费服务，从而让管理层找到借口来为糟糕的绩效推搪责任。换言之，要确保所有穷人不因经济困难而无力看病，政府必须另想办法，而不是简单地从法人化改革的道路上后退，回到公立医院的旧模式。这一点对于公立医院法人化是否成功，是至关重要的。

6. 在法人化公立医院问责性的制度安排中，社会—市场问责和管理问责的作用愈发显著，而相对来说，政府问责不仅重要性降低，而且其运作方式也由命令与控制型的直接问责转型为通过规制和合同的间接问责。

首先，法人化公立医院同其他各种组织类型的医疗机构都处在同样的市场环境之中，其绩效好坏本身就受到市场力量的制约，当然有必要再次重申，医疗服务的市场在很大程度上是由公共医保体系所左右的。其次，在公立医院法人化改革的大背景中，专业协会和认证组织的去行政化也相伴而行，由此导致专业协会通过社群规范、认证组织通过市场竞争对法人化公立医院的医疗服务质量保障发挥着举足轻重的作用；法人化公立医院内部的管理问责是法人内部社群治理的具体体现之一，而其运作对医院员工行为的影响也远甚于行政化的治理模式。最后，社群机制在问责制安排中的作用，集中体现在公立医院的法人治理结构之中，即行政主管向理事会/董事会和监事会负责。

问责制的制度安排本身具有多样性，这不仅涉及医院的管理层向谁负责的问题,而且也涉及公开性、透明性的制度建设与实施的问题,以及如何让医疗服务的诸多利益相关者实现有效参与的问题。在此过程中,行政力量显然在制度建设和实施上继续发挥着重要角色,但在问责的具体操作上走向去行政化。问责制的去行政化程度与问责制的有效性之间存在着相关关系(Durán,et al.,2011)。

四、公立医院的民营化

公立医院治理变革的最后一种方式就是民营化。对于民营化及其后果,普遍存在各种误解。人们普遍认为,医疗服务的民营化是医疗费用高涨的罪魁祸首。这一观念在中国尤其根深蒂固。在现实世界中,许多民营化的操作也异常粗糙,从而造成了严重的后果,这反过来又强化了人们对于民营化的种种偏见。在中国,无论是新建的民营医院还是从原来公立医院转型过来的民营医院,大多有追逐短期效益的行为,为本来就失控的医疗费用上涨问题推波助澜。当涉及与公正问题有关的社会改革,包括医疗改革之时,有关民营化的误解和偏见尤其具有煽情性和误导性。因此在进入公立医院民营化的细节之前,我们有必要简要讨论一下民营化的一般理论和实践。

在席卷全球的治理变革浪潮中,民营化是最为显著的大趋势。广义而言,民营化意味着更多地依赖民办机构,更少地依赖政府,来满足公众的需要(Savas,2000:3)。民营化一般经历三次浪潮。在第一次浪潮中,政府从各种竞争性的经济活动中退出。第二次浪潮涉及国家在公用事业服务领域中转变角色,从垄断性的服务提供者转变为监管者。民营化的第三次浪潮则把市场机制引入到社会服务领域,而医疗服务的民营化,或者说公立医院的民营化,正是民营化第三次浪潮冲击的最显著领域之一。

许多人把民营化简单地理解为"政府退出",即简单地把产品生产者或者服务的提供者推向市场了事，即"一卖了之"。这样一来，供方和需方，亦即医院和病人，都被推入一个社会达尔文主义的境地：生存竞争、适者生存。这种对于民营化的简单理解，在公众中造就了一种恐惧民营化的心理。需要强调的是，众多鼓吹民营化的思想先驱，尤其是自由至上主义者或者是保守的自由主义者，或者笼统地说"新自由主义"的拥护者们，要为这种恐惧心理的形成承担一定的责任，正是他们以滔滔雄辩把政府在民营化过程中的作用挤压到无可再小的空间。许多对民营化的抨击，其实只是针对这种肤浅的民营化理念，但是具有讽刺意义的是，抨击者同提倡者犯有同样的毛病，就是把国家与民营化对立起来，仿佛两者是有你没我的关系。

实际上，民营化有多种形式，绝非一卖了之这样简单。出售国有资产或非国有化，仅仅是民营化的一种特殊的、激进的形式，而合同外包、特许经营、现金券发放等等，都是民营化的可行措施（Savas，2000：14-17）。换言之，民营化并不一味地要求放弃国有，只是主张政府从生产经营或者服务递送的环节选择性地退出而已。事实上，在很多领域，尤其是社会服务领域，政府与民间组织在民营化的大潮中发展各种各样的制度安排，而不同领域的研究者们对这些制度安排又冠以不同的名称，包括公私伙伴关系（public-private partnerships）（萨瓦斯，2002）、混合福利经济（mix economy of welfare）（鲍威尔，2011）等等。

民营化是一个动态的过程，最广义地说，民营化一词意指任何民间部门成长的进程；而狭义地说，民营化涉及如何从较为依赖政府的制度安排转变到更加依赖民间部门的制度安排，其具体形式呈现多样性（参见表3-1）。

如果从广义的角度来理解民营化，那么就政府而言，推进医疗服务递送民营化的策略有三：(1)在实施良好监管的前提下充分利用已有的民营医疗服务提供者；(2)推动已有的民营医疗服务提供者成长；(3)将医疗服

表 3-1　民营化的多种形式

民营化的具体形式	具体内容
间接民营化(政府淡出)	
放松管制	在政府垄断性的服务领域放松甚至解除进入管制
民间补缺	民间机构填补政府服务机构缺乏反应性而遗留的空缺
政府萎缩	政府采取主动措施限制公立机构的成长
部分民营化(委托授权)	
合同外包	政府把某类服务的部分或全部向民间组织发包
特许经营	政府把特许经营权颁予某一个或若干民间机构
补助	政府对以低于市场价格提供某类服务的民间机构发放补贴
代金券	政府就某类服务向合格的消费者发放代金券
法定委托	政府通过法令强制民间机构提供某类服务
彻底民营化(政府撤资)	
出售政府资产	政府向内部人和外部人出售国有资产
无偿赠与	政府向内部人和外部人无偿赠送国有资产

资料来源：Savas，2000：125-138。

务从官办向民营转变(Harding，2003：19)。前两种策略的实施涉及大量公私伙伴关系的制度安排，其重要性不言而喻，但是由于目前我国已有的民营医疗服务提供者仅处在边缘位置，因此这两项策略对我国医疗体制改革的相干性不大。但是，随着我国民营医疗机构的逐渐增多，这两种策略非常重要，因此有关研究必须从现在开始就有所加强。相对来说，第三种策略的相关性更为直接，即国际文献中所谓的"转变"(conversion)，与中文中的"转制"十分接近。这一策略的实施首先涉及多种交易类型，分别涉及医疗服务的运营、设备和人员，其分类和定义的详细内容可以参见表 3-2。

在实施转变或转制策略的过程中，政府必须在两件事情上做出明确安排：一是设立准入标准，明确何种民间组织(营利性还是非营利性、国内还是国际)有资格参与民营化；二是剥离非出售性服务，将公立组织依然保留下来的服务严格同民营化的服务分开。

表 3-2　医疗服务从公立向民营转变的交易类型

交易涉及对象	交易类型	定义
将已有设施、人员和运营转变	出售 租赁 管理外包 辅助性服务外包 受薪者变成自雇者 专项医疗服务合同化	民营组织购买设施后按照服务合同来运营 民营组织租赁设施后按照服务合同来运营 民营组织依照合同提供管理服务 民营组织依照合同提供辅助性服务 初级医疗服务提供者从受薪者转变成自雇者（自行开业） 某些特殊的医疗服务（例如 X-透视等）外包给民营组织
旨在扩展或提升已有设施、人员和运营的新投资	租赁—建设—运营 增量持有—全包型运营	民营组织从公立医院租赁设备，并且不断扩展或修复 民营组织扩展公立组织的设施并且拥有新增设施，但负责全部设施的运营
全新的建设	BTO（建设—转移—运营） BOT（建设—运营—转移） 共处	民营组织筹资并建造新设施后转移为公有，但拥有运营权（如 20～40 年） 民营组织筹资并建造新设施后运营一段时间（20～40 年），然后再转移为公有 民营组织在公立组织附近或内部开发一处新的单位，而且拥有并运营之
全新的运营	全新领域服务外包	政府在那些原本公立组织未加涉足的领域将医疗服务发包给民间组织
向非营利组织转型	转型为新的非营利组织 出售或转移	组建新的非营利组织，并且将原公立组织的设施转移给新建的组织 将原公立组织的设施出售或者转移给已有民间非营利组织
终止公立组织的运营	转型为非医疗用途	将设施出售已用于非医疗服务用途

资料来源：Harding，2003：59-60。原表格的内容有所微调。

　　总之，公立医院的治理变革是一个全球性的议题。对此议题加以考察，需要分析政府、市场和社会作为治理主体所产生的职能边界划分问题和作为治理机制所产生的协同治理问题，唯此才能将既有文献中相关分析框架加以拓展并精细化，为更有效地对包括中国在内的全球性公立医院治理变革进行比较研究，打下坚实的理论基础。尽管市场机制和社群机制在公立医院治理的诸多领域发挥主导作用的空间越来越大,但这绝不意味着行政机制的消除。对于公立医院的治理变革来说,真正的问题并不是减少甚至消除政府干预,而是政府干预能否以顺应甚至强化市场机制—社群机制,而不是破坏、扭曲甚至取代市场机制—社群机制的方式来进行。探寻行政机制、市场机制和社群机制相得益彰的互补嵌合之道,是公立医院改革研究的核心。

第四章 公立医院中的政府投入：德国、加拿大和美国经验

世界上绝大多数经济发达国家的医疗服务体系都呈现多元办医的格局。公立医院（public hospitals）是由政府所建并且由政府加以控制的医院；既然由政府建立并加以控制，政府对公立医院进行一定的投入，也是题中应有之义。事实上，中国医疗卫生界最为关心的政策议题之一就是政府到底应该给公立医院多少钱？这不仅对于中国推进新医改具有重要的借鉴意义，也涉及公共管理改革的一个重大问题，即公立机构中政府投入的制度安排问题。

本章选择德国、加拿大和美国，来透视发达国家公立医院中政府投入的制度安排。选择这三个国家，缘于其是社会医疗保险、全民健康保险和混合医疗保险的代表。本章并不考察全民公费医疗国家公立医院的政府投入，原因是这类国家公立医院的收入来源绝大部分来自政府投入和支付是自不待言的。当然，值得注意的是，这些国家，尤其是欧洲全民公费医疗国家，大都实施了内部市场制改革，在医疗供给侧形成了有管理的市场化（参见第二章）。实际上，全民健康保险国家与全民公费医疗国家在很多方面相类似，本章以加拿大为全民健康保险国家的代表加以讨论，也可以从中透视全民公费医疗国家中公立医院政府投入的情况。

要探究公立医院中的政府投入情况，必须首先对医院的财务结构有一

般性的了解。从财务分析的角度,所有组织的收入都可分为两部分:运营收入(operating revenue)和资本投资(capital investment);相应地,所有组织的支出成本,也都可分为两部分:运营成本(operating costs)和资本成本(capital costs)。就医院而言,所谓"运营收入",就是医院通过提供医疗服务获取的收入,俗称"看病治病挣来的钱";所谓"资本投资",就是对使用寿命在一定时期以上的设施所进行的投资,例如基建与装修、大中型设备购买以及并购所需的费用。运营收入主要用来支付日常运营成本,包括人力成本(主要是医护人员的待遇)、耗材和各种费用(U. S. Congress Office of Technology Assessment,1995)。依照常识来判断,如果医院的运营有一定的盈余,那么运营收入的一部分也可以用来支付资本投资。很显然,如果决策正确,加大资本投资能提升医院的服务能力,从而改善日常运营收入状况,进而提高其医护人员的待遇,这是所有理性人都会同意并且付诸实践的行动。当然,如果日常运营没有盈余或者盈余不足,那么医院要想提升服务能力,就必须另寻资本投资。

在实行全民医保的国家,无论医保制度为何,公立医院中政府投入的模式是极为类似的,而且同私立非营利性组织医院中的政府投入模式也极其相似。无论是公立医院还是私立非营利性医院,日常运营收入的绝大部分来自公共医保体系的支付,极少部分来自患者的自付以及民营医疗保险的支付。公立医院的资本投资主要来源于公共投入,但也日益呈现来源多元化的格局,即吸引民间资本投入。值得一提的是,在论及公立医疗机构的收入来源时,国际文献中经常使用的提法是"公共投入"(public funding)而不是使用与中文"政府投入"一词直接对应的 government funding。所谓"公共投入"既包括政府预算拨款或补贴,也包括公立医保体系的支付,而在中文中"政府投入"一词一般会被理解为政府预算拨款和政府补贴。就此而言,在实现全民医保的国家和地区,公立医疗机构的日常运营收入主要来自"公共投入",但其中来自政府预算的拨款或补贴几乎没有。事实上，在发达国家，公共医保体系与公立医院的关系是契约化的服务购买关系，即在公共部门中形成内部市场制，公共医保机构的角色是代表参保者利益的经纪人（agents），向医院集团购买医疗服务。因此，在国际文献中，每当论及医院的财务，经常可以看到"购买安排"（purchasing arrangements）、"支付体系"（payment system）或"支付机制"（payment mechanism）等字眼（Preker and Harding，2003；Mckee and Healy，2002）。

就医院的公共投入而言，区分付费者和投资者是重要的。"付费者"（payers）就是看病治病费用的支付者，在医疗保障体系健全的国家，医院服务的主要付费者就是医保体系，而患者自付在医院收入结构的占比很低；"投资者"实际上是使医院完善、发展、壮大的付费者，但在日常用语和专业术语中都不再称之为"付费者"。很显然，这里所谓的"付费者"是日常性费用的支付者，几乎每天都要与医院打交道；而投资者则是一种特殊的付费者，并非定期同医院打交道，很可能很长一段时期也不同医院发生关系。因此，在考察公立医院的政府投入时，我们必须考察公共医保体系与医疗服务的关系。

一、德国医院的政府投入

为了解在全民医保制度下公立医院中公共投入的制度结构，本节选取具有代表性的德国进行案例研究。之所以选择德国，是因为其社会医疗保险制度与我国的医保体系非常接近，因此其公立医院的公共投入模式对我国的医疗卫生体制改革具有直接的借鉴意义。

（一）德国的社会医疗保险制度

德国实行分散化的社会医疗保险制度。政府通过法律，以强制性方式确保人人都至少参加一种医疗保险。普通民众参加社会医疗保险,富裕人群参加商业医疗保险。参加社会保险一般通过工作单位,筹资模式是雇主与雇员联合缴费。在德国,负责运营社会医疗保险的机构是依照地区或者行业而设立的所谓"疾病基金"(sickness funds),多达三四百家,这些疾病基金 2/3 多由企业设立,1/4 由地方政府设立,还有一些由专业人士组织或各种行业协会设立,其中绝大多数在法律上是民办非营利组织。德国联邦政府对于最低缴费水平和给付结构制定了统一的监管标准,所有社会医疗保险机构必须满足这一标准,但可以在最低医疗保险服务包之上增添新的保障内容。事实上,由于德国最低医疗保障服务包的保障水平已经相当高了,甚至到了慷慨的地步,各类社会医疗保险机构在服务包内容的设定上差异不大(Giaimo,2002:87)。社会医疗保险机构管理绩效的高低,主要体现在如何在不降低医疗保障水平的前提下对供方行为实施有效的控制,使之产生内生的积极性为参保者提供性价比高的服务,因此医保付费改革是德国医疗保险改革的主轴。自 20 世纪 90 年代以来,德国政府引入了美国学者提出的"有管理的竞争"理念(Enthoven,1980;1988),力图推动民众在社会医疗保险机构之间有更大的选择权,从而促进医保机构进一步改善服务质量(Busse and Riesberg,2004)。社会医疗保险在西欧、东欧(即转型国家)和日本等国通行。但是,与我国城镇职工医保的情形有所不同,德国社会医疗保险不仅覆盖职工,也覆盖其直系家属。

德国的医疗服务体系呈现多元化的格局。提供非住院型医疗服务的人大多是家庭医生,其大多数个体执业,只有少数人联合执业或受雇于其他机构。绝大多数家庭医生是众多社会医疗保险机构的定点服务提供者。在德国,所有社会医疗保险机构均实施守门人制度,即参保者自己选择一位家庭医生作为首诊者,在那里接受初级卫生保健,尤其是普通门诊服务,然后通过转诊再到医院接受专科医疗与住院服务。值得一提的是,在德国,扮演"守门人"角色的家庭医生不限于全科医生,而且也包括一些专科医生，而且在近年来专科医生与全科医生联合执业的小型综合诊所，日益成为受到参保者欢迎的守门人（Busse and Riesberg，2004：97-99）。

德国严格实施基本卫生保健与二级医疗服务分开的制度，绝大多数医院不设立门诊部，只提供专科医疗、住院服务和其他特殊的医疗保健服务，只有大学附属医院还开设门诊部。但是近年来，越来越多的医院开设了专科门诊部，而有些医院参与到一体化的医疗集团之中，其中自然也有普通门诊部门（Grosse-Tebbe and Figueras，2005：23）。

医疗机构的所有制类型对德国社会医疗保险的参保者来说根本是无关紧要的，绝大多数参保者（如果不关心医疗政策问题的话）根本不在乎，也不知道他们所去的医院究竟是公立的还是民营的（Busse，2002）。对于参保者来说，只要确认医院是自己参保的社会医疗保险签约的医疗服务供方即可。事实上，当参保者作为患者去寻求医疗服务时，他们并不需要操心这些事情，只需寻找到合适的签约医院为其提供服务是家庭医生的工作。

仅有医疗政策研究者对医院所有制有所关心。德国大约有 2200 家医院，其中综合医院大约有 1900 家。在综合医院中，公立医院不足 40％，私立非营利性医院稍微多一些，基本上占 40％，其余的 20％ 则是私立营利性医院。单从床位数来看，公立医院、私立非营利性医院和私立营利性医院的比重在 2002 年分别为 54％、38％ 和 8％（Busse and Riesberg，2004：56）。无论是在医院数量上还是在床位数上，私立非营利性和营利性医院此后有逐年增多之势。实际上，在以前，德国大多数医院是公立医院，很多公立医院甚至是在社会医疗保险尚不发达的时期建立起来的。但是，现在私立医院的数量日益增多，而且一部分公立医院也走上了民营化之路。这一点与公立医院资本投资中政府投入的不足有关，后文将详述。与此同时，德国绝大多数公立医院已经完成法人化的改革，即政府与公立医院实现了管办分开，公立医院成为政府之外独立运作的法人实体。不少地方政府建立了政府全资所有或控股的有限责任法人作为医院的直接管理者。由于法人化的公立医院与民营医院在运作上没有什么差别,因此,即便是医疗政策研究者,也越来越不关心医院的所有制,在晚近的文献中越来越难找到医院所有制构成的数据了。

(二)德国医院的财务结构

在德国,无论是公立医院还是私立医院,其财务结构大体上一样,即运营收入的绝大部分来自医疗保险,其中来自社会医疗保险的支付又占绝大部分,而资本投资的主要来源之一是政府,特别是州政府。1972 年,由当时德意志联邦共和国(即"西德")联邦议会通过的《医院筹资法》(*Hospital Financing Act*)正式确立这一体制,被称为"双层体制"(two-tier system)(U. S. Congress Office of Technology Assessment,1995:176),又被称为"二元筹资原则"或"二元筹资模式"(dual financing principle or model)(Busse and Riesberg,2004:24,72)。简单地说,在德国的所有医院,包括公立医院,日常运营靠保险,基本建设靠政府。

由于商业医疗保险的支付对象主要是民营医院,因此德国公立医院运营收入的主要来源就是社会医疗保险的支付。鉴于德国实现了全民医保,社会医疗保险的保障水平较高,参保者的自付水平较低,甚至可以忽略不计,而德国商业医疗保险的保障水平则更高,因此在各种类型的医院中都极少存在美国或中国所谓"欠费服务"的情形。德国患者在接受医疗服务时并无低收入者与高收入者之分。换言之,在德国,解决老百姓看病贵的办法是建立人人享有高水平的全民医保体系,而不是通过政府补贴降低某些医院的服务价格。在德国,根本看不到专为穷人看病治病的所谓"慈善医院""惠民医院"或"平价医院"。

无论什么人需要住院,社会医疗保险(以及私营医疗保险)向医院支付服务费用。费用的支付是通过医疗保险协会(即"疾病基金协会")和医疗机构协会集体谈判订立契约而得到执行，德国政府并不卷入这一契约化的过程（Kamke，1998）。在此过程中，市场机制与社群机制形成相得益彰的格局。长期以来，德国社会医疗保险采取按项目付费的方式对医院进行支付，而这种付费方式对于德国医疗费用的快速增长有一定的贡献。实际上，这是全世界普遍存在的现象。为了遏制医药费用快速增长的势头，德国政府从1993年开始就推动社会医疗保险进行供方付费改革（provide-payment reforms），也就是中国通称的"医保支付改革"，即采用各种新医保付费方式的组合来替代原来按项目付费主宰的旧模式。在医保付费改革的初期阶段，付费者采用按服务单元付费或按服务人次数付费。自2004年1月1日开始，德国社会医疗保险对医院提供的一般性住院服务，均采用按病种付费（即按疾病诊断组付费）的支付方式，人称"德国DRGs"（Lungen and Lapsley，2003）。为了推动医保付费方式从按项目付费主导的旧付费模式转型为DRGs付费主导的新付费模式，德国社会医疗保险机构与医疗服务机构经过了十多年的重复博弈，而政府在其中扮演了主要推手的角色。作为一种全新的供方付费方式，DRGs首先是由美国商业医疗保险公司发明的，后来首先被美国的公立医疗保险普遍采用，继而在世界各国的公共医疗保障体系中受到重视，尤其是欧洲国家（Busse，et al.，2011）。有趣的是，德国DRGs是借鉴澳大利亚付费改革的结果（Busse and Riesberg，2004：156）。

医疗服务中不少检查项目由专门的检查中心来承担；检查中心要么完全独立于医院，要么尽管依然设置在医院之内，但检查费用实行单独核算。医疗保险对检查费用的支付，要么采取每人次固定费率的方式，费率由诊断检查中心和保险方谈判而定，要么内含在医疗保险对医院的支付之中，然后由医院去同检查中心谈判结算。住院服务的药费内含在医疗保险对医院的支付之中。

简言之，对于所有医院的日常运营来说，德国政府没有必要，实际上也没有给予额外的补贴,这一点自然对公立医院也适用。德国政府所面临的问题是提高社会医疗保险筹资标准与支付水平的压力。由于提高社会医疗保险缴费标准等同于增税,这是任何一个政党都不敢轻易为之的行动,更何况德国的社会医疗保险缴费标准已经不低了。因此,应对这一局面的唯一解决之道就是厉行医保支付改革以达成控费之效。这正是近年来德国医改的主轴。

对于医院的资本投资来说,主要的责任承担者是政府而不是医保机构。根据德国的《医院筹资法》,对于所有医院,无论是公立医院还是民办非营利性医院,甚至是私立营利性医院,政府都有义务承担资本投资的责任,主要范围包括医院的大规模投资以及长期资产(使用期大于三年)的购置。德国实行联邦制,为医院提供资本投资的政府责任主要由州政府承担,但联邦政府有时也会分担一些责任。医院资本投资的具体金额取决于州政府与每一家医院之间一对一的谈判。当然,政府承担资本投资的责任并不意味着医院不能自行寻求非政府投入的机会(Busse and Blümel,2014)。很多医院,尤其是民营医院,都八仙过海、各显其能,吸引民间资本投资到医院的完善与发展之中。

在这种体制中,可想而知,每家医院能获得多少政府投入取决于很多因素,在很大程度上是各州预算政治的一部分。首先,州政府财政能力是第一重要的因素;其次,医院所在地的社会人口结构决定着对医院服务的需求变化;再次,医院所在地选民和议员对政府施加的压力影响着当地政府财政支出优先安排的选择;最后,医疗技术人员组成的利益群体对于卫生公共政策的影响力也不可小觑。总之,政府财政预算中要包含对医院的资本投入项目,必须向议会说清其公益性目标,而医院试图通过议员争取政府投入,也必须陈述其公益性目标。

特别值得注意的是,德国政府对医院投入的制度安排并不对公立医院和民营医院加以区分,甚至也不对非营利性医院与营利性医院加以区分。

任何类型的医院，只要拥有明确的公益性理由，都可以申请政府投入。从政府的角度来看，只要能满足自己设定的公益性目标，政府投入对象的组织模式是无关紧要的（Busse and Blümel，2014）。这一点完美地体现了政府购买服务的新公共管理理念：政府投入的根本目的是代表民众（纳税人或参保者）购买具有公益性的物品或服务；既然是购买服务，就没有必要考虑服务提供者的所有身份；购买服务或政府投入时唯一需要考虑的是值不值的问题。这也是医疗政策研究者越来越不关心医院所有制构成的原因之一。

无论谁是出资者，均存在"投入不足"的情形，这是全世界普遍存在的问题，不单单是"政府投入不足"。即便是经济实力雄厚的福利国家，德国也时常会出现政府财政能力不足的问题。例如，德国政府对医院的投入从1992年占GDP的0.24%下降到2002年仅占GDP的0.15%（Busse and Riesberg，2004：166）。《欧洲医院》双月刊2010年10月27日发出一篇报道，根据德国医院联合会（German Hospital Federation）估计，德国医院投资不足的金额高达300亿～500亿欧元，竟然发出"二元筹资模式"是否会落幕之问（Döbereiner，2010）。于是，各类医院资本投资中"政府投入不足"的情形，自然也会成为德国医疗界议论的话题。

当然，政府投入到底足不足，在很多情况下并没有严格的客观标准加以衡量。事实上，更广泛地说，究竟什么是公益性，也没有严格的客观标准加以衡量。某件事情究竟是不是具有公益性，即能否为公众带来相当大的好处，因而政府是否应该实施投入予以促成，这需要依据很多因素加以判断，而很多因素具有主观性。

无论大家如何议论，由于种种因素，政府对许多医院的资本投入在很长时间没有出一分钱，这倒是一个事实。为了应对政府投入不足所带来的问题，有一些公立医院索性民营化了。这样，公立医院就能引入所谓"社会资本"发展壮大。例如，一家在瑞士苏黎世发展起来的私立医院连锁集团

Ameos,近年来在瑞士、德国、奥地利等德语地区,在 21 世纪之初参与了不少公立医院的民营化,致使德国营利性医院产业有所发展(Klenk,2011)。面对这种情况,德国政府自然乐观其成。政府的首要职责是以一视同仁的态度强化对医疗服务的监管,确保其品质,至于谁来投资兴办医院,倒是不去特别在意。

二、加拿大医院的政府投入

加拿大实行全民健康保险,简称"全民健保",在国际医疗卫生政策文献中被称为"加拿大模式",而我国全民医保体系中的城乡居民医保就有"加拿大模式"的成分。加拿大的医疗服务体系在很大程度上由公立医疗机构主导,这同我国的情形非常类似。与此同时,加拿大模式自 20 世纪中期成形以来,也在不断地加以改革。因此,加拿大医改之石,可以攻中国新医改之玉。

(一)加拿大全民健康保险体系

加拿大全民健保成形于 1957 年由联邦议会全票通过的《医院保险与诊断服务条例》和 1966 年联邦议会通过的《医疗服务法案》。1984 年在联邦议会中获得全票通过的《加拿大健康法》是明确规定医疗保险与医疗服务组织原则和制度安排的基本法(Taylor,1987)。

加拿大式全民健保与德国式社会医保都属于全民医保制度,但在支付管理上存在一定差异。德国的社会医疗保险体系具有高度分散化的特征,多达 200～300 家社会医疗保险机构为不同的参保者服务(Giaimo,2002:87)。与之相反,加拿大全民健保具有集中化的特征,即每一个省及特殊领地都建立一个省级统筹的公立医疗保险,因此共有 13 个健保管理机构,用中国医保政策术语来说,有 13 个"统筹单位"。在国际文献上,德国式医保体系是"多元付费者体系"的代表之一，而加拿大式医保体系是"单一付费者体系"的典范。以"单一付费者体系"为基础的全民健保模式由加拿大首创，因此在国际文献中通称为"加拿大模式"（Taylor，1990），这一模式后在很多国家实行，包括澳大利亚和韩国。有意思的是，加拿大和澳大利亚的全民健保体系名称都为"医疗照顾"（Medicare）（Thai，et al.，2002：79，119，489）。在美国，只覆盖老年人的公立医疗保险也名为"医疗照顾"（Medicare）。名字一样，但 Medicare 在不同国家的实质内容差别很大。

在加拿大，全民健保保费通过税收体系来征收，多来自联邦与省的企业与个人所得税，有些省份还通过附加征收工资税或提取部分彩票收入来补充保费。尽管筹资渠道有些许差异，但是各省健保在给付结构上都至少要达到一个基本的标准，基本给付结构由联邦政府制定，而省政府在"保基本"的基础上附加额外的保障（Charles and Badgley，1999：118-130）。由于各省经济发展水平不一，税收基数不一，因此其健保筹资水平也不一，于是联邦政府通过政府间转移支付试图在一定程度上抹平健保保障水平的省级差异，体现了政府推进公共服务均等化的努力（Maioni，2002：192-195）。

由于全民健保体系的高保障水平，加拿大各类医疗机构的收入来源自然是健保支付，民众自付微不足道，公立医院也不例外。

（二）多样化的医疗服务体系及其收入来源

加拿大的医疗服务体系具有多元化的特征。联邦政府所属的医疗机构只为特定的人群服务，主要包括退伍军人、现役军人、加拿大原住民（因纽特人和印第安人）、皇家骑警、国家保护区的居民等。负责提供基本卫生保健（其中包括普通门诊服务）的家庭医生主要是个体行医者，少数为社区卫生服务机构服务，也有少数受雇于医院。绝大多数家庭医生都喜欢个体执业的模式，但是国际组织和加拿大政府都在推进初级卫生保健的集体执业模式，即不同类型的医生建立合伙制诊所或者形成联盟（Health Council of Canada，2005）。其他医院与医疗机构遍及各地，其所有制类型极为多样。

在加拿大的医疗服务系统中，大多数医院是公立的，由省政府或地区卫生署所控制；少部分医院是私立的，主要由宗教组织控制。这是出自加拿大权威性医疗政策文献中的说法（Canadian Institute for Health Information，2005：43）。由于加拿大幅员辽阔，因此大多数省份（阿尔伯塔和爱德华王子岛例外）的公立医院出现了地区化（regionalization）的趋势，即各省政府在不同的地区设立地区卫生署，由它们控制地区性公立医院网络。例如，在经济最为发达、人口密度较高的安大略省，就有 14 个地区性公立医院网络。但是，由于加拿大不同省份人口密度差别太大，因此不同的地区性公立医院网络所服务的人群也大不相同，从不足 10 万人到超过 100 万人的情形都有（Collier，2010）。

无论是公立的还是私立的，加拿大的所有医院都是非营利性组织，不存在私立营利性医院。这一点在西方发达国家中较为独特。由于人人享有全民健保，而且全民健保的保障水平较高，因此在加拿大也不存在美国式的安全网公立医疗机构，基本上为低收入者提供医疗服务，尤其是为无力支付医疗费用的低收入者提供医疗服务（Jonas，et al.，2007：74）。对所有加拿大的医院来说，患者就是患者，不存在穷人和富人之分。实际上，这就是医疗体系公益性的一种体现：要实现这种公益性，重要的是发展医疗保障体系，实现全民医保的高保障水平，而不是开办一些某些医药费用打折的"惠民医院"或"平价医院"，也没有必要专门建立只为低收入者服务的公立医院。

那么，加拿大政府对公立医院的投入水平到底多高呢？加拿大公立医院运营收入的最主要来源是省政府主办的全民健保，其支付占比常年维持在 85%～93%，其余部分来自患者自付以及商业医疗保险的支付

(Canadian Institute for Health Information，2005：41-47)。因此，正如前文所述，当国际文献一般称公立医院运营收入主要来源于政府时，其中包括公立医疗保险的支付。

在加拿大，全民健保体系对公立医院的支付采用总额预付制，即在一个年度对每一家医院支付一笔固定的费用，超支自理，结余归己。确定总额预付金额的依据包括过去一段时期内的费用金额、通货膨胀因素、健保机构与特定医院的讨价还价以及有关省份内部的政治生态（即特定医院所在地区增加医疗费用诉求的强烈程度）。总额预付制固然可以有效地遏制医疗费用的增长并增加财务的可预测性，但是其负面后果就是诱使医院减少服务量，从而加剧了病人排队时间过长的问题，而且也没有创造一种激励机制，促使医院改善服务品质、提高服务效率（Sutherland，2011）。事实上，排队时间过长是加拿大医疗体系的最大弊端，民众的不满经常见诸报端；而医护人员也心有不满，尤其是家庭医生，普遍抱怨健保机构的支付水平太低。有些省份为了应对这一局面，干脆与美国的医疗机构签订合同，以便分流大排长龙的患者。总体来说，加拿大医疗的人力资源本来就不够丰沛，优秀的医生还有很大可能被美国吸走，这是民众看病治病大排长龙的一个重要原因，而医保付费机制对医疗服务的激励有所欠缺，使得医疗服务短缺的问题雪上加霜。为了解决这一问题，加拿大某些省的健保机构正在进行医保支付制度改革，主要是引入按服务人次付费和按病种付费，这样可以创造一种新的机制，"让钱随着病人走"，而在新机制下，医院所治疗的病人越多，病人的病情越重，其收入也就越高（Marchildon，2014）。

至于加拿大公立医院的资本投资，来源是多样化的。政府投入自然是占相当大的比重，其主要来源是这些公立医院的所有者，一般是地方政府，即省政府或地区卫生署，但是联邦政府有时也会对某些项目给予补贴。政府投入的方式也多样化，有些是给予补贴，有些则干脆包含健保机构给公立医院的总额预付金额之中（Sutherland，2011）。当然，公立医院也接受来自社会的捐赠。小额捐赠或许用来维持日常运营,而大额捐赠则用来资本投资。社会捐赠如何使用,在很大程度上要听从于捐赠者的意愿。政府自然非常乐意看到这一现象,因此建立了各种所谓"公私合作伙伴关系"项目来鼓励社会资本进入医疗服务领域。然而,无论是政府投入还是社会捐赠,似乎都有不足的情形,如此一来,加拿大公立医院服务能力提升的幅度有限。因此,在加拿大医疗界联合会和医护人员工会也曾经发出呼吁,希望联邦政府发挥更加积极的作用,增加对医院的投入,以促进医疗机构服务能力尤其是基础设施建设的改善。

通过考察加拿大公立医院的资金来源,我们可以发现,只要有了全民医保,而且医疗保障达到较高水平,那么公立医院日常运营的主要收入来源就是来自医保体系的支付。在实行全民健康保险的国家,为公立医院支付日常运营费用的健保机构,看起来如同政府机构一样,因此公立医院的收入也就主要来源政府投入。在医保健全的国家,不仅公立医院的日常运营收入主要来自医保机构的支付,而且相当一部分私立非营利性医院的日常运营收入也主要来自医保机构的支付。事实上,在加拿大,即便是以个体户身份独立执业的家庭医生,其主要收入来源也是来自健保机构的支付。

三、美国公立医院的政府投入

世界上的绝大多数国家都有公立医院,美国也不例外,但公立医院在美国医疗供给侧并不占主导地位,占主导地位的是民办非营利医院。按照美国人的理解,公立医院是指由联邦政府、州政府或县政府出资建立并拥有的医院(Shi and Singh, 2010：191)。按道理,政府出资做任何事情,都必须要有特定的公益性目标。无论是在出资建立公立医院的过程中还是在维持其日常运营的过程中,美国各类政府的相关财政支出,都必须获得同级议会的批准，在批准的过程中相关政府自然要对特定支出的公益性目标加以陈述。

（一）美国公立医院在医疗供给侧的定位

同所有国家的政府一样，美国政府设立公立医院的目的是实现某些特定的公益性目标，在国际文献中一般通称为公立医院的"社会功能"（参见第二章和第三章）。但是，由于公益性目标有所不同，有些公立医院由联邦制政府设立，有些公立医院则由地方政府设立，而且在这些公立医院中政府投入的模式和规模也有所不同。

在美国，公立医院大体可以分为如下三类：一是由联邦政府所建立，由联邦政府所属的机构管理，以实现特定的全国性公益性目标。联邦政府所属的公立医院包括三大系统，即（1）退伍军人医院，为退伍军人及其家属提供医疗服务，由退伍军人事务部（Department of Veteran Affairs，VA）下属的"退伍军人健康服务局"（the Veterans Health Administration）负责运营；（2）军队医院，主要为现役军人服务，由国防部（Department of Defense）负责运营；（3）印第安人医院，为北美原住民提供医疗服务，由卫生与社会服务部（Department of Health and Human Services）下属的印第安人健康服务局（Indian Health Services，IHS）管理。归属联邦政府的这三类公立医院都不对外开放，即不为普通民众提供医疗服务（Harrisoin，et al.，2004）。

基于美国的历史以及美国人的价值观，美国联邦政府为退伍军人、现役军人和印第安人建立了公费医疗体系，并且组建了专门公立医院以实现这一公益性目标。其中，退伍军人医院体系是美国"最大的一体化医疗服务体系"（the largest integrated health care system），有 150 多家公立医院（俗称"老兵医院"），还有一大批社区门诊中心、康复中心、诊疗中心（提供一些心理调适服务）等，每年的服务量大约为 500～600 万人次。军队医疗体系的规模仅次于退伍军人医疗体系，服务对象包括美国陆海空军、海岸警卫队的现役军人及其家属，也包括一些非军事联邦政府雇员，例如公共卫生服务和国家海洋与大气协会的工作人员(Shi and Singh，2010：4)。

在美国，对普通公众开放的医院被称为"社区医院"(community hospitals)。美国医院协会将"社区医院"定义为非联邦政府所办的、提供短期住院服务的综合医院或其他专科医院(Jonas, et al., 2007：10)。因此，上述联邦政府所办的医院并不是"社区"医院。就军队医院的服务对象而言，美国与中国在这一点上有巨大的差别。但值得注意的是，归属联邦政府的公立医院不对公众开放并不意味着其锁定的服务人群只能在这些医院接受医疗服务。无论是现役军人、退伍军人还是印第安人，在急诊的情况下当然都可以就近在任何医疗机构接受医疗服务并享受公费医疗待遇；而对公费免费医疗的退伍军人来说，退伍军人事务部近十多年来开始将定点医疗机构的范围扩大，即在俗称"老兵医院"之外也挑选了一些定点医疗机构(大多为民办非营利性医疗机构)，从而为退伍军人的医疗服务提供了更好的可及性和更大的选择权。正是这一政策上的改变提升了退伍军人医院体系的竞争意识，促使其管理者想方设法提升管理水平，其中信息化便是重要手段之一。在中国，有一种说法对美国老兵医院因竞争强化而所有改变这一因素避而不谈，而是竭力强调美国老兵医院借助信息化之力就成为全世界最好的"医疗服务体系"，并进一步论证只要搞好了信息化公立医院就能最好。这种说法要么是基于无知或疏忽，要么是有意的误导甚至别有用心。相对来说，由于缺乏竞争的环境，专为印第安人提供服务的公立医疗机构管理水平较低，因为这类医疗机构位于印第安人部落聚集的保护区，而这类印第安部落保护区多在偏远地区，普通医疗机构并不多，缺乏竞争空间，即便政府想开放印第安人的就医选择，印第安人也没有多大选择余地。

二是一些精神病医院或长期看护医院。这类医院有些是联邦政府所建，有些是由联邦政府与地方政府共建，有些则是地方政府所建，后者居多数。需要指出的是，在精神病治疗康复与长期看护这两个领域，也有民营的服务提供者，其中既包括非营利组织也包括营利性组织。如果老人和穷人接受这方面的服务，绝大部分费用可由医疗照顾和医疗救助来支付。其他人则需要私人保险或自付来解决费用的问题(Feder，et al.，2000)。因此，总有一批精神病患者或长期看护需要者，既不是公立医疗保险的参保人，也无力购买相关的私营保险，又无力自行支付民营医疗服务机构的费用。此时，就需要由政府兴办精神病治疗康复与长期护理的公立医院，扮演安全网的角色，为这类人群提供相关的服务，以实现人人有病能医的公益性目标(Medicare Payment Advisory Commission，2004)。

三是普通的公立综合医院和专科医院，尤其以综合医院数量居多，向普通民众开放。这些公立医院均由地方政府设立，主要是州政府、县政府或市政府。美国地方政府基本上包括州政府、县政府、市政府和社区政府。在美国，县政府的管辖范围要比市政府大。值得注意的是，美国实行联邦制，各类政府之间没有行政隶属关系，其财政体系与政府职能也是相互独立的。这类公立医院的主要功能之一是提供医疗服务安全网(healthcare safety net)，基本上是为低收入者提供医疗服务，尤其是为无力支付医疗费用的低收入者提供医疗服务。这些低收入者包括各类遭到社会排斥的弱势群体成员，例如无家可归者、性工作者、毒品上瘾者、酒精上瘾者、刑满释放人员等。这类公立医院的数量尽管少，但在尚未建立全民医疗保障体系的美国，它们为增进基本医疗服务的可及性发挥着重要的作用(Jonas，et al.，2007：74)。

因此，无论在何种类型的医院，都会出现一部分无保险或保险不足的患者(uninsured or underinsured patients)在接受医疗服务后无力支付医疗费用的情形。这种情形在美国被称为"未获补偿的服务"(unreimbursed care)，也就是在中国所谓的"欠费服务"。由于美国采取先看病后收费的制度，而且为所有到急诊部求医的病人提供医疗服务是急救医生长期坚持的传统，因此"欠费"的情形在美国医院的急诊部经常发生（Cetta，et al.，2000；Tsai，et al.，2003）。事实上，在任何类型的医院都会出现"欠费"的情形，但是有研究显示，在承担医疗社会安全网职能的公立医院以及一些民办非营利性医院中，出现"欠费服务"的情形相对来说较多（Fishman，1997）。从某种意义上说，公立医院的职责之一就是为低收入人群提供基本的医疗服务，即便他们事后"欠费"，这就是其公益性的体现。同时，我们应该注意到，民办非营利性医院同样发挥了这类公益性的作用。对于各类医院所提供的这种公益性服务，美国各类政府实际上均给予一定的补偿。尽管这种补偿并不限于公立医院，但由于公立医院提供"欠费服务"的比重相对较高，因此某些公立医院收入中自然会有相对较高的比重来自政府的补偿。

总体来说，面向社区的公立医院在美国的医疗服务体系中扮演某种特定意义上的重要角色，即主要承担医疗安全网的作用（Lewin and Altman，2000）。但是，就满足普通民众的基本医疗服务需要而言，公立医院并非主力。在数量上，公立医院不占多数，民办非营利性医院基本上占医院总数的一半上下，营利性医院大约占 20%，剩余的是各种类型的公立医院。更有甚者，公立医院的数量自 20 世纪 80 年代以来一直在减少，这表明一些公立医院走向了民营化。

由于联邦政府所属的退伍军人医院、军队医院、印第安人医疗机构以及精神病医院或长期看护医院只服务特殊的人群，不对普通民众开放，其主要收入来源是政府预算，这同其服务人群享受公费医疗有关，因此并不是本章关注的对象。本章只讨论第三类公立医院，即普通的公立综合医院和专科医院。为了兼顾清楚展示与简洁行文的考量，我们在本章以下各小节的标题中使用"普通公立医院"来称呼这类公立医院，而在行文中把"普通"两字省略。

本章的核心在于分析美国公立医院的政府投入政策及其对中国的启示。在分析这一议题之前，我们必须把美国公立医院的财务结构加以简单的介绍。

（二）美国普通公立医院的财务结构

美国对公立机构和民办非营利组织，也就是享受了免税待遇的机构，实施强制性信息披露管制。因此，在许多州，公立医院发布的年度报告（披露其服务能力、服务流量以及财务结构）非常容易获得。然而，或许是由于公立医院在美国医疗服务体系中的地位并不高，因此学术界尚未出现对所有公立医院财务结构开展的系统性研究。而且，如果要对联邦政府与地方政府所属的1300多家公立医院进行一番普查并据此进行统计分析，所需研究经费也是不菲的。事实上，既有美国文献中也没有基于普查专门对公立医院运营展开研究的成果，因为这样的研究无论是在学术上还是在实践中并没有多大的意义。对于美国医疗机构的运营来说，更为重要的问题是医保支付改革的影响，而且这种影响并不会因医疗机构的所有制类别不同而有所不同。对于医疗机构所有制，只是在处于组织制度和思想转型中的中国才会受到特别关注。因此，在2011年末，笔者与哈佛大学政府系博士研究生潘捷，基于规模（重要性）、地理分布的多样性、管理结构的多样性以及财务信息获得性的难易程度等多种考量，选择10家公立医院或公立医院集团在2009—2010年间的情况作为例子，以透视美国公立医院运营收入和资本投资的一般性情况。我们采用列举法对这一问题加以分析的中文论文在2012年发表（顾昕、潘捷，2012），这里仅摘取一些重要的结论性内容。

首先，同所有类型的医院一样，绝大多数公立医院的运营成本，包括人力成本（主要是医护人员的待遇），都要来自运营收入。公立医院运营收入主要来源于医疗保险机构的支付，当然不同医院营收所依赖的医疗保险类型不一样。只有极少数医院非常依赖于特别税收（后文对此有详细解释）维持运营。实际上，美国联邦政府每年都向各种各样的非营利组织提供补贴或专项拨款，其中的受益者自然不乏非联邦政府所属的公立医院。

其次，公立医院的资本投资有三个来源，即政府补贴或专项拨款、政府担保的融资（向资本市场发放债券或票据）和民间捐赠。政府补贴或专项拨款主要来自这些公立医院的所有者，即地方政府，当然也不排斥来自联邦政府的可能性。在不同的公立医院中，何时进行资本投资以及规模均差异很大，决定因素众多，例如当地社会经济人口状况、当地政府的财政状况、当地政府与公立医院市场融资的信誉度以及公立医院自身的筹款能力等等。

（三）美国公立医院中的政府投入模式及相关政策

在美国，公立医院日常运营中政府投入的方式有两种：一种是征收特别税收，另一种是从一般税收中拨付政府补贴。对于公立医院的资本投资，还有政府市场融资（发放债券）以及贷款票据等手段。政府投入占公立医院运营收入的比重呈现极大的差异性，这主要与这些公立医院所在地方的社会经济人口特征有关系。政府投入占公立医院资本投资的比重也有极大的差异性，影响因素更加繁多。

没有任何证据表明，政府投入比重较低的公立医院（或集团），在服务能力、服务数量、服务质量和服务效率上弱于政府投入比重较高的公立医院，也没有任何证据表明政府投入比重较低必定导致这些公立医院丧失所谓的"公益性"。其中，公立医疗保险的作用很重要。美国设立了公立医疗保险，即医疗救助制度、医疗照顾制度和州立儿童医疗保险，为大多数穷人、老年人和儿童提供了医疗保障。如果任何医院向相对较高比例的低收入者提供了医疗服务，医疗救助制度和医疗照顾制度还会向这些医院支付所谓"不均衡份额医院基金"（disproportionate share hospital funds），简称DSH基金或DSH支付。因此，对于大部分弱势群体的成员来说，看病治病是有保障的，这就实现了医疗公平性的基本保障。

但是，由于美国没有实现全民医疗保险，因此有一部分无医保者接受就医时难免会产生"欠费"现象，因此政府需要为一些"欠费"情形严重的医院提供额外的补贴或补偿。根据一项研究，美国无保险者的医疗欠费大约占当年美国卫生总费用的2.5％，其中75％是由政府想办法予以补偿（Hadley，et al.，2008）。值得注意的是，无论是公立医疗保险的DSH支付还是政府补贴的对象，都不限于公立医院。当然，那些承担医疗安全网职能的公立医院会更多获得来自政府的这类资助。

有些州，如佛罗里达州、得克萨斯州和艾奥瓦州，都设有特别税收制度，用于扶持公立医院的日常运营；而且在后两个州，特别税收还成为某些公立医院的最主要运营收入来源。特别税收的征收自然要经过当地居民的投票认可。征收特别税收能获得当地居民的支持，在一定程度上说明当地政府的一般税收（general revenue）不足以支付相关的政府补贴，而造成这一情形的一种可能性是当地其他税收税率较低，税收水平不高。事实上，佛罗里达州、得克萨斯州均不征收地方个人所得税，艾奥瓦州的地方个人所得税名义税率尽管名列全美各州最高的第7位，但是其起征点较高，而且还可以将联邦个人所得税在个人收入中予以扣减。既然其他税收不多，征收扶持公立医院的特别税收自然不会遭到当地居民的抵制。

就医疗卫生事业的公益性而言，最为核心的目标就是实现基本医疗服务的可及性，即人人有病能医，而不会为基本医疗服务费用的可负担性而发愁。为了解决"看病贵"的问题，最为有效的手段是建立医疗保障体系，最好是实现全民医疗保障，让所有的人在看病治病时只需支付一小部分医药费用即可。美国是发达国家中唯一一个没有实现全民医保的国家，总有一定比例的民众既没有资格享受公费医疗或参加公立医疗保险,也无力购买或不愿购买私立医疗保险。这是美国医疗公平性在全球排名不高的主因。公平性或公益性,关键在于医保,而不在于公立医院在医疗供给侧是否主导或政府对公立医疗机构的投入是否充足。

第二部分
中国医疗供给侧的治理变革

第五章 医疗服务治理的范式转型：
走向社会治理

就医疗政策的取向或医疗供给侧的治理而言，经济学中盛行的政府与市场对立之争和政治学中有关国家与社会关系的传统论辩，均有一定的思维盲点，即片面强调政府、市场或社会各自的比较优势，片面执着于行政、市场或社群机制的治理效力，未能强调政府、市场和社会多方主体的协作互动，未能关注行政、市场和社群机制互补嵌合。简言之，未能形成社会治理的理念。如本书前言所述，中国新医改从酝酿到实施再到发展，始终在政府主导与市场主导之争中展开，即把政府作用和市场视为两种可以相互替代的选择，忽视社会或社群机制的作用，未能注意到三种治理机制互补嵌合的重要性，缺乏一种社会治理的视野。在有关新医改的学术和政策论说中，我们可以辨识出高度强调行政机制作用的新国家主义和高度强调市场机制作用的"新自由主义"，但却几乎看不见高度强调社群机制的新社群主义。无论这些论说出自公共卫生、经济学还是公共管理学学科背景，我们都极少看到对奥斯特罗姆——社群治理学术的奠基者——学问的汲取，这在卫生经济学家那里尤为异乎寻常，他们将一位诺贝尔经济学奖得主的学术思想和研究成果置之一边。同时，在公共管理学前沿学术影响力渐趋增长的协作—互动治理理论，在医疗政策的学术研究中影响力甚微，对于新医改的实践也是如此。

中国新医改已经进入了新的发展时期。在社会治理的视野中对历史经验重新加以分析总结，对于新医改的高质量发展是至关重要的。新中国70年医疗政策大转型的曲折路径，为医疗服务的社会治理分析，提供了很好的一个案例。正如第一章所论，社会治理不仅是国家的施政理念，而且也是我们分析公共治理创新的新视野，从这一新视野透视中国医疗供给侧的组织和制度变革，有利于超越狭隘的政府与市场之争，以利探究更具包容性、适应性和灵活性的医疗服务治理之道。

在新中国成立之后的前30年，医疗服务嵌合在高度行政化的政治经济体制之中，是计划体制的一个组成部分。正如所有未经改革洗礼的社会主义国家一样(Kornai，1992：97-100)，行政协调在当时的中国主宰了所有社会经济活动，甚至成为一种排他性的治理机制，医疗领域也不例外(Huang，2013：24-52)。各种各样的医疗服务在一个高度行政化的等级体系中组织起来，医疗服务体系是事业单位的一个组成部分。市场机制积极作用的运作空间遭到极大挤压，社群机制基本上无法正常发挥积极的作用。

在新中国成立之后的后40余年间，改革开放极大地激发了市场机制的活力，市场力量的蓬勃极大地改变了经济生活和社会生活的方方面面。在市场转型的大背景下，医疗服务的公共治理发生了一些变化。总体来说，市场力量有所增长，市场机制开始发挥作用，私立或民营医疗机构出现；医学界或医疗行业的社会组织有些早就存在并得到发展，有些是新建的，但总体来说，社群机制依然孱弱，不仅在公共治理中作用微弱，而且在卫生经济学和医疗政策研究中也未受到重视；公立医疗机构依然在医疗供给侧占据主导地位，且自身依然处在行政化的事业单位体系之中；行政治理与市场治理的关系正经历着从二元对立到互补嵌合的艰难转型，社会组织和社群机制的积极作用还处在萌芽和起步阶段，社群机制与行政机制和市场机制的互补嵌合还处在蒙昧的状态之中。

　　中国在 1979 年启动的市场转型,将此前 30 年来形成的高度行政化医疗体制引上了去行政化的治理变革之路。行政治理的主导性逐渐消退,行政治理方式也逐渐发生着改变,市场机制逐步开始在资源配置上发挥作用。然而,在新医改酝酿和实施的过程中,医改政策的制定和实施始终陷入政府主导与市场主导之争的窠臼之中,行政治理与市场治理的互补嵌合的理念尚未形成,社群治理远未以常规性的方式嵌合到整个公共治理体系之中,更谈不上制度化。奥斯特罗姆一般被视为公共管理学者,尤其是环境治理的杰出研究者,几乎从未在卫生经济学的学术研究以及医疗卫生政策的公共话语中占有一席之地,这间接表明社群机制和社群治理的重要性尚未在医疗卫生政策的认知中得到体认,更谈不上明确。在社群治理尚处在萌芽状态的情况下,中国医疗政策的大转型在行政与市场治理之间的再平衡,始终处在极为艰难的"摸着石头过河"的过程之中,难以摸到一个稳定的平台。

　　这一行政与市场治理再平衡的过程,可以分为三个阶段:第一阶段的大转型是从 1979 年到 2002 年。在此期间,医疗供给侧所处的社会经济环境发生了巨大的变化,市场力量进入了经济社会生活的诸多领域,行政机制在很多社会经济治理中的主导性开始弱化。随着国有企业的改革和人民公社的解体,原有以城市单位和农村公社为组织载体并依赖于行政治理运作的医疗保险,即劳保医疗和合作医疗,要么转型,要么消亡(Gu, 2001b;顾昕、方黎明,2004)。然而,行政治理的弱化并不意味着市场机制能够自然运转正常,也不意味着社群机制能够自发孕育并发挥重要作用,而且在医疗保险领域行政机制的弱化和行政力量的退出,并不利于医疗体系的良好运作(Duckett,2011)。其中关键性的因素在于全民医保的缺失,这意味着医疗服务第三方购买的格局无法形成,也就自然谈不上医疗保险通过支付方式的改革在医疗服务付费者和提供者之间建立市场机制主导的公共契约关系(顾昕,2012d),更谈不上在医保支付改革中践行社会治理的理念（顾昕等，2022）。如果没有市场机制和社群机制加持的医保支付改革，医疗供给侧的激励结构难以重构，医疗服务治理变革也就难以走上正轨。

第二阶段的大转型启动于2003年，以国家的再介入为特征（WHO，2008：84），即政府开始选择性地强化自身责任，在某些公共卫生领域和医疗保障体系中恢复了行政机制的主导性，医疗需求侧确立了走向全民医保并推进医保支付改革的大方向，而医疗服务体系却始终处在政府与市场之间的十字路口（Yip and Hsiao，2008）。中国医疗领域出现了政府与市场双失灵（顾昕，2006b）和效率与公平双输家（Tang，et al.，2008）的局面，究其根源，在于行政治理与市场治理的不协调，以及社群治理的缺位。

这一阶段的大转型以2009年《新医改方案》的发布为高潮。《新医改方案》提出了"四分开原则"，即政事分开、管办分开、营利性与非营利性分开、医药分开作为医药卫生体制改革的总原则，并推出了庞大而又复杂的改革配套，其核心内容可以概括为三大战略性举措，即（1）建立全民覆盖的基本医疗保险制度；（2）推动医保支付制度改革；（3）落实公立医院独立法人地位，并形成多元办医的格局（中共中央、国务院，2009）。第一项举措属于需求侧改革，第三项举措属于供给侧改革，而第二项举措则将需求侧和供给侧改革连接起来（顾昕，2008a）。

在涉及全民医保推进和公共财政转型的需求侧，新医改很快取得了取得实质性的进展，政府财政预算支出通过"补需方"的强化及其制度化（顾昕，2010b），不仅使基本医疗保险体系在2012年就实现了全民覆盖（Yu，2015），而且还为推进医保支付制度改革，进而重构医疗供给侧的激励机制奠定了基础。

与此同时，尽管市场力量已经引入医疗供给侧，但作为计划经济遗产的行政化组织和制度结构依然左右着医疗机构的运行，公立医院呈现出"行政型市场化"的扭曲性运营境况（顾昕，2011a），而民营医院的发展则遭遇既有体制所营造的玻璃门（顾昕，2011b）（详见第八章）。在如何推进供给侧改革，即重构治理机制、调整政府管制、建构激励机制使供方有动力提供性价比高的服务，新医改面临着严峻的挑战（Yip, et al.，2012）。

第三阶段的大转型始于 2013 年末，中国医疗政策进入了后全民医保的新时代，无论医疗保险还是医疗服务的高质量发展，都由国家治理体系的现代化为引领。换言之，新医改进入了治理变革的新时代。2013 年 11 月，中共中央十八届三中全会的决定，即《中共中央关于全面深化改革若干重大问题的决定》，勾画了"国家治理体系和治理能力现代化"的伟业，并首次明确提出了事业单位改革"去行政化"的目标。这不仅为各项社会事业的公共治理变革确立了原则，也关涉医疗卫生事业改革与发展的方向。同党的十一届三中全会一样，党的十八届三中全会注定将成为中国改革史上的另一座里程碑。但在现实中，公立医疗机构去行政化，正如整个事业单位体系的去行政化一样，均步履蹒跚，其原因归根结底在于在推动去行政化过程中扮演重要角色的行政力量对于行政机制的完善和政府职能的转型并未呈现出清晰、连贯、合理的认知。

2017 年 10 月，党的十九大的召开标志着中国的改革开放大业走上了新征程。党的十九届四中全会提出的社会治理理念，更是指明了公共治理变革的方向（参见第一章），自然也应成为医疗供给侧公共治理变革的方向。在此背景下，国家医疗保障局的建立则为新时代的新医改提供了组织保障。随着公共治理体系组织和制度模式的不断创新，中国医疗领域的需求侧改革走向去碎片化、供给侧改革走向去行政化，有了新的契机和推动力。政府、市场和社会的协作互动，行政、市场和社群机制的互补嵌合，成为医疗需求侧去碎片化和医疗供给侧去行政化治理变革的方向（顾昕，2019a）。换言之，中国新医改将走上社会治理理念引领的新时代新征程，但是社会治理理念的践行在新医改的实践中怎样展开，依然值得观察。

值得说明的是，上述中国医疗政策大转型三阶段的区分，其实很大程度上是为了叙事方便。三个阶段的连续性远远显著于分割性,无论是细微琐碎的政策举措还是具有较长远影响的组织和制度变革,不仅都是渐进的,而且都并非线性渐进型,而是时常呈现出波动、摇摆和有欠协调的情形。

一、高度行政化的新中国前 30 年:嵌入于事业单位体系中的医疗供给侧

中国医疗供给侧公共治理去行政化变革的初始制度结构,是一个在计划经济时代形成的高度行政化的事业单位体系。中国公立医疗机构属于"事业单位",而事业单位是与企业单位和行政单位并列的三大组织范畴之一,这一组织结构至今依然主导着公立医疗机构的运作。由于渐进主义改革具有强烈的路径依赖性,原有的制度结构深刻影响着改革的路径选择和变革难度,因此要了解医疗供给侧的公共治理,必须要了解公立医疗机构的组织和制度模式,而要做到这一点,必须首先对公立医疗机构嵌入于其中的事业单位体系有一个整体的了解。

事业单位是计划经济体制时期所形成的单位体制的重要组成部分。在计划经济时代,无论其社会分工和专业功能为何,中国所有公立组织(包括行政机构、国有企业和事业单位)通称"单位",所有单位都隶属于一个庞大的行政系统,拥有自己的行政级别(路风,1989)。在行政化的单位体制中,政府行政机构与企业不分,与事业单位也不分,这些现象分别被简称"政企不分""政事不分"。

单位体制的核心特征在于治理行政化。用研究社会主义政治经济学的世界级学者、匈牙利经济学家科尔奈的话来说,科层协调机制(bureaucratic coordination)在这一体制中占据绝对主导地位(Kornai,1992:97-100)。所谓"科层协调机制",用中国话来说,就是"行政协调机制"或"行政治理机

制"，其特征就是行政力量以自上而下、命令与控制的方式对各种事务进行协调和治理。

在庞大的行政等级体系之中，每一个单位并不拥有实质性的管理自主性，自然也没有决策权。任何一个单位的党政领导其实不是真正意义上的管理者，只不过是行政主管，负责执行党和政府制定的计划，即"完成任务"。有关任务的命令由党和政府以文件的形式一级级下达，不同的文件均有特定的下达行政层级，形成"文件治国"的行政管理模式（王泸生，2001）。即便在内部机构和岗位的设置上，各级单位也都要同上级主管行政机构保持一致，即编制设置要"对口"，这就是组织社会学中所谓的"科层同构"现象（周翼虎、杨晓民，1999：60）。

人事管理是行政化治理模式的典型。"人事管理的对象，简单地说就是干部"，"干部范围包括：在国家权力机关、行政机关、司法机关、军事机关、党的工作机关、群众团体以及国家企业、事业单位中任职，并从事公务的人员"；所有干部，分为"国家行政干部、党务工作干部、军队干部、人民团体干部、专业技术干部、企事业管理干部等六类"（张志坚，1994：4）。例如，单位中非管理层专业人员，大多属于"专业技术干部"，而管理层，则属于"企事业管理干部"。所有职工，包括专业人员，其招聘录用纳入政府人事部门实施的编制管理；其中，主要管理干部的任命由单位所在行政系统中党的组织部门负责，这是作为人事管理"基本原则"的"党管干部"的一种具体体现。在计划经济时代，政府对国家机关、事业单位和国有企业实行统一的行政化工资制度。这一制度是在1956年形成的。首先，所有人均有一定的行政级别，不同级别的工资水平不同；其次，在同一行政级别中，又有不同的工资标准。在此之后，尽管工资标准随着经济发展水平的提高而在各地都经常进行不同程度的调整，但行政化统一工资制度的基本架构没有发生变化。

依照马克思主义政治经济学的分析，所有组织可根据其所从事活动的性质分为两类：一类是从事物质生产活动的组织，即"企业"；而另一类是从事非物质生产活动的组织，在中国通称为"事业单位"。很多国际文献从财务视角，把苏联和东欧前社会主义国家中诸如大学、医院、博物馆之类的公立机构称为"预算单位"(Kornai，1992：76；Kornai and Eggleston，2001)。前述的世界银行关于公立医院法人化的报告亦是如此，用"预算单位"来刻画治理转型前的公立医院，用"预算化"来刻画治理转型前公立医院与政府部门的关系(Preker and Harding，2003)。但是，无论是"预算单位"还是"预算化"，这些术语均不足以刻画行政治理中等级化、官僚化协调机制对公立组织的资源配置、决策与控制、营收与剩余索取、监督与问责等诸多非财务事务的支配力，因此，本书以"行政化"取代"预算化"，来刻画事业单位体系内治理的特征。

事业单位的中国特色并不在于其公立性质及其提供的公共服务，而在于这些公立机构所处的"单位体系"具有高度行政化的独特性。实际上，就功能而言，中国的事业单位与世界各国的公立组织别无二致。但中国的"单位体制"之所以举世无双，就在于其高度行政化的组织和制度模式，乃至"单位"这个词没有适当的英译，于是在某些国际文献只能用其拼音(danwei)权作英译(Lü and Perry，1997)。

经典计划经济体制又存在着集中化与分散化两种国家治理模式。在集中化的国家治理模式中，所有公立组织都是国有的，公立组织及其所属行政部门的资源配置，受制于国民社会经济发展计划，而各行政部门党和行政主管拥有各公共服务领域资源配置的最高决策权。这种集中型行政化的计划经济体系以及与之相配的公立机构组织体系，是所谓"经典的社会主义"制度和组织模式，主要存在于苏联、东欧国家以及其他地区的社会主义国家(如朝鲜、越南、古巴等)。科尔奈在其名著《社会主义体制：共产主义的政治经济学》中用超大篇幅(13 章 300 余页)对这一模式的运作加以了详细的刻画(Kornai，1992：33-379)。

在分散化的国家治理模式中，每一个主管特定事务的政府行政部门并不拥有完整的资源配置权，其中人力资源配置的权力由该部门与人事部门（以及党的组织部门）分享，资金配置的权力由该部门与财政部门分享，物资（包括房屋、设备、耗材等）配置的权力则由该部门与计划部门以及分管不同物质分配的政府部门分享，而战略决策则由行政部门与计划部门共同完成。这样，公共部门呈现为某种网状型等级化组织形态：一方面，所有单位依照功能纵向组织起来，形成等级体系；另一方面，在每一个行政等级上都存在着跨单位的行政机构，分别控制着所有单位运行的某一方面，例如计划（战略决策）、财务、人事、物资调配等等。与"经典社会主义"的计划经济体制有所不同，这种权力分散型的行政化制度和组织模式在中国盛行，因此就绝大多数公共事务的治理而言，都会形成"九龙治水"的局面。分散化的行政治理模式还存在着中央与地方关系的问题，即"分权化"问题，其中地方政府与特定事务中央行政管理部门的关系，造成形形色色的"条块分割"问题，也就是垂直管理和水平管理的协调问题（孙发锋，2011）。

权力分散型行政化治理的最大困局在于行政问责制运转不畅。在这样的体系中，难以找到明确的决策者，因此也就没有人能对决策的失误负责，因为即便很多决策实际上是由"一把手"所属意，但形成最终决策的程序还是集体讨论。在这样的情况下，一旦决策失误甚至导致严重的社会经济政治后果，被问责者往往自认同时也被他人认为是"代罪羔羊"。同样地，在这样的体系中，即便没有明确的否决者，但很多人（哪怕是行政级别不高的人）都有可能对某一治理措施或公共政策施加否定性影响。用政治学的术语来说，就是在行政化的单位体系中会出现很多否决点（veto points）。具体表现，就是"扯皮现象"层出不穷。对于这种现象，美国一位中国问题专家干脆发明一个古怪的英文术语，称之为"鸟巢型问题动态"（nested problems dynamic），来刻画20世纪90年代国有企业改革所遭遇的体制性障碍（Steinfeld，1998）。实际上，这一刻画不止限于国有企业，而是适用于整个公共部门，也同样适用于过去和今天的事业单位及其改革。在计划经济时代，中国所有的单位都处于权力分散型的行政化格局之中。无论是在计划经济时代的一些调整，还是在改革开放之后初期的一些"改革"，并不涉及治理机制的转型，其实质都是行政化单位体系内部的权力调整，属于行政治理的自我变化。

在改革开放之前，单位体系中数量最多、功能最为重要的组织，既有企业单位，也有事业单位。在改革开放之后，国有企业逐渐转型为独立法人，开始摆脱行政化的单位体系，但事业单位的法人化却始终裹足不前。经过长时期的探索，尤其是自20年代90年代中期以来，国有企业走上了法人化的道路，现代企业制度在经济领域逐渐得以确立，国企改革进入了一个全新的天地（周丽莎，2019）。

然而，与此相对照，事业单位改革与国有企业改革有着云泥之别。事业单位始终在行政化的泥沼中挣扎，只不过行政治理的细节有所变化。其中一个微妙的变化是，在计划经济时代依据国民经济社会发展计划而设立的事业单位，开始同国有企业一样在形式上有了法人地位，而且也需要注册登记了。1998年10月25日，国务院发布了《事业单位登记管理暂行条例》，并在县级以上政府编制管理机构下设专门的事业单位登记管理机构，对事业单位设立进行分级管理；2004年6月27日，国务院发布了经过修订后的《事业单位登记管理暂行条例》；2005年4月5日，经中央机构编制委员会办公室（简称"中编办"）批转，国家事业单位登记管理局颁布了《事业单位登记管理暂行条例实施细则》（中央编办发〔2005〕15号）；2014年1月24日，再经中编办批转，国家事业单位登记管理局颁布了经过修订后的《事业单位登记管理暂行条例实施细则》（中央编办发〔2014〕4号）。

事业单位登记管理的法律经过近20年的实践依然没有从暂行条例变成正式条例，这在一定程度上表明事业单位法人化上还处在"摸着石头过河"的阶段。在登记制度确立之后，事业单位在形式上成为法人，也有法人代表,但"事业单位法人"与"企业法人"在实际运作上有很大的区别。与企业法人不同,任何事业单位从其诞生开始,就生活在高度行政化的组织架构之中;即便很多事业单位经历了自主化改革,但其自主权的行使依然在很大程度上受到行政力量的左右和行政机制的制约。这正如世界银行的一份报告所描绘的:

> 某一层次的政府在建立事业单位时,先由政府的某一部门(也就是"批准机构")负责批准成立某家事业单位,然后这家事业单位再到本级政府的编制办公室进行登记,而负责批准的政府部门将成为这家事业单位的"主管部门"。事业单位的主管部门常常掌握着任命事业单位管理层,审核批准事业单位预算、财务、人事计划,以及评估事业单位业绩等各项权利(世界银行,2005:3)。

值得说明的是,世界银行的这份报告对于中国事业单位体系权力分散型的制度和组织架构以及引致的公共事务"九龙治水"的格局并未给出准确的刻画,而是对事业单位主管行政部门的行政权给予了相对集权化的描绘。这种描绘更适合于对其他计划经济国家尤其是苏联东欧前社会主义国家中的非企业组织,而与中国的实际情形相比是有所出入的。实际上,同企业单位类似,中国的很多事业单位在改革开放时代开始就拥有了某种自主性,尤其是在有关"人、财、物"的治理之中,大多数事业单位在编制外拥有一定程度的人事自主权,也拥有了一定的财务自主权以及与之有关的物品采购权和处置权。编制外人事自主权固然体现了劳动力市场机制在事业单位中的引入,但编制制度的持续存在及其制度性主导致使公共部门的劳动力市场机制始终无法正常运作。事业单位财务自主性的扩大,既是政府行政放权的结果,也是政府弱化财务责任的后果。政府在不增加公共服务筹资责任的前提下,允许事业单位通过公共服务的提供来换取服务受益者的收费,由此很多事业单位纷纷开启了五花八门的自主创收之路,走上了某种"商业化"或称"市场化"的道路；在此道路上，"物"的治理往往为事业单位创收开辟了空间。

实际上，事业单位法人化的改革方向，在相关公共政策的话语中是有所确立的。依照正式的说法，事业单位改革的一个目标是"政事分开"，也就是将事业单位与行政部门脱钩，"推进事业单位的社会化"，即强化其独立法人地位。推动事业单位社会化的关键，就是逐步弱化事业单位的部门所有制，扩大事业单位的独立自主权，而实现这一目标的路径：

> 一是主管部门充分地简政放权，给所属事业单位足够的自主权，使之在服务对象和活动范围上有很高的自由度；二是提倡多种形式的联合举办事业单位，使主管部门多重化，相对扩大事业单位的服务范围；三是加强事业单位的横向联系，通过自愿结合的方式，形成事业单位集团，由某个行政部门实行宏观管理，集团中的各事业单位与原来的主管部门脱离行政隶属关系；四是在条件成熟时，使相当部分的事业单位与主管部门脱离，成为相对独立的社会法人，必要的少量宏观管理事务统一交由各级政府的某个机构（或新成立机构）管理（张志坚，1994b：481-482）。

正如所有事业单位一样，公立医疗机构是各自所属的政府行政部门的组成部分，造就了"政事不分"的现象。公立医疗机构等级体系，依照行政化的原则建立起来。所有公立医疗机构都有行政级别，即部级、省级、地市级、市级和区县级。在城镇地区，县级以下的医疗机构包括各种集体所有制的门诊部、医务室（诊所）、护理站，在行政上大多隶属于各种单位或街道委员会；在农村地区，县级以下有乡、村两级医疗机构，分别属于人民公社和大队（村）集体所有。公有制自然是这些医疗机构的共同特征。在当时，民营医疗机构基本上不存在。不止在医疗领域，各种私下的市场行为均被视为"资本主义尾巴"，成为经常性治理整顿的对象。

医疗服务体系嵌套在更大的计划经济体系之中，其运行的方方面面都纳入到国民社会经济发展计划体制之中。在庞大的行政等级体系之中，医疗机构管理者没有管理自主性，也没有决策权，只负责执行计划，完成任务。在医疗供给侧的治理化结构中，行政机制具有主宰性，具体体现在（至少）如下五个方面。

1. 在组织上，大多数公立医疗机构是卫生行政部门的下属机构，少数在行政上隶属于其他政府部门（如教育部门、军队、交通部门等）或大型国有企业。

2. 在财务上，公立医疗机构的资本投入必须由卫生行政、财政和国民社会经济发展综合协调部门（如前期的计划委员会和后来的发展改革委员会）等多部门审批。

3. 在人事上，普通医务人员的编制设置需要卫生、人事、编办等多部门审批，其录用的某些环节（如考试）由人事管理部门组织实施，而管理层任命则由所属行政部门的党委组织部门掌控，薪酬制度则由政府人事管理部门统一制订。

4. 在价格上，上万种医疗服务项目、上万种品规的药品以及上千种医疗耗材和器械的价格，由计委或发改委的物价部门决定。

5. 在物流上，药品、耗材和器械的采购纳入国家计划管理，后来演变成政府组织实施的集中招标采购，其中蕴含着对药品准入和价格的行政管制。

其中，事业单位的人事管理是行政化治理的集中体现，这也体现了如第二章所论的政府与专业人士关系的国家主义模式。在事业单位体系中，政府对公立医疗机构的人事工资经由一套行政化的编制制度实施自上而下的管理。公立医院中所有正式职工，包括医务人员，其招聘录用纳入政府人事部门实施的编制管理，其中，主要管理者的选聘纳入干部选拔体系，其任命由医院所在行政系统中党的组织部门负责，医院缺乏人事管理自主权(刘晓苏,2011:94),在薪酬上也执行统一的事业单位工资制度。人事管理的行政化为事业单位的去行政化改革构成了深层的约束和障碍,致使事业单位的改革长期滞后于社会经济各领域高质量发展以及国家治理体系现代化的要求,这一点在医疗领域的体现将在第九章中详述。

二、改革开放初期医疗服务机构的财务自主化 (1979—2003 年)

进入改革开放时代之后,随着市场机制在资源配置上愈来愈发挥基础性甚至决定性作用,随着市场力量无可避免地渗透社会经济的各个领域,市场机制在经济生活中发挥越来越重要的作用。就医疗领域而言,我们笼统地将 1979 年至 2003 年视为改革开放的初期阶段。随着市场力量的引入和市场机制的作用,医疗供给侧在组织制度的结构上开始发生变化。首先,民营医疗机构开始出现,但无论就其服务能力还是市场份额,民营医疗机构从未对公立医疗机构的主导性地位有所撼动;继而,公立医疗机构与政府关系的行政化模式不再,自主化模式启动,市场机制开始渗入公立医疗机构的日常运营,但行政治理依然左右着自主化进程。

民营医疗机构的出现意味着中国医疗服务组织的所有制结构发生了变化。实际上,就所有制而言,在世界各国,医疗服务体系中的组织大多是混合型的。正如第二章所详述的,基本卫生保健提供者基本上是私立的,家庭医生们要么个体执业开个体诊所,要么集体执业开综合诊所;只有在较为特殊的地区,例如美国的印第安人保护区和澳大利亚中部人口稀少的地区,政府才设立公立社区卫生中心。二级医疗服务提供者也就是医院既有公立的也有私立的,而私立医院既有非营利性的,也有营利性的,其中私立营利性医院的比重一般较低。三级医疗服务提供者是提供专门住院服务的医院,既有公立的也有私立的,后者基本上都是非营利性组织。

值得注意的是，即便是政府直接出面提供公共服务，公立组织的组织和制度架构也是多元化的（世界银行，2005：27-29）。正如第三章所详述的，在世界各国，公立医院与政府的关系至少有三种模式，即行政化、自主化和法人化。自 20 世纪 80 年代以来，随着新公共管理运动的兴起，世界各地的公立医院都走上了改革之途，其中自主化和法人化是主流变革之道。当然，还有第四种模式，即一些公立医院民营化，形成各种各样的公社合作伙伴关系（Harding and Preker，2003）。

在改革开放时代初期，公立医疗机构自主化、法人化和民营化的实践均有出现，但自主化是主导模式。可是，无论是走向自主化还是法人化，行政机制始终在公立医疗机构的治理变革中发挥着主导作用；换言之，在医疗供给侧引入市场机制和社群机制的过程受到了行政治理的极大制约，三种治理机制互补嵌合的格局并未形成。

在医疗政策大转型的第一阶段，中国医疗供给侧的组织和制度发生了渐进的、零碎性的、路径依赖式的变化，呈现了某种市场化的变革之势。医疗服务的市场化，同其他经济部门尤其是其他服务业领域的结构转型，有相似之处但也有实质性差别。相似之处在于，同几乎所有的经济领域一样，医疗服务业是在存量保持不变的情况下首先放开增量的部分，即允许私立医疗服务出现并发展，但其存量部分最终是否会走上民营化之路尚未可知；差别之处在于，由于医疗服务的正外部性（即社会公益性）非常重要，因此其市场化必须是有管理的市场化，但问题在于政府如何在推进市场化又加强管理之间保持平衡，或者说政府如何推动行政机制与市场机制形成互补嵌合的格局，需要很长一定时间的探索，因此在短期内就会出现"无管理的市场化"这一局面。

1985 年 4 月 25 日，国务院转发了卫生部《关于卫生工作改革若干政策问题的报告》（国发〔1985〕62 号），揭开了中国医疗供给侧结构性转型的序幕。此报告提出如下几点医疗服务改革的原则：（1）全民所有制医疗卫生机构要由中央政府、地方政府和各部门多方举办;(2)扩大公立医疗卫生机构自主权,实行干部聘任制、工人合同制,在财政上实行预算包干制;(3)积极发展集体医疗卫生机构;(4)支持个体开业行医,并允许享受劳保医疗、公费医疗待遇的职工到经卫生行政部门批准成立的个体诊所或私立医院就医且获得报销;(5)鼓励在职人员应聘兼职;(6)开辟农村多渠道、多层次、多形式兴办医疗机构的途径,鼓励城市医院、医药院校到农村去设点,办"联合体";(7)扩大医疗服务收费项目的范围,调整(提高)定价水平(卫生部,1985)。

这一新政策对区县级以下医疗机构带来了一定的变化。在城镇地区,经过十多年的演变,门诊部、医务室(诊所)、护理站等转型为社区卫生服务中心(站),与此同时,私人开业行医合法了,私立诊所涌现出来。在农村地区,随着人民公社的解体,部分乡镇卫生院变成了乡政府所属的事业单位,部分村级卫生室(站)由村集体所有,但也有相当一部分乡镇卫生院和村卫生室变成了私立医院和诊所。这些区县级以下的医疗机构,尤其是公立医疗机构,在20世纪90年代末期被整合为"社区卫生服务体系",被赋予基本卫生保健服务提供者的职责(参见第六章)。

政府允许"社会力量"进入医疗事业,于是在城镇地区也逐渐出现了私立医院,而且其数量始终处在增长的态势。然而,尽管私立医院数量不少,但其规模小、人才弱、收入低,在医疗服务市场中的地位依然无足轻重(Gu and Zhang,2006)。这一情形一直延续到今日,尽管私立医院不断涌现,但公立医院在规模、资源和服务量上的统治性地位,没有发生根本性的改变,多元办医格局的形成还有待时日(参见第八章)。

与此同时,公立医疗机构的改革基本上停留在自主化的酝酿阶段,即大多数公立医疗机构维持其作为政府行政部门预算单位的地位,只是在预算的编订和执行方面进行小修小补,但同时有少量公立医疗机构进行了承包制试验,拥有了较多运营自主权。真正具有转折意义的新政策出现在

1989 年。当年 1 月 15 日，国务院批转《国家教委等部门关于深化改革鼓励教育科研卫生单位增加社会服务意见的通知》(国发〔1989〕10 号文)，其中转发了卫生部、财政部、人事部、国家物价局、国家税务局于 1988 年 11月联合制定的《关于扩大医疗卫生服务有关问题的意见》，提出一系列改革医疗服务机构的新政策，主要包括如下。

1. 全面实施承包制。医疗机构同卫生主管部门签订承包合同，确定人员编制、服务质量标准和包干拨款金额，在完成合同目标的前提下，医疗机构实行自主管理、自主经营、自主支配财物。

2. 允许有条件的单位和医疗卫生人员在保质保量完成承包任务，确保医疗卫生服务质量，坚持把社会效益放在首位的前提下，从事有偿业余服务，有条件的项目也可进行有偿超额劳动。

3. 提高医疗服务收费。专家挂牌门诊，以及根据病人的特殊医疗服务要求开展的各种优质服务项目，允许在收费上适当高一些。允许医疗机构开展特殊、高质量的服务(即所谓"特诊服务")提高收费，但公费医疗、劳保医疗不予报销。

4. 医疗卫生事业单位实行"以副补主"，组织多余人员举办直接为医疗卫生工作服务的第三产业或小型工副业，应按国家规定办理工商登记手续，内部应实行独立核算、自负盈亏(《中国卫生年鉴》编辑委员会，1990：51-52)。

这些措施的核心内容有两条：一是政府财政拨款实行包干制；二是鼓励医疗机构进行创收。从国发〔1989〕10 号文可以看出，这些措施的适用范围遍及几乎所有事业单位，除了医疗卫生领域之外，文件还专门批转了国家教委、财政部、人事部、国家税务局《关于高等学校开展社会服务有关问题的意见》和国家科委、财政部、人事部、国家税务局《关于深化改革科研单位事业费拨款和收益分配制度的意见》。在财政拨款包干的情况下，走向程度不同的财务自主化是事业单位改革的共同之路，而创收所带来的剩余自然由自主化的事业单位掌握其支配权。

就医疗卫生领域而言，国发〔1989〕10 号文的下发标志着公立医疗机构的改革从 1989 年起正式进入了"自主化"阶段。尽管在组织上依然是公立机构，也就是我们通常所称的"事业单位"，但从运营性质来说，公立医疗机构开始转变为以提供服务换取收入（service-for-fee）的组织。尽管相当一部分医疗机构依然可以获得财政拨款或补贴，因此被归类为"差额拨款的事业单位"，但其主要收入来源越来越倚重其运营的业务收入，其业务收入来源有二：医疗收费和药品出售（顾昕，2005d）。实际上，药品使用和出售是医疗服务的内在组成部分，但由于种种原因（参见第十二章），在卫生统计上，药品费用被单分出来加以核计，控制药费也被视为医疗政策的一个单独目标。

中国卫生行政部门自 2003 年起编撰出版官方卫生统计年鉴。统计指标中医疗机构"总收入"中的"政府投入"有两项，即"财政补助收入"和"上级补助收入"，后者的占比极低，且有些年份数据缺失；医疗机构通过提供医疗服务获取的收入被称为"业务收入/事业收入"（中华人民共和国卫生部，2003：72；2012：94-96）。自 2012 年开始，"业务收入/事业收入"改称为"医疗收入/事业收入"（国家卫生和计划生育委员会，2013：100-102）。因此，我们通过对历年数据的描述性统计分析，对公立医疗机构自主化改革的财务情况加以刻画。

卫生部在 2003 年组织的第三次全国卫生服务调查，在抽样的 95 个县（包括县级市或区），开展了家庭调查以及抽样地区所有医疗卫生机构 2002 年运营数据的汇总。从表 5-1 给出的统计结构可以看出，在其抽样调查的 240 所医院中，政府投入只占其总收入的 9.5%，而业务收入则占 90.0%；其中，农村地区医院（即县医院）政府投入占比更低，仅为 6.3%。

表 5-1　抽样调查地区医院院均收入来源(2002 年)

调查医院数量/所	总收入/万元	政府投入				业务收入	
		金额/万元	财政补助/万元	上级补助/万元	占比/%	金额/万元	占比/%
合计(240)	6979.6	660.4	569.1	91.3	9.5%	6281.1	90.0
城市地区(126)	9920.0	1014.1	877.9	136.2	10.2%	8860.9	89.3
农村地区(114)	3144.5	199.1	166.3	32.8	6.3%	2916.1	92.7

资料来源:卫生部统计信息中心,2004a:146,149。

注:在政府投入和业务收入之外,医院还有一些"其他"收入。

由此可见,经过 20 世纪 90 年代的自主化改革,医院在人力资源构成上呈现出专业化的发展,在日常运营上呈现出市场化,即卫生技术人员在医院职工总数中的占比维持在较高的水平,业务收入成为医院的主要收入来源。根据卫生部组织的前三次全国卫生服务调查数据统计,在城市地区医院专业化水平维持基本不变的情况下,农村地区医院人力资源专业化水平在调查期间有了显著提高,而无论在城市还是农村地区,医院的业务收入在 10 年间都有大幅度提高,其 2002 年的水平是 1992 年的 10 倍强(参见表 5-2)。

表 5-2　抽样调查地区医院的专业化和市场化(1992 年、1997 年、2002 年)

年份	医院卫生技术人员占职工总数的比重/%			医院院均业务收入/万元		
	合计	城市	农村	合计	城市	农村
1992	76.6	76.7	75.9	612	828	235
1997	76.4	76.1	77.3	4135	6490	1328
2002	78.0	76.9	80.2	6281	8861	2916

资料来源:卫生部统计信息中心,2004a:148,150。

自主化改革极大地改变了医疗供给侧的激励结构及其行为。医疗机构从原来在计划体制下照章办事的被动机构转变成为医疗服务市场的积极参与者，而追求收入最大化自然也成为其运营的主要目标。在 2003 年之前，由于自费病人在医疗服务市场中占有相当大的份额，再加上医疗保险采用患者报销的给付模式，并未形成医保供方支付的格局，对于医疗服务提供者缺乏有效的手段以控制医疗费用的增长。在缺乏医疗保险供方支付约束以及医保支付改革未及开展以重构供方激励结构的情况下，追求收入最大化的医疗机构难免会产生"供方诱导需求"的问题(Christiansen and Conrad，2011)。医疗机构过度医疗、乱收费以及医生开大处方、收取"红包"的行为层出不穷，被称为"医殇"(杨超，2003)。

供方诱导需求问题的大量涌现必然导致医疗费用的快速增长。图 5-1 显示了卫生部所属公立医院次均门诊费用和人均住院费用的增长指数(即以起始年份为 1，计算历年费用与起始年份相比的倍数)，并与城市和农村居民人均收入的增长指数相对照。从图 5-1 可以看出，自 1990 年医疗服务机构开始"自主化改革"以来，卫生部门所属医院的门诊和住院费用的增长幅度，远远超过城市和农村人均收入的涨幅。2003 年次均门诊费用为 1990 年的 9.9 倍，人均住院费用为 8.3 倍，而 2003 年城市和农村人均收入仅分别为 1990 年的 5.6 倍和 3.8 倍。毫无疑问，医疗费用快速增长的问题引起了全社会的关注，政府也努力试图遏制这一现象，但是却缺乏有效的政策工具。行政整顿是政策工具之一。卫生部经常对"医疗行业的不正之风"进行专项整顿，整顿目标锁定为医生接受药企回扣、收受红包以及医疗机构乱收费等行为。行政性治理整顿一般能产生一时之效，但往往难以呈现可持续性，因为一方面这类措施并没有改变医疗服务提供者的激励结构，而另一方面行政机关也难以保持持久的动力对医疗机构的不规范行为始终睁大眼睛。社会学和公共管理学领域的不少研究(例如程熙，2013；倪星、原超，2014)显示，治理整顿是运动式治理的一项操作，正是由于其可持续性弱，治理整顿便成为政府的经常性行为，呈现出运动式治理的常态化或日常化。

由于"医疗行业的不正之风"往往呈现在药品的采购、使用和销售环节之中,于是一些地方政府开始实施政府主导的药品集中采购制度。据学者记载,这一做法于1993年最早出现河南省,后在很多地方出现,并多次得到卫生部领导的关注和支持(李宪法,2005:3-6)。例如,1999年8月,时任卫生部副部长王珑德在全国纠正医药购销中不正之风工作电视电话会议上的讲话中,要求各地积极探索药品公开招标采购、定点采购或政府指导下的集中采购等措施,治理医药腐败(国务院纠正行业不正之风办公室,2003:21-24)。在2000年2月21日,国务院办公厅转发国务院体改办等部门《关于城镇医药卫生改革的指导意见》(国办发〔2000〕16号)中提出了药品集中招标采购制度的基本框架,并在3月10日转发的《关于整顿和规范药品市场的意见》(国办发〔2000〕17号)给出了细节(李宪法,2005:13-14)。

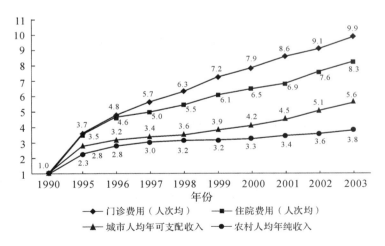

图 5-1　卫生部门所属医院门诊和住院平均费用以及城乡居民人均收入的增长指数(1990—2003 年)

资料来源:中华人民共和国卫生部,2004:87。

与运动式的治理整顿相比,对医疗机构运营的性质加以管理是一种更为正式的制度选择。2000 年 7 月 18 日,卫生部、国家中医药管理局、财政部、国家计委联合发布了《关于城镇医疗机构分类管理的实施意见》(卫医发〔2000〕233 号),推出了一项新的改革措施,即将城镇地区的医疗机构分为非营利性和营利性两类进行管理。国家根据医疗机构的性质、社会功能及其承担的任务,对这两类医疗机构制定并实施不同的财税和价格政策。非营利性医疗机构在医疗服务体系中占主导地位,享受相应的税收优惠政策。政府举办的非营利性医疗机构由同级财政给予合理补助,并由政府物价管理部门按扣除财政补助和药品差价收入后的成本制定医疗服务价格;民办的非营利性医疗机构不享受政府补助,医疗服务价格执行政府指导价。营利性医疗机构的医疗服务价格放开,由市场来决定。非营利医疗机构主要提供基本医疗服务,也可以提供少量的非基本医疗服务。营利性医疗机构的服务提供根据市场需求自主决定(《中国卫生年鉴》编辑委员会,2001:45-46)。

根据这项新的政策,既有医疗机构必须重新注册以确定其组织性质,确定的原则为"自愿选择与政府核定相结合",具体办法如下。

1. 政府举办的、承担基本医疗服务的、代表地区或国家水平的医疗机构,由举办的政府加以核定,定为非营利医疗机构。

2. 原来由政府举办的、但现在政府决定不加以核定的医疗机构,可以自行选择注册为非营利性或营利性机构。

3. 由企业和事业单位兴办的、主要为本单位成员服务的,可定位非营利机构;对外开放的医疗机构,可以自行选择其组织性质。

4. 由社会团体和其他社会组织兴办的医疗机构,可以自行选择其组织性质。

5. 个体诊所、股份制、股份合作制和中外合资医疗机构一般定为营利性医疗机构。

　　毫无疑问，城镇医疗机构改革分类管理的新政策，为公立医疗机构的法人化和民营化开辟了制度空间。新政策明确提出，在实施医疗机构的分类过程中，鼓励新型管理机制的形成，如建立医院管理委员会、理事会、董事会等，使医疗机构成为真正自主管理的法人实体。而相当一部分原来由政府机构、国有企业和事业单位创办的医疗机构，也可以走向民营化，转型成为民办的非营利组织。

　　同其他改革不大相同，这项改革的实施可谓雷厉风行。从表5-3可以看出，到2001年，医疗机构分类的工作基本完成。到2002年底，绝大多数原来属于事业单位的医院已经重新注册为非营利组织。然而，这项改革并没有产生实质性的变化，在当时医疗卫生政策观察者看来有"新瓶装旧酒"之感（周良荣等，2003：61-92）。政府办的医院都是非营利性医院，而多数非营利性医疗机构在2016年前其实是政府办医院，也就是狭义的公立医院，表5-3给出的统计数字就说明了这一点。正如第二章所详述的，"非营利组织"一词在西方国家一般意指"民办"的非营利组织，而政府办的非营利组织一般被称为"公立组织"。因此，虽然在我国大多数医院登记为"非营利组织"，但它们还依然是"公立组织"，依然处在等级化的事业单位行政体系之中。这些政府办的所谓"非营利性医院"并未形成独立法人，大多数也没有建立起法人治理结构（corporate governance），同政府的关系依然停留在原有的行政化格局之中。

　　尽管2000年推动事业单位重新注册为非营利组织之举，在短期内未带来组织和制度上的实质性变化（宋其超，2009：137），但这一新政策为公立医疗机构的法人化和民营化开辟了可能性。表5-3中的统计数据进一步显示，自2017年始，政府办医院在医院总数中的占比下降到约30%，之后继续下降，这样在占比同样下降的非营利性医院中，政府办医院的占比不足50%了。这表明，自2017年开始，多数"非营利性医院"是民办的非营利性组织；在此之后，"中国非营利组织"才开始与"非营利组织"的国

表 5-3　医院组织属性及其构成(2002—2020 年)

年份	总计	非营利		营利性		其他		政府办		民办	
		数量/家	占比/%	数量/家	占比/%	数量/家	占比/%	数量/家	占比/%	数量/家	占比/%
2002	17844	15712	88.1	1792	10.0	340	1.9	9221	51.7	8623	48.3
2003	17764	15677	88.3	2026	11.4	61	0.3	9694	54.6	8070	45.4
2004	18393	15783	85.8	2544	13.8	66	0.4	9823	53.4	8570	46.6
2005	18703	15673	83.8	2971	15.9	59	0.3	9880	52.8	8823	47.2
2006	19246	15616	81.1	3575	18.6	55	0.3	9757	50.7	9489	49.3
2007	19852	15759	79.4	4019	20.2	74	0.4	9832	49.5	10020	50.5
2008	19712	15650	79.4	4038	20.5	24	0.1	9777	49.6	9935	50.4
2009	20291	15724	77.5	4543	22.4	24	0.1	9651	47.6	10640	52.4
2010	20918	15822	75.6	5096	24.4	0	0.0	9629	46.0	11289	54.0
2011	21979	16258	74.0	5721	26.0	0	0.0	9579	43.6	12400	56.4
2012	23170	16767	72.4	6403	27.6	0	0.0	9637	41.6	13533	58.4
2013	24709	17269	69.9	7440	30.1	0	0.0	9673	39.1	15036	60.9
2014	25860	17705	68.5	8155	31.5	0	0.0	9668	37.4	16192	62.6
2015	27587	18518	67.1	9069	32.9	0	0.0	9651	35.0	17936	65.0
2016	29140	19065	65.4	10075	34.6	0	0.0	9605	33.0	19535	67.0
2017	31056	19752	63.6	11304	36.4	0	0.0	9595	30.9	21461	69.1
2018	33009	20451	62.0	12558	38.0	0	0.0	9649	29.2	23360	70.8
2019	34354	20603	60.0	13751	40.0	0	0.0	9701	28.2	24653	71.8
2020	35394	20666	58.4	14728	41.6	0	0.0	9758	27.6	25636	72.4

资料来源:中华人民共和国卫生部,2003：6,9;2004：6,9;2005：6,9;2006：6,9 页;
2007：6,9;2008：10;2009：10;2010：10;2011：7;2012：10;国家卫生和计划生育委员会,
2013：6-7,10;2015：6-7,10;2016：10-11;2017：10-11;国家卫生健康委,2018：10;
2019：10;2020：10;2021：10。

际概念含义相通。进入 21 世纪之后,公立医院民营化改革在某些地方(例如江苏省宿迁市)开展起来,多是地方政府在财政预算紧约束下的无奈之举,而且往往得不到上级政府和舆论的支持(夏丽,2006;和经纬,2010)。医疗供给侧而言,行政化治理依然占据统治性地位,公立医疗机构的转型依然任重道远。真正意义上的法人化治理变革很少,民营化变革更处在边缘化的位置。

以上陈述是对医疗供给侧的概述,既适用于城镇地区的医疗机构,也适用于农村地区的医疗机构。农村医疗体系由三级医疗服务机构组成,即县医院、乡镇卫生院和村卫生室。县医院都是政府办公立医院。在人民公社时期,乡镇卫生院和村卫生室(当时称作"队卫生室")主要靠集体经济的支持提供医疗服务。在人民公社体制解体以后,乡镇卫生院和村卫生室的组织性质发生了变化,其中乡镇卫生院由政府接管,而村卫生室的组织性质走向多元化。无论组织性质如何,这些机构基本上都变成了自负盈亏、独立经营的经济主体,来自政府部门以及乡村集体的财务支持逐步减少。

从收入来源的结构上看,农村三级医疗机构,无论公立还是民营,都高度商业化了,或者说它们都成为以服务换取收入的机构,这同城镇地区医疗机构的情形没有差别。这些机构运行状况的好坏,甚至其能否生存,均取决于能否吸引到足够多的病人。可是,农村各级公立医疗机构又都处于行政化的事业单位体制之中。它们首先都隶属于某级政府行政部门,这些公立医疗机构管理人员的任命基本上掌握在政府卫生行政部门、人事部门和党的组织部门之中。与此同时,除了服务质量不高但点多面广的微小诊所之外,有规模的民营医疗机构在农村很不发达。在这样的情况下,农村的医疗服务领域并没有在组织和制度结构上实现真正意义上的市场化,而只是形成了没有市场化的商业化格局(顾昕,2009a)。

需要说明的是,存在着市场性创收行为并不意味着市场化。市场化的制度安排由一系列市场组织和政府规制所组成,构成市场经济体制,而其中的市场组织在数量和所有制类别都具有多元性，市场机制在资源配置和行动协调上发挥着决定性作用。在市场经济体制尚未形成的情况下，同样存在着市场，例如小农经济中无时不有的交换、计划经济体制中零敲碎打的市场、政治社会领域中层出不穷的交易；在市场经济体制尚未建立或成熟的情况下，无论是个体还是各类组织也同样有市场行为，即从事各种各样创收活动。

自主化改革导致的非市场型商业化，改变了农村公立医疗机构的行为，使之不再是照章办事的被动机构，而是积极追求收入最大化。由于当时医疗保障制度不健全，残存下来的农村合作医疗覆盖面很窄，导致自费病人在农村医疗服务市场中占有相当大的份额。在第三方购买机制基本上不存在的情况下，追求收入最大化的医疗机构必然会产生大量"过度医疗"的问题。

尽管存在诸如技术进步、疾病谱系转变、社会人口老年化等推动医疗费用上涨的因素，过度医疗问题的大量涌现仍成为医疗费用快速增长的一大因素。自1989年医疗服务机构开始"自主化改革"以来，各类公立医疗机构门诊和住院费用的增长势头远远超过城乡人均收入的增长。针对主要为农村患者服务的县医院，我们根据统计数字，以1990年为基数，计算了县医院门诊和住院费用的增长指数，并与同期农民纯收入的增长指数进行了比较，结果显示，县医院门诊和住院平均费用的增长幅度，截止到2003年，远远超过农民收入增长的平均水平；尤其是值得注意的是，人们平时不太注意的门诊费用，其增长幅度更高，几乎是农民收入增长幅度的2.5倍（图5-2）。

门诊费用增速非常高，且始终高于农村居民收入增长的幅度，这一点直到基本医疗保险制度建立之后，甚至在全民医保实现之后，也没有得到改变，这与基本医疗保险并不覆盖门诊支付有关。无论是新农合还是后来实现城乡一体化之后的居民医保，均只覆盖住院服务，而城镇职工医保参

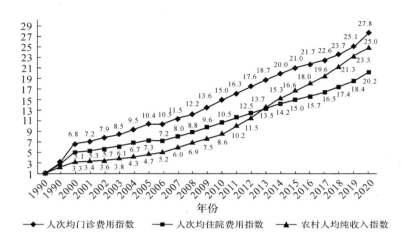

图 5-2　县医院医疗费用的增长指数（1990—2020 年）

资料来源：中华人民共和国卫生部,2006：105,359；2008：96,359；2012：102-103,341；国家卫生和计划生育委员会,2015：109-110,357；国家卫生健康委,2018：111-112,359,2021：111-112,355。

保者的普通门诊费用通过其个人账户支付,这使得门诊费用的增长无法通过医保支付改革得到遏制。

当然,对农民来说,住院费用比门诊费用构成更严重的经济风险。表5-4 给出了县医院的人均一次住院费用的统计数字,计算了住院费用占同期农民收入的比重,并且与恩格尔系数（食品消费支出的收入占比）加总,来考察住院给农民带来的经济负担。

从表5-4 可以看出,1990 年县医院人均住院费用为农民人均纯收入的45.2%,而当年的恩格尔系数为58.8%,两者相加为104.0%。这意味着,当年农民在接受县医院的住院服务后,尚有收入能勉强吃饱饭。但是,自此之后,住院费用占收入的比重基本上一直在上升,到2000 年达到一个高峰,在这一年,这一比重与恩格尔系数之和达到119.8%的高水平。这意味着,农民每年只要生病住一次院,那么就无法依靠自己的收入吃饱饭了。这一问题到2003 年并未有实质性缓解（顾昕、高梦滔,2006）。真正的缓解

表 5-4　县医院人均住院费用占农民收入的比重以及与恩格尔系数的比较(1990—2012 年)

年份	人均住院费用/元	农村人均纯收入/元	住院费用的收入占比/%	恩格尔系数*/%	住院费用收入占比与恩格尔系数之和/%
1990	309.9	686.3	45.2	58.8	104.0
1995	880.6	1577.7	55.8	58.6	114.4
2000	1592.3	2253.4	70.7	49.1	119.8
2001	1643.6	2366.4	69.5	47.7	117.2
2002	1779.3	2475.6	71.9	46.2	118.1
2003	1901.1	2622.2	72.5	45.6	118.1
2004	2089.5	2936.4	71.2	47.2	118.4
2005	2266.5	3254.9	69.6	45.5	115.1
2006	2241.3	3587.0	62.5	43.0	105.5
2007	2491.9	4140.4	60.2	43.1	103.3
2008	2712.0	4760.6	57.0	43.7	100.7
2009	2978.6	5153.2	57.8	41.0	98.8
2010	3261.0	5919.0	55.1	41.1	96.2
2011	3549.3	6977.3	50.9	40.4	91.3
2012	3877.5	7916.6	49.0	39.3	88.3

资料来源:中华人民共和国卫生部,2006:105,359;2008:96,359;2012:102-103,341;国家卫生和计划生育委员会,2015:109-110,357;国家统计局,2008:343;2013:378。

* 在 2012 年之后,官方恩格尔系数不再发布;如果自行测算,那么会存在前后统计口径不一的问题。但这不影响定性判断,因为在 2012 年之后,恩格尔系数依然有所下降,只是下降到一定程度(如 25%)就会停止下降而呈现平稳波动的局面。

自 2009 年新医改启动才开始,在 2012 年中国实现全民医保之后才真正得到解决。

把医疗费用上涨及其主要成因过度医疗一股脑都归因于市场化的论者简直不计其数。毫无疑问,医疗服务以信息不对称为重要特征的市场特性为供方诱导需求提供了激励,也开辟了空间(参见第二章)。然而,值得注意的是，在医保支付改革推进得力的地方，过度医疗行为得到了有效的遏制。世界各国的医疗机构，无论是营利性的还是非营利性的，都以服务换取收入，市场化改革依然是全球性医疗体制的大趋势。在发达的市场经济国家，尽管医疗费用的上涨也是全球性趋势，但是其主要成因并非医疗机构的市场化以及过度医疗，而是其他客观因素，包括医疗技术的进步、疾病类型的转变、人口老龄化的加快等等。换言之，在一个健全的市场化机制中，医疗费用的上涨可以得到控制。市场机制的运行有好有坏，自付主导或者未经医保支付改革的第三方购买，只能在医疗服务中形成有欠成熟的市场机制，而经过医保支付改革而形成的新医保支付模式，蕴含着行政机制、市场机制和社群机制的互补嵌合性，其中的市场机制包含了更为精致的制度设计（顾昕等，2022），可以产生重构供方激励结构、促进医疗服务性价比提升之效。但是，这样的格局，直到 2020 年也尚未形成，在 21 世纪之初，这种意识更未在医疗政策研究者以及实践者的认知中普及。截止到 2003 年，我国农村地区医疗费用上涨失控，主要在于医疗保障体制不健全，导致医疗服务市场中第三方付费机制不健全，从而造成农村医疗机构激励结构的扭曲（顾昕、方黎明，2007a）。

除了医药费用快速上涨之外，农村医疗服务体系还存在其他问题，尤其是能力不足，对于提高农村居民基本医疗服务的可及性具有不可估量的阻碍作用（顾昕、方黎明，2007b）。同样，对于这个问题，很多人还是归咎于市场化。其实，导致这一问题的真正根源在于政府投入不足，而政府投入不足的根源又在于政府把更多的资源投向大中型城市、投向大中型医院，投向沿海经济发达地区（详见第十章）。实际上，只要政府放开社会资本进入医疗服务领域，并改善民营医疗机构运营环境（详见第八章），那么原本投入城市地区、大中型医院和沿海经济发达地区的政府医疗卫生资源，就可以节省下来转投向农村地区、边远地区、经济困难地区。唯有如此，农村地区医疗服务提供者能力不足的问题才能得到根本的解决。

三、公立医疗机构的"行政型市场化"(2003—2012 年)

在医疗政策大转型的第二阶段,医疗供给侧的商品化和市场化有了进一步的发展,而医疗服务所处的经济环境也越来越市场化。市场机制在很多社会经济领域的资源配置上开始发挥基础性和决定性作用,这自然会对医疗供给侧的治理变革产生影响。民营医疗机构逐渐增多,而且大力推进社会力量办医也纳入 2009 年颁布的《新医改方案》之中。到 2012 年,私立医院在医院机构数量中的占比已经超过 40%,而在非医院类型的医疗服务提供者(诸如诊所等)当中私立者的比例更高。可是,以床位和人力资源来计,公立医院以及公立医疗机构还是占据主导地位(详见第八章)。

实际上,医疗政策大转型的第一阶段和第二阶段有很强的延续性或连续性,两者之间的实质性差别并不在于医疗供给侧在组织和制度上有何实质性改变,而在于医疗需求侧的重大变化,即由于国家再介入,基本医疗保障体系在第二阶段以 2003 年新农合新设为标志逐渐建立起来,并在 2012 年实现了全民医保,而且医保支付水平有了一定的提高。由此,绝大多数公立医疗机构和相当一部分民营医疗机构在其收入或资金这一治理事项上出现了重大变化,即医保支付成为其日常运营收入的主要来源;换言之,患者自付的比重大幅度降低了。这一趋势一直延续到医疗政策大转型的第三阶段,随着全民医保体系的巩固和发展,医保支付水平进一步提高,患者自付的水平进一步下降(参见表 5-5)。仅当医保支付愈来愈成为医疗机构的主要收入来源,才能在医疗供给侧的治理中为引入精致的市场机制和激活蓬勃的社群机制开辟空间。

因此,市场支付,无论是通过第三方医保机构还是患者个人支付,成为公立医疗机构的主要收入来源。在这个意义上,可以说公立医疗机构或者说整个医疗服务业走上了市场化。更准确地说,这种"市场化"是"行政型

表 5-5　医保支付和个人支出及其占医疗机构业务收入的比重(2004—2020 年) *

年份	医疗机构的业务收入/亿元	基本医疗保险支出		个人卫生支出金额/亿元	医保和个人支出占医疗机构业务收入的比重/%
		金额/亿元	占比/%		
2004	4194.7	888.6	21.2	4071.4	118.2
2005	4683.4	1140.5	24.4	4521.0	120.9
2006	5184.4	1432.5	27.6	4853.6	121.3
2007	7003.3	1918.5	27.4	5098.7	100.2
2008	8165.8	2745.9	33.6	5875.9	105.6
2009	10109.3	3720.3	36.8	6571.2	101.8
2010	11605.9	4725.9	40.7	7051.3	101.5
2011	13694.0	6141.6	44.8	8465.3	106.7
2012	16304.6	7951.6	48.8	9656.3	108.0
2013	18875.9	9710.2	51.4	10729.3	108.3
2014	21685.1	11024.0	50.8	11295.4	102.9
2015	23860.7	12245.5	51.3	11992.7	101.6
2016 **	26845.5	12112.7	45.1	13337.9	94.8
2017	29895.8	15175.8	50.8	15133.6	101.4
2018	33157.8	17823.0	53.8	16912.0	104.8
2019	37679.5	19945.7	52.9	18673.9	102.5
2020	36024.2	21032.0	58.4	19959.4	113.8

资料来源:中华人民共和国卫生部,2005:98;2006:100;2007:98;2008:93;2009:94;2010:94;2011:96;2012:94-95;国家卫生和计划生育委员会,2013:100;2014:100;2015:100;2016:100;2017:100;国家卫生健康委员会,2018:102-103;2019:102-103;2020:102-103;2021:93,102-103,331。

　* 本表对医保支付水平既有低估也有高估。低估在于未将商业健康保险支出纳入;高估在于一小部分医保支付流向本表未加统计的医疗机构(如药店)。由于低估和高估的占比都很低,且两相抵消,因此对于本表中占比的统计结果影响甚微。此外,最后一栏显示,在 2004—2006 年,由于村卫生室未纳入统计,因此导致占比结果偏高。

　** 2016 年基本医疗保险基金支出金额由于城镇居民医保和新农合一体化导致基金统计管理归属交接而有所低估,这使得当年医保支付在医疗机构业务收入中的占比偏低,也导致医保支付和个人支出在医疗机构业务收入中的占比低于 100% 的异常情况。

市场化"或"行政性商业化"。说其具有"市场化"或"商业化"的特征,是因为公立医疗机构日常运营的主要收入来源是收费而不是来自政府公共预算的行政拨款。就此,世界银行的专家们评论说:"由于医院和医生收入的一大部分来自按项目收取的服务费用和药品加成出售后的利润,中国大多数公立医院在实际操作中更像是私立医院,公立医院的医生更像是独立的私人从业者。"(World Bank,2010a:xiii)然而,如果因此而认为中国公立医院乃至公立医疗机构已经走上了真正市场化的道路,那就大错而特错了。中国公立医疗机构的"市场化"是受到行政化体制严重制约的"市场化",这是一种"行政型"的"市场化",在很多情况下呈现为市场机制为行政机制所扭曲的市场化。

关键在于,尽管引入了市场力量,但公立医疗机构的组织和制度架构经过 30 多年的变革,依然保留着行政化的基本特征。在组织上,公立医疗机构均隶属于一个个庞大的行政型等级化系统,而且绝大多数公立医疗机构(尤其是公立医院)在行政上隶属于卫生部门。从表 5-6 可以看出,在 2003 年,94.1%的政府办公立医院隶属于卫生行政部门,到了 2020 年,这个占比变成 89.11%,仅仅下降了 5 个百分点。即便都隶属于卫生行政部门,不同类型的机构还分属不同的子系统,如中医院所属的中医系统、妇幼保健院(所)所属的妇幼系统和基层医疗卫生机构所属的基卫系统等。即便在卫生行政部门内部,不同类型公立医疗机构相互之间都保持纵向平行性,在资源配置、战略决策、人事管理、价格制定等方方面面都受到不同政府卫生亚系统的影响甚至支配。

简言之,无论隶属于哪一个行政系统,所有公立医疗机构的运营固然受到市场力量的影响,但在更大程度上受到行政协调机制的左右。

行政型市场化的核心表现,在于业务收入成为公立医疗机构的最重要收入来源,而政府投入已经微不足道,这表明市场机制在医疗供给侧收入来源这一治理事项上发挥着主导作用。政府投入的重要性始终都很低,在

表 5-6　政府办医院收入来源构成（2003—2020 年）

年份	机构数/家	卫生行政部门所属医院		总收入/亿元	政府投入		业务收入	
		数量/家	占比/%		金额/元	占比/%	金额/元	占比/%
2003	9694	9126	94.1	2549.2	224.3	8.8	2324.9	91.2
2004	9823	9146	93.1	3339.8	427.4	12.8	2912.4	87.2
2005	9880	9139	92.5	3700.6	273.0	7.4	3427.7	92.6
2006	9757	8935	91.6	4029.6	338.0	8.4	3691.6	91.6
2007	9832	8974	91.3	4902.2	416.8	8.5	4485.4	91.5
2008	9777	8948	91.5	6090.2	510.2	8.4	5580.0	91.6
2009	9651	8734	90.5	7456.9	658.6	8.8	6798.3	91.2
2010	9629	8677	90.1	9011.4	790.4	8.8	8221.0	91.2
2011	9579	8605	89.8	10885.5	1012.1	9.3	9873.4	90.7
2012	9637	8637	89.6	13328.8	1186.8	8.9	11918.8	89.4
2013	9673	8661	89.5	15457.1	1323.1	8.6	13866.0	89.7
2014	9668	8659	89.6	17786.8	1486.8	8.4	15985.5	89.9
2015	9651	8597	89.1	19694.7	1817.6	9.2	17412.4	88.4
2016	9605	8560	89.1	22065.4	2072.2	9.4	19464.6	88.2
2017	9595	8560	89.2	24289.7	2294.4	9.4	21374.0	88.0
2018	9649	8597	89.1	26808.3	2616.2	9.8	23459.5	87.5
2019	9701	8617	88.8	30332.7	3030.7	10.0	26678.5	88.0
2020	9758	8696	89.1	30921.5	5074.9	16.4	24904.7	80.5

资料来源：中华人民共和国卫生部，2004：85；2005：100；2006：102；2007：100；2008—2009：93；2010：95；2011：99；2012：98；国家卫生和计划生育委员会，2013—2016：104；2017：106；国家卫生健康委员会，2018—2021：106。

医院总收入中的比重基本上在一成上下波动。这一格局自世纪之交形成之后就没有发生实质性的变化。表 5-6 展示了 2002 年之后狭义公立医院（即政府办医院）收入来源构成的全国性统计分析结果，由此可以看出，政府投入在政府办医院总收入中的占比，常年保持在 8.4%～10.0% 的区间，其中 2004 年和 2020 年占比偏高，缘于非典和新冠肺炎疫情的影响，政府对这些医院在疫情防控和涉疫疾病诊治上的额外付出给出了一定的补偿。

在医疗政策大转型的第二阶段，公立医疗机构的行政型市场化不止体现在公立医疗机构与卫生行政部门的组织隶属关系上，而且还体现在第一章所述公立组织治理第四维度或事项，即剩余索取权的配置。在医疗服务领域，出现了一种以"收支两条线"为突破口的所谓"改革"路径，其实质是卫生行政部门试图取消公立医疗机构剩余索取权，将其创收行动产生剩余的控制权从公立医疗机构转移到卫生行政部门。

"收支两条线"之举源于自 20 世纪末期以来针对政府针对行政事业单位在提供公共服务过程中"乱收费"现象制定的一系列财务政策。对于"乱收费"的治理整顿，总是陷入整顿—抑制—放松—反弹—再整顿的循环。经过 1987 年和 1990 年两次大整顿，"乱收费"现象一度受到抑制，但很快就出现反弹，于是 1993 年再次实施整顿。到 20 世纪末，行政事业单位收费收入为"非税收入"的概念形成，对非税收入实施预算化管理的行政治理思路随之形成，"收支两条线"管理成为非税收入行政治理的核心（白宇飞，2008：14-18）。1999 年 6 月 14 日，财政部监察部、国家计委、审计署、中国人民银行印发《行政事业性收费和罚没收入实行"收支两条线"管理的若干规定》（财政部财综字〔1999〕87 号）中指出："具有执收执罚职能的单位根据国家法律、法规和规章收取的行政事业性收费和罚没收入，属于财政性资金，均应实行财政'收支两条线'管理。上述行政事业性收费和罚没收入按财政部门规定全额上缴国库或预算外资金财政专户，支出按财政部门批准的计划统筹安排，从国库或预算外资金财政专户中核拨给执收执罚单位使用。"[①]

---

① 此文件在很多财税、会计、监察等专业杂志以及地方政府政报上得到转载，例如，参见《中国监察》1999 年第 8 期，第 38—39 页。

2001年12月10日,国务院办公厅转发财政部《关于深化收支两条线改革进一步加强财政管理意见的通知》(国办发〔2001〕93号)[①],正式确立了预算外资金"收支脱钩"的管理原则(孙忠欣,2011：292)。2003年5月9日,财政部、国家发展和改革委员会、监察部、审计署联合发布《关于加强中央部门和单位行政事业性收费收入"收支两条线"管理的通知》(财综〔2003〕29号),再次明确"行政事业性收费等政府非税收入必须按照规定实行'收支两条线'管理"。2004年,财政部发布《关于加强政府非税收入管理的通知》(财综〔2004〕53号),正式界定了非税收入,并提出了非税收入管理制度建设的完整构想(白宇飞,2008：45)。

实际上,卫生行政部门在贯彻落实公立医疗机构收费"收支两条线"管理上不落人后,只不过早期将重点放在药费整治上。2000年2月21日,国务院办公厅转发国务院体改办、国家计委、国家经贸委、财政部、劳动保障部、卫生部、药品监管局和中医药局八部门发布的《关于城镇医药卫生体制改革的指导意见》(国办发〔2000〕16号)中,其中提出"可先对医院药品收入实行收支两条线管理,药品收支结余全部上缴卫生行政部门,纳入财政专户管理,合理返还,主要用于弥补医疗成本以及社区卫生服务、预防保健等其他卫生事业,各级财政、卫生行政部门不得扣留或挪作他用"[②]。7月1日,卫生部颁发《医院药品收支两条线管理暂行办法》(卫规财发〔2000〕229号),其中第三条规定"医院药品收入扣除药品支出后的纯收入即药品收支结余,实行'收支两条线'管理。医院药品收支结余上交卫生行政部门,统一缴存财政社会保障基金专户,经考核后,统筹安排,合理返还"(《中国卫生年鉴》编辑委员会,2001：48-50)。但是,药品收支两条线管理在公立医院中引发诸多问题,如一是药费结余资金长期在体外循环,影响

---

①　此文件文本,参见中国政府网：http://www.gov.cn/zhengce/content/2016-10/11/content_5117396.htm(可随时浏览)。

②　此文件文本,参见中国政府网：http://www.gov.cn/gongbao/content/2000/content_60046.htm(可随时浏览)。

医院资金周转；结余资金按医疗服务亏损率返还，医院亏损越多返还越多，引致"鞭打快牛"等问题，即经济学中所谓"棘轮效应"（Freixas，et al.，1985）。这一管理办法颁布后，因违背医院内部运行和发展规律，引发激励扭曲，在绝大多数地区都没有执行，连卫生部部级医院也只运行半年就"关闸"了，各地区医院实行的药品"收支两条线"管理实践也出在自消自灭的状态（陈玉梅、黄志强，2007：47）。

在国务院正式确立政府非税收入实行"收支两条线"管理的大背景下，为了强化公立医疗机构的公益性质，2005年卫生部政策法规司提出了公立医疗机构实行"收支两条线"管理的具体构想，即由政府对公立医疗机构实行"核定收支、以收抵支、超收上缴、差额补助"的管理方法。在2006年，卫生部卫生政策法规司委托资助了卫生部卫生经济研究所专门就公立医疗机构的"收支两条线"管理进行研究（党勇等，2007）。有些地方政府也资助大学展开类似的研究，如上海市发展改革委员会资助上海交通大学公共卫生学院就社区卫生服务中心实施"收支两条线"管理进行研究（鲍勇，2007）。在卫生部政策法规司的指引下，一些地方的卫生局和财政局联合开始对收支较为平衡的社区卫生服务机构试行"收支两条线"管理（党勇，2007：1-2），如浙江省杭州市下城区（傅家康，2007）、上海市徐汇区（刘诗强等，2008）和闸北区（庞连智等，2008）。

"收支两条线"有两种：一是全额的，二是差额的。"全额收支两条线"，是指公立医疗机构的收入全部上缴政府，其支出全部由政府下拨；"差额收支两条线"，是指政府对公立医疗机构实行核定收支、以收定支、超收上缴、差额补助的财务管理方式。当然，"差额收支两条线"还有完整版和部分版两种，完整版针对所有收支，而部分版（如前所述）仅针对药品收支来实施。由于不同类型的医疗机构收入和支出规模相差很大，在当时，一般主张在城镇社区卫生服务体系和乡镇卫生院中可实行"全额收支两条线"，而在公立医院中实行"差额收支两条线"。"收支两条线"被视为推进公立医疗机构回归公益性的现实途径，其核心在于切断医疗机构业务收入与其人员个人收入的关联，从而终结"过度医疗""以药养医"等行为（鲍勇，2007；应亚珍，2007）。同时，政府实施预算管理并给予大量补贴，体现政府对公立医疗机构支出保障责任的承担，公立医疗机构由此可维持低价运行，以保持公益性（应亚珍，2007：42）。当然，为了提高医护人员的工作积极性和效率，使低价运行持续下去，政府部门还必须不断地对公立医疗机构合理核定收支，合理确定编制，合理制定各类专业技术人员的工资，合理实行有效的动态"绩效评估"，以实现奖勤罚懒，甚至在公立医疗机构中实行淘汰制，"对绩效考评不合格、群众反映不好的医院，可以实行产权改革，不再由政府举办"（应亚珍，2007：43）。

在很大程度上，"全额收支两条线"意味着公立医疗机构的收支完全由政府掌控。这不仅仅是财权的问题，也不止于剩余配置权的重置，这些公立医疗机构采购医疗设备和药品的权利，也都回收到卫生行政部门。加上一直掌控在政府手中的人事权，公立医疗机构的人财物三项大权全部由政府掌控。公立医疗机构的自主化将终止，行政化将复归。各地卫生局成为公立医疗机构的"总院长"，这些机构成为卫生局的科室。作为卫生局下属的"科室"，这些医疗机构固然没有任何动力诱导患者过度消费，但它们是否有足够的动力为民众提供良好的服务，是否有积极性来改善服务，是否有可能发展壮大，都成问题了。既然辛辛苦苦收来的钱都要上缴，能分下来多少钱取决于政府的好恶，那么最保险的策略就是不好不坏，甘居中游。第一章曾经提到著名美国公共行政学者威尔逊曾担心一旦剩余配置权被政府收走，那么公立组织就会丧失成本控制的积极性，现在看起来，"收支两条线"在公立组织那里所造就的负激励，远不止成本控制问题。

为了应对这种情况，政府必须想其他办法来激励公立组织，设定很多评价指标，请很多人（包括政府官员）进行评估。这样的体制如果要运转良好，必须要满足以下四点要求：（1）评价体系高度完善；（2）政府高度灵活应变，洞悉民众千变万化的需要，并据此设定绩效评价指标；（3）政府监管动力十足，评审者始终保持足够的动力来公正评审下属机构；（4）政府监管手段完备。这四条能满足一条都不容易，全部满足几乎是不可能的。况且，我们这里依然假定政府行政管理者及其选定的评审者全都自始至终是廉洁公正之士。但是，要知道，这样的游戏规则无疑赋予了政府官员及其选定的评审者以极大的权力，也就无疑给他们带来了极多危险的诱惑。这样的理念，这样的措施，这样的手段，恰恰就是计划经济时代的特征。因此，"收支两条线"实施最有可能的后果就是"体制复归"（陈玉梅、黄志强，2007：47；刘军民、张维，2007：12）。

如前所述，"收支两条线"在某些地区的城乡社区卫生服务体系那里试点，有些试点效果似乎还不错。试点一般会产生"试点效应"，其原因很简单。由于试点是局部性的，参与试点的机构少，有关主管部门出于政绩显示的考虑，绝不希望试点失败，因此会思量试点对象对试验措施的适用性，会千方百计动员资源，会想方设法设计好考核指标，也会尽心尽力地进行考核。换言之，前述的四项要求相对来说在试点中比较容易满足。因此，试点大多都会取得一定程度的成功。尽管如此，试点中绩效考核有欠合理、有待完善、亟待科学的问题，即便是充分肯定试点成效的调研总结类文章中，也都难以例外地指出了这一点。由于这类文章数量众多，而且极易搜索，这里没有必要一一引证。

但是，一旦试点推广，试点效应就会消失。首先，参与机构多了，差异性就大了，上述的四项要求就难以满足了。无论考核指标如何设计，总会难免出现"一刀切"的问题，否则就难免出现不公平的问题，但是"一刀切"本身也会引发各种各样"不切实际"的问题。这也是中国有关"一刀切"的抱怨特别多，但"一刀切"又根本无法消除的根源所在。

其次，退一步说，即便考核指标是完美的，考核的环节也会出问题。"上有政策下有对策"是生活中的常态。一旦考核指标确定下来，被考核者一定会想方设法迎合或应付,猫腻会层出不穷。这就需要考核者廉洁公正。在试点时,被考核者和考核者都有限,政府部门睁大眼睛监管就是了,一般不会出什么漏洞。但是,一旦参与游戏的人多了,而政府部门的眼睛有限,于是暗箱操作出现的空间就大了。如果监管者也参与其中,问题就更严重了。总之,考核指标越复杂,参与者越多,游戏过程越复杂,掌握权力(无论大小)者加以调适的可能性越高,最后的结局是多数人都能娴熟地掌握各种调适技能,较真的人反而成为异类,坚持原则但却处处碰壁。这样的情形,从古到今,无处不在,无时不有,"古怪的模范官僚"海瑞(黄仁宇,2006：115-140)就是最著名的例子,在当今的基层治理也不乏其例。

实际上,这样的例子几乎天天发生在我们的身边。不限于医疗领域,各类公立机构几乎年复一年,甚至月复一月地应付各种考核,而政府主管部门年复一年,甚至月复一月地绞尽脑汁设计各类考核指标,学者们关于绩效考核和绩效管理的论著也汗牛充栋,但是自上而下式绩效考核下行政治理失灵的情形在中国俯拾皆是(徐阳,2017)。其实,在外国情况也是如此,例如英国全民公费医疗管理部门为了控制医疗费用的上涨,曾经热衷于实施目标绩效管理,其中设定了降低单位成本(如次均费用)的目标,但由于影响单位成本的因素太多从而很容易遭到操控,控费的目标没有达成(Dawson, et al., 2001)。卫生部门如此,教育部门、文化部门、社会福利部门等何尝不是如此。在此类上下行政博弈中,哪怕权钱交易的现象不多,很多考核也最终会走过场。把改革的希望寄托在强化政府部门对服务提供者的日常考核上,最终如果是"认认真真走过场""踏踏实实搞形式",已经就算最好的结果了。事实上,在公共管理中,反对形式主义的呼声不绝如缕,克服形式主义的要求屡屡得到重申,这本身就是行政化治理失灵内在机制的外在呈现。

与此同时,当试点扩大之后,财政负担问题必然凸显,原本针对少数试点对象的财政帮扶措施,一旦全面铺开,就变得不可承受和不可持续,而激励不足问题的存在更使财政不堪重负(刘军民,2007;刘军民、张维,2007：12;陈玉梅、黄志强,2007：48)。承接卫生部政策法规司委托课题的卫生部卫生经济研究所在其研究报告中也基于"各级政府财政对公立医院承担保障责任的能力问题"以及如何处理"公立医院在规模快速扩张中累积下的债务问题",引发负激励和有效绩效管理是否可能的问题,建议"慎重对待公立医院的'收支两条线'管理"(党勇等,2007：2-3)。即便在那些充分肯定"收支两条线"试点成效的调研文章中,也多有对加大政府投入的强调(例如,刘诗强等,2008：81),或指出存在着基本运行经费保障不到位的问题(例如,应亚珍等,2016),或不难看到增加政府财政补偿力度的建议(例如,贾继荣等,2015)。

因此,即使在最好的情形下,"收支两条线",无论是全额还是差额,也只能适用于城乡社区卫生服务机构,在公立医院中根本不适用,因为即便简单来看,医院收支规模巨大,其财务管理一旦上交给上级行政部门,那么卫生行政部门就变成了医院的财务主管,这根本就是不可能的事情。即便是在医疗服务市场上不占主导地位的县医院,其总收入和总支出上亿者也不计其数,更不要说级别更高的医院。对于"收支两条线"管理在公立医院中的适用性问题,在这项"改革"措施酝酿之际就已存在质疑之声(刘军民、张维,2007;陈玉梅、黄志强,2007)。笔者也从激励理论的视角对公立医疗机构实行"收支两条线"行政化治理的思路加以质疑(顾昕,2008c),并主张即便在社区卫生服务领域也应避免走行政化之路(顾昕,2008d),并专门针对社区卫生服务(顾昕,2012a)和县医院(顾昕,2012c)论证了以政府购买服务、医保支付改革为核心去行政化改革思路。在现实中,"收支两条线"在公立医院中从未普遍推开,仅有陕西省子长县(今子长市)在2010年启动了县医院的"收支两条线"管理,一度形成了医改的"子长模式"(李秀江,2010),但这一模式在3~4年后就归于沉寂,其过程完美地印证了质疑者的预见(详见第七章)。无论是一度力推的卫生行政部门还是曾经力挺的政府主导派专家，对在全县域公立医院中实施"收支两条线"管理的"子长模式"的命运，都不再发声。

相对于其公立医院中的不可行性，"收支两条线"在城乡社区卫生机构中勉强可以一试，原因有几点：(1)社区卫生服务机构的类型比较单一，服务内容相对来说简单，用来评估其绩效、指导其运营的指挥棒相对来说比较容易设计；(2)机构数量较少，政府合理有效考核的可能性还是存在的；(3)参与试点的社区卫生服务机构大多运营困难，政府补贴是其维持运营所依赖的主要财源，因此其对"收支两条线"并不抵触，而且对于能够"旱涝保收"更是暗中欣喜；(4)试点在原本收支基本平衡的医疗机构那里既能够顺利前行，也能取得"成功"。因为对这些机构来说，一来运营结余本来就不多，因此其掌握剩余配置权的积极性不高，意义不大；二来将财务管理权上移上级主管，也能减轻其自身的管理负担和责任。这样，社区卫生服务机构与各地卫生局上下配合，试点效果不错是正常的，尤其是农村地区。

然而，除了在那些社会资本不愿进入的地方，例如农村、山区、边远地区等，如此"改革"的代价是阻碍了社会资本进入社区卫生服务领域，也阻碍了企业医院和基层医院向社区下沉的步伐。很显然，当各地卫生局在"收支两条线"名义下为公立社区卫生服务机构提供大量财政补贴之时，其他类型的医疗卫生机构即使有意进入社区，也会望而却步，因为在社区已经没有了公平竞争的活动场地。与此同时，尽管社区卫生服务体系在政府的补贴下有可能获得一定的发展，但是长此以往，在没有竞争的情况下，公立社区卫生服务机构终将会形成不好不坏的格局。

实际上，如果这些地方政府财政能力强，在城镇地区，与其直接补贴给供方，不如补贴需方，大力健全基本医疗保险，提高医疗保险的保障水平，尤其是通过强化医疗救助提高贫困人群的保障水平（顾昕，2010b）。让基于医保支付的市场机制发挥主导作用，才能促使公立医疗机构改变行为，提升效率，增进公益性。基于医保的改革路径，远比"收支两条线"更有效、更合理、更具有可持续性，而且这也是世界各地，无论是发达国家还是发展中地区，经过几十年普遍实践得出的结论(顾昕，2014a：106-133)。不止如此，由于医保支付改革中内含的医保预付制与医疗机构拥有财务自主权尤其是剩余配置权具有制度上的互补嵌合性，而"收支两条线"的实施破除了医疗机构的财务自主权尤其是剥夺了剩余配置权，因此与医保支付改革相冲突，变相堵死了另一条改革之路。一旦"收支两条线"在公立医院中全面实施，通过医保支付改革撬动整个医疗供给侧改革的路径就会荡然无存。在 2007 年前后对"收支两条线"适用性(尤其是在医院的适用性)加以质疑和商榷的文章都指出这一措施将使医保支付改革劳而无功(陈玉梅、黄志强，2007：48-49；刘军民、张维，2007：12)，即便是对这一措施总体肯定但实事求是的调研文章也明确指出了这一点(庞连智等，2008：1209)。

作为治理行政化的一种典型，"收支两条线"之举必然引致层出不穷、五花八门的治理失灵在理论上是可以预见的，而"收支两条线"的实践也多是不切实际的。事实上，即便仅仅收缩在社区卫生服务的范围，"收支两条线"只是在各地呈现一些散点开花的格局，未在全国各地以全省域的方式推开，只有安徽是一个例外。2009 年 9 月开始酝酿，11 月启动，安徽省在32 个县(市、区)的基层医疗卫生服务机构中进行"收支两条线"试点，同时实施基本药物制度，即基层医疗卫生机构优先使用 593 种基本药物并执行药品零差率销售政策，对基本药物由政府实施集中招标采购，在非基本药物的使用在药品品种数和销售金额中的占比不得超过 20％。这一举措当时被赞为前所未有的"最彻底"的医改样板，并被预言为能像安徽凤阳农村土地承包制改革一样走向全国，开启医改的新篇章(李光明，2009)。2010年 7 月，安徽省卫生厅将此举在全省推开并在 2011 年 1 月 16 日召开的省卫生工作会议上宣布，安徽省率先开展的"基层医药卫生体制综合改革任务已经基本完成"，"改革转变了基层医疗卫生机构以药养医的机制，回归了公益性，初步实现了人民群众得实惠、医务人员待遇有保障、机构管理更规范的目标"(冯立中、陈旭,2011)。不出意外,"安徽模式"影响巨大,乃至国务院医改办的人事安排也因此发生变动。2013 年 2 月 10 日,国务院办公厅发布的《关于巩固基本药物制度和基层运行新机制的意见》(国办发〔2013〕14 号)提出,"有条件的地区可以实行收支两条线,基层医疗卫生机构的收入全额上缴,开展基本医疗和公共卫生服务所需经常性支出由政府核定并全额安排"[1]。但客观上,"安徽模式"在安徽引发的各种争议不断,而且也未能在全国范围得到普遍推广。截止到 2014 年底,"按全国卫生财务年报统计,全国 42149 个基层医疗卫生机构中,有 11843 个实行了收支两条线的补偿模式,占 28%"(应亚珍等,2016:8)。

　　总而言之,改革开放前计划经济时代高度行政化体制所带来的磨难已经证明,在政府预算化(即"收支两条线")管理下低价运行的所有公立机构(事业单位),包括公立医疗机构,给我们带来的是产品和服务的短缺。在市场经济时代,指望通过回归计划经济体制来实现基本医疗服务的社会公益性,不仅是一厢情愿、缘木求鱼,而且还会极大地阻碍本来可以顺畅前行的治理变革之路。在 2007 年初,国务院医药卫生体制改革部际协调小组邀请的 7 家机构提交了新医改方案,其中北京大学和国务院发展研究中心的方案强烈主张在卫生行政部门中成立专门机构,对公立医疗机构尤其是公立医院的人、财、物实施严格的管理,包括在财务上实行"收支两条线",复旦大学和中国人民大学的方案则将政府行政化预算管理局限在社区卫生服务体系,由笔者主笔的北京师范大学方案(即"第七套方案")则明确反对"收支两条线",主张在推进全民医保的前提下由医保机构对医疗机构实行预付制,通过市场机制的运作抑制供方过度医疗。世界银行、世界卫生组织和麦肯锡公司的方案没有意识到这一问题的重要性,对此未加论述(余晖,2014a:11)。实际上,即便在力主推行"收支两条线"的卫生部内

---

　　① 此文件文本,参见中国政府网:http://www. gov. cn/xxgk/pub/govpublic/mrlm/201302/t20130220_65940. html(可随时浏览)。

部，也并非只有一种声音。早在 2009 年的"两会"期间，原卫生部副部长黄洁夫就明确反对"收支两条线"政策，认为此举是计划经济时代的"大锅饭"做法，实行它就等同于在走回头路（王朝君，2015b：50），但这种观点后来在卫生行政系统中隐声了。

除了在财务管理上再行政化的"收支两条线"的实施之外，中国医疗政策大转型第二阶段的另一个再行政化之举是实行集中化的药品集中招标采购。实际上，这一制度本来由地方政府自发建立，在 2000 年才由中央政府在全国推广。2001 年 7 月，卫生部等六部委印发《关于进一步做好医疗机构药品集中招标采购工作的通知》（卫规财发〔2001〕208 号），明确到 2001 年底，争取在地级以上城市普遍开展药品集中招标采购工作（国务院纠正行业不正之风办公室，2003：89-92）。同年 11 月 12 日，卫生部印发《医疗机构药品集中招标采购工作规范（试行）》（卫规财发〔2001〕308 号），这是我国第一部关于药品集中招标采购的运作模式和法律责任的部门规章；同日，国务院纠风办等七部门联合印发《医疗机构药品集中招标采购监督管理暂行办法》（国纠办发〔2001〕17 号），将卫生行政部门制定的部门管理办法升格为国务院的法规。

自此，在医疗机构物流管理上，尤其是在药品购销环节，政府施加了细致、严格的管制。可是，这一管制制度不但没有抑制原本试图解决的在医疗机构存在的"不正之风"问题，也没有缓解以多开药、开贵药为特征的"过度医疗"问题，更没有有效降低百姓的医疗费用分担，而且还引发了许多新问题，诸如招标采购过程"不规范"，背离"公开、公平和公正原则"，手续烦琐，医药企业不堪重负，药价虚高依然普遍存在，集中采购合同执行乱象频发，很多低价药品"中标死"等。这些新问题激起了医药企业和医药行业协会的强烈反应，其要求暂缓和停止药品集中招标采购的呼声不断，且赢得了许多有影响力的媒体的关注和报道。但由于医药行业的社会组织普遍缺乏公共政策研究的能力，更缺乏从整个医药卫生体制改革大局看问题的认知和视野，以致其"上书"仅仅停留在现象描述和牢骚吐槽的层次，既抓不住问题的实质和根源，也提不出合理可行的替代政策，因此自然不会被政府所采纳（李宪法，2005：17-29）。在 2004 年国庆节前夕，卫生部等六部门发布《关于进一步规范医疗机构药品集中招标采购的若干规定》（卫规财发〔2004〕320 号），将药品集中招标采购制度深化、细化、系统化，当然也不可避免地复杂化。

在 21 世纪之初形成的药品集中招标采购是一个分散型行政治理制度，其分散性不仅体现在卫生行政部门主导但多部门、多机构参与，而且还体现于在地级市层级实施。由此，医药企业需要"公关"的对象不仅包括原来的医疗机构和医务人员，还包括实行该制度实施后主管部门的行政人员，而且很多地市同时开展集采，企业疲于应付。为了降低交易成本，四川省率先于 2005 年试行全省统一药品集采。2006 年，国务院办公厅曾发文，要求各地探索以政府为主导、以省为单位的网上药品集中招采工作。2010 年 7 月 7 日，作为新医改的配套实施文件，卫生部等七部门发出《关于印发医疗机构药品集中采购工作规范的通知》（卫规财发〔2010〕64 号），在全国范围内规定"实行以政府主导、以省（区、市）为单位的医疗机构网上药品集中采购工作"（《中国卫生年鉴》编辑委员会，2011：360）。自此，省级药品集中招标采购制度确立（傅鸿鹏，2020）。

在中国医疗政策大转型的第二阶段，在实践层面发生的种种现象，尤其再行政化和去行政化的政策措施出现摇摆，归根结底是与政策取向的不同有关。在这一阶段，最为突出的事件是"新医改争论"的出现，并对新医改政策决策产生了影响的深远。这一争论的基本主题就是政府与市场之争。"政府主导派"主张政府对医疗服务实施全方位、全天候、全环节的管理，通过确立公立医院在医疗供给侧的主导性，加大政府财政对公立医疗机构的投入，以期实现公益性，即为民众提供质优价廉的基本医疗服务（葛延风、贡森等，2007；李玲，2010）。"市场主导派"主张在医疗服务领域引入市场力量和市场机制,实现真正意义的"市场化"而不是"伪市场化"(周其仁,2008),而政府应该在市场不足和市场失灵的地方发挥主导作用,即推动全民医疗保险、推动医保支付改革、推动多元办医格局的形成(顾昕,2005b;2008a;顾昕等,2006;詹初航、刘国恩,2006)。尽管学界普遍排斥标签化,但无需讳言,新医改中存在着两种学术范式,而新医改政策在咨询和决策过程中也受到这两种学术范式的深刻影响(Kornreich, et al., 2012;Huang,2013:68-78),这是一个客观事实,也是一个正常现象。尽管这一争论在第二阶段结束之际在媒体上不再热火朝天,但政府与市场二元对立之争依然深刻影响着新医改政策的变化。当然,这一现象不止于医疗领域,而是遍及很多经济和公共政策领域,如产业政策(参见张维迎、林毅夫等,2017)。

四、走向去行政化的探索之路(2013—2020 年)

自 2013 年开始,中国医疗政策大转型进入了第三阶段,即中国新医改进入了新时代。新医改新时代有三大标志:一是去行政化;二是全民医保;三是国家医疗保障局的建立。在医疗供给侧,党的十八届三中全会将公立医疗机构改革的指导原则确定为去行政化。正如第一章所详述,"去行政化"并不意味着取消行政治理的作用,而是着眼于各级政府如何推动治理范式和制度模式的创新,改变既有的行政力量大包大揽、行政机制主导一切的旧格局,让市场机制和社群机制在资源配置和组织协调方面发挥更积极的、甚至是基础性的作用,从而开辟一个政府增强市场、国家激活社会的新格局。这样一个新的治理格局,在党的十九届四中全会之后,有了一个新的标签,即社会治理。

全民医保是第二阶段中国医疗政策大转型提出的医疗需求侧改革的最重要目标。这一目标在 2012 年达成,中国以基本医疗保险制度覆盖全民的实现进入了全民医保国家的行列（Yu，2015），这一社会事业的伟大成就赢得举世瞩目和赞扬。全民医保的实现为医保支付制度改革的推进奠定了基础，而医保支付改革才是撬动整个医疗体制改革的杠杆，是重构医疗供给侧激励结构的关键，是推动医疗事业回归公益性的重中之重（顾昕，2008a：17-21；顾昕，2014a：40-48）。这一主张得到了《新医改方案》的认可。2009 年颁布的《新医改方案》就明确提出，"强化医疗保障对医疗服务的监控作用，完善支付制度，积极探索按人头付费、按病种付费、总额预付等方式，建立激励与惩戒并重的有效约束机制"（中共中央、国务院，2009：18），由此确立了医保支付改革在中国医改中的战略地位。

在推进基本医疗保险全民覆盖的同时，中国医保改革的重点从 2011 年开始转向新型市场机制的建立。自此之后，中央政府有关部门几乎每年都发布文件，指导并敦促地方大力推进医保支付改革。各地也纷纷采取了一些试点措施（人力资源和社会保障部社会保险事业管理中心，2012；张朝阳，2016）。2016 年 10 月 25 日，中国政府颁布的《"健康中国 2030"规划纲要》再次明确，"全面推进医保支付方式改革，积极推进按病种付费、按人头付费，积极探索按疾病诊断相关分组付费（DRGs）、按服务绩效付费，形成总额预算管理下的复合式付费方式，健全医保经办机构与医疗机构的谈判协商与风险分担机制"[1]。2017 年 6 月 28 日，国务院办公厅发布《关于进一步深化基本医疗保险支付方式改革的指导意见》（国办发〔2017〕55 号），再次敦促全国各地全力推进医保支付改革，并就按病种付费、开展 DRGs 试点以及完善按人头付费、按床日付费等支付方式的具体改革事项给出指导意见。[2] 但是，总体来说，以 DRGs 系统建设为代表的医保支付改革进展相当缓慢。值得注意的是，尽管按 DRGs 医保付费尚未落地，但依照标

---

　　[1]　中共中央、国务院：《"健康中国 2030"规划纲要》，参见中国政府网：http://www.gov.cn/zhengce/2016-10/25/content_5124174.htm（可随时浏览）。

　　[2]　此文件文本，参见中国政府网：http://www.gov.cn/zhengce/content/2017-06/28/content_5206315.htm（可随时浏览）。

尺竞争原理基于 DRGs 对医院住院服务进行监管和评比，自 2015 年开始成为卫生行政部门一项新的政府行动，为此 CN-DRGs(2014 版)分组方案在国家卫生和计划生育委员会中新设医政医管局的主持下得以公开发布（北京市医院管理研究所、国家卫生和计划生育委员会医政医管局，2015）。实际上，DRGs 也是医院管理的一种工具，其理由很简单，医院管理层对其组织内服务数量和质量的管理必须基于具有可比性的标尺来进行，而 DRGs 则提供了标尺设定的可比性基础(Burik and Nackel，1981)。可是，基于 DRGs 的政府监管和医院管理，唯有在基于 DRGs 的医保付费制度化之后才真正具有相关性，毕竟医生行为受到财务激励的影响，为唯有医保付费改革才能实质性地改变供方财务激励的结构。

国家医疗保障局的建立改变了医保支付改革裹足不前的局面。2018 年 12 月 10 日，国家医保局在刚刚完成组建之后不久就发布文件，部署启动 DRGs 国家级试点的工作。[1] 医保支付改革，这个在笔者看来是撬动新医改的杠杆，终于有了一个全新的组织支点，为这项需要行政机制发挥元治理作用的改革建立了组织保障。2019 年 6 月 5 日，国家医疗保障局会同财政部、国家卫生健康委员会和国家中医药局发布通知，确立了 30 个国家级 DRGs 试点城市[2]，按 DRGs 医保付费作为国家战略在正式提出近 10 年之后开始落地。2020 年 10 月 19 日，国家医疗保障局部署了按病种分值付费(DIP)的国家级试点工作。[3] 2021 年 9 月 23 日，国务院办公厅公布的《"十四五"全民医疗保障规划》中提出了"持续深化医保支付方式改革"

---

[1] 国家医疗保障局办公室关于申报按疾病诊断相关分组付费国家试点的通知（医保办发〔2018〕23 号），参见国家医疗保障局官网：http://www.nhsa.gov.cn/art/2018/12/10/art_37_851.html（可随时浏览）。

[2] 试点城市名单，参见国家医疗保障局官网：http://www.nhsa.gov.cn/art/2019/6/5/art_37_1362.html（可随时浏览）。

[3] 国家医疗保障局办公室关于印发区域点数法总额预算和按病种分值付费试点工作方案的通知（医保办发〔2020〕45 号），国家医疗保障局官网：http://www.nhsa.gov.cn/art/2020/10/19/art_37_3752.html（可随时浏览）。

的具体要求。^① 中国新医改的杠杆开始有了支点,医保支付改革从战略地位的确定转向了在全国各地落地的实践之中(顾昕,2019b)。2020 年 9 月,浙江省建成了全省域 DRGs 医保付费系统,成为全国落实医保支付改革战略的"重要窗口"(顾昕等,2021a)。

医保支付制度改革是新医改的重中之重,是撬动整个医改的杠杆。从 2005 年开始参与医改政策研讨以后,笔者始终不厌其烦、不遗余力地强调这一点(顾昕,2005b;2008a:17-20;顾昕、高梦滔,2007;顾昕,2012d;2014a:40-48)。在医疗保健局的组织建设在浙江省落地之时,笔者也投身于浙江省建立全省域 DRGs 医保支付系统的建设上,主持了 ZJ-DRGs 1.0 版分组方案的编订(顾昕等,2021a;2021b),并承接了温州市医保局医保支付改革政策咨询项目。在这一制度建设的过程中,医保支付方式的选择和操作固然重要,其中存在着不断专业化的问题,但更为关键的是,医保机构与医疗机构必须建立一种平等谈判的机制,双方都没有行政级别,只是平等的市场主体,就医保支付水平和医保支付方式进行谈判,这是市场机制发挥作用的体现。同时,在新游戏规则确立的过程中,医界社会组织(医学会和医院管理协会)在技术参数设定和行业自我规制上通过社群机制的运作发挥积极作用,是医保支付改革顺利前行所不可或缺的(顾昕等,2022)。

中国医疗政策大转型第三阶段在医疗供给侧的政府行动目标,是推动公立医疗机构去行政化,突破公立医疗机构所处的行政化等级体制,赋予公立医疗机构真正的独立法人地位。因此,去行政化的另一种说法就是法人化。然而,由于各级政府在医疗供给侧改革思路选择上的不明确,导致推进公立医疗机构去行政化改革的努力支离破碎,而且在很多情形下出现改革不配套的情况,即再行政化和去行政化举措往往并举,导致供给侧不

---

① 《国务院办公厅关于印发"十四五"全民医疗保障规划的通知》(国办发〔2021〕36 号),中国政府网:http://www.gov.cn:8080/gongbao/content/2021/content_5643264.htm(可随时浏览)。

同子领域的改革措施相互掣肘的现象层出不穷。在这种情况下，公立医疗机构法人化进展缓慢，而公共契约模式，即政府通过公共医疗保障体系购买基本医疗服务以及通过公共卫生体系购买公共卫生服务的新市场机制，始终没有成形；尤其是地方性公立医院改革，始终在再行政化和去行政化之间摇摆（详见第七章）。

尽管去行政化改革在医疗供给侧始终步履蹒跚，但作为新医改中再行政化之典范的"收支两条线"，由于其自身内在固有的问题而终止了。2015年1月，安徽省官方宣布在基层医疗卫生机构"取消收支两条线"政策的实施，此举自然引发舆论热议，关注此举是否意味着原有改革失败（韦星，2015），或者是不是意味着医改要走回头路（孔令敏、冯立中，2015；王慧慧，2016），卫生部主办的《中国卫生》甚至以"'收支两条线'生与死"为题在当年第10期设置专辑，对此加以讨论（王朝君，2015b）。安徽省卫生行政部门新任领导也在《卫生经济研究》上撰文详细说明在"明确取消基层医疗卫生机构收支两条线管理"之后在医疗供给侧的新改革措施（于德志，2015）。尽管原本一向支持"收支两条线"的政府部门、媒体和学者在此时都认定"收支两条线"本身不一定错误甚至依然正确的表态是可以预期的，但无论如何，这项在医疗供给侧试图逆转公立医疗机构自主化的再行政化之举，毕竟被"取消"了。而且在此后，"收支两条线"管理再未出现医疗供给侧改革的政策之中，以此而声名鹊起的"子长模式"和"安徽模式"，也被"三明模式"所取代，而在"三明模式"中并不存在"收支两条线"的内容（详见第七章）。

在新医改新时代，中国医疗政策大转型第三阶段的第三大重要里程碑，是国家医疗保障局（简称"国家医保局"）的设立。国家医保局新组建之后，原本属于发改委的价格管理职能以及属于卫生行政部门的药品集中招标职能也转移给了国家医保局。如何在价格体制改革以及在集中招标采购制度的重建上提出新的思路、开辟新的路径并且与医保支付改革相容相融相向而行，必将成为国家医保局在未来面临的新挑战。国家医保局的设立，不仅会在医疗需求侧的去碎片化上有所作为，而且还为医疗供给侧去行政化提供了新的助力（顾昕，2019a），对此本书将在最后三章就价格改革、药品治理以及国家医保局对新医改全局和医疗供给侧的影响加以详述。

第六章 基本卫生保健的公共治理创新：
强基层之道

在医疗体系中，基本卫生保健占据独特而重要的位置。2009 年之后，"保基本""强基层""建机制"被概括为新医改的三大战略。后来的"健康中国"规划，突出了基层医疗卫生服务供给侧改革的战略地位。中国政府 2016 年 10 月 25 日颁布的《"健康中国 2030"规划纲要》强调，要"以人民健康为中心，以基层为重点，以改革创新为动力"，并进一步明确了"强基层"战略的要点，即"建立不同层级、不同类别、不同举办主体医疗卫生机构间目标明确、权责清晰的分工协作机制，不断完善服务网络、运行机制和激励机制，基层普遍具备居民健康守门人的能力。完善家庭医生签约服务，全面建立成熟完善的分级诊疗制度，形成基层首诊、双向转诊、上下联动、急慢分治的合理就医秩序，健全治疗—康复—长期护理服务链"。[①]

置于国际视野，"强基层"所涉及的实际上是如何强化基本卫生保健的问题，自 20 世纪后叶以来，促进基本卫生保健的发展成为一个全球性卫生政策和社会政策的重要课题。由于绝大多数国家没有行政化事业单位体制，因此"基层医疗卫生服务"在国际上并非一个专业术语，与之相对应的国际概念是"基本卫生保健"（primary care）。英文概念 primary care 有两

---

① 《中共中央国务院印发〈"健康中国 2030"规划纲要〉》，2016 年 10 月 25 日，参见中国政府网：http://www.gov.cn/zhengce/2016-10/25/content_5124174.htm（可随时浏览）。

个中译，一是"基本卫生保健"，另一个是"初级卫生保健"。这两个译名无论是在学术文献中还是在政策实践中，含义是等同的，是可以互换使用的。"基本卫生保健"这一译法并不常见，而"初级卫生保健"这种译法则始于20世纪后期，现在依然流行。期刊《中国初级卫生保健》于1987年创刊，中国农工民主党在1996年12月发起成立了中国初级卫生保健基金会，而这一译法在政府文件中也多得到使用。但是，令人遗憾的是，这个译法具有很大的误导性，因为"初级"这个形容词是与"中级"和"高级"相对的，在中文语境中具有明显的贬低之意。事实上，"初级卫生保健"这个词在基层、媒体和民众当中也不流行，基层医疗卫生机构，无论是城镇地区的社区卫生服务机构，还是农村地区的乡镇卫生院，也极少自称为"初级卫生保健提供者"，而相应的英文称谓 primary care providers 在国际上却非常流行。在英文中，"primary"这个词既意味着"基本的"，也意味着"首要的"，其重要性不言而喻。随着时间的推移，更为贴切的"基本卫生保健"或"基本保健"的译法，开始在一些学术场景中采用①，但是"初级卫生保健"或"初级保健"的译法依然流行。② 本书基本上使用"基本卫生保健"这一术语，只是在与既有文献或政策相关联的特定上下文中沿用"初级卫生保健"这一概念。

在国际上，基本卫生保健的重要性始终被排在医疗卫生健康政策的首要位置，可谓名正言顺。1978年，世界卫生组织与联合国儿童基金会（UNICEF）在阿拉木图（Alma Ata）联合召开国际基本卫生保健会议，并发表《阿拉木图宣言》，提出基本卫生保健的全民覆盖是实现人人健康目标的关键（*Lancet's* Editorial，2008）。2008年，世界卫生组织为了纪念《阿拉木图宣言》发表30周年，将当年年度《世界卫生报告》标题定为《基本卫生保

---

　　① 例如，由原卫生部干部陈宁姗主译的《欧洲基本保健体制改革——基本保健能否驾驭卫生系统？》（北京：中国劳动社会保障出版社，2010年）就采用了这一新的译法。

　　② 例如，世界卫生组织就欧洲各国基本卫生保健发展的一份监测报告，中译本题为《欧洲初级保健——各国案例研究》（武汉：华中科技大学出版社，2018年）。

健：现在比以往更重要》(WHO，2008)。在欧洲，卫生政策学者探讨的议题是如何将基本卫生保健置于整个医疗卫生系统的驾驭者的位置(Saltman，et al.，2006)；尤其是在英国，全民公费医疗(NHS)很早就由家庭医生来驾驭(Geoff，1996)。具体而言，英国 NHS 大约一半支出用于基本卫生保健，其中包含普通门诊，另外一半中的一半最终会由家庭医生们以转诊费的形式流向医院和其他专科医疗服务机构；换言之，大约 75％的 NHS 支出由基本卫生保健信托(primary care trusts)来支配，采用按人头付费的形式交付给家庭医生诊所，最后 25％的支出由 NHS 通过按 HRGs(DRGs 英国版)付费的方式支付给医院提供的住院服务(Mays，et al.，2001)。基本卫生保健信托是独立的公法人，但其理事会主席以及理事们大多由政府任命(Ham，1999：159)。由此可见，欧洲基本卫生保健的发展，同中国的"强基层"战略在格局和层次上是不可同日而语的，在组织和制度上则是完全不同的。在中国，无论这一战略目标是否能达成，着眼点仅仅是在既有的组织和制度框架中设法提升基层医疗卫生机构的能力，使之在医疗供给侧的地位有所提高，无论如何也从未设想使之驾驭统领整个医疗卫生体系，与此同时医疗卫生体系的去行政化在基本卫生保健层次上根本没有任何体现。

与二级医疗保健或医院服务相比，基本卫生保健在很大程度上并不仅仅是一种医学实践，它所需要的知识支撑既包括生理医学，也包括流行病学、心理学、社会学、人类学、哲学伦理学、教育方法学甚至文学理论等(Greenhalgh，2007：23-56)。基本卫生保健完全面向社区居民，因此常常同面向社区的医疗卫生健康服务等同起来(Nutting，1990)，或者说同社区卫生服务结合在一起(Guzys，et al.，2017)。世界家庭医生组织(World Organization of Family Doctors，WONCA)曾于 1988 年出版了《国际基本卫生保健分类》(Lamberts and Wood，1988)，产生了广泛的影响，被简称为 ICPC-1。经过修订，这个分类的第二版于 1998 年发布，简称为 ICPC-2

(WONCAInternational Classification Committee,1998)。这一版经过再次修订,于 2003 年被世界卫生组织所采纳,简称 ICPC-2-R,其纸质版于 2005 年正式出版(WONCA International Classification Committee,2005)。这一分类包括很多面向社区群体的公共卫生服务。近年来,基本卫生保健在服务范围上有所拓展,从既有的医疗保健服务开始拓展到健康养老服务;相应地,原本属于医疗卫生界的社区医疗卫生机构,也同其他类型的社区社会服务组织(如养老服务机构),要么结成跨专业合作联盟,要么实现一体化,从而使基本卫生保健(尤其是其中的康复服务)、社区社会照顾(community social care)和家庭养老服务(family elderly care)等跨功能的服务有机整合起来(Glendinning and Rummery,2003)。我国医养结合的社区服务业,正是沿着这一方向发展。由于其产品的多样性、人员参与的跨专业性和行动开展的多机构性,基本卫生保健的公共治理体系是相对复杂的,需要多部门行动主体的协同合作,以及多种治理机制的互补嵌入。

在很多发达国家,医院主要提供二级医疗服务或二级医疗保健,其服务人群广泛,并不一定限于医院周边社区居民。二级医疗保健与基本卫生保健之间存在着一个组织上的边界,即很多医院并不提供普通门诊服务,只在一定程度上和范围内兼及某些基本卫生保健服务,只有教学医院才有普通门诊服务,其主要目的是培训学生,而不是使之成为医疗服务的主业。有些基本卫生保健提供者或家庭医生会把服务地点设置在医院里,但他们并非医院的雇员,只是租用医院的场所以及利用医院的检查设备,或者在必要的情况下借用医院的专业技术力量。基本卫生保健与二级医疗保健之间的边界及其关系并不是固定不变的,如何在不断的变动中保持两者之间的平衡是一个重要的课题(Coulter,1995)。基本卫生保健与三级医疗服务(或三级医疗保健)相隔更远,而后者多为特别专业化的医疗保健服务,其服务基本上呈现机构化,即与社区保持一定距离。

上述三类医疗保健服务在医疗卫生供给侧的比重,因不同国家的国情而有所不同，但基本卫生保健和二级医疗保健的关系正在发生着一定的变化，从而对医疗卫生健康供给侧的结构和生态产生深刻和长远的影响。总体来看，全球医疗卫生健康供给侧的服务模式变革有三个共同趋势：（1）相当一部分二级医疗保健向日间手术转型，大量日间手术中心涌现，从而使住院服务主导的医院呈收缩之势（van Dijk，et al.，2014），大医院的优势地位弱化，能不住院就不住院，由此，所谓"可避免的住院"成为一个热门的研究课题（Pappas，et al.，1997；Parchman and Culler，1999），将一部分这样的二级医疗保健服务转为普通门诊服务的延伸，而普通门诊服务属于基本卫生保健服务，这从 20 世纪 90 年代起就成为一个改革趋势（Saha，et al.，2007；Rizza，et al.，2007）。（2）基本卫生保健服务的重要性日渐突出，人人享有基本卫生保健成为世界卫生组织强力推进，世界各国高度重视的医疗卫生改革与发展的共同目标（WHO，2008），家庭医生在整个医疗卫生健康供给侧的地位得到前所未有的提高。（3）整合医疗兴起，形成健康医疗服务链的纵向一体化，为民众提供从健康管理、疾病预防与诊治到康复的全环节、一揽子服务（Leatt，et al.，1996；Shortell，et al.，2000；Burns and Pauly，2002），不同类型的医疗卫生健康服务不再处于平行、分立的状态（Boon，et al.，2004），这使得三类医疗卫生保健服务的区分愈来愈限于学术分析性，而在实践和组织层面的区分则越来越模糊（Wolper，2011），其中基本卫生保健与二级医疗保健的整合尤为受到重视（Hyatt，2012）。

"健康中国"战略语境中的"强基层"，从国际视野来看，实际上就是如何改革并强化基本卫生保健体系的全球性课题。"强基层"战略的实施要点，包括提升健康守门人能力、推行分级诊疗、建设医联体—医共体、完善家庭医生服务、健全治疗—康复—长期护理服务链等，均与基本卫生保健变革的国际趋势高度吻合，其核心在于治理体系的创新，其关键在于变革既有的行政化组织和制度架构，让基本卫生保健提供者不再仅仅被视为一个高度等级化体系中处于初等地位的基层，让基本卫生保健不再是"初级的"卫生保健。用一个带有吊诡性的表述，"强基层"的战略目标唯有通过"非基层化"才能实现，其实施的关键就在于去行政化。

　　然而，"强基层"战略举措在全球视野中的深刻内涵，基本卫生保健治理创新在中国改革与发展宏观层次上的深远意义，尤其是去行政化在"强基层"战略目标和实施中的重要性，并没有在学术界得到充分的认识。关于各种"强基层"举措的解读，大多只是局限在卫生政策领域，大多只是出于技术专业性视野，并没有纳入国家治理体系现代化的总体框架之中；同时，这些举措也常被狭隘地总结为经验之策，缺乏社会政策理论层面上的提升。实际上，"强基层"战略中所体现出来的治理创新意涵，尤其是政府职能的转变及其与行政机制与市场机制和社群机制的互补嵌合，哪怕在现实中仅有边际性、局部性、渐进性的实践，均是国家社会政策转型的重要内容，值得加以深入探究。本章探索的目的，正在于超越就事论事式的经验总结，拓宽分析研究的视野，将"健康中国"战略中的"强基层"之策纳入全球基本卫生保健体系改革的框架之中和中国国家治理体系现代化的轨道之上。

一、高度行政化：中国基本卫生保健体系所面临的挑战

　　中国基本卫生保健的治理变革，起始于一个高度行政化的制度和组织体系。早在新中国成立之初，我们就建立了一个完整的基本卫生保健体系。嵌入政治动员体制和计划经济体制，该体系的治理具有高度行政化的特征。在改革开放时代，这一体系的基本组织架构、运行机制和治理模式都延续下来。尽管有一些零星的治理变革，但行政机制的主宰性（即便不是排他性）依然是中国基本卫生保健治理的核心特征。如何改变行政治理主宰的格局，引入新的治理机制，并让行政机制更好地发挥作用，是中国基

本卫生保健治理变革所面临的挑战。事实上,这一挑战具有全球性。即便是在基本卫生保健高度发达的欧洲,组织和治理变革依然是学界研议的重要论题,其要旨是如何更好地发挥行政机制的作用,使之与市场机制和社群机制相得益彰(Saltman, et al., 2006)。

与国际上基本卫生保健相对应的社区卫生服务,自20世纪90年代中期以来,在中国已经有了近30年的发展历史,而其基础就是此前政府全力构建的公共卫生服务体系。模仿苏联模式,中国政府按照行政区划,在各地建立了卫生防疫站(所),组成疾病防治网。卫生防疫站(所)的行政级别分为省、市和县三级,分别受同级卫生行政部门领导。城市医院中都设预防保健科,负责所在地段的卫生保健工作。农村地区普遍设立乡镇卫生院,其中设卫生保健组;在行政村设立卫生室。同时,政府在产业系统中也组建了各自独立的卫生防疫站(所)。此外,政府还就一些常见的传染病和地方病,设立了专门的机构,例如结核病防治所、血吸虫病防治所、疟疾防治所、鼠疫防治所等等。这些机构构成了中国公共卫生服务体系的组织基础(钱信忠,1992:122-124)。

在新中国成立初期,作为各地防疫工作的总协调者,中央爱国卫生运动委员会通过政治动员,在全国开展各种以大规模人群和环境为基础的公共卫生活动。自上而下的政治动员是行政机制的极致化运用,对于达成某一特定的行动目标会很高效,例如消灭特定的大规模群体性传染病(如血吸虫病),可是一旦目标确定有误,政治动员也会高效地造成某种危害,例如,在20世纪50年代末轰轰烈烈的"除四害运动"中,麻雀曾被列为四害之一,引发各地民众扑杀麻雀的浪潮(黄树则、林士笑,1986:62-63),其后果是某种程度的生态破坏。

在改革开放时代,政治动员机制运作的力度和效力均发生递减,但中国公共卫生的制度和组织模式架构没有发生多大变化,依然呈现高度行政化的特征,只不过走上了制度化、专业化和国际化的道路。自20世纪90

年代中期以来，中国政府就把城乡社区卫生服务体系的建设，纳入各级卫生行政部门的重要议程。为响应《阿拉木图宣言》，中国政府根据国情做出了"2000 年人人享有初级卫生保健"的庄严承诺，并写入 1997 年 1 月 15 日颁发的《中共中央、国务院关于卫生改革与发展的决定》（中发〔1997〕3 号）（《中国卫生年鉴》编辑委员会，1997：5-9）。1999 年 7 月 16 日，卫生部、国务院体制改革办公室、国家发展计划委员会、财政部等 10 部委联合发布了《关于发展城市社区卫生服务的若干意见》（卫基妇发〔1999〕第 326 号），提出到 2005 年各地建成社区卫生服务体系的基本框架，到 2010 年在全国范围内建成较为完善的社区卫生服务体系，能够为城市居民提供医疗、预防、保健等综合性的初级卫生保健服务（《中国卫生年鉴》编辑委员会，2000：127）。自此之后，各种社区卫生中心（站）开始建立起来，有些是原来的街道卫生院、单位所属的小医院以及区属小医院转型而成，有些则是各类医院分设的下属机构。全科医生的培养也开展起来了。2006 年 2 月 23 日，国务院颁发《关于发展城市社区卫生服务的指导意见》（国发〔2006〕10 号），将社区服务机构的发展确定为"实现人人享有初级卫生保健目标的基础环节"[①]。同年，原卫生部基层卫生与妇幼保健司更名为妇幼保健与社区卫生司。

从制度设计的角度来看，中国把社区卫生服务机构确定为基本卫生保健的骨干提供者和全科医生的主要工作场所，其功能是提供所谓"六位一体"的服务，即融预防、医疗、保健、康复、健康教育、计划生育为一体的服务，其特征是提供有效的、经济的、方便的、综合的、连续的基层卫生服务，其宗旨是解决社区面临的主要卫生问题，满足社区居民的基本卫生服务需求（梁万年，2003：313—314）。可以说，这种制度设计考虑到我国的国情。从社会学新制度主义的视角来看，无论是新制度的创立还是旧制度的变

---

① 此文件文本，参见中国政府网：http://www.gov.cn/zwgk/2006-02/23/content_208882.htm（可随时浏览）。

革，都必须考虑到所谓"制度嵌合性"的问题，也就是说任何制度安排的良好运作必须同其所嵌入的更大的制度、结构、生活习俗和文化环境相适应（Hollingsworth and Boyer，1997）。国外基本卫生保健的服务模式，尤其是全科医生或家庭医生的执业模式，对于我国民众来说相当陌生，如果盲目照搬外国的模式，很有可能会与既有的制度结构和生活习俗产生扞格，导致新制度适应不良。在既有的环境中，如何以全科医生的发展为核心建立起一整套全新的社区卫生服务体系，并以此为基础对原来体制中基本卫生保健的资源进行重新配置，成为中国当年医疗卫生体制改革的重大战略选择之一。以行政化的社区卫生服务为主建立以全科医生为主的组织体系，未尝不是适合中国国情的一种选择。

然而，计划经济时代高度行政化的组织和制度遗产制约了基本卫生保健公共治理创新的选择和路径。正如各种新制度主义理论的"路径依赖"命题所刻画的，一定时期的路径选择往往对后续时期的制度变革构成了限制（Schreyögg and Sydow，2010）。高度行政化的制度和组织架构一旦形成，对其他治理之道的实现就构成了制约甚至阻碍，行政力量被赋予重要职责，于是行政机制的主导性自然形成，挤压了市场机制和社群机制的运作空间。同时，行政机制的主导性还以权力分散型行政化治理的方式呈现出来。这一点在前述国发〔2006〕10 号文件中有集中体现，其中规定了 12个部委在社区卫生服务发展的如下职责。

1. 卫生部门负责制订社区卫生服务发展规划、准入标准和管理规范，制订社区公共卫生服务项目，加强行业监督管理。按照国家有关规定，组织开展社区卫生服务从业人员岗位培训和继续教育。

2. 机构编制部门牵头研究制订政府举办的社区卫生服务机构人员编制标准的意见。

3. 发展改革部门负责将社区卫生服务发展纳入国民经济和社会发展规划，根据需要安排社区卫生服务机构基础设施建设投资。价格部门研究制订社区卫生服务收费标准和药品价格管理办法。

4. 教育部门负责全科医学和社区护理学科教育,将社区卫生服务技能作为医学教育的重要内容。

5. 民政部门负责将社区卫生服务纳入社区建设规划,探索建立以社区卫生服务为基础的城市医疗救助制度,做好社区卫生服务的民主监督工作。

6. 财政部门负责制订社区卫生服务的财政补助政策及财务收支管理办法。

7. 人事部门负责完善全科医师、护士等卫生技术人员的任职资格制度,制订社区全科医师、护士等卫生技术人员的聘用办法和吸引优秀卫生人才进社区的有关政策。

8. 劳动保障部门负责制订促进城镇职工基本医疗保险参保人员到社区卫生服务机构就诊的有关政策措施。

9. 建设(规划)部门负责按照国家有关标准,将社区卫生服务设施纳入城市建设规划,并依法加强监督。

10. 人口和计划生育部门负责社区计划生育技术服务的指导和管理。

11. 食品药品监管部门负责社区卫生服务所需药品和医疗器械的质量监督管理。

12. 中医药部门负责制订推动中医药和民族医药为社区居民服务的有关政策措施。

中国基本卫生保健有待探索的另一种改革之道,简言之,就是走向去行政化,即改变既有高度行政化的治理模式,引入市场机制和社群机制,形成行政、市场和社群机制互补嵌合、相得益彰的新治理格局。可是,这一点,无论是在学术界还是实践层面,均未得到充分的认识和认可;尤其是学术界,无论是公共管理还是公共卫生学术领域,极少有从协作—互动治理或社会治理视角考察基本卫生保健或社区卫生服务治理转型与高质量发展的文献问世。进入 21 世纪,城乡基层社区医疗卫生服务组织和治理变革的实践依然在去行政化和再行政化之间摇摆,而后一种力量一直占据上风。

由此,中国基本卫生保健体系始终是在高度行政化的治理框架中独立运转,其改革一来缺乏方向感,二来举步维艰,这同公立医院去行政化改革相当迟滞具有一定的平行性(参见第七章)。去行政化和再行政化之间的摇摆在不同地区的不同基层医疗卫生机构表现不一样,变革的进度和程度呈现出很大的差异性。多数公立基层医疗卫生机构走上了自主化之路,但行政机制依然发挥重要作用,而法人化变革依然任重道远。在相当特殊的条件下,有一些公立社区卫生机构实现了民营化转制,也有一些民营社区卫生服务机构自发出现。在 2003—2005 年间,个人办的社区卫生服务中心数量很多,占比也很高,企业办的微不足道,而政府办的社区卫生服务中心在机构数量上仅占半壁江山。此后政府办和社会办的社区卫生服务中心的数量和占比有了大幅度提高,个人办则急剧下降,这一方面表明,政府在社区卫生服务中心的建设上出了大力,另一方面也显示,相当一部分原私人机构选择改变组织性质的身份,转变某种意义的公办机构。

在新医改实施的第二年(2010 年),政府办的社区卫生服务中心占比达到 85.5% 的峰值。此后,非政府办的社区卫生服务中心数量有所增加,占比也有所提高。政府办的社区卫生服务中心数量逐年增多,但其占比却有所下降。自 2013 年以来,政府办的社区卫生服务中心的占比,基本上在 70%。事实上,随着国家鼓励社会办医的政策在《新医改方案》中得到确立并自 2010 年以来快速、大力度得到拓展和细化,医生从三级医院辞职兴办私立诊所或医生集团的现象开始在东部发达地区出现,尤其是在深圳,并且开始吸引资本市场的关注(张东旭、冯文,2019)。私立诊所或民营社区保健服务连锁化的业态也出现了(霍添琪等,2016)。有些私立诊所通过加盟或并购的方式成为大型私立医疗集团的一部分。这些新兴的私立诊所,与以往的个体诊所，无论是在专业声望还是服务品质上，都拉开了一定的距离。尽管如此，新兴服务组织和业态并未撼动政府办社区卫生服务中心在城市基本卫生保健体系中既有的统治地位。总体来说，在城市基本卫生保健领域，政府办机构从数量上看，占据主导地位（参见表6-1）。

表6-1　城市社区卫生服务中心的所有制构成（2003—2020年）

年份	机构总数/家	政府办		企业办（社会办）		个人办	
		数量/家	占比/%	数量/家	占比/%	数量/家	占比/%
2003	753	392	52.1	39	5.2	322	42.8
2005	1382	691	50.0	101	7.3	590	42.7
2009	5216	3126	59.9	1848	35.4	242	4.6
2010	6903	5900	85.5	700	10.1	303	4.4
2012	8182	6500	79.4	1356	16.6	326	4.0
2013	8488	6051	71.3	2104	24.8	333	3.9
2015	8806	6164	70.0	2250	25.6	392	4.5
2016	8918	6229	69.8	2274	25.5	415	4.7
2017	9147	6400	70.0	2296	25.1	451	4.9
2018	9352	6544	70.0	2305	24.6	503	5.4
2019	9561	6656	69.6	2348	24.6	557	5.8
2020	9826	6848	69.7	2393	24.4	585	6.0

资料来源：中华人民共和国卫生部，2004：6；2006：6-7；2010：6-7；2011：6-7；2012：6-7；国家卫生和计划生育委员会，2013：6-7；2014：6-7；2015：6-7；2016：6-7；2017：6-7；国家卫生健康委员会，2018：6-7；2019：6-7；2020：6-7；2021：6-7。

　　尽管在数量上占据主导地位，在服务能力上也是如此，但政府办社区卫生服务中心的服务效率多年来并未得到提升。从图6-1可以看出，政府办社区卫生服务中心的医师人均日诊疗人次多年保持基本不变，基本上在10人次水平上下，而2020年由于新冠肺炎疫情因素有所下滑；与此形成对照，民营社区卫生服务中心的医师人均日诊疗人次在2013年前较政府办社区卫生服务中心要低,但自 2013 年始超过了政府办社区卫生服务中心。

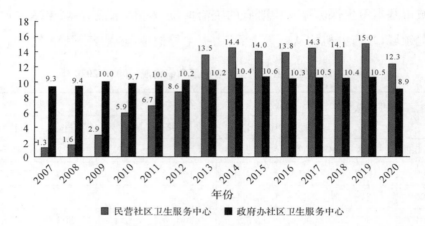

图 6-1 城市卫生服务中心医师人均日诊疗人次(2007—2020 年)

资料来源:中华人民共和国卫生部,2008:35,105,109,117,121;2009:35,105,109,117,121;2010:35,105,109,117,121;2012:26,179;国家卫生和计划生育委员会,2013:26;2014:26,177;2015:26;2016:26;2017:26,177;国家卫生健康委员会,2018:26;2019:26,179;2020:26;2021:26,179。

注释:此表中的医师含执业医师和执业助理医师。

从住院服务来看,情况也类似。图 6-2 显示,政府办社区卫生服务中心的医师人均月住院服务人数常年基本上保持不变,基本上在 1.7 人上下,只是在 2020 年由于新冠肺炎疫情因素而下滑。在 2010 年前,政府办社区卫生服务中心医师人均月住院服务人数高于民营社区卫生服务中心,但此后情形逆转,而且在 2012—2018 年,政府办社区卫生服务中心医师的住院服务量比民营社区卫生服务中心低不少。总体来说,无论是政府办还是民办社区卫生服务中心,住院服务量都不高。社区卫生服务中心床位利用率基本上常年保持在 54%～57% 的区间(国家卫生和计划生育委员会,2015:181;国家卫生健康委员会,2020:183)。

局限于行政化社区卫生服务体系的思路,并未使基本卫生保健在城市

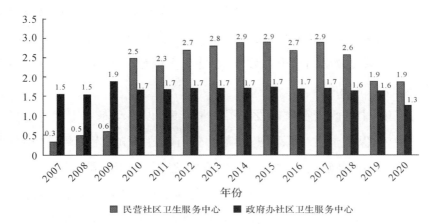

图 6-2　城市卫生服务中心医师人均月住院服务人数(2007—2020 年)

资料来源:同表 6-1;注释:同表 6-1。

获得大的发展。在农村,情况也类似。基本卫生保健在农村地区发展缓慢,并不能归因于政府不重视。事实上,农村基本卫生保健的完善早在 20世纪 80 年代就受到中国政府的高度重视。中国政府与世界卫生组织、联合国儿童基金会等国际组织合作,在一些农村地区设立了初级卫生保健合作中心,并推动农村卫生工作示范县建设。1989 年 8 月,卫生部主持在天津市蓟县(今天津市蓟州区)第一次全国性初级卫生保健试点工作会议,总结了 1949 年以来农村卫生和 80 年代初级卫生保健合作中心、农村卫生示范县工作的经验。会议提出了 3 个文件,即《关于我国农村实现"2000 年人人享有卫生保健"的规划目标》《初级卫生保健工作管理程序》《初级卫生保健工作评价指标》。这些文件的制定和实施,使农村初级卫生保健工作有了一套可遵循的规范与评价标准。1990 年 3 月 15 日,卫生部、国家计划委员会、农业部、国家环境保护局、全国爱国卫生运动委员会联合颁发了《我国农村实现"2000 年人人享有卫生保健"的规划目标(试行)》并附有英文版。

进入 21 世纪之后,如何促进农村基层医疗卫生机构的发展始终是政府关注的大事之一。2002 年 4 月,根据中国政府第十个经济社会发展五年计划,卫生部、国家计委、财政部、农业部、国家环保总局、全国爱委会、国家中医药局联合颁发了《中国农村初级卫生保健发展纲要(2001—2010年)》(陈郁德等,2008)。

可以说,中国政府在农村投入了大量资源,以推动基本卫生保健的发展。其中,确保基本卫生保健提供者的公有制性质,成为最具有"中国特色"的一项政策措施,也是政府行动的重中之重。因此,尽管在 20 世纪后期,农村地区出现了一些民营医疗机构,尤其是私人诊所,也有一些集体所有制的乡镇卫生院在经营困难的情况下变相改由私人经营。但是,在世纪之交,这种情况发生了实质性的改变,政府主办乡镇卫生院成为农村医疗服务体系建设中最重要的施政。由此,作为农村地区基本卫生保健服务提供的主力军,乡镇卫生院与前述城市社区卫生服务机构呈现出非常不同组织格局。表 6-2 的统计数据显示,2002 年,非政府办乡镇卫生院的机构数占比仅为 5.6%,而政府办乡镇卫生院在绝对和相对数量上呈现出统治地位。自 2003 年开始,政府办乡镇卫生院机构数的占比提升到 97% 以上,并且自 2010 年开始一直稳定在 98% 之上。民办乡镇卫生院可谓微不足道。

乡镇卫生院的医疗服务量,无论是诊疗服务还是住院服务,在 20 世纪后期曾经呈现严重下降之势。乡镇卫生院的病床利用率在 2000 年下降到 33.2% 的最低点。医疗服务量的下降又导致这些机构服务能力的下降,从而形成了服务能力不足—吸引力不够—服务量下降—服务能力无法提升的恶性循环。由此,相当一部分农民倾向于到县医院或级别更高的医院寻求医疗服务,乡镇卫生院的医疗服务利用情况在 1985—2000 年间每况愈下,从 2005 年开始情况才有所好转,其中新农合的建立以及乡镇卫生院普遍成为新农合的定点医疗机构,对于乡镇卫生院医疗服务量的提升有着重要的贡献。图 6-3 显示,从 2008 开始,乡镇卫生院普通门诊服务量有所上

表 6-2　乡镇卫生院的所有制构成(2002—2020 年)

年份	机构数/家	政府办(公办)		民办	
		数量/家	占比/%	数量/家	占比/%
2002	44992	42489	94.4	2503	5.6
2003	44279	43115	97.4	1164	2.6
2005	40907	40003	97.8	904	2.2
2009	38475	37333	97.0	1142	3.0
2010	37836	37217	98.4	619	1.6
2015	36817	36344	98.7	473	1.3
2016	36795	36348	98.8	447	1.2
2017	36551	36083	98.7	468	1.3
2018	36461	35973	98.7	488	1.3
2019	36112	35655	98.7	457	1.3
2020	35762	35259	98.6	503	1.4

资料来源:中华人民共和国卫生部,2003:6;2006:6;2012:184;国家卫生和计划生育委员会,2016:183;国家卫生健康委员会,2021:185。

升,到 2019 年上升到 2000 年一倍的水平,而住院服务量自 2008 年始一直是 2000 年一倍多的水平,并多年保持基本稳定。

以上刻画的是城乡基层医疗卫生机构医疗服务提供的情况,但如前所述,医疗服务仅仅是基本卫生保健的一项内容。按照基本卫生保健本身的宗旨,也按照中国卫生行政部门确定的服务规范,社区卫生服务原本应"六位一体",即集社区预防、保健、医疗、康复、健康教育及计划生育技术指导为一体,但除医疗收入可变之外,其他各项服务的收入完全仰赖于定额财政补贴,因此提供这些服务的积极性很难保持在较高水平。笔者在很多次调研中获知,有基层医疗卫生机构管理者把"六位一体"戏称为"1.5 位",即医疗服务占据了 1 个位置,而其他五项服务加起来仅仅占据了 0.5 个位置(顾昕,2018c)。在所有制构成上,政府办机构占据主导地位得到确保,但这并不能为基本卫生保健的健康平衡发展提供保障;或者说,组织性质并不对组织行为造成显著的差异。即便是公立的基层医疗卫生机构,在基本卫生保健服务提供的构成上也存在着一定的偏差。由此可见,行政化的基层医疗卫生服务体系无法确保基本卫生保健服务的全方位提供,更谈不上每一类服务(尤其是非医疗服务)的品质保障。

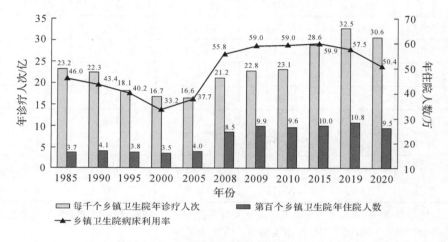

图 6-3 乡镇卫生院医疗服务利用情况(1985—2020 年)

资料来源:国家卫生健康委员会,2021:3,119,129。

　　总体来说,尽管政府对基层医疗卫生机构的优惠和扶持不断且力度持续提高,但迄今为止,以社区为导向的基本卫生保健体系依然羸弱。这主要表现在基层医疗卫生机构面临着服务能力不足、服务功能弱化、优质资源配置不足、专业人员积极性不高、人才引进乏力尤其是乡村医生短缺、民众参与不足等突出问题,严重制约了基本卫生保健乃至整个健康服务业的健康发展。这些问题在"初级卫生保健"这一概念引入中国之初就存在,而且非常突出。例如,早在 1990 年,《中国初级卫生保健》刊文指出,公立组织保障、人才队伍建设、稳定收入来源和群众支持参与是农村初级卫生保健中存在的四大具有"中国特色"的问题(朱敖荣,1990)。对于中国基本卫生保健体系所呈现的这些问题,大量中英文文献给予了详尽程度有别、论述方式各异的描述(陶意传,1993;秦侠等,2001;张洁欣等,2008),而且这些问题历经 20 多年没有发生任何程度上的改变,更谈不上实质性的变化,早已变成了老生常谈,所提出解决问题的策略也大同小异。2017 年,由 13 位中外学者在国际知名医学与公共卫生学刊《柳叶刀》上合撰发表的一篇综述文章,再次将中国基本卫生保健体系的问题概述为人力资源的教育与资质不足、乡村医生的老龄化和流失、卫生信息和技术系统的碎片化、日常诊疗电子化数据的缺乏、旨在鼓励节省成本和提升绩效的财务补贴和激励缺失、医疗保险支付政策有损服务提供的效率、质量度量和完善系统不充分、风险因素控制的绩效低劣等(Li, et al., 2017)。

然而,即便是不断罗列既有的问题并且采用各种严谨的分析技术对问题的存在不断加以确认,并不能揭示这些问题产生的根源。与此同时,对这些问题给出各种技术性解决方案往往是无济于事的,这一点早已由这些问题的常年存在以及对解决问题方略的老生常谈而得到证明。实际上,这些问题的根源在于治理体系的高度行政化。在治理体系创新乏力的情形下,中国基本卫生保健体系中的这些老大难问题是难以撼动的。治理创新乏力的问题在新医改启动之后并非很快得到逆转,相反行政机制的强化和泛化依然占据主导作用。如第五章所详述,“收支两条线”的实施在城乡基层医疗卫生服务机构中造成了激励不足的局面。与“收支两条线”相伴随的基本药物制度的实施,极大收窄了基层社区医疗卫生服务机构的用药范围,反而有损于其能力提升,也未让百姓感受到多大实惠(罗庆等,2016)。实际上,自 2015 年开始,高度行政化的“收支两条线”措施陆续被取消(王慧慧,2016),基层社区卫生服务机构的用药范围也逐渐超出了基本药物目录。基本卫生保健的治理失灵将如何得到治理,这本身成为中国医疗卫生事业国家治理体系现代化所面临的最大挑战之一。

二、基本卫生保健中人力资源和基本药物制度的行政化治理

限于篇幅,本章无法针对上述诸多问题,逐一从治理失灵的角度分析其产生的体制性根源。这里,我们仅以人力资源不振和基本药物制度的治理为例来说明这一点,毕竟对于医疗卫生健康服务来说,人力资源是关键中的关键,而对于基本卫生保健来说,基本药物的使用是基本的。

(一)基本卫生保健人力资源的治理

首先,在中国,社区卫生服务体系的人力资源管理体制嵌入在医疗卫生健康供给侧高度行政化的整体制度结构之中。在高度行政化的组织和制度模式当中,长期被界定为差额拨款事业单位的城乡社区卫生服务机构,并没有自主的人事聘用权和薪酬决定权,其管理人员和医务人员均纳入事业单位编制管理。在 2012 年启动的事业单位分类改革的指引下,城镇社区卫生服务中心和乡镇卫生院都被划归为"公益一类事业单位",而县级及以上医疗机构(主要是医院)则被归为"公益二类事业单位",政府对两类机构的编制身份认定以及相应的管理办法有所不同。此种行政化的人事编制制度造成了两个显而易见的后果:其一,卫生技术人员由于编制所限,流动空间有限,在公益二类事业单位拥有编制的卫生技术人员很难流动到公益一类事业单位;其二,基层医疗卫生机构由于行政级别最低,成为卫生技术人员向上流动性的极大掣肘,从而使这类机构永远缺乏吸引力,自然也不可能吸引高水平卫生技术人员任职。处在经济不发达地区的乡镇卫生院自不待言,即便是福利待遇(尤其是住房)条件不错的部级高校所属校医院(亦属于社区卫生服务中心之列),据笔者调查,也会遭遇到专业技术人力资源不足之困。

　　从表 6-3 可以看出,随着"强基层"政策的实施,在政府大力支持下,在城镇地区,社区卫生服务机构的数量逐年增多,人力资源自然也得到一定的扩充。尤其是规模较大且服务品质相对较好的社区卫生服务中心,其机构平均卫生技术人员从 2002 年的 29.2 人增加到 2020 年 45.2 人,其在城镇居民(以万人为基数)中的密度也从 0.4 人提高到 4.9 人。尽管从密度上依然有所不足,距离有效承担家庭医生亦即基本卫生保健提供者的职责明显相去甚远,但无论如何,社区卫生服务中心在人力资源上还勉强可算是"强基层"政策的受益者。与之相比,社区卫生服务站在人力资源上提升,在近 20 年的时间内,是非常有限的。

表 6-3　城市社区卫生服务机构人力资源状况(2002—2020 年)

机构类别	年份	机构数/家	卫生技术人员数/人	每一个机构平均卫生技术人员数/人	每万城镇居民社区生技术人员数/人
社区卫生服务中心	2002	692	20217	29.2	0.4
	2005	1382	36730	26.6	0.7
	2010	6903	236966	34.3	3.5
	2015	8806	335979	38.2	4.4
	2020	9826	444035	45.2	4.9
社区卫生服务站	2002	7519	25359	3.4	0.5
	2005	15746	59138	3.8	1.1
	2010	25836	94356	3.7	1.4
	2015	25515	95179	3.7	1.2
	2020	25539	114369	4.5	1.3

　　资料来源:中华人民共和国卫生部,2003:6,20;2006:6,20;2011:6,20;国家卫生和计划生育委员会,2016:4,26;国家卫生健康委员会,2021:4,26。

　　乡镇卫生院人力资源状况也不容乐观。在 20 世纪后期的 20 年间,乡镇卫生院的机构数量和卫生技术人员数量都经历了先下降后回升的变化。进入 21 世纪,乡镇卫生院的机构数量呈现下降之势,但其卫生技术人员呈现先下降后回升的变化;尤其是在新医改实施之后,政府加大了对乡镇卫生院的扶持力度,而且乡镇卫生院在归为"公益一类事业单位"之后,正式职工都纳入了国家行政和事业单位编制体系。众所周知的是,在农村地区,事业单位都基本是最受欢迎的工作单位,但是,作为医疗卫生机构,乡镇卫生院在人员招聘上毕竟需要在执业资质上有所要求。由于中国医疗卫生人力资源总体上处于短缺状态(参见第九章),乡镇卫生院的相当一部分招聘必须与非基层医疗机构在医卫专业人士的劳动力市场展开激烈的竞争。因此,尽管乡镇卫生院卫生技术人员总数、均数和密度均有所上升,但是上升幅度并不高,而且在农村居民人数逐年下降的情况下,密度上升的幅度依然相对较慢,距离较好承担起基本卫生保健的职责还有一定距离(参见表 6-4)。

表 6-4　乡镇卫生院人力资源状况(1980—2020 年)

年份	机构数/家	卫生技术人员/万人	每个乡镇卫生院卫生技术人员/人	每万农民乡镇卫生院卫生技术人员/人
1980	55413	90.0	16.2	11.3
1985	47387	78.4	16.5	9.7
1990	47749	77.7	16.3	9.2
1995	51797	91.9	17.7	10.7
2000	49229	102.6	20.8	12.7
2005	40907	87.1	21.3	11.7
2010	37836	97.3	25.7	14.5
2015	36817	107.9	29.3	17.9
2020	35762	126.7	35.4	24.9

资料来源:《中国卫生年鉴》编辑委员会编,1991:450;2001:491;中华人民共和国卫生部,2006:40;国家卫生和计划生育委员会,2013:189,353;国家卫生健康委员会,2021:185,337。

其次,高度行政化的组织、制度和治理体系必然会削弱级别不高的基层机构对优质人力资源的吸引力。一旦在职业生涯之初进入了基层医疗卫生机构,那么医务人员职业流动性向上的机会,即便不是微乎其微,也是大大减少了。即便卫生保健服务的劳动力市场正在形成,但是行政机制对于人力资源配置的主宰,依然妨碍着市场机制的正常运转。

再次,在能力建设、职业吸引力和社会声誉上,与发达国家甚至不少发展中国家相比,中国的基本卫生保健不在同一个水平上,而且中国二级医疗保健与基本卫生保健在能力建设上的差距远大于世界上多数国家。长期以来,政府试图通过强化全科医生培训体系这一技术性措施来缓解这一困境,并给予大量财政投入。尽管如此,全科医生的职业吸引力孱弱的格局始终没有改观(武宁等,2018)。实际上,仅靠在既有高度行政化体系中强化培训,试图在技术层面上解决问题,永远无法产生功效。唯有在事业单位去行政化改革的大框架中推动卫生人力资源管理体制的去编制化改革和转型,打破卫生人力资源劳动力市场中的各种行政性间隔,通过人力资源要素流动,才能缓解基层卫生人力资源的替代、适配和能力提升问题。

显然,"健康中国"强基层战略提出的背景,是基层医疗卫生机构积弱不振的严酷现实。长期以来,中国医疗供给侧形成了以医院尤其是大医院为中心的服务供给体系。医院无论规模大小,都是普通门诊服务的主要提供者,这同世界上很多国家家庭医生开设的诊所是普通门诊服务主要提供者形成了鲜明的对比。无论是资源汲取还是市场份额,规模较大的三级医院(尤其是三甲医院)均占举足轻重的地位(Yip and Hsiao,2008)。中国医疗卫生健康供给侧的这一格局被学界描绘为医院强、基层弱的"倒三角"或"倒金字塔"(杜创、朱恒鹏,2016)。这与世界上很多国家基本卫生保健体系强大的格局形成了鲜明的对照。如何从"倒三角"转变为"正三角",即如何提升基层医疗卫生服务的能力,扩大并夯实中国医疗保健服务体系的基础,实现中国政府早已向世界卫生组织承诺的"人人享有基本卫生保健"的目标,无疑是健康中国战略的实施所必须面对的严峻挑战(Yip,et al.,2012)。

（二）基本药物制度的治理

基本药物制度的实施是基本卫生保健行政化治理的另一个典例。在"新医改争论"中，实施基本药物制度被"政府主导派"视为拯救"基本不成功"的旧医改的良策。在前述八家新医改方案中，世界银行方案没有提及基本药物制度，而国务院发展研究中心、北京大学、复旦大学、中国人民大学、世界卫生组织的方案都提出了建立国家基本药物制度。

对于这一制度的基本运行模式，北京大学、国务院发展研究中心和复旦大学的方案非常强硬，主张实行统购统销，即定点生产、统一购买、统一配送；中国人民大学的方案比较温和，主张政府指导和督促厂家生产短缺药品；而世界卫生组织只是强调政府应该整合基本医疗保险制度中的各种药品报销目录，制定差别报销政策引导参保者多使用基本药物，制定标准诊疗和用药指南引导医疗机构提供基本药物。由此可见，即便在"国家基本药物制度"的旗号下，也大约有着两条不同的道路可走。国务院发展研究中心、北京大学、复旦大学和中国人民大学明确主张回归计划体制下的统购统销模式，而世界卫生组织基本上是将基本药物纳入基本医疗保险，绝不包含统购统销的内容。

在八家方案中，北京师范大学的方案独树一帜，不仅倾向于市场化的药品购销制度，而且把药品制度改革置于医药卫生制度改革的整体框架中加以考虑。在北京师范大学方案看来，只要医疗保障体系走向全民覆盖并且真正行使好医药卫生购买者的角色，只要医疗卫生服务体系走向了有管理的市场化，只要医药卫生监管体系有效地运行，那么药品生产和销售的市场化就能走向正常有序的发展，医疗卫生事业和药品生产流通产业就能实现同步协调的发展，药品生产、流通和使用环节中出现的种种自然会逐步缓解并且不治自愈。在满足了上述条件的制度环境中，医疗机构自然会高度重视用药方案的性价比，也自然会更多使用基本药物(余晖,2014a：14-15)。

如在前言中所述,当时向国务院提交新医改备选方案的还有清华大学、中国科学院和中金公司。由于其方案的文本及其基本内容在当时及此后并未充分披露,笔者并不清楚其对基本药物制度的看法。然而,在国务院深化医药卫生体制改革部际协调工作小组办公室在 2008 年 10 月中旬发布《新医改方案征求意见稿》后,清华大学公共管理学院学者就基本药物制度的实施开展研究,并于次年 5 月在《公共管理评论》上发表了由该院时任院长薛澜为通讯作者的学术论文,分析了基本药物制度生产、采购、销售和付费等各环节的制度安排,发现基本药物使用不足的肇因固然有供给方(药企)或供应链的问题,但更重要的是在终端(医疗机构)缺乏使用这些药物的积极性,而需求不足是由多种制度因素所塑造的,包括笔者当时指出的医疗服务价格政府管制和医疗保险支付不足;在此基础上,这篇论文明确指出推行以"定点生产、集中采购、直接配送"为核心的基本药物制度并不符合实际需要。摒弃带有"统购统销"色彩的基本药物制度设想并正确认识市场机制的作用是重要的,在有效促进市场竞争的基础上对包括基本药物在内的药品制度进行再设计(胡颖廉等,2009)。

换言之,基本药物也好,非基本药物也罢,根本的治理之道在于通过提高医保支付水平和改革医保支付方式,改变药品使用方法也就是医疗机构的用药行为。如果终端用药行为扭曲的问题不解决,从医药产业上游寻找问题的解决方案,难免是不得要领的。正如本书第十二章所分析的,在药品流通和使用环节,尤其是在公立医疗机构,无论基层与否,药品使用和购销环节出现的很多问题,根源在于政府对医疗服务和药品定价的行政性管制。只有提高医保水平以确立其经济可及性并运用医保支付改革中所引入的市场机制和社群机制来改变供方用药行为,包括基本药物在内的药品不合理使用、不合理购销的很多难题,就能获得解决。显而易见,在全民医保的制度环境中,参保者使用基本药物的绝大部分费用无论如何应该由基本医疗保险来支付,因此巩固和完善基本医疗保险才是基本药物顺理成章的治理之道。在此之外单独设立一个以行政化方式实施遴选、供应、使用和补偿的基本药物制度,在基本医疗保险制度尚不完善的短期背景下或许具有某种过渡性作用,但从中长期来看,是一种叠床架屋式的制度安排。

可是,在《新医改方案》颁布之前,一个非常流行的思路是建立基本药物的行政化供应体系,即"定点生产、集中采购、统一配送、微利定价、合理使用"。尽管有些细节(尤其是如何进行所谓的"定点生产")从未被阐释清楚,但在当时批判医改市场化激情澎湃的大背景下,这样的政策建议很容易让人联想到过去计划经济时代的统购统销体系。笔者曾发表一系列媒体文章和学术论文,首先质疑基本药物供应的统购统销模式(顾昕,2008b),继而厘清世界卫生组织所推荐的基本药物制度(顾昕等,2008),再而论述基本药物制度与基本医疗保险的关系(顾昕,2009b),主张将基本药物制度纳入全民医保体系,通过医保支付改革激励医疗机构更多地使用基本药物,通过市场化的药品购销体系建设实现基本药物的供应保障,并且在基本药物制度建设提升多方利益相关者的广泛参与,走向"善治"(顾昕,2009c)。

《新医改方案》将"建立国家基本药物制度"确立为"建立健全药品供应保障体系"的重要工作,明确"基本药物实行公开招标采购,统一配送,减少中间环节,保障群众基本用药","基本药物全部纳入基本医疗保障药物报销目录,报销比例明显高于非基本药物"(中共中央、国务院,2009:10-11),没有纳入"定点生产"的措施。2009 年 8 月 18 日,卫生部、国家发改委等 9 部门下发《关于建立国家基本药物制度的实施意见》(卫药政发〔2009〕78 号)①,正式启动国家基本药物制度建设工作。

基本药物是世界卫生组织(WHO)在 1977 年提出的一个概念,按照其

---

① 此文件文本,参见中国政府网:http://www.gov.cn/ztzl/ygzt/content_1661112.htm(可随时浏览)。此文件迟至 2010 年 7 月 22 日才上网公布。

定义,基本药物是那些满足人群卫生保健优先需要的药品。遴选基本药物的主要根据包括:与公共卫生的相关性、有效性与安全的保证、相对优越的成本—效益性。在一个正常运转的医疗卫生体系中,基本药物在任何时候都应有足够数量的可获得性,其质量是有保障,其信息是充分的,其价格是个人和社会能够承受的(WHO,2002:1)。通俗地说,基本药物就是相对来说物美价廉的常用药,针对的是"常见病和多发病"。根据 WHO 在1999 年的统计,全世界有 156 个国家制定了基本药物目录,其中 29 个国家建立这样的制度已经长达 5 年以上,中国也名列其中(WHO,2002:2)。基本药物制度对发达国家来说没有意义,因为其医保体系对药品采取"负面清单"制度,即除非单独列出,准许上市的药品都在医保覆盖范围。基本药物概念的提出,仅对于发展中国家,尤其是那些药品几乎完全依赖进口的发展中国家,有其特殊的意义,因为这一制度的建立可确立其政府在医疗卫生领域公共支出中有限的药费开支用在保障民众基本医疗服务所需的药品之上,确保基本药物的政府采购能够顺利运作。就基本药物的供应保障,WHO 在一份政策指南中指出,公共—私人—NGO 混合的思路(public-private-NGO mix approach)为越来越多的国家所采纳,并给出了五种供应模式,除所谓的"中央药库模式"(central medical stores,CMS)之外,其余四种均强调公私伙伴关系的重要性(WHO,2004)。

事实上,我国早在 1982 年就建立了基本药物制度,到 2009 年前共颁布了六版《国家基本药物目录》。一种非常流行的观点是,中国的基本药物种类太多了,表面上可以覆盖更多种疾病治疗的需要,也能迎合更多的细分差异化选择,但部分基本药物由于国家保障力度不足而导致可及性不够,或者由于成本差异过大而导致费用较高,由此引致相当一部分"真正的"基本药物使用不足,或者供应无法得到保障。在此观点基础上形成的政策建议,就是缩小基本药物的范围,以期既能满足大多数人群的大多数疾病诊治需求,又能以可承受的费用负担保障其实际可及性(卫生部统计信息中心，2009：425-426)。因此2009版《国家基本药物目录》的主要工作就是减少药品的种类。在卫药政发〔2009〕78号文件下发当天，《国家基本药物目录(基层医疗卫生机构配备使用部分)》(2009版)随文件下发，该目录包括化学药品、中成药仅307种。

按照《新医改方案》，"城乡基层医疗卫生机构应全部配备、使用基本药物，其他各类医疗机构也要将基本药物作为首选药物并确定使用比例"(中共中央、国务院，2009：11)。根据卫药政发〔2009〕78号文件，"实行基本药物制度的县(市、区)，政府举办的基层医疗卫生机构配备使用的基本药物实行零差率销售"，"政府举办的基层医疗卫生机构全部配备和使用国家基本药物"，"在建立国家基本药物制度的初期，政府举办的基层医疗卫生机构确需配备、使用非目录药品，暂由省级人民政府统一确定，并报国家基本药物工作委员会备案"。

2010年，"安徽模式"启动，全省域基层医疗卫生机构均实施基本药物制度，其中"全部配备"改为"只能使用"，而基本药物以"一品一规一厂"的方式通过省集中招标采购平台完成集中招标和统一配送的安排。在其他省份，基本药物制度只是在局部地方进行试点。在大多数地方，基本药物制度实施碰到的最基本问题是目录内的品种数太少，其中若干抗肿瘤的药品基本上难以在基层医疗卫生机构使用，因此影响面较窄，百姓未有实感，而非目录的药品亦在使用(武宁、杨洪伟，2012)。在安徽，基层医疗卫生机构只能使用基本药物的结果，就是需要目录以外药品的患者不得到县医院去开药，导致县医院的诊疗服务量"意外"上升。为了应对总品种数太少而产生的问题，《国家基本药物目录》多次更新，2018年版的《国家基本药物目录》总品种数增至685种，2019年2月又增补了12种抗肿瘤新药。

为了推进基本药物制度，国家付出的努力不可谓不大，卫生行政部门因此还在国家机构数缩减的大形势下反而新增了一个司——药物政策与基本药物制度司。基本药物制度的建设经过十余年依然在进行之中。

2021 年 11 月 15 日,国家卫健委药政司发文就《国家基本药物目录管理办法(修订草案)》公开征求意见,意见反馈截止时间为 2021 年 12 月 14 日。然而,与国家付出的巨大努力不相称的是,该制度建设并未对公立医疗机构药品使用行为产生实质性的影响,这一点从"药改"始终是新医改的重点之这一事实上也可以得到印证。

三、基本卫生保健中行政、市场和社群机制的互补嵌合性

中国基本卫生保健服务供给侧行政机制主导的治理格局已不合时宜,推动基层医疗卫生服务体系组织与制度模式的变革之道就是去行政化(顾昕,2012)。党的十八届三中全会将去行政化确定为中国事业单位治理创新的指导方向。公立基层医疗卫生机构也属于事业单位,自然不能例外,也没有理由例外。

正如第一章所阐述的,去行政化包含三方面的内容:一是在公共部门引入市场机制,通过市场治理实现诸多事务的协调;二是在公共部门中引入社群机制,通过社群治理实现公共事务的协调;三是完善行政机制的作用,助推、助长、规制市场机制和社群机制的运作。在包括基本卫生保健的整个医疗卫生领域,市场机制的重要体现在于公立医保机构和政府财政对医疗卫生保健服务的购买以及劳动力市场机制对于医疗人力资源配置的决定性作用,而社群机制既体现在由利益相关者组成的公立与私立非营利性医疗机构的法人治理上,也体现在由医学学会、医师协会、医院管理协会等社会组织对医疗卫生健康服务的协会治理上。随着市场机制和社群机制的引入,政府、市场和社会作为三类行动主体,通过协作和互动,达成协作治理或互动治理的新境界。

从理论上看,推进基层医疗卫生服务治理体系创新的研究,归根结底

是考察基本卫生保健筹资、提供和监管中的政府、市场和社会关系。既有文献基本上是把政府、市场和社会视为三种不同类型的独立行动者,着重考察三者的互动关系。然而,更重要的是考察行政、市场和社群机制之间的互补嵌合型关系。治理创新研究的范式转型,关键在于从行动者为中心的研究路径转变为以治理机制为中心的研究路径。行政、市场与社群治理并不是相互替代的关系。任何一种治理机制单独运作而达致善治境界的情形并非常态而是特例,一般而言,借鉴新经济社会学的术语,三种治理机制之间具有嵌入性。治理机制嵌入性的方式不同,对治理体系的运作有着深刻的影响。

如果我们仅仅基于行动者的框架来分析基本卫生保健的治理,仅仅关注政府、市场和社会的关系,而不探究行政、市场和社群机制之间的关系,会有不少盲点。基本卫生保健的确有一个基本特点,即多主体性:其服务提供者不仅数量多,而且其职业训练和身份也大有不同,既包括全科医生,也包括护士,还有社会工作者等;其服务对象数量亦多,既包括患者,也包括并未患病的民众,还包括政府、社区、社会组织等,其具体需求也大不一样。因此,多主体之间的互动成为基本卫生保健领域大量文献的主要探讨内容,是自然而然的。

可是,基于行动者的分析固然经常触及治理机制的运作,但却没有发展出一个完整的、系统性的基于治理机制的分析框架。2006 年,两位欧洲学者在一部颇具影响力的论文集中刊发的一篇论文,是少有的例外。此文引入了新制度经济学开创者威廉姆森的分析框架,将基本卫生保健体系的治理机制概括为三类,即市场、等级和网络。依照此文的概括,市场治理运作的核心在于价格机制和经济激励的作用;等级治理通过高层管理者制定的计划和程序实现行动的协调,而权威、服从和惩戒是最主要的治理方式;网络治理依赖于相互独立的成员之间共同遵守社会规范,保持信任互惠,发挥非正式社会制约的作用,维系长期的协商、互动和合作。市场治理在很多情况下是有效的,但市场失灵经常存在。等级治理对于实现某些特定的目标非常有效,但也常常受困于等级体系内部纵向信息沟通不畅和跨部门横向协调不力。网络治理将多层级、多方面的行动者联系起来,尤其服务提供者、行业协会、当地政府、保险机构、社区管理与发展组织等,但也会局限于权责有欠明晰以及制度安排的非正式性。因此,市场、等级和网络单独发挥作用的极端化治理模式,正是基本卫生保健治理变革的对象,而变革方向正是多种治理机制的混合(Boerma and Rico,2006)。

实际上,此文所讨论的等级治理,正是本书所论述的行政治理,而其讨论的网络治理正是本书所论述的社群治理的一种形式,而且此文也论及社群治理的另一个具体方式,即协会治理(Coleman,1997)。此文所提出的"混合治理"的变革方向,主要基于对欧洲现实实践的经验总结,但缺乏理论提升,也没有同公共治理学界方兴未艾的协作—互动治理理论范式进行对话。可惜的是,此文分析框架的建构仅基于威廉姆森的研究成果,没有建立在(如第一章所述)更加广泛的文献基础之上,尤其忽略了布鲁明顿学派的学术贡献。此外,值得注意的是,尽管此文所引入的基于治理机制的分析框架尚属初步,但即便这一具有起步性意义的工作,在基本卫生保健研究领域,也依然并未引起应有的足够重视,例如2015年世界卫生组织欧洲分区办公室组织编写的一部欧洲31国基本卫生保健案例分析中,对这篇论文未有引证,而此论文第一作者正是此案例集的第二编者(Kringos and Boerma,2015)。

从理论上看,基本卫生保健体系的治理需要多种治理机制形成互补嵌合的关系,这不仅缘于该体系的多主体性特征,而且还缘于此类服务的另外三大基本特征:其一,基本卫生保健本身具有多样性,涵盖疾病预防、门诊医疗、日常保健(尤其是妇幼保健)、护理康复、健康教育到计划生育等多种服务,无论是资源配置还是行动协调,都具有跨专业性和跨组织性(Greenhalgh,2007:254-258),行政机制、市场机制和社群机制单独运作均无法达成最优资源配置和最佳行动协调;其二,不同类型的基本卫生保健在公众需求同质性、正负外部性、规模经济效应、交易成本(尤其是由信息不确定性和信息不对称性所引致的交易成本)、数量与质量的可度量性等特质上均有所不同,从而导致这一领域中不同治理机制的嵌合性也呈现多样性,即行政、市场和社群机制的涉入程度和运作方式大为不同;其三,基本卫生保健必须具有综合性、整体性和连续性(WHO,2008:41-62)。由此,针对多主体提供的多样化服务,如何实现行动协调(或克服协调失灵),如何激励正确行动,如何控制不良行动,都对公共治理提出了更高更多的要求。

在基本卫生保健的治理中,行政机制的运作即便不具有主导性,也一直占据重要地位,这一点举世皆然。但由于此类服务具有较大异质性,在生产、提供和分配不同类型服务的过程中,多主体、多样化行动的协调以及相应的资源配置受制于不同的治理机制。一般而言,如果服务的公众需求同质性低、交易成本低、数量/质量的可度量性强,市场机制可在其资源配置和行动协调上发挥基础性作用,否则就会出现程度不等的契约失灵,导致市场不足和市场失灵。行政机制和社群机制是弥补市场不足、矫正市场失灵的两种补充性治理机制,但并不是替代性的治理机制。然而,行政机制挤压市场机制或取代社群机制的现象,并不罕见。

事实上,在基本卫生保健领域引入市场机制和社群机制,以打破原有行政机制或等级治理主宰的格局,早已成为很多国家医疗卫生领域改革的一项重点内容,这一点在实行全民公费医疗的国家(如英国)或全民健康保险制度的国家(如加拿大)更为显著。与实施社会医疗保险的国家相比,这类国家在医疗需求侧主要通过税收手段进行医疗筹资,在医疗供给侧主要依赖"命令与控制"式的行政机制加以治理。其医疗供给侧的改革要旨在于减少行政机制的主导性,政府从公立医疗机构的主办者和管理者转型为掌舵者和监管者(Saltman and Durán,2016),并运用一些市场化的激励结构,强化民众对供方的选择权,增进供方绩效管理的有效性(Gingrich,2011)。

一般来说,在医疗卫生服务资源丰富的地区,竞争性的市场机制会促进家庭医生服务能力、效率与品质的提升(Held and Pauly,1983;Pauly,1986;Feldman and Sloan,1988)。但在市场竞争不足的地区,服务能力、效率与品质的提升无法单靠市场机制的运作而实现,而是有赖于行政机制和社群机制的协同作用,即一方面政府可以运用其监管力量和财政资源构建正向的激励机制,另一方面专业协会可以运用医界社会组织(如认证机构)中的声誉机制,运用监测、评估、项目等手段强化基本卫生保健服务机构对所服务社区的可问责性(Dranove,2012)。

"健康中国"战略中给出的改革措施,同发生在世界各国的改革,在大的方向上具有平行性,尽管其具体举措和名称多有差异。在中国的语境中,这一改革方向被称为"去行政化"。值得注意的是,去行政化并不意味着取消行政力量的作用,否则便会沦为无政府主义,以望文生义的方式理解"去行政化"这一理念的内涵无助于沟通和理解。进而,"去行政化"也不意味着完全取消行政机制的作用,而且完全取消行政机制的作用无论在任何组织层级和内部都既不可能也没有必要,而是要看行政力量以何种方式在市场化和社会化的过程中发挥积极有为的作用。更进一步,去行政化本身也要依靠行政力量的推进,这有赖于政府是否厉行政府改革,能发挥因势利导和能力促进作用,增进市场,激活社会,而不是简单地依赖于命令与控制型行政管控。基本卫生保健的治理需要政府、市场和社会行动者的协作与互动,但更重要的是,行政机制、市场机制和社群机制必须形成一种互补嵌合性的制度格局。行政化的力量越强,行政机制越具有统揽性,市场机制和社群机制的运作空间都会受到挤压,治理机制的互补嵌合性就愈加难以形成。

四、基本卫生保健治理变革三领域：国际经验与中国探索

在去行政化改革的大背景下，中国基本卫生保健的组织和制度模式也更趋多样性，并在如下三大领域引发治理变革，即（1）决策权、控制权与剩余索取权配置；（2）收入来源与补偿机制；（3）人力资源管理与开发。这三个领域涉及组织架构以及人、财的制度安排。当然，治理变革绝不限于这三个领域。另一个重要的治理变革领域，在于物的制度安排，如投入品（如药品、耗材和医疗器械）的采购管理、物流管理和后勤管理等，但限于篇幅且囿于高度技术性，本章不予论述。

第一，决策权、控制权与剩余索取权的配置，体现为基本卫生保健提供者（primary care providers）的组织制度模式和组织治理结构。在绝大多数发达国家和许多发展中国家，基本卫生保健服务由全科医生（或"家庭医生"）来承担。全科医生基本都是自由执业者，即便有一些全科医生受雇于公立医院，但他们并不是公务员，其身份可以在受雇者与自雇者之间切换。这些全科医生要么独立开业（成为个体户）兴办诊所，要么合伙开办诊所，面向社区居民，成为社区医疗服务（或卫生保健）机构。进入到 21 世纪，基本卫生保健组织模式在规模和结构上都有所拓展，个体或群体开办诊所不再成为主流，综合诊所、管理型健保企业、连锁型保健集团等新型法人组织发展起来，法人治理结构也变得日趋复杂（Meads，2006）。组织形态的转型伴随着保健服务模式的转型，即整合医疗兴起（参见第十章），形成医疗卫生健康服务链的纵向一体化，为民众提供从健康管理、疾病预防与诊治到康复的全环节、一揽子、连续性服务（Burns and Pauly，2002；Boon，et al.，2004），这使得基本卫生保健与普通住院与专科服务（国际上通称二级医疗服务）在实践和组织层面的区分越来越模糊（Hyatt，2012）。

尽管绝大多数基本卫生保健机构是民营的，但在大多数国家，包括在市场机制较为完善的发达国家，政府也在适当的地方和时期兴办一些公立社区卫生服务机构，或者高额补贴民办非营利性机构，以弥补市场和社会的不足，促进基本卫生保健服务提供的地区均等化。在经济发达且人口稠密的地区，政府往往选择让市场力量和社会力量在基本卫生保健服务的提供上发挥主导作用，鼓励和促进公立与私立的基本卫生保健提供者共同发展和适当竞争。公立组织、非营利性组织和营利性组织不仅并存，而且还经常处在互相影响和转换之中，因而构成一个不断变化中的公私混合的格局(Sheaff, et al., 2006)。值得注意的是，无论是公立还是民营，抑或混合所有制的组织，归根结底都是由利益相关者所组成，社群机制实际上在组织的法人治理中发挥着重要作用。但是，在学术上，组织社会学发展出精深的科层理论，政治经济学（尤其是新制度经济学）发展出精深的契约理论，分别揭示了行政机制和市场机制在组织中的运作方式，但是却缺乏一个组织的社群理论。

更为重要的是，公立医疗卫生机构在世界各地普遍存在，但这些机构却极少以高度行政化的方式组织起来，因而基本卫生保健的公立提供者也并非处在整个医疗卫生保健服务体系的底层。基本卫生保健专业人员的社会经济地位在不同的地方自然有所不同，但极少会因为其执业机构面向社区而低人一等，基本卫生保健也绝不会因其服务具有基层性而缺乏吸引力。然而，中国的基本卫生保健嵌入在更大的医疗卫生服务体系之中，而医疗卫生服务是以高度行政化的等级体系组织起来的，无论在城镇还是在农村地区，基本卫生保健提供者都处在行政化等级体系的底层。值得提及的是，尽管中国幅员广大，各地差距几乎就是世界穷国与富国的差距，但是各地基本卫生保健体系的高度行政化却是别无二致的。

既然在高度行政化的公共治理模式这一点上，中国与世界其他地方构成了显著的差别，那么去行政化改革才成为中国基本卫生保健公共治理变革的特色。去行政化改革不仅是漫长的，而且还需要行政力量的推动，其推动需要新的理念、动力和契机，而这一艰难的探索在很多情况下呈现为一个从地方创新到全国推广的过程。其中，某些地方出现的整合医疗创新就是这样的一种探索，我们将在下一节详细考察。

第二，收入来源与补偿机制不仅决定着供方的经济利益，也塑造着供方的激励结构，治理机制的互补嵌合性对于正确激励结构的塑造至关重要。政府财政投入和医保基金支付是基本卫生保健服务体系的重要财源。如果财政投入直接向供方拨款或给予补贴，这是一种行政化的投入方式；如果财政投入以代金券的方式向需方进行补贴，或者采用政府购买的方式，这意味着市场机制嵌入到行政治理之中。与此同时，医保支付制度改革体现了市场机制运作的精细化，即通过医保支付的契约化重构供方的激励结构，促使其行为符合公众利益（顾昕，2012d）。

有关经济激励机制的研究是经济学中契约（合同、合约）理论的核心内容，现已同价格理论、产权理论、市场组织理论等，成为有关市场机制的重要理论支柱之一。契约理论在基本卫生保健领域的应用方兴未艾，其重点在于对医保支付制度改革的研究（Rudoler, et al., 2015），尤其是按人头付费的实践。值得注意的是，这一领域的研究成果其实也适用于政府对公共卫生服务的财政补偿，而这一点在既有的文献中没有得到应有的重视。在实践中，英国全民公费医疗将基本卫生保健支出通过按人头付费的方式支付给家庭医生，其中就基本卫生保健中所含的公共卫生服务，政府补偿方式不再是行政拨款，而是市场购买（Cashin, et al., 2009）。换言之，公共卫生财政与医疗保险支付可以有效结合起来，共同改变基本卫生保健供方的激励结构，这是内部市场制的重要内容，是新公共管理运动的重要实践。这正是市场机制与行政机制互补嵌合性的一种体现。

鉴于基本卫生保健服务本身具有多样性，很多服务的最佳数量和最低质量都具有较高不可度量性，因此体现在医保支付和财政补偿中的公共契约在执行上很难完全依赖于行政机制和市场机制的单独运作。如果公共契约的执行能基于社会第三方评估或者专业协会治理,这意味着行政机制、市场机制和社群机制以相互补充、相互增强的方式嵌入在一起,由此一个善治的格局是可以预期的。

　　第三,人力资源管理与开发是基本卫生保健体系能否运转良好的关键。基本卫生保健人力资源管理与开发是卫生人力资源管理与开发的一个组成部分。在世界上大多数地方,无论发达国家还是发展中国家,劳动力市场机制在保障全科医生人力资源配置和全科医学服务供给治理上发挥着决定性的作用。然而,同整个卫生领域的情形一样,在基本卫生保健人力资源的治理中,市场机制与行政机制和社群机制嵌合在一起,其互补嵌合的程度和方式随公共治理体系的不同而大有不同。在行政化公共治理体系中,政府主导基本卫生保健的方方面面,其中人力资源管理体制嵌入在医疗供给侧高度行政化的制度结构之中,以事业单位编制制度为核心的人事薪酬管理一方面造成基本卫生保健领域内优质人力资源的短缺,另一方面也阻碍了既有人力资源跨地域、跨专业、跨层级、跨机构的流动。更有甚者,如前述2012年启动的事业单位分类改革,不仅固化了编制制度,而且使得同在基层的县级医疗卫生机构和城乡社区卫生服务机构有了不同的编制身份,而不同的编制身份又与不同的财政补偿渠道挂钩,从而在不同类型的基本卫生保健提供者当中形成了新的行政性区隔。

第七章 公立医院改革的实践：再行政化与去行政化之间

在中国，公立医院在医疗供给侧的地位举足轻重。首先，医院是中国民众接受医疗服务的主要场所；其次，在中国的医院体系中，公立医院在能力、服务量和市场份额上具有主宰性；再次，在公立医院体系呈现出行政型市场化，社会治理的理念尚未引入到公立医院的治理之中。因此，公立医院的治理转型对于中国医疗体制改革整体的重要性，是不言而喻的。

公立医院改革是中国新一轮医药卫生体制改革的重点之一。实际上，自 2005 年以来，中国学界和媒体就新医改的方向一直存在着激烈的争论，而公立医院如何改革自然是争论焦点之一。2009 年 3 月颁布的《新医改方案》明确，公立医院改革的方向是"落实公立医院独立法人地位"，"建立和完善医院法人治理结构"，同时还要"稳步推进公立医院改制的试点，适度降低公立医疗机构比重，形成公立医院与非公立医院相互促进、共同发展的格局"（中共中央、国务院，2009：12-13，16）。这显示，在国家政策的层面，超越自主化的法人化与民营化成为公立医院改革的并辔之举。

2013 年 11 月，党的十八届三中全会明确提出"推动公办事业单位与主管部门理顺关系和去行政化"，"建立事业单位法人治理结构，推进有条件的事业单位转为企业或社会组织"，并重申"社会资本"可以"多种形式参与公立医院改制重组"（中共中央，2013：48-49），从而将公立医院法人化和民营化改革纳入事业单位去行政化改革的总体框架之中。

　　然而，在现实中，无论是公立医院法人化还是民营化，都在既有体制的重重羁绊之下蹒跚而行，而绝大多数公立医院处在一种行政型市场化的治理格局之中，即一方面其运营费用高度依赖于市场营收，而另一方面其决策与行为受到多方、多重行政力量的约束，其所处的市场环境也受到政府的严格管制。尽管市场机制已经开始在公立医院运营的某些方面发挥作用，但行政机制依然以错误的方式主导着公立医院的治理结构，导致市场—政府双失灵的现象比比皆是，而社群机制依然处在萌芽发育的初期。简言之，行政机制、市场机制和社群机制尚未在中国公立医院中形成一种互补嵌合的治理模式。作为国家治理体系现代化的重要内容之一，中国公立医院组织和治理模式的创新，依然任重道远。

一、行政型市场化：中国公立医院组织与治理模式的现状

　　众所周知，在中国，公立医院属于"事业单位"。自改革开放以来，同企业单位和其他领域事业单位相类似，中国公立医院的组织与治理模式经历了漫长的、艰难的、渐进式的变革。变革的初始状态是计划经济时代形成的单位体制。经典的单位体制展现了行政化治理的极致：所有单位中开展的所有政治社会经济活动，都依靠并受制于自上而下的行政力量，而市场机制和社群机制要么付诸阙如，要么微不足道。

　　在计划经济时代，无论其社会分工和专业功能为何，所有单位都隶属于一个个行政系统，拥有自己的行政级别。公立医院也不例外。作为事业单位的公立医院是政府行政部门的组成部分，形成政府机构与事业单位不分（即"政事不分"）的现象。政府机构和事业单位（在很大程度上还要加上国有企业）组成的公共部门构成一个庞大的行政化等级体系。在这个等级

体系之中，每一个单位均有行政级别。公立医院的管理层并不拥有实质性的管理自主性，自然也没有决策权，他们只不过是行政主管，负责执行计划，即所谓"完成任务"。计划或任务涉及人财物等诸多方面，涵盖社会经济发展的诸多领域，都具有公益性，并不单独设立"社会功能"类别。自上而下的监督与考评，是政府问责制度的核心，也是公共部门行政化治理的常态事项。作为行政化治理的集中体现，公立医院缺乏人事管理自主权。政府对国家机关、事业单位和国有企业实行统一的行政化工资制度，工资水平与行政级别挂钩(陈少平，1992：74)。从财务的角度来看，每一个单位都是其所隶属行政系统中的一个预算单位。《卫生服务提供体系创新》亦是如此，并用"预算化"来刻画计划体制下公立医院与政府部门的关系(Preker and Harding，2003)。

经典的行政化治理模式存在着集中型与分散型之分。就医疗卫生领域而言，卫生行政部门党委和行政主管拥有卫生领域资源配置的最高决策权，这种集中型行政化治理体系是所谓"经典社会主义"制度和组织模式(Kornai and Eggleston，2001：135-140)，主要存在于苏联和东欧等前社会主义国家以及诸如越南、朝鲜、古巴等现存社会主义国家。另一种行政化治理模式是分散型的。与苏联式"经典社会主义"的治理模式有所不同，中国的国家治理模式正属于后一种类型。这种权力分散型的行政化制度和组织模式在中国公共部门的各个领域都基本上是一样，医疗卫生领域自然不例外。

在改革开放(即市场转型)时代，很多事业单位，包括公立医院，走上了某种"商业化"或"市场化"的道路。公立医院走向市场化的根源之一，在于其收入来源构成的变迁，即个人支付与医保支付取代了政府财政拨款，这一点具有全球性，不限于转型国家，更不限于中国。《卫生服务提供体系创新》收载的所有案例分析都提及了这一点(Preker and Harding，2003)。

就转型国家而言，在计划经济时代，医院所处环境中的社会近乎萎缩，市场微不足道,只有政府举足轻重。由于绝大多数社会主义国家实行全民公费医疗制度,医院并不能从患者那里直接获取收入,因此其运营所依赖的收入基本上源于政府预算拨款(Jakab, et al.,2003)。在中国,尽管没有实施全民公费医疗,但嵌入计划经济体制的城镇劳保医疗、公费医疗(Gu,2001b)和农村的合作医疗(顾昕、方黎明,2004),承担着为医疗服务付费的职能,但由于医疗服务(以及计划内药品和耗材等)的定价畸低,这些付费不足以维持收支平衡,这导致医院运营在很大程度上要依靠政府财政拨款,而政府财务支撑实际上是通过国有单位体系加以配置。

随着市场转型的深入,旧的医疗保障体系难以为继,新的医疗保障体系在相当一段时期内尚未建立健全,致使百姓自付医疗的模式在世纪之交的 10 年间在医疗需求侧占据主导地位,从而使中国医疗筹资的公平性一度位列世界卫生组织成员国的倒数第四位(WHO,2000:152)。自 2005 年以来,随着政府重新承担了基本医疗保障体系的组织和筹资责任,即公共财政"补需方"的强化,尤其是政府补贴成为新农合和新设城镇居民医保的主要筹资来源,公共医保机构开始成为公立医院的最主要付费者(顾昕,2010b)。

在市场转型的过程中,中国政府允许公立医院通过提供医疗服务来收费。从财政的角度来看,公立医院从全额拨款的事业单位转变为差额拨款的事业单位(朱恒鹏等,2014)。随着时间的推移,公立医院的主导性收入来源,已经不再是政府拨款或补助,而是源自官方统计口径中所谓的"业务收入"或"事业收入",其中既包括公共医保机构的支付,也包括民众自付或私立医保机构的支付。自 2003 年以来,业务收入在公立医院总收入中的占比稳定在九成上下,而政府拨款或补助仅占一成。公立医院的运营高度依赖于收费,这似乎具有了某种"市场化"的特征。然而,这是一种"伪市场化"。除了可以收费(或称"创收")这一点具有市场化的特征之外,中国公立医院运行的方方面面均受到行政机制而不是市场机制的左右,而行政治理的主导性不仅对公立医院的运营,而且对医疗供给侧的整体改革与发展,都带来诸多不利的影响。公立医院表面上看市场化,实则依然是高度行政化,具体体现在以下五个方面。

第一,在组织上,大多数公立医院是卫生行政部门的下属机构。截止到 2020 年底,中国共有 35394 家医院,其中公立医院 11870 家,其中既包括全民所有制也包括集体所有制的医院;在这些公立医院中,政府办医院 9758 家,其中 8696 家系卫生行政部门所属,占政府办医院的 89.1%,全部公立医院的 73.3%(国家卫生健康委员会,2021:6-7)。

大多数公立医院与卫生行政部门形成上下级关系,这固然在一定程度上便利医政管理的实施,但在其他方面会产生严重的负面后果,尤其体现在医疗监管的制度不畅和功能不调。一旦医患纠纷产生,作为监管者的卫生行政部门既当裁判员又是裁判对象的行政上级,这是医患关系紧张的制度性根源之一。对于非卫生行政部门下属的公立医院,在出现医患纠纷时,监管要么不到位,要么出现多头监管,必须由卫生行政部门与涉事医院的行政部门组成联合调查组,方能进行监管与问责。在某些情况下,医疗监管者到底是谁,这本身就成了问题(陈曦,2016)。

第二,在人事制度上,庞大的公立医院体系中出现了二元劳动力市场,即编制内和编制外人员。编制内人员的岗位设定和招聘计划需要卫生、人事、编办等多政府部门审批,其薪酬依然纳入编制管理,公立医院选聘环节以及实际薪酬水平(主要是奖金)的确定上拥有一定的自主权。而对于编制外人员(即所谓"合同制员工")的招聘,公立医院拥有完全的自主权。人事编制制度是计划体制的遗产,计划永远赶不上变化的情形比比皆是。例如,在人口流入程度较高的地方,医疗服务需求大增,当地公立医院编制呈现不足,而增加编制的速度十分缓慢,而在人口外流程度较高的地方,情况恰恰相反,即公立医院超编(陈虹等,1999)。与此同时,编制内和编制外的区隔在医护人员当中造成了身份差异,不仅对公立医院自身的人力资源管理带来诸多难题(如同工不同酬之类)(刘晶霞,2014),而且还严重阻碍编制内人员或入编人员(即有望从编制外转为编制内)向民营医院的流动,间接地影响了民营医院的发展。

第三,在财务上,公立医院的日常运营收入来自患者自付和医保支付,而资本投入必须由卫生、财政和发改委等多部门审批。资本投入对于硬体资源的配置至关重要。正是在这一点上,行政机制而不是市场机制发挥着决定性的作用,导致医疗资源的配置严重倾斜于行政级别较高的公立医院,而这类公立医院由于历史和行政的因素多集中于直辖市、省会城市和大中型城市。即便是市场型的资本投入,例如银行信贷,尤其是国有银行的信贷,也多向大型公立医院(三甲医院)倾斜,因为三甲医院的高行政级别性质可以有效地确保信贷的安全性。

第四,在物流上,政府一方面对医疗服务直接行政定价,对药品进行多层次价格管制,另一方面在药品及部分耗材、器械要由政府进行集中招标采购。行政定价的结果,一是价格永远定不准,定价严重偏离市场均衡价的情形比比皆是,尤其是大宗常见的医疗服务项目,例如常见病多发病的诊断和治疗、护理、中医传统诊疗等,收费标准极低,药事服务甚至不被列入收费项目;二是价格永远赶不上变化,在 21 世纪的第一个 10 年,各地执行的医疗服务价格基本上都是在 2000 年前后制定的,法定依据是由国家发展计划委员会、卫生部、国家中医药管理局于 2000 年联合发布的《全国医疗服务价格项目规范(试行)》(2001 年版)(周学荣,2008:142-153),直到《全国医疗服务价格项目规范》(2012 年版)发布。医疗服务定价权由省级发改委物价管理部门执行,市级物价管理部门有 5% 的调整权。10 多年间,很多医疗服务项目的收费标准,只进行过局部微调。在行政化的价格体制中,由于大宗医疗服务项目定价偏低甚至畸低,"以药养医"成为公立医院无奈的"理性选择"(杜创,2013)。

为了遏制药品费用的快速上涨,政府对药品价格实施了多重管制,包括最高零售限价管制、进货价管制和加价率管制，但多重管制既没有遏制药价虚高，也没有压低药品费用(朱恒鹏，2011a)。所有公立医院销售或使用药品的范围以及进货价，由省级政府主导的药品集中招标采购所确定。这一制度自20世纪末开始实施，经过了多轮调整(何芬华、力晓蓉，2011)，最终演变成为药品的"二次市场准入"管制以及进货价管制，公立医院(以及民办非营利性医院)只能销售或使用中标药品，并且必须执行中标价，即进货价等于中标价。药品集中招标制度非但没有形成集团购买型市场化机制，反而由于行政化的管控引发了广泛的设租和寻租行为(康赞亮等，2006)，而且也未达成制度设计本身设定的目标，即降低药价、控制药费(刘桂林，2012)。

第五，社会功能的行使成为公立医院自主的市场行为和社会行为，政府发挥积极促进作用的机制尚不清楚。在经典的行政化治理模式或计划体制中，并不存在"社会功能"这个概念。这种情况在自主化变革之后依然延续下来，在很多转型国家中，公立医院行使社会功能并未得到政府的补偿，政府既没有发挥既有的行政机制的作用，也没有充分发育新的市场机制(如政府购买社会服务)或社群机制(如政府促进社会捐赠)，以帮助公立医院行使社会功能(Jakab, et al.，2003：227-228)。在中国，尽管政府向包括公立医院在内的各类医疗机构购买公共卫生服务以及其他公益性医疗服务的理念，即公共部门与民间机构合作伙伴关系(Public Private Partnership, PPP)的理念(Reich, 2002)，已经逐渐在政府行政部门和医疗卫生界普及流行开来(张璐琴，2015；封欣蔚等，2017)，相关政府部门还颁发了专门的文件予以推广(郝兰兰，2014)，但相关实践还远未制度化。公立医院行使社会功能，在很多情况下是其自发的组织策略行动。

第六，在问责制度安排上，行政化治理不畅，而新的市场治理和社群治理机制也远未发育成熟。前文已述，中国公立医院的自主化是在分散型行政化治理模式的框架中展开的，这固然能在一定程度上引发基层组织的积极性，但也延续着行政化治理模式的痼疾，而且还平添了新的弊端，其最大者则是问责制失调。在这样的体系中，难以找到明确的决策者，也找不到明确的否决者，很多人（哪怕是行政级别不高的人）都有可能在政策的决策和实施过程中施加否定性影响。因此，行政化体制表面来看决策效率很高，其实不一定，所谓"扯皮现象"层出不穷。

在行政化治理的框架中，中国公立医院的自主化改革最终形成了行政型市场化的格局。较之纯粹的行政化模式，这一变革固然增添了公立医院的经济活力，但也对其社会经济行为造成诸多不良的影响。对此，北京大学公共卫生学院的周子君教授在一篇评论文章中有精辟的概括：

> 由于历史原因，国内公立医疗机构的行政化管理已成为一大特色，如今，公立医疗机构的政府行政化干预依然左右着公立医院的发展：公立医院的运营沿袭着政府管控的模式，公立医院院长依然由政府任命，且实行着类似于"行政首长负责制"的"院长负责制"，医院行政部门须按照政府要求设置，医院编制由政府审批，员工薪资由政府控制，医生由政府评定职称，使得公立医院听命于政府指令远远多于民众的医疗服务需求。在民众眼里，公立医院更像是听命于政府的"官办机构"，而非面向民众医疗服务需求、服务于民众医疗健康的服务机构……由于公立医疗机构的行政隶属关系，使得兼并、收购、重组等市场化配置资源的方式难以在医疗服务领域发挥作用。与行政挂钩的等级化公立医疗机构设置以及医务人员职称评定制度进一步加剧了优质医疗卫生资源向中心城市的大型医疗机构集中，使得经济欠发达地区以及基层医疗机构本已不足的医疗卫生人力资源进一步流失（周子君，2014：3）。

从理论上看，公立医院行政型市场化的格局可谓行政治理、市场治理和社群治理的最糟组合模式之一。在这样的格局中，市场机制并未在资源配置上发挥基础性作用,更谈不上(党的十八届三中全会决定所称的)决定性作用,而社群机制对于组织协调的功能也微乎其微。行政机制的主宰性,不仅没有使政府成为美国经济学家奥尔森所谓的"市场强化型政府"(Olson,2000;Azfar and Cadwell,2003),反而扭曲了市场机制的正常运行,尤其是要素市场(劳动力、资本和物资)的扭曲极为明显。行政治理的主导性,也没有使政府成为美国社会政策学者吉尔伯特笔下的"能促型国家"(Gilbert and Gilbert,1989;Gilbert,1995;2002),即致力于促进非营利组织能力建设的政府(顾昕,2005a)。政府或行政力量在公共治理中的主导性,非但没有促进非政府机构的能力建设,反而消弭甚至取代了社群机制的积极作用,使得医院的法人治理虚设,医院间的协会治理缺失。

二、公立医院改革试点:在再行政化与去行政化之间摇摆

中国公立医院的自主化改革依然停留在行政化的泥沼之中,无论是从提升效率还从促进公平的角度来看,都不尽如人意,深化改革势在必行。然而,问题在于,对于公立医院改革的方向,无论是医疗政策学界还是各级政府,均无共识。尽管具体措施繁多,但缺乏方向感,具体政策之间也缺乏横向协调性和纵向一致性。

就改革方向而言,理论上存在着两种思路,一是再行政化,二是去行政化。再行政化的思路,就是将分散型的行政化治理转变为集中型的行政化治理,由此,公立医院运营所涉及的所有资源的配置权均集中在卫生行政部门,让行政机制在资源配置上发挥决定性作用。去行政化的思路,彻底打破公立医院所处的行政等级体制,赋予公立医院真正的独立法人地位,让体现在医保支付中的市场机制在医疗资源配置上发挥决定性作用(参见第十章),让社群机制在公立医院法人治理以及医院间合作与竞争中发挥

基础性作用,让行政机制在强化市场机制、激活社群机制,以及推动多方主体共建共治共享上发挥元治理作用。从前文给出的分析框架来看,法人化和民营化都在去行政化的轨道之上,而公立医院去行政化既有可能是法人化,也有可能是民营化。法人化应该成为绝大多数公立医院(少数提供特殊服务的公立医院,如传染病院、精神病院、职业病院等例外)的必达终点,而民营化需要由法人化的公立医院视具体情况而定。公立医院民营化与否应该成为法人化公立医院的战略选择而不是成为政府的行政化命令;换言之,用行政化的方式去推进民营化,是值得商榷的。

在公共政策学界,再行政化思路在一些反对在基本医疗服务领域引入市场机制的政策报告或研究成果中有所表达,而去行政化思路则在倡导市场机制在医疗资源的配置上发挥决定性作用的智库报告中有所阐述(余晖,2014b:46-92、408-412)。然而,在现实中,这两种思路从未以充分、完整、系统的方式表达在任何一级的政府文件之中。由于涉及不同政府部门的权力再分配,完整的再行政化思路没有任何政府部门的任何官员或智库给予清晰的表达,但这一思路的很多要点,例如财务管理上的"收支两条线"、人事编制管理的延续、价格管制的坚持和拓展、基本药物制度的建立和实施,药品与耗材集中招标采购的延续等,却实实在在体现在中央及各地医改的很多政策文件之中,以及各地的具体改革实践当中。与此同时,由于行政化治理无论在理念还是实践层面都根深蒂固,尽管完整的去行政化思路在现实中不可能得到全盘落实,但某些去行政化的措施总是会在不同的地方或不同的时期"单兵突进",而且还有以再行政化的方式加以推进,例如下文将详述的"三明模式"正体现了这一点。

因此,各地的改革实践均在再行政化和去行政化之间摇摆,只不过所摇摆的具体事项以及摇摆程度有很大的共时态地方差异性和历时态地方不一致性。自 2010 年下半年开始,中国经济体制改革研究会公共政策研究中心医改课题组对 17 个国家级公立医院改革试点城市进行了调研,搜集齐全了全部试点城市公立医院改革实施配套方案,并前往其中的 12 个城市进行实地考察。课题组于 2013 年完成了调研。笔者参加了这次调研,并在课题组研究助理的协助主笔完成了《走向去行政化:公立医院改革的突破之路——十七个城市公立医院改革试点调研报告》。这份调研报告完成后由中国经济体制改革研究会公共政策研究中心提交给政府有关部门,后收录在余晖主编的《一个独立智库笔下的新医改(下册)》一书中(余晖,2014b：46-92)。下文展示这份调研报告的一些主要内容。

第一,就公立医院与卫生行政部门在组织关系上的变革,在中国的政策术语中被称为"管办分开"。尽管"管办分开"是 2009 年发布的《新医改方案》中提出的"四分开原则"之一,但其含义并不清晰。在公立医院改革首批试点城市中,不少地方模仿香港医管局,新组建了专门的医院管理机构,对当地公立医院实施集中化管理。但与香港医管局的法人化模式不同(Gauld,1998),中国内地的医院管理机构呈现三种组织和治理模式。

第一种为"管办分开不分家"的再行政化模式,即在卫生行政部门中设立医管局。这一做法与香港医管局模式有所不同。香港医管局是一个独立公法人,即通过立法会特别立法而建立的公营机构(或公立组织),不是政府部门下设机构,其工作人员也不是公务员;实际上,香港医管局是旗下几十家公立医院和民办非营利性组织(或"慈善医院")的集团总部(高逸飞,2013),是第三章所述法定型法人化的一个典例。然而,中国内地的医管局,则是在行政化组织和制度模式中的一个新设机构,其设立并没有管办分离,即公立医院主办者与作为监管者的卫生行政部门分离(高军,2012)。因此香港医管局和内地医管局构成了南橘北枳的一个新例证。北京是再行政化的典型,其新组建的医院管理局为市卫生局下的"二级局"但拥有正局级行政级别,医院管理局负责管理市属 22 家医院,其中重要事项是行使包括院长任命在内的人事管理权。洛阳的医院管理局和鄂州的医院管理中心也隶属于卫生局。医管局模式并未改变卫生行政部门所述公立医院行政化的组织格局，只不过其行政上级从原来的卫生行政部门换成了医院管理部门。

第二种为"管办分开又分家"的去行政化模式，鞍山的公立医院管理局、马鞍山的市立医疗集团、芜湖的医疗集团管理委员会、昆明的医院发展中心、上海的申康医院发展中心，均为独立的事业单位法人，直属于市政府。

第三种介于以上两种类型之间，潍坊、株洲、七台河、遵义、深圳等地成立了名义上独立的医院管理机构，有些也直属于或计划直属于市政府，但由卫生行政部门托管或主控，或者其办公室设在卫生局中。各试点城市公立医院管理机构的设置情况，参见表7-1。

公立医院与卫生行政部门的关系在很大程度上形塑着公立医院的法人治理结构，影响着公立医院决策权和控制权配置，这是公立组织治理的第一重要具体事项（参见第一章）。然而，《新医改方案》明确的"建立和完善医院法人治理结构"，在很多地方并未落实，只有镇江、马鞍山、洛阳、鄂州、株洲、昆明等地给出公立医院法人治理结构的一些细节。多数城市依然沿袭既有的行政化治理格局，有些是在政府设立公立医院管理委员会执掌公立医院决策权和控制权的配置。对于取消公立医院及其管理者行政级别一事，多数试点城市未加提及。

即便建立法人治理结构，其具体制度安排也可分为再行政化和去行政化两类。在再行政化的模式中，公立医院在当地卫生局的领导下设立理事会、监事会、执行层，实行理事会领导下的院长负责制；去行政化模式中，法人治理结构建构由独立于卫生行政部门的医院管理机构负责。无论采用何种模式，各试点城市公立医院院长大多依然由政府指派，并未赋予医院理事会遴选院长的职责，从而导致法人治理结构的一项重要内涵缺失（参见表7-2）。

表 7-1　各试点城市公立医院管理机构建立情况

城市	是否设立	机构全称	机构归属
北京	是	北京市医院管理局	为市卫生局下二级局,但属正局级单位
鞍山	是	公立医院管理局	独立机构,直属于市政府
七台河	是	公立医疗机构管理委员会	独立机构,但实际上由卫生局托管
上海	是	上海申康医院发展中心	直属市政府,是国有非营利性的事业法人
镇江	否	无	无
芜湖	是	芜湖市医疗集团管理委员会	直属市政府
马鞍山	是	马鞍山市市立医疗集团	独立事业单位,对市政府负责
厦门	是	厦门市公立医院发展管理中心	争取成为独立的副厅级机构,但卫生局领导可能会在医管中心担任领导
潍坊	是	潍坊市公立医院管理委员会	直属市政府,但办公室设在卫生局
洛阳	是	洛阳市医院管理局	直属卫生局
鄂州	是	鄂州市医院管理中心	直属卫生局
株洲	是	株洲市公立医院工作委员会	独立机构,但办公室为卫生局下属的二级单位
深圳	是	成立"公立医院管理委员会"	直属于市政府,但该委员会的成立筹备由卫生局局长牵头负责
遵义	是	遵义市公立医院管理委员会	直属市政府,但办公室设在卫生局
昆明	是	昆明市医院发展中心	独立机构,对市政府负责
宝鸡	否	无	无
西宁	否	无	无

资料来源:余晖,2014b:58-59。

表 7-2 各试点城市公立医院法人治理结构建设

城市	取消行政级别	法人治理制度建设	公立医院管理执行层的任命	理事会组成	监事会组成
北京	方案未正式出台	无	医院管理局负责市属 22 家医院包括院长任命在内的人事管理	方案未出台	方案未出台
鞍山	未提及	无	院长的聘任由公立医院管理委员会决定。同时，医院要建立医院重大事项的议事规则，民主讨论包括人员聘用等事宜	未明确	未提及
七台河	未提及	无	院长由本人申请，公立医疗机构管理委员会提名，职工代表大会实行差额选举产生	未提及	未提及
上海	未提及	无	仅有部分医院院长由申康医院发展中心任命	未提及	未提及
镇江	是	是	理事会决定和任命医疗集团医院院长、财务总监、药品总监；医院行政管理层由医疗集团院长提名并提请理事会讨论通过后由集团院长任命	利益相关方	利益相关方
芜湖	是	无	各医疗集团院长、党委书记、纪委书记、市医疗机构药品管理中心正职由市委任命，第一、第二医疗集团副职由院长提名，报市医疗集团管理委员会备案后聘任，第三医疗集团副职由集团院长提名，征求安徽中医药高等专科学校党委意见，报市医疗集团管理委员会备案后聘任	未提及	未提及
马鞍山	未提及	是	经营层管理者由董事长提名，董事会聘任，对董事会负责，下属医疗机构按独立法人设置	未明确	利益相关方
厦门	未提及	是	未明确具体的制度安排	利益相关方	利益相关方
潍坊	未提及	无	院长由市公立医院管理委员会任命，医院人事聘用由院长负责	未提及	未提及
洛阳	未提及	是	医院领导班子任命统归洛阳市医院管理局管理	利益相关方	利益相关方

续表

城市	取消行政级别	法人治理制度建设	公立医院管理执行层的任命	理事会组成	监事会组成
鄂州	未提及	是	公立医院院长通过竞聘、选派等方式产生,由理事会聘任。落实公立医院院长在人事聘用、分配奖惩及医院运营等方面的管理自主权	利益相关方	利益相关方
株洲	是	是	未明确院长如何任命,院长通过院务会行使经营管理权,在理事会授权范围内,负责医院经营、业务发展、机构设置、员工招聘、专技职务聘任、二次分配及非资产性的经费支出	利益相关方	利益相关方
深圳	未提及	无	未明确	未提及	未提及
遵义	是	无	市、县(区、市)公立医院院长逐步由市、县(区、市)公立医院管理委员会任命;副院长由院长提名,公立医院管理委员会任命	未明确	未提及
昆明	是	是	院长由具有干部管理权限的部门或卫生行政部门负责组织公选,由昆明市医院发展中心聘任;院长拥有医院的经营管理和人事管理权限	提及,但不明确	利益相关方
宝鸡	未提及	否	院长相对独立行使医院经营管理权责,医院人事管理、内设业务机构、员工招聘、专业技术岗位设置、薪酬分配办法、非资产性经费支出由医院自主决定	无理事会	无监事会
西宁	未提及	无	未明确	未提及	未提及

资料来源:余晖,2014b:61-64。

正由于公立医院与政府的组织关系在再行政化与去行政化之间摇摆,致使中国绝大多数公立医院依然停留在自主化阶段,真正实现法人化改革的案例少之又少。同时,由于公立医院基本上停留在自主化阶段,作为法人化改革的标志，法人治理结构也基本上均未形成。即便在某些地方的某些公立医院中出现了理事会和监事会的机构设置，其治理职能也多受到行政治理的左右而基本上名存实亡。

在第三章中，我们考察了公立医院法人化的两种具体路模式，即个体式法人化和集团式法人化。尽管公立医院法人化的案例少之又少，但这两种法人化的具体模式在中国都有出现。

公立医院个体式法人化的最早试点当属"东阳案例"。1993年，由东阳籍台湾同胞王惕吾先生捐资兴建浙江省东阳市人民医院成立，医院资产为政府所有，医院定位为非营利性公立医院。根据捐资方的建议，东阳市委、市政府遵照浙江省委领导的指示，以法人化模式确立了该医院的组织和治理架构。医院董事会5~9人，由捐资方代表、卫生局和财政局官员、浙江省内医院管理专家组成；首届董事由市委、市政府、捐资方协商提名，以后各届由上届董事会提名，经市党委组织部门确认任命。董事会拥有战略决策权、院长提名权与考核、财务审核权等，院长以及副院长（由院长提名）的任命须经市委、市政府审批，执行层拥有医院日常运营的管理权。在人事管理上，医院实行市场化的劳动合同制，而员工在行政化体制中形成的劳动关系则通过人事代理予以保留（李卫平、黄二丹，2010a）。可以说，东阳市在《新医改方案》（2009年）颁布前16年就开始践行新医改的方针，实行所有权和经营权分离，实现了政事分开、管办分开。

作为金华市下属的一个县级市，东阳市公立医院改革的实践无论是在金华市还是浙江省都未受到重视，即便是浙江省医疗政策研究者也对这一案例未有关注。长期以来，"东阳案例"是公立医院个体式法人化的孤例（李则，2014），然而，东阳改革作为一座孤岛并没有被行政化的海洋所淹没，东阳市人民医院在医院管理的水平长期雄踞县级公立医院的翘楚之列。1993年改制时，东阳市人民医院为二级甲等综合医院，到2000年晋升为三级乙等综合医院，再到2020年晋升三甲医院，成为浙江省全省首家县级三甲医院。① 同时,东阳市人民医院在恪守卫生行政部门专业管制和绩效管理上也有卓越表现,其院长应争先不仅是浙江省人大代表,而且还屡屡获得全国性和浙江省医疗卫生管理领域的奖项,如被国家卫健委主办的《中国卫生》杂志和《健康报》评选为2018年度十大新闻人物之一,被誉为医改征途上的"领跑者""追梦人""现代医院管理制度先行者"(《中国卫生》,2019:45,62-63)。

在东阳市人民医院法人治理变革20周年之际,《健康报》曾在头版以"小岗村"为喻报道了"东阳案例"探索的先驱性及其结出的硕果(韩璐等,2013)。凡是对中国波澜壮阔、激动人心的改革开放历史有一丝了解的人士都会明白这一比喻的深切意涵。可是,东阳市并未成为中国新医改的"小岗村","东阳案例"也从未成为全国各地公立医院改革效仿的"东阳模式"。尽管其在并不有利的生存环境中依然能够卓然运行,这表明公立医院法人化即便在既有的行政化体制环境中也并非不可行,同时也表明公立医院法人化既无损于公立医院的公益性也无碍于政府对公立医院的管制,但"东阳案例"遭到普遍漠视的境况凸显了公立医院法人化治理创新在行政化体制中所遭遇的强大阻力。

与个体式法人化相比,公立医院集团式法人化试点典例较多,包括"苏州模式""无锡模式""申康模式"和"海淀模式"等。

早在2001年,无锡市实行公立医院托管改革,即卫生局与9家市属医院实行所有权与经营权分开(即管办分开),将其经营权托管给医院管理中心,该中心为市政府直属正处(县)级行政管理类事业单位,为市级主管预算单位,纳入市级部门预算管理体系,其人员依照国家公务员制度管理。当地卫生行政部门的职能从医院所有者甚至经营者转变为行业监管者(邓国胜、纪颖,2007)。2004年,苏州市成立了非营利性医院管理中心,将市

---

① 相关报道,参见浙江在线-东阳新闻网:http://cs. zjol. com. cn/202007/t20200727_12172871. shtml(可随时浏览)。

立医院归入其旗下，实施法人化治理。

2005 年，北京市海淀区成立了公共服务委员会，将区卫生局下属的 26 家医院和文化局下属的 3 家事业单位划归其管辖，成为这些事业单位的所有者，行使类似于国资委对国有企业的所有人职能（施敏、赵永冰，2008）。作为事业单位"管办分离"改革的探索，"海淀模式"受到北京市人民代表大会常务委员会的认可，并局部性地在北京其他区县的园林绿化、民政、文化和医疗卫生领域推广，以形成"北京模式"（黄强，2012）。但这一努力至少在医疗卫生领域并未奏效，无论是国家卫生部还是北京市卫生局，对近在咫尺的海淀实践持近乎视而不见的态度。

也是在 2005 年，上海申康中心设立，这是一个直属于上海市政府的副厅级事业单位，挂靠在上海市国资委下办公，对上海市属的公立医院行使出资人的职责（李卫平、黄二丹，2010b）。这四地所开展的公立医院集团式法人化试点，正是 2009 年《新医改方案》中提出的"政事分开""管办分离"原则的具体体现，被学者誉为对医疗卫生体制改革具有"拓荒"和"样本"意义（施敏、赵永冰，2008）。

新医改中公立医院改革的实践史表明，上述四个"管办分离"模式，固然具有拓荒意义，但并未成为样板。尽管四地的公立医院始终在法人化的道路上前行着，但这些实践从未成为在全国得到推广的"模式"。这些有益的探索并非没有生命力，但只能在行政化治理的海洋中茕茕孑立，形影相吊。

第二，就人力资源的配置而言，2010 年 2 月 11 日，由卫生部、中央编办、国家发改委、财政部和人社部制定的，作为 2009 年《新医改方案》重点工作之一"公立医院改革"的首部配套实施文件《关于公立医院改革试点的指导意见》（卫医管发〔2010〕20 号），明确要求各地"探索实行并规范注册医师多地点执业的方式，引导医务人员合理流动，科学合理核定公立医院人员编制,建立健全以聘用制度和岗位管理为主要内容的人事管理制度"。[1] 这一指导性政策本身就包含了再行政化与去行政化的要素,即一方面纳入诸如放宽医师执业地点管制、鼓励人员流动、推行劳动合同制等体现去行政化改革方向的措施,另一方面依然将编制管理权牢牢地掌握在原有政府部门手中,体现了再行政化取向的坚韧性。地方公立医院改革中的人力资源政策,自然会在再行政化与去行政化之间摇摆。

就公立医院而言,包括医师在内的所有卫生技术人员,均处在行政化编制管理和市场化合同管理之间的制度空间之中。在所有公立医院改革试点城市,人事制度安排基本上是在去行政化和再行政化两种取向之间向后者倾斜,而有限的带有去行政化取向的举措只不过允许医师多点执业和松动医务人员流动而已(参见表 7-3),并不构成对人事制度行政化总体格局的影响。

在试点城市中,具有去行政化色彩或取向的人事制度改革举措包括:(1)医师多点执业;(2)自由流动;(3)劳动合同制(聘用制);(4)自主招聘。具有再行政化色彩或取向的人事制度改革举措包括:(1)严格编制管理;(2)目标绩效管理。介于两者之间的人事改革举措包括:(1)岗位绩效工资,这与行政化的目标绩效管理挂钩,但也体现了某种劳动合同制的因素;(2)医院管理者或专家年薪制,这突破了干部薪酬制度,但年薪的核定完全由公立医院行政上级会同当地政府财政部门掌控,与公立医院理事会所行使的法人治理无关。年薪制集中体现了公立医院法人化的名不符实。如前所述,无论总体上如何在再行政化和去行政化之间摇摆,很多试点城市在公立医院中设立了理事会制度,但理事会对医院管理者和专家的年薪并无实质上的管理自主权。

---

[1] 该文件的文本,参见中国政府网:http://www.gov.cn/ztzl/ygzt/content_1661148.htm(可随时浏览)。

表 7-3　公立医院改革试点城市人事制度安排的两种取向

城市	去行政化取向				混合取向			再行政化取向	
	多点执业	人员流动	劳动合同制	自主招聘	年薪制	岗位管理	绩效薪酬	编制管理	绩效管理
镇江	√	√—	√			√			√
昆明			√		√	√	√	√	√
株洲			√√	√	√	√			
宝鸡	√	√							√
马鞍山	√—		√		?		√		√
七台河	√			√					
西宁			√			√			√
遵义			√					√	
鞍山	√—		√						
洛阳			√			√		√	√
芜湖	√—	√—	√			√		√	
潍坊	√					√		√	
鄂州	√	√				√		√	
深圳	√				√	√		√	
厦门	√	√	√			√		√	

资料来源:余晖,2014b:67-69。注释:√表示明确;√—表示弱明确;? 表示含糊其词;空白表示未提及。

在允许多点执业上,共有 10 个城市对此有所提及,其中,七台河、镇江、深圳明确要求建立此项制度,而厦门、潍坊、鄂州、宝鸡仅模糊地提出要"探索"或"推进"医师多点执业,马鞍山、鞍山、芜湖则明确在公立医院集团内允许多点执业。当时,全国各地普遍执行"双批准制度",唯有昆明市的"多点执业试点"稍微宽松一点,建立了当地卫生行政部门单独批准的制度,即副主任及以上级别的医师只要向卫生局提出申请,便可获得三个地方的执业许可。

在允许人员流动上,厦门、宝鸡两市均建立了市级卫生人才中心,规定全市新增医务人员档案将直接由中心托管;而对档案在医院的医务人员,宝鸡则规定可以在职称评至"副高"时将档案托管至人才中心。这样就方便了医务人员在不同级别、不同所有制医院之间的自由流动,有利于医疗资源的整合。在建立了医疗集团的镇江、芜湖、马鞍山3市,凡是以"紧密型"(即人、财、物统归集团管理)组织的医疗集团内部,基本能够实现医务人员的集团内自由流动,这也充分发挥了医院集团的优势。

在人员聘任、岗位管理上,七台河、镇江、芜湖、潍坊、洛阳、鄂州、株洲、宝鸡、西宁等12个城市的方案中明确提出了相应要求,即同现有员工签订合同期2~5年不等的劳动合同,合同到期后视员工表现决定是否续签。同时,以岗位管理代替编制管理,弱化人员编制的概念,使编制仅仅成为政府财政投入的一个参照依据,从而增加医院的用人自主权。

其中,相对来说,株洲在去行政化的方向走得稍远一些,即强调(1)公立医院在机构、编制、职数总额控制的前提下,由医院自主决定内设机构、自主用人,按有关程序,报市公立医院工作委员会办公室和市编委审核备案;(2)公立医院在科学设岗的基础上,实行全员劳动合同制、专业技术职务评聘分开制、新进人员公开招聘制,把绩效工资与管理职级、岗位等级、专技职务、工作态度等挂钩。

在编制管理上,遵义希望在公立医院床位、人员编制控制指标确定后,由编办、人力资源社会保障和卫生部门根据各级医院学科建设、学历结构、专业结构需要,决定医院录用、引进卫生技术人员数量、标准,由医院按有关人事管理制度规定自主录用,报人力资源社会保障局办理相关手续。鞍山则提出适当放宽公立医院用人自主权,允许公立医院事业编制外合同制用工;允许公立医院到高校或国内外知名医院签订意向合同,直接引进高端专业人才;允许公立医院以年薪、住房补贴、政府特殊津贴等优惠政策,吸引、引进学科带头人和高端专业人才。

昆明和芜湖都提及要根据国家和省有关编制的规定,重新核定各级各类公立医院的床位和人员编制。洛阳提出要科学合理核定公立医院人员编制,建立健全以聘用制度和岗位管理制度为主要内容的人事管理制度,而这一思路后来在洛阳全面推进的公立医院基于员工持股的股份合作制改制(甘梦如、沈晓,2018)中难以延续了。鄂州提出要科学合理地核定公立医院人员编制岗位,实行总量控制、动态管理、全面推行合同聘用制度和岗位管理制度,但同时希望能实现由身份管理向岗位管理的转变。深圳人事制度改革的基调是在既有编制制度的框架中根据当地实际需要大力调整编制设定,即合理确定公立医院人员编制,具体而言包括制定医疗卫生机构人员编制控制标准,根据各单位的工作量、工作复杂程度适当增加人员编制;空编较多的单位要尽量吸纳优秀的临聘人员入编;优化公立医院人力资源配置结构,尤其是协调编制部门制定各级各类公立医院的人员岗位设置规范,重点提高护理岗位配置比例。

厦门则提出了强化编制管理的改革思路,即按照中央编办对公立医院改革试点编制指导意见,结合当地实际,科学合理核定公立医院人员编制,并据此建立健全以聘用制度和岗位管理制度为主要内容的人事管理制度和分配管理制度。

第三,就财务管理或资金配置,前文已述,公立医院的绝大部分日常运营收入已非来自政府财政拨款,而是来自市场支付,其中随着基本医疗保障体系全民覆盖以及保障水平的提高,医保支付在医院营收中的占比越来越高。微不足道的财政补助,并非为了支持公立医院履行其"社会功能",而是财政养人旧体制的一种延续,往往同编制和床位的计划管理相关联,尽管这类行政化管理措施早已与现实情况严重脱节,但依然名存(朱恒鹏等,2014)。对于财政补贴不足的现象,医疗卫生界人士往往会以"恢复公益性"为由,在各种场合呼吁政府增加对公立医院的财政投入,即强化公共财政"补供方";而各级政府的多个行政部门,尤其是财政部门,倾向于增加对基本医疗保障体系的财政投入，即以"补需方"的方式，形成医保机构对公立医院的医疗服务购买新机制，同时也倾向于通过财政直接购买公益性服务或以奖代补的方式鼓励公立医院行使社会功能(顾昕，2010b)。

再行政化取向的"收支两条线"式全额预算管理，在绝大多数地区的公立医院改革中并未被当地政府采纳，只有少数地区例外，且由于对医院和医生消弭了任何意义上的激励机制，这种做法只能行之一时而缺乏可持续性(顾昕，2008a)。这一点在"子长模式"中得到印证。陕西省子长县政府曾在2008年提出要对县人民医院实施"收支两条线"管理，一度成为卫生行政部门青睐的"医改明星"，但很快因为财政补贴呈现递增之势以及其他考虑而改弦更张，只是增加了医院实施"平价门诊""平价病房""平价药房"之后的财政补贴，并对医生实施全额预算工资制(余晖，2014b：127-128)。就公立医院的实际绩效来看，再行政化的"子长模式"以及"府谷模式"也不及去行政化内容较多的"神木模式"和"宿迁模式"(朱恒鹏，2012)。

"收支两条线"属于再行政化的极端之举，其结果必然会引致医疗服务体系回归计划体制。即便是在相对热衷于此举的卫生行政部门之内，对此举之弊也不乏清醒认识之士，例如，如第五章所提及的，原卫生部副部长黄洁夫就认为"收支两条线"政策的实施无异于回归计划体制。多数公立医院管理层对此也不欢迎。2009年3月7日，在当年"两会"上，全国政协委员、北京大学口腔医学院院长俞光岩在与时任卫生部部长陈竺、卫生部副部长马晓伟共话"医改"时提及当时的一种说法，即今后的公立医院改革要实行"收支两条线"，不光是药品收入实行，而是所有收入都实行，并明确表态，这必然使医疗卫生重回计划经济时代，导致效率低下和"大锅饭"；[①]当时，马晓伟回应说，"收支两条线"制度主要是在社区卫生服务机构和乡镇

---

① 参见中国新闻网的报道：http://www.chinanews.com.cn/jk/ylgg/news/2009/03-09/1594297.shtml(可随时浏览)。

卫生院中探索实行,在公立医院的改革中暂时还没有考虑。[①]

第四,就公立医院的物流管理,公立医院物流管理受到行政化价格管制的制约,在药品和耗材的采购上形成了省级集中招标采购制度。名为"集中招标采购制度",但实际上仅通过集中招标形成了药品和耗材在公立医院中的"二次市场准入"和"进货价管制",并无集中采购所体现的市场机制运作。无论在哪一个领域,价格体制改革都是从行政化治理转型的重中之重,但在新医改中,医药价格管制的改革却缺乏方向感和一致性。

前述《关于公立医院改革试点的指导意见》(卫医管发〔2010〕20 号)规定,"逐步取消药品加成政策,对公立医院由此而减少的合理收入,采取增设药事服务费、调整部分技术服务收费标准等措施,通过医疗保障基金支付和增加政府投入等途径予以补偿。也可以对医院销售药品开展差别加价试点,引导医院合理用药"。这一指导意见本身就有些模棱两可,一方面提出了"逐步取消药品加成"的政策目标,另一方面又提出可以开展"差别加价"试点。从表 7-4 可以看出,除上海和株洲未明确提及如何在医院药品使用和销售上试点何种新政策之外,其他试点城市的公立医院改革试点方案中要么简单照抄《指导意见》中关于药品零差率政策的提法,但就药品零差率政策的实施给出一些零碎性限制(如局限在执行基本药物制度的用药部分),或提及一些财政或医保补偿的细节。所有城市均未表示要执行差别加价。

第五,就社会功能的行使,中国的公共政策界,无论是决策层、知识圈,还是老百姓,都喜欢用"恢复公益性"来指称。2009 年《新医改方案》对公立医院提出的要求,是"遵循公益性质和社会效益原则"(中共中央、国务院,2009:17)。可是,"公益性"究竟意指什么,大家并不清楚。

---

① 参见中国政府网的报道:http://www.gov.cn/gzdt/2009-03/09/content_1254564.htm(可随时浏览)。

表 7-4　各试点城市公立医院药品政策对比

城市	实施药品零加成政策	取消药品加成后的补偿政策
鞍山	是	对所有公立医院试行药品零差率销售,补偿政策未提及
七台河	是(部分)	只对实行基本药物零差率的公立医院给予补偿,医保基金按照基本药物进价的 10％进行补偿,再由各级财政按照进价 5％补偿
上海	否	否
镇江	是	同《指导意见》要求
芜湖	是	采取增设药事服务费、调整部分技术服务收费标准等措施,通过增加政府投入等途径予以补偿
马鞍山	是	同《指导意见》要求
厦门	是	同《指导意见》要求
潍坊	是	根据医院药品加权平均价格下降幅度补偿
洛阳	是	同《指导意见》要求
鄂州	是	同《指导意见》要求
株洲	否	无
深圳	是	同《指导意见》要求
遵义	是(部分)	只对基本药物零加成,且规定公立医院配备比例,补偿政策同《指导意见》要求
昆明	是	增设药事服务费,调整技术服务收费标准,将药事服务费纳入医保报销范围,同时规定公立医院使用基本药物比例需达 30％
宝鸡	是	同《指导意见》要求
西宁	是	同《指导意见》要求

资料来源:余晖,2014b：70-71。

很多人在谈及"公益性",往往会同时谴责公立医院及其医生的"逐利动机",因此所谓"公益性",就是要在动机和行为上都"毫不利己、专门利人"。一种非常流行的观念是,医务人员都应该是白衣天使,都应该有奉献精神。很多人继而认为,既然医务人员不应该赚大钱,那么具有"公益性"

的医疗服务也应该是廉价的，而所谓"公立医院的公益性"就意味着公立医院应该成为廉价的医院（顾昕，2014a：7-13）。这是一个颇具误导性的观念。

因此，建立"平价医院"曾经一度在 2006—2008 年间成为公立医院改革的目标，而"子长模式"就以"平价"为号召（叶煜荣、宋莉萍，2006）。后来，这一提法尽管有所淡化，但依然有一些地方（如汕头）提出要在每一个区县建立"一所平价医院"（张琳楠，2015）。广东省出现了要求在公立医院中设立"平价特区"的呼声（廖新波，2015）。随着"药品零差率"政策的实施，广州市政府亦将药品加成管制费率从 15% 降为 0% 的公立医院称为"平价医院"，并提出要在若干年，每一个区县或下属县级市都要有"平价医院"（伍仞、黄穗，2013）。当然，随着"药品零差率政策"的普遍推开，实施这一政策的医院不可能都变成所谓的"平价医院"，据此建立"平价医院"之举也就失去了依据。不出意料，各地"平价医院"的实践并不具有可持续性。持续一段时间的情形均离不开政府高额补贴（刘涌，2011），而有关媒体报道也自然多把平价医院的难以为继归因于政府投入不足（武洁，2015）。实际上，政府持续性的、累进式的补贴必定因造就"财政无底洞"效应本身并不可行，而且这样的政策措施无法与医院及其医生的激励结构相容，最终必将在医疗供给侧导致"大锅饭"，这才是"平价医院"不可持续的真正原因。

第六，在问责制度建设上，再行政化的要害是将监督管理权从诸多政府行政部门集中到卫生行政部门，从而实现统一的自上而下的行政化问责。与之相反，去行政化的关键在于让法人治理中所蕴含的社群机制在战略决策和责任担当上真正发挥作用，同时卫生行政部门通过"管办分开"成为独立于所有医院的监管者。

在公立医院建立理事会制度，完善法人治理结构，是公立医院法人化改革的重点之一。在本书的分析框架中，这项改革关涉决策权与控制权的配置，对其他六个维度的改革具有统领意义。公立组织(包括公立医院)的法人化，是全球性公共管理改革的重要内容之一。作为一种非营利性的组织，法人化公立组织的理事会构成与国有企业的董事会构成有所不同。企业的董事会由股东组成，而非营利性组织的理事会则是由利益相关者组成。具体到法人化的公立医院，其理事会由医院出资人代表、医院法人代表、医院职工代表及其他代表组成。理事会负责战略决策和管理层的聘任，而医院的日常管理由院长及其管理团队负责。

三、三明模式：通过再行政化的手段推进去行政化措施?

公立医院改革在国家级试点城市中的进展，由于各家有各家的原因，总体来说十分缓慢。但是自 2015 年以来，福建省三明市却在有关公立医院改革诸多事项的推进上有实质性的大动作，并进而成为国家级公立医院的样板，正可谓异军突起。

三明模式的内涵丰富，但最具特色、最令人印象深刻的是，就是终结了"九龙治水"。在市委和市政府的全力支持和"充分授权"下，时任三明市委常委、三明市副市长的詹积富出任市医改领导小组组长，并将医改办设立在市财政局下，统一领导医改相关事务，一举改变有关医疗、医药、医保等政府职能部门由多个领导分管"九龙治水"的现状(詹积富，2014：3-4)。

医改的目标是去行政化，但其实施的第一步，不管是主动为之，还是被动应之，却不得不是再行政化。三明医改集中体现了这一点。这看起来吊诡的进程，源于中国的一项国情，即有别于苏联和其他前社会主义的集中型行政化体制，中国行政化的社会经济体制有一个特色，即分散型行政化(参见第五章)。这种非典型的社会主义体制是中国的特色，也有一个具有中国特色的称谓："九龙治水"。

虽说都是行政化，但集中型行政化与分散型行政化的运行特征及其结果，并不完全一样。前者常常表现为僵化，而后者常常表现为纷乱。由于行政权力分散在不同的政府部门，如果缺乏部门间的有力协调，不同部门的举措自然会步调不一。如果要推进改革，情况也是如此。有些部门在去行政化方向上走得快一些，另外一些部门慢一些，甚至还有些部门热衷于再行政化，医改政策自然会令人有雾里看花之感。更何况，不仅部门间缺乏协调，即便是在部门内部的不同厅局，也步调不一。五花八门的政策，有不少来自中央各部委，让地方执行者头痛不已，各种应对之策也就应运而生。

这种协调不力的情形，既有可能发生在中央层级，但更有可能发生在地方层级，而中央又鼓励地方进行探索，或者说在一定程度上未能承担起政策协调的责任，于是医改无论是在地方政策执行层面，还是在地方政策创新层面，都呈现多样性。多样性固然体现了创新性，但在很多情况下，五花八门的创新叠加在一起，也有可能呈现左右互搏、自相矛盾的乱局。实际上，面对这些乱局，再行政化的呼声在医疗体制内部一直暗潮汹涌，且一直是由卫生行政部门官员以及相关学者以"大部制"的名义加以推动（谭畅，2011）。再行政化暗潮的主要目标首先是将涉及医疗的所有行政权力都收归卫生行政部门，以便卫生行政部门对医疗服务的各个链条，实施全方位、全天候、全环节的自上而下管理；然后，再推动大部制，建立新机构，当然最好的结果，是大家的行政级别都上升一点儿，至少升半级。

可是，这一再行政化取向始终未在庞大的行政体制内获得其他各政府部门的奥援；或者说，其他部门根本不愿意把自己手中既有的权力转移给卫生行政部门。新医改中的许多争论，根儿在这里。一种典型的主张是由卫生行政部门"一手托两家"，即对医疗保险和医疗服务一手抓，实现医疗保障和医疗服务行政管理的一体化（王延中，2010）。这种主张显然会受到卫生行政部门的赞许，但其他政府部门并不认可，最终医疗保险的城乡一体化走上了新农合并入城镇医保之路,居民医保和职工医保的行政管理均由人社部门负责。这一思路通过顶层设计,在各地贯彻执行,只有少数地方另辟蹊径。至于医疗保险事务后来全部转由国家医疗保障局负责,那是后话。

三明就是另辟蹊径的典型,再行政化并非落脚于卫生行政部门,而是落脚于一个新设独立机构:医改办。实际上,设立医改办并非三明市首创也非其独创。医改办首先设立于中央一级,后来在全国各地都有。医改办的设立本身,便与上文说到的"去行政化吊诡"有关。毫无疑问,在政府之中,在庞大的行政体系之中,锐意改革者不乏其人,而绝大多数改革者都意识到去行政化的吊诡,医改办作为跨部门政府间协调机构在各级政府都普遍设立的缘由,就是为了打破这一吊诡。

然而,在各级政府,医改办大多只是一个协调机构,其运作方式,在很大程度上,可谓政府各部门联席会议,议而不决、协而不调的局面比比皆是。三明市的独特之处在于医改办的再行政化,即市政府在 2012 年建立"深化医药卫生体制改革领导小组",将原本作为协调机构的医改办升级为领导机构,将原本分散在政府不同行政部门的权力集中化,充分授权由原医改办副主任转任领导小组组长的詹积富主管所有医改事务(王春晓,2018:121),詹积富也顺理成章被媒体称为"三明医改操盘手"(王朝君,2015a)。由此可见,在一个政府部门权力多多且掌权者都信心满满的巨型章鱼式环境中,推动去行政化的必要条件之一是再行政化,但再行政化并不是克服协调失灵的充分条件。大部制迷信者认为只要将不同的部整合起来就能解决政府部门间的协调难题,这真是极大地低估了跨部门协调困境的普遍性。实际上,在公共部门中,不同组织之间协调不力是公共管理的一个全球性难题(Bouckaert, et al., 2010)。任何一个政府行政部门规模变大了,其中必然有分支机构,相互之间协调困境的存在依然是难免的。

再行政化之后的政府内协调问题是否能解决,暂且不深论。下一个问题更加重要:不管依归于哪一个政府部门,抑或新设政府机构,再行政化之后行政力量的施为才是重点。九龙分散治水也好,独龙统揽全局也罢,关键要看行政力量的施为是疏导,为市场机制和社群机制的运作开辟新的天地;还是围堵,让行政力量在方方面面发挥更具有决定性的作用。

具体而言,推动去行政化的行政力量,应该在如下几个方面全力施展、下足功夫。

1. 完善全民医保,通过医疗保险购买医药服务,其核心是通过医保支付制度改革,形成新的团购型市场机制(顾昕,2008a:10-12,17-20)。

2. 解除各种形式的价格管制,让医保机构与医疗机构平等谈判,通过医保付费改革,以契约化的方式控制医药费用的快速增长(顾昕,2014a:98-105)。

3. 破除各种影响市场进入的行政壁垒,让医疗资源的流动可以随着病人走,让民间资本能够顺利进入医疗领域,同时明确医疗服务质量的政府规制,建立各类医疗机构公平竞争的游戏规则(顾昕,2008a:29-30,33-35)。

4. 推动公立医院法人化,完善法人治理结构,其核心是理事会制度建设,其要害是政府切实赋予理事会行使医院战略管理的职能,落实医院在人财物各方面的管理自主权(顾昕,2008a:26-27)。

5. 推进人事制度改革,在公立医院中全面推进全员劳动合同制,最终形成医疗人力资源市场化的全新格局,即医师成为自由职业者、院长成为职业经理人(顾昕,2014a:140-150)。

三明医改,在这五个方面有一定的突破。

第一,三明医改在医疗保险购买医药服务的新机制上进行了大胆探索。早在2013年,三明医保就在市域总额预算制下试行单病种付费,并在2014年针对医院住院服务实施次均费用限额。这两项医保支付改革措施的实施早于使三明模式闻名的其他举措，如药品二次议价，而且其幅度逐年提高，覆盖范围也逐年扩大。2017年，在国家医改办的引荐下，三明成为C-DRGs的试点城市（张振忠等，2017），将其按病种付费升级为按DRGs付费（张元明，2022），成为全国最早实现全市域按DRGs付费的地级市之一。毋庸讳言，在医保支付改革上，三明还存在不少治理和技术上的瑕疵，尤其是存在着全国DRGs医保付费改革中忽视市场机制制度建设、无视社群机制积极作用、一味强化行政机制作用从而导致进展不畅的通病（顾昕，2019b），但此处不是细察这些问题的合适所在。关键是，医保支付改革在三明模式中不仅举足轻重，而且具有引领作用，但这一点在有关三明模式的绝大多数论说中均未得到应有的重视。把对三明模式的解读重心放在"药改"，即通过"二次议价合法化"来挤出药费水分，是本末倒置的。

　　医保支付改革需要践行社会治理的理念，实现多方主体的共建共治共享（顾昕等，2022）。不仅是医疗机构，医保机构也需要走向去行政化。两类机构的改革方向都是法人化和专业化，而法人化和专业化都意味着社群机制必须发挥更加显著的作用。从这一视角来看，三明医改的医保支付改革才刚刚上路，在践行社会治理理念的实践上，还有广阔的处女地有待开拓。

　　第二，价格管制是医疗领域诸多丑陋现象（包括过度医疗、以药养医、商业贿赂等）的罪魁祸首。打破价格管制，一来需要政府部门解除不必要的管制，例如医疗服务项目定价、药品定价、药品加价率管制、药品集中招标等等；二来需要医保机构与医疗机构之间进行谈判，推进医保支付改革，用全新的"打包价"代替原来的"数明细"，这样才能让按项目定价和按项目付费主导的历史终结。目前在全国各地普遍推开的药品零差率和医疗服务行政定价调整，依然是在再行政化的圈子里打转转（参见第十一章和第十二章）。三明最有名的具体改革措施是在药品价格管制改革上双管齐下:一是自 2013 年起实施药品零差率并将零差率拓展到耗材;二是针对省级药品集中招标确定的药品实施"二次议价"后的限价采购,辅之以"一品两规""两票制""单一货源"(即一个药品品规只向一家中标企业采购),以期挤压流通领域水分(王春晓,2018:123-125)。

很多人从三明模式在药品领域政府主导的"二次议价"上看到了希望,认为医改的要害是药价,只要降低虚高药价,药改就足以包打医改的天下。从好了说,这是剑走偏锋;从坏了说,这是本末倒置。如果不在其他方面抓紧改革,例如通过医保支付改革重构医疗供给侧的激励结构,而是竭力打压药价,终究是无济于事的。

其实,就价格问题,除针对药品"二次议价"外,三明在调整医疗服务价格下了"重拳",实际上就是将一大批医疗服务项目的价格调高。三明模式的特点之一是扩大了医疗服务项目行政定价的授权施政范围,在 2013—2015 年间先后 5 次调整医疗服务价格,涉及 4000 余个医疗服务项目(王春晓,2018:130),大大突破了地级市只能调整 5％医疗服务项目的既定框框。绝大多数医疗服务项目的定价权限在省发改委物价局。价格管制改革,只能是省级甚至更高层级的政府,才有权开展。作为地级市,三明市在这方面不可能全力施为,但也有一定的突破性。

第三,如前所述,公立医院法人化是公立医院改革的核心,其要旨是让社群机制发挥作用。法人治理的实质是社群治理,即法人的利益相关者通过协商互动,确立法人的战略发展方向和规章制度,并且聘请他们所认可的专业人士实施管理。在社群机制主导的法人治理结构中,医院的管理者便不再是干部,而是职业经理人。

然而,在行政化的大体制中,公立医院法人化始终处于边缘化的位置。无论是卫生行政部门的官员,还是经行政化体制筛选出来的院长们,都对此兴趣缺缺。至于医师群体、护士群体、药剂师群体,对于他们在公立医院法人治理结构中的位置,也不明确。行政力量没有意愿放手,而社会力量也无从推动，公立医院法人化的裹足不前也就不奇怪了。相当一部分地方所谓法人治理结构建设的举措，无非是在公立医院层级上设立一个理事会，理事会由各部门官员加上医院管理层组成，理事会会议也就变成了政府各部门联席会议的扩大会议。既然在行政化大体制未变的格局中公立医院法人化无法前行，以再行政化为特色的三明模式在这一方面没有多少作为，也就顺理成章了。

第四，大力推进公立医院人事工资制度改革，是三明模式的高光特色之一，具体措施是"工资总额控制制度"（詹积富，2014：15-19）和"全员目标年薪制"（即目标年薪＝基本年薪＋年底绩效薪）（楼烨、郑振佺，2016）。前文已述，在推进年薪制上，诸多国家级公立医院改革试点城市犹犹豫豫、踌躇不前，而三明市则在这方面大刀阔斧，令人印象深刻。

长期以来，在事业单位实施人事工资制度，对专业技术人员的薪酬加以严格管控，早已成为积习难改的陈规。实际上，在很多事业单位，尤其是在所谓企业化管理的事业单位，职工收入水平早就突破了人事工资制度的框框，但这种无效的游戏规则依然在有效地妨碍有效制度的建立。在公立医院自主化的大背景下，尽管有医院管理者对薪酬改革多有探索（陈亚光，2006），但这些探索在既有事业单位人事工资制度的框框中难有重大突破。

公立医院去行政化改革的重要一环是全面推进全员劳动合同制，最终形成医疗人力资源的市场化，即医师成为自由职业者、院长成为职业经理人。既然实施劳动合同制，那么月薪多少、年薪几何，自然就是合同的主要条款。薪酬水平和结构的确立，理应由劳动力市场机制主导。在法人化的公立医院中，劳动合同的订立和执行，是公立医院的管理自主权。人力资源总监，理应是公立医院中最重要的管理者之一，其聘任由理事会负责。

三明模式中的年薪制，有去行政化的一面，也有再行政化的一面。去行政化的一面是正式突破了既有事业单位的人事工资制度，面向医院管理层（尤其是院长）以及医师、技师和临床药师实施年薪制，并同时实施目标绩效考核制,将年薪发放与考核结果挂钩(复萱,2015)。再行政化的一面是医院院长劳动合同订立的一方主体是卫生行政部门而不是医院。由于公立医院法人化没有落实,三明医务人员的年薪被视为政府行动的结果,其水平(尤其是医院工资总额)、结构(基本工资、奖励和福利等)以及游戏规则(年薪制在何种阶段哪类人员等)均由政府确定(詹积富,2014:15-17),而非医院管理自主权的体现。对年薪水平不满的人自然是对政府大吐其槽。等到何日当人们对自己的年薪不满之时不再骂政府,而是将矛头指向组织的法人治理之时,年薪制才是真正完全落地之时。

卫生行政部门显然不是医院管理层的实际雇用单位,因此由政府来确定其年薪,本质上是使卫生行政部门成为医院院长的雇用单位,然后再由卫生行政部门派往公立医院,也就造成了人事管理及其薪酬制度的再行政化。对此,原劳动和社会保障部副部长、时任全国政协社会和法制委员会副主任的王东进评论说:

> 让卫生部门对公立医院既管"帽子"(院长的任免)又管"钱"(院长的年薪和医院经费),无疑对卫生部门授之以重权,其权威和对医院、院长的管束力、威慑力大大增强,但这与中央确定的"四分开"改革方向和原则似乎有些相悖(王东进,2014:7)。

当然,对于三明模式中再行政化因素的评价见仁见智,在行政化治理思维和实践极为普遍的中国,三明医改中再行政化之举的推崇者自然众多。值得注意的是,从新国家主义视角弘扬行政治理的单边积极作用是一种分析思路,但从元治理视角重审行政力量的积极作用是另一种分析思路(杨帆,2021)。关键在于,三明模式中的再行政化之举是否体现了政府元治理者角色的发挥,这取决于社会治理的理念是否得到了践行,即多方主体是否在医改事务形成了共建共治共享的格局,多种治理机制是否在社会治理共同体的建设中形成了互补嵌合的态势。如果协作—互动治理端倪都未初见，行政力量如何进行治理的治理呢？

简言之，三明模式的特征在于通过再行政化的手段部分推进了某些去行政化改革的措施，但也同时维持甚至强化了很大一部分既有的行政化制度。即便是在走向去行政化的某些方面，例如人事工资制度改革，也有再行政化的要素。很多人对行政化的效力五体投地，因此对三明模式中的再行政化要素青睐有加。可是，即便如此，三明模式是不是可以复制，是不是具有可持续性，也有待观察。

三明模式的可复制性较弱，在有关改革试点孤岛效应的讨论中甚为突显(叶竹盛，2015；沈念祖、赵燕红，2015)。有证据显示，三明医改的自发性复制在福建省内就难以做到，福州、厦门等经济发达地区对其经验曾经"嗤之以鼻"(王春晓，2018：275)。笔者在浙江省各地从事医改相关调研时也曾多次与地级市级相关人士加以探讨，但多数回应均以经济发达地区与欠发达地区实际情况不同为由对三明模式的可借鉴性持悲观态度。

其实，再行政化之举的弱复制性，并不在于经济发展水平的地区差别，这纯属借口。真正的原因在于其本身特有的再行政化。关键在于，三明模式的横空出世，内有政策企业家行动的极大作用，即具有独特个性特质的地方政府官员在某些特定结构性因素(尤其来自特定上级部门的支持)的促动下，突破了既有体制的重重阻碍，推动了地方创新(He，2018)。三明医改中政府与医药企业的利益博弈常常受到媒体的关注，但其实，更为重要的是不同政府部门和不同层级政府间的博弈，即府际博弈。三明医改的许多举措，看起来颇具有技术性，很不起眼，但实际上对既有的制度安排形成了多方位的突破，这一点很少被媒体、评论者和研究者所深切关注。事实上，作为一个地级市，三明的很多医改举措超越了地级市所获授权的决策边界，例如人事薪酬制度改革突破了人社部人事司既定的制度框架，医疗服务项目定价调整范围超出了省物价部门设定的限度，药品"二次议价"砍价幅度超越了省药品集中招标办的工作绩效。没有政策企业家行动的加持，没有熊彼特式创新对既有组织和制度产生的"创造性破坏"（顾昕、赵琦，2021），三明医改根本不可能浮现，更谈不上取得某种成功。

三明模式要在其他地方得到复制，首要条件就是要涌现出成百上千的政策企业家，呈现出各种各样的政策企业家行动，勇于突破多个上级部门所维护的制度框架，超越既有制度框架对其自身工作所确立的权限。然而，"改革明星"之所以成为明星，政策企业家之成为企业家，就在于难得一见。实际上，政策企业家行动在中国并不缺乏，但其涌现需要政策企业家具有担当精神、拥有社会和政治资本、政治与行政分权化所塑造的地方政府激励结构以及社会治理理念的践行（赵琦、顾昕，2022）。即便在行政化的体系中总有锐意改革者，可是这些人并不会为其同行所效仿，因为效仿之举殊无新意，在行政化体系中无法突显政绩。除非三明模式中的诸多内容转变成顶层设计，然后自上而下推行，否则三明的孤岛效应会长期存在。获得来自更高层级政府的支持并且使地方试验转化为顶层设计，这是地方政策企业家行动或地方政府创新得到有效扩散的必要条件之一。

同时，即便三明模式在一定地区（例如福建省）得到推广，也会碰到不少实际的麻烦。三明模式中的去行政化内容，在推广时是没有问题的，只是福建省更大、更多、更强的行政力量是否愿意的问题，但其再行政化内容则不然。从九龙治水到独龙统揽，涉及多部门政府职能的重构与整合，这在一个规模有限的地级市内相对容易实现，但在一个省级政府则会困难很多。药品的"二次议价"，由市级机构出面，在省中标价所遗留下的价格空间是大可操作的，但在省一级就没有二次议价的空间了。如果在省一级就大幅度采取压低药价的行政措施，而其他去行政化改革没有跟上，尤其是医保支付制度改革尚未完善，那就会让各类医院的运营都陷入困顿。

至于说三明模式在三明的可持续性，这取决于三明模式本身进一步改革的力度。三明市自2016年以来开始在推进全市域医保支付改革，尤其是针对住院服务的按DRGs付费和推进紧密型医联体，当做巩固三明医改成果、推动三明医改再出发的重点(沈祎然,2022)。2021年9月30日,中共三明市委、三明市人民政府发布《三明市实施"六大工程"推进医改再出发行动方案》(明委发〔2021〕2号),就全民健康管护体系完善工程、公立医疗机构薪酬制度完善工程、卫生健康人才培养工程、医疗服务能力提升工程、医防融合提升工程、中医药健康促进工程提出了具体目标和实施措施。① 10月15日,国务院深化医药卫生体制改革领导小组发布《关于深入推广福建省三明市经验深化医药卫生体制改革的实施意见》(国医改发〔2021〕2号)②,将三明医改经验的核心总结为"不回避矛盾,敢于触碰利益",并就医改成为地方政府"一把手工程"、药品集中采购常态化、医疗服务价格改革动态化、公立医院编制人事薪酬改革制度化、医保支付改革深入化等提出了具体要求。三明模式从地方试验走向全国制度的一个重要条件已经具备了,而这一模式在全国的推广正是医疗供给侧公共治理变革的一个绝佳试验田。

四、从自主化到法人化,让市场机制和社群机制发挥更积极的作用

公立医院治理模式的创新是中国医疗供给侧改革的核心。创新的关键,在于行政机制、市场机制和社群机制形成协同治理的格局,使三者相互嵌入、相互补充、相互增强。市场机制在资源配置上发挥决定性作用,社群机制在组织管理上发挥关键性作用,行政机制在强化市场机制和激活社群机制的运行上发挥推动性和保障性作用,方能使国家—市场—社会在公立医院治理中形成协作互动、相互赋权的局面。

---

① 此政策详细解读,可参见三明市人民政府网:http://www.sm.gov.cn/zw/ztzl/shyywstzgg/mtbd/202110/t20211011_1713551.htm(可随时浏览)

② 此政策文本,参见中国政府网:http://www.gov.cn/zhengce/zhengceku/2021-10/15/content_5642920.htm(可随时浏览)。

可是,中国的公立医院在从行政化到自主化的改革过程中,由于行政机制大一统的历史遗产所形成的治理理念和实践惯性,无论是就人财物的哪一个方面,市场机制的运行都遭到了严重的扭曲,而社群机制在组织协调(尤其是战略决策、监督问责、自我管制等方面)中的作用微乎其微。公立医院除了在日常运营依赖于收费这一点上呈现市场化之态,但其运行的其他方面受多方、多重行政力量的左右。行政机制的主导性,并未在公立医院中形成协同治理,反而造就了行政型市场化的困局,让市场机制扭曲,让社群机制孱弱。

因此,深化公立医院改革的唯一正确之道,正如党的十八届三中全会针对所有事业单位改革所确立的改革方向,就是去行政化。当然,去行政化并非消除行政机制,而事实上,行政机制在任何类型的治理模式中都不可能消除。去行政化的关键在于让市场机制和社群机制在资源配置和组织协调上发挥更积极的作用,同时让政府行政部门以强化市场、激活社会的方式来行使行政机制。这一点适用于所有的社会政策领域。

去行政化或法人化的改革,尤其是理事会制度的建立及其正常行使职能,意味着政府与公立医院的关系发生了深刻的变化,也意味着政府的职能发生了深刻的变化。在去行政化的新制度架构中,各类公立医院尽管由不同的政府部门出资建立,但它们都成为独立的医疗服务提供者,拥有完全的管理自主权。政府部门,包括卫生部门、财政部门、人力资源管理部门,则扮演两个角色,其一是监管者,包括对市场准入管制、最低质量保障、违规行为惩治等,其二是服务购买者,包括对公共卫生服务、基本医疗服务(通过公立医疗保险)、特定类型的医疗服务(例如精神病、传染病以及各类疑难杂症)、医学理论和技术前沿的探索性成果,进行购买。政府职能转型之后,市场治理和社群治理机制才能真正发挥积极的作用,公立医院运营诸多维度的改革才能前行。唯有如此,公立医院才能与民营医院成为身份平等的服务提供者,在同一个平等的平台上竞争,以自己全面良好或独具特色的服务品质来换取来自民众自费和医保机构的更多支付，同时争取到更多的政府购买合同。

公立医院再行政化还是去行政化，这两种改革思路可能会带来什么样的后果，其后果孰优孰劣，这里无法详述。但无论如何，有两件事情是可以确定的。

第一，这两种思路所带来的后果是大不相同的。这里仅举一例，在去行政化的改革中，各类法人化的公立医疗机构有可能打破行政区划和管辖的限制，以自下而上的方式自主地进行现有资源的重新配置，包括进行资源的横向和纵向整合，推进"整合医疗"，从而在全民医保的大背景下满足广大参保者和民众对连续性医疗服务的需求。这种发自基层的、积极主动的、自下而上的资源再配置，同源自政府动员命令的、自上而下式的、行政化的资源再配置，其效果显然是不可同日而语的。事实上，卫生行政部门在推动公立医院法人化上一向持消极的态度，但却试图在行政化的框架中推动医联体—医共体建设，即让不同行政级别的公立医院建立联盟，尤其是命令高等级医院去帮扶基层医疗卫生机构，以促进"强基层"目标的实现。可是，在行政化的体制中，无论出于哪一级别，公立医院的典型行为都是追求自身规模、服务量和收入的最大化，在资源再配置上并不具有内在的动力，对于帮扶其他医疗机构以致出现医疗服务分流也不会有内在的动力。由此，基于医联体—医共体的建设常常被形容"拉郎配""包办婚姻"而无法达成政策目标，同在发达国家方兴未艾的"整合医疗"形同而神异。行政化帮扶关系与基于自身利益增进而形成的共同体，终究是不一样的（参见第十章）。

第二，这两种思路要在现实中得到完整的实现，都是艰难的。正如原卫生部部长陈竺2010年底在第十一届全国人大常委会第十八次会议联组会议回答医改相关问题时所言，"公立医院改革涉及的深层次体制机制问题是一言难尽的"①。关键在于，无论依照哪一种思路来推进公立医院的改革，都涉及各政府部门的权力调整。去行政化改革的核心，其实就是政府权力的再调整，这一点举世皆然。任何政府部门都不愿意丧失既有的权力而且还想增添更多的权力，这一点同样举世皆然。

实际上，尽管各地在2013年之后均在某些方面各有不少新举措推出，但公立医院改革在再行政化和去行政化之间摇摆的总体格局并没有发生实质性的改变。事实上，上文所详述的这些公立医院试点城市，没有一个在纷乱的改革局面中突围，反而从未纳入国家乃至省级公立医院改革试点的三明市异军突起，成为自上而下推广的改革样板。这本身也反证了公立医院改革试点缺乏方向感的问题从未得到正视，更谈不上得到解决。公立医院改革缺乏方向感的问题，直到2017年仲夏时节，或许有了些许改变的迹象。7月25日，《国务院办公厅关于建立现代医院管理制度的指导意见》（国办发〔2017〕67号）②发布。政事分开、管办分开作为公立医院去行政化改革的首要原则在这一文件中再一次得到重申。文件要求加快转变政府职能，深化"放管服"改革，合理界定政府作为公立医院出资人的举办监督职责和公立医院作为事业单位的自主运营管理权限。政府对公立医院仅仅行使举办权、发展权、重大事项决策权和资产收益权，但公立医院所有权与经营权应该分开。文件具体要求各地制定区域卫生规划和医疗机构设置规划，合理控制公立综合性医院数量和规模；逐步建立以成本和收入结构变化为基础的医疗服务价格动态调整机制；在地方现有编制总量内，确定公立医院编制总量，逐步实行备案制；逐步取消公立医院的行政级别；建立适应医疗行业特点的薪酬制度，着力体现医务人员技术劳务价值；深化医保支付方式改革，充分发挥医保对医疗服务行为和费用的调控引导

①　"陈竺：公立医院改革不可能'一刀切'"，2010年12月24日，参见中国广播网的报道：http://www.cnr.cn/zgzb/rdm/zy/201012/t20101224_507496878.html（可随时浏览）。

②　该文件文本，参见中国政府网：http://www.gov.cn/zhengce/content/2017-07/25/content_5213256.htm（可随时浏览）。

与监督制约作用,逐步将医保对医疗机构服务监管延伸到对医务人员医疗服务行为的监管;落实公立医院经营管理自主权,公立医院要依法依规进行经营管理和提供医疗服务,行使内部人事管理、机构设置、中层干部聘任、人员招聘和人才引进、内部绩效考核与薪酬分配、年度预算执行等经营管理自主权;落实公立医院用人自主权,在编制总量内根据业务需要面向社会自主公开招聘医务人员,对紧缺、高层次人才可按规定采取考察的方式予以招聘;加强行业协会、学会等社会组织在行业自律和职业道德建设中的作用,引导医院依法经营、公平有序竞争;改革完善医疗质量、技术、安全和服务评估认证制度;探索建立第三方评价机制。

值得特别说明的是,建立医疗机构服务质量和品质的第三方评价机制和体系,是医疗供给侧去行政化改革的重要内容,也是社群机制在医疗服务社会治理体系中发挥积极作用的重要所在之一。长期以来,中国医疗服务机构品质评价主要体现在医院评级上,在百姓心目中,三甲医院是信得过的医院。医院评级制度是行政化治理的一种体现。所有医院的评级由卫生行政部门设立的医院评审委员会来实施,委员会分为三级,即国家级、省级和地级市级,国家级评审委员会负责特等评级以及下级评审结果的复核,省级评审委员会负责确立二三级甲乙丙三等医院的确立,地级市级评审委员会负责一级医疗机构的确立(曹荣桂,2003:76)。在新医改启动之际,2008年8月18日,国家首家医疗服务质量第三方评价机构——海南省医院评鉴暨医疗质量监管中心——设立(中国研究型医院学会,2018:41),并获得省卫生厅的授权,负责制定评价标准、实施评价、搜集医疗服务品质的信息和数据、开展医院评价的政策研究和咨询以及开展质量管理的培训等(董四平等,2011)。此后,第三方评价的试点在其他各地也有零星开展。海南作为"第一个吃螃蟹"的省份,在第三方评价上取得的成绩与经验在当时得到了国内医学界的肯定。然而,由于第三方评审在一定程度上削弱了政府原有的权力,加之当地卫生行政主管部门领导的更替,海南于

2011年开始的新一轮医院评审中,尽管坚持了第三方评审的理念,但却增加了政府行政复核的制度安排。2016年,海南省卫生计生委医管服务中心成立,海南医院评审的职能随即全部从评鉴中心移交给该中心。这标志着海南第三方评审已名存实亡,"海南模式"风光不再(中国研究型医院学会,2018)。

清华大学医院管理研究院主要创始人刘庭芳教授是第三方评价的重要推动者。早在2008年,时任海南省医院管理协会会长的刘庭芳就向海南省卫生厅提出了开展医院第三方评价试点的建议,并很快得到落实。在海南试点受挫的情形下,刘庭芳呼吁卫生行政部门转变理念,创造条件,让第三方医院评价与医疗质量监管机构早日登上历史舞台(刘庭芳,2012)。但基于其对国际经验的熟稔和国内试点实践的参与,刘庭芳在卫生部主办的专业杂志《中国卫生》上大声疾呼,中国医院评审评价的未来,一定是由权威性的非专业组织来引领,也就是第三方评价(刘庭芳,2014)。基于对海南、上海、吉林、浙江、云南5省市以及非公立医疗机构协会相关试点的调研,刘庭芳提出,去行政化、强调科学性与专业性、相对独立的第三方评价可以有效实现评审的公平、公正,并可成为医院持续质量改进的手段(刘庭芳,2017)。

前述国办发〔2017〕67号文件明确提出了"探索建立第三方评价机制"的要求。在2017年9月召开的国务院常务会议上,国务院总理李克强指出,开展第三方评估对提高公共政策绩效具有把脉会诊和促进完善的积极作用,是督查工作的重要补充。这一政策宣示在医疗界让"海南试点"的意义重新受到关注,就此《中国卫生》发表了题为《让第三方评估来把脉会诊》的署名文章,指出"无论是国家主导的医院等级评审,还是第三方评估评价,目的都是通过外在的考评促进医疗机构内部治理和管理水平的提升,进而保证患者安全。随着三级医院评审结果复核与评价的取消,标志着对医院的评审评估正在褪去行政化色彩,专业的评审机构在未来将扮演更加重要的角色。评审评估不可替代,关键是要与时俱进"(连漪,2017:74)。第三方评价机制的发展,可以成为社群机制能否被激活的一个标杆。

可以说,《关于建立现代医院管理制度的指导意见》(国办发〔2017〕67号)这一文件的颁布标志着公立医院去行政化的地方实践上升为国家政策,其中涉及行政机制的改善(如政府职能转型、编制改革、落实医院管理自主权等)、市场机制的强化(如深化医保支付改革、引入劳动力市场机制等)和社群机制的激活(如加强社会组织的积极作用、探索建立第三方医院评价机制等)多方面的内容。具体而言,公立医院的去行政化,从易到难,可以以渐进的方式从五个方面入手。

1. 推进价格管制改革:解除各种类型的价格管制,尤其是药品加成管制,让医保机构与医疗机构建立新型的谈判机制,通过医保支付制度改革,以契约化的方式控制医药费用的快速增长。随着医保支付制度改革的完善,医疗机构与医药企业会自主建立起各种新型的集中采购模式。简单说,控制医药费用上涨,靠的是市场化的医保团购,而不是行政化的价格管制。这一点随着价格体制改革的深入,尤其是多方参与、协商定价机制的试点成熟,即将变为现实。

2. 推进人事制度改革:在公立医院中以"新人新办法、老人老办法"的原则,从新员工开始取消编制管理,让医院拥有完整的用人自主权,进而推进全员劳动合同制,最终形成医疗人力资源市场化的全新格局,即医师成为自由职业者、院长成为职业经理人。

3. 建立政府购买服务的新机制:基本医疗服务(其中包括基本药物)通过公立医疗保险来购买,而其他具有社会公益性的免费服务,可以通过公共财政的各种特定项目来购买。无论是医保支付还是政府购买,都可以通过激励机制的设计,让公立医院社会功能的履行获得应有的社会经济收益。

4. 完善法人治理结构:公立医院建立并完善以理事会制度为核心的新型法人治理结构,赋予理事会行使战略管理的职能,其中政府理事、社会理事和医院员工理事的提名制度亟待建立，从而使社群机制在战略管理和监督问责方面真正发挥作用。

5. 推进政事分开、管办分开：在各地国资委下设立"非营利性国有资产委员会或管理局"，其中包含专门的公立医院管理机构，行使政府办医职能，同时让公立医院与卫生行政部门在行政上脱钩，让卫生行政部门扮演好医疗卫生事业全行业监管者的角色。

以上五个方面的改革，实际上在中国已经有了不少案例，并且已经开始陆陆续续登上了中央与地方政府新医改的政策议事日程。2021 年 6 月 4 日，《国务院办公厅关于推动公立医院高质量发展的意见》（国办发〔2021〕18 号）发布，以打造国家级和省级高水平医院、发挥公立医院在城市医疗集团中的牵头作用、发挥县级医院在县域医共体中的龙头作用为重点，提出了改革人事管理制度、改革薪酬分配制度、深化医疗服务价格改革、深化医保支付方式改革等要求。[①] 12 月 7 日，为贯彻落实国办发〔2017〕67 号、国办发〔2021〕18 号和《区域医疗中心建设试点工作方案》（发改社会〔2019〕1670 号）等有关文件要求，国务院医改领导小组秘书处发布通知，决定新增首都医科大学附属北京天坛医院等 14 家医院为建立健全现代医院管理制度试点医院。[②]

只有落实党的十八届三中全会的精神，扎扎实实地落实公立医院的去行政化，让市场机制在医疗资源的配置上发挥"决定性作用"，并同时让社群机制在组织协调上发挥关键性作用，公立医院的改革才能前行。

[①] 此政策文本，参见中国政府网：http://www.gov.cn/zhengce/zhengceku/2021-06/04/content_5615473.htm（可随时浏览）。

[②] 《关于新增建立健全现代医院管理制度试点医院的通知》（国医改秘函〔2021〕66 号，）参见国家卫健委网站：http://www.nhc.gov.cn/tigs/s7852/202112/cbae8862cfc54842952c23c68188da9a.shtml（可随时浏览）。

第八章　民营医院的发展：拆掉行政化治理的玻璃门

　　民营医院是指由非国有资本投资兴建的医院。在中国的政策文本中，非国有资本一般被称为"社会资本"，这与国际社会科学学界以及我国社会学界、政治科学界和公共管理学界对"社会资本"这一概念的界定不同；在学界，"社会资本"基本上是指基于人际信任的社会关系，与"实体资本""政治资本""象征资本"等并列。鉴于用"社会资本"来指称非国有资本在医疗政策领域已经十分盛行，因此本书予以沿用。我国医疗服务体系长期以来形成了以公立医院为主导的格局，在一定程度上引致了服务供给不足、多元服务屡弱、运营效率不高的局面，从而导致"看病难"。因此，在医疗卫生领域引进社会资本办医，对于缓解政府财政压力，增加医疗服务供给，提高医疗服务水平都具有重要意义。

　　然而，无论在理论上还是在实践中，都存在着一种倾向，那就是将强化公立医院在医疗供给侧中的主导性视为强化医疗事业社会公益性的手段，将政府主导等同于政府兴办公立医院并对公立医院实施全方位、全环节、全天候的管理。尤其是，一些地方的卫生行政部门将医疗卫生的社会公益性等同于政府包办包管公立医疗卫生机构，并且进一步强化其已经拥有的主宰地位；与此同时，民营医院和其他民营医疗机构的发展受到广泛的漠视和歧视。这实际上是通过再行政化的方式，将公立医院恢复为一个等级化的单位体系，并使之主导医疗体系，让整个医疗体系成为在市场经济大海中矗立的计划体制孤岛。这种体制变革的思路和路径无助于医疗卫生事业的社会公益性。

中共中央和国务院颁布的《新医改方案》明确提出促进社会办医的原则：

> 鼓励和引导社会资本发展医疗卫生事业。积极促进非公医疗卫生机构发展，形成投资主体多元化，投资方式多样化的办医体制。抓紧制定和完善有关政策法规，规范社会资本包括境外资本办医疗机构的准入条件，完善公平公正的行业管理政策。鼓励社会资金依法兴办非营利性医疗机构。国家制定公立医院改制的指导性意见，积极引导社会资本以多种方式参与包括国有企业所办医院在内的部分公立医院改制重组。稳步推进公立医院改制的试点，适度降低公立医疗机构比重，形成公立医院与非公立医院相互促进，共同发展的格局。支持有资质人员依法开业，方便群众就医。卫生医疗机构分类管理政策和税收优惠政策。依法加强对社会力量办医的监管。（中共中央、国务院，2009：16）

这一陈述，可以说遍及促进民营医疗机构发展的最重要政策领域。由此可见，大力发展民营医院，促成多元办医的格局，成为新医改的重要政策目标之一。2010 年 11 月 26 日，国务院办公厅转发了发改委、卫生部、财政部、商务部、人力资源和社会保障部联合签署的《关于进一步鼓励和引导社会资本举办医疗机构的意见》（国办发〔2010〕58 号），对《新医改方案》中提出的原则加以细化，就社会办医的市场准入、民营医疗机构的发展环境和促进社会办医健康发展的政策措施，给出 24 条指导原则。① 2013 年秋

---

① 此文件文本，参见中国政府网：http://www.gov.cn/zwgk/2010-12/03/content_1759091.htm（可随时浏览）。

召开的党的十八届三中全会提出"鼓励社会办医,优先支持举办非营利性医疗机构"①,再次确认了这一目标。此后,民营医院的利好政策频出。尤其是在新医改步伐加快的 2015 年,国务院先后颁布《全国医疗卫生服务体系规划纲要(2015—2020 年)》(国办发〔2015〕14 号)和《关于促进社会办医加快发展的若干政策措施》(国办发〔2015〕45 号)②,不仅大幅度放松民营医院进入医疗服务市场的管制,而且鼓励社会力量参与公立医院改制重组,与公立医院共同举办新的民办非营利性医疗机构,并且提出要简化医疗保险定点进入的流程,努力实现民营医院和公立医院在准入、运营和监管等方面的公平待遇。在地方政府层级,每当中央政府颁布鼓励社会办医的新政策之后,绝大多数省级以及许多地级市政府都出台相应的政策,试图让多元办医的政策落地。

2017 年 5 月 16 日,国务院办公厅发出《关于支持社会力量提供多层次多样化医疗服务的意见》(国办发〔2017〕44 号),其中不仅论及传统的思路,如鼓励民营全科医疗服务、专科医疗服务和中医药的发展,还提及一些新的民营化医疗服务领域和业态,如医学检验、病理诊断、医学影像、消毒供应、血液净化、安宁疗护等专业机构的民营化,兴办医养结合机构,发展以高端医疗、中医药服务、康复疗养、休闲养生为核心的健康旅游产业,以社会力量为主打造特色鲜明、具有竞争力和影响力的健康服务产业集聚区。③ 这份文件的视野之开阔,内容之丰富,政策支持之清晰,前所未有。

2019 年 6 月 10 日,十部委联合发布《关于促进社会办医持续健康规范发展的意见》(国卫医发〔2019〕42 号),重点转向了加强对民营医院的监

---

① 《中共中央关于全面深化改革若干重大问题的决定》,北京:人民出版社,2013 年版。
② 此文件文本,参见中国政府网:http://www.gov.cn/zhengce/content/2015-06/15/content_9845.htm(可随时浏览)。
③ 此文件文本,参见中国政府网:http://www.gov.cn/zhengce/content/2017-05/23/content_5196100.htm(可随时浏览)。

管，以规范其管理，保障其质量，但同时也提及"支持社会办医与公立医院开展医疗业务、学科建设、人才培养等合作"等新内容。[①]

几乎每年都会颁发的文件不仅一再重申政府支持民营医院发展的战略构想，而且在具体政策指南上日渐丰富，可是，民营医院的实际发展情况却依然不容乐观。民营医院数量上虽有增加，但其规模、能力和运营状况，仍与公立医院有着巨大差距，而且这一差距似乎在短期内难以收窄。

一、民营医院发展现状：数量多、能力弱

这一节通过对全国性数据的描述性统计分析，从机构数量、床位数和人力资源三个方面展示民营医院的发展现状。在中国的卫生统计中，对于公立医院有两种统计口径：一种是将国有和集体所有制的医院均计为公立医院，其他则为非公立医院，我们称之为"私立医院"；另一种是将政府办医院单独统计，可称之为"公办医院"，将社会办和个人办另行统计，可称之为"民办医院"。因此，民营医院有两种统计口径，一是私立医院，二是民办医院；公立医院也一样，一是广义的公立医院，二是狭义的公立医院，即公办医院。公立医院的数量要比公办医院多，前者包含了各种公有制企事业单位所属的医院，而后者作为狭义的公立医院，与国际文献中公立医院的界定相符。

早在 20 世纪 80 年代，私立医院就已恢复，但其发展一直较为缓慢，到 2003 年，其占比仅略高于一成。当然，如果以较宽的统计口径来计，民办医院占比已经达到 45.4%，其中实际上包含了很多公有制企事业单位所属的公立医院。在 2009 年国家推动新医改之后，无论是广义还是狭义的，民营医院数量和占比出现较快增长。就私立医院而言，2015 年是一个转

---

① 对此文件的官方解读，参见中国政府网：http://www. gov. cn/zhengce/2019-06/12/content_5399589. htm（可随时浏览）。

折点,其机构数量占比首次超过了50%;到2020年,公立医院在医院中的占比已经下降到33.5%。至于说广义的民办医院,早在2007年,其在医院机构数量中的占比就超过了50%。到了2020年,公办医院(即政府办医院)的占比更是低到27.6%(参见表8-1)。

表8-1　中国公立医院与民营医院的数量和占比(2003—2020年)

年份	机构数量/家	公立医院		私立医院		公办医院		民办医院	
		总数/家	占比/%	总数/家	占比/%	总数/家	占比/%	总数/家	占比/%
2003	17764	15727	88.5	2037	11.5	9694	54.6	8070	45.4
2004	18393	15726	85.5	2667	14.5	9823	53.4	8570	46.6
2005	18703	15483	82.8	3220	17.2	9880	52.8	8823	47.2
2006	19246	15141	78.7	4105	21.3	9757	50.7	9489	49.3
2007	19852	14900	75.1	4952	24.9	9832	49.5	10020	50.5
2008	19712	14309	72.6	5403	27.4	9777	49.6	9935	50.4
2009	20291	14051	69.2	6240	30.8	9651	47.6	10640	52.4
2010	20918	13850	66.2	7068	33.8	9629	46.0	11289	54.0
2011	21979	13539	61.6	8440	38.4	9579	43.6	12400	56.4
2012	23170	13384	57.8	9786	42.2	9637	41.6	13533	58.4
2013	24709	13396	54.2	11313	45.8	9673	39.1	15036	60.9
2014	25860	13314	51.5	12546	48.5	9668	37.4	16192	62.6
2015	27587	13069	47.4	14518	52.6	9651	35.0	17936	65.0
2016	29140	12708	43.6	16432	56.4	9605	33.0	19535	67.0
2017	31056	12297	39.6	18759	60.4	9595	30.9	21461	69.1
2018	33009	12032	36.5	20977	63.5	9649	29.2	23360	70.8
2019	34354	11930	34.7	22424	65.3	9701	28.2	24653	71.8
2020	35394	11870	33.5	23524	66.5	9758	27.6	25636	72.4

资料来源:中华人民共和国卫生部,2004:6-7;2005—2007:12;2008-2010:13;2011—2012:12;国家卫生和计划生育委员会,2015—2017:10-11;国家卫生健康委员会,2018—2021:6-7。

尽管民营医院的数量自新医改实施以来有了快速增加,但是其医疗服务能力总体上屡弱。从表8-2可以看出,在床位这一显示医院规模以及住院服务能力的关键指标上,民营医院远不及公立医院。在2003年,私立医院的床位数少得可怜,仅有8.9万张,在所有医院床位总量中的占比仅为

表8-2 中国公立医院与民营医院的规模(2003—2020年)

年份	床位数 /万张	公立医院		私立医院		公办医院		民办医院	
		总数 /万张	占比 /%	总数 /万张	占比 /%	总数 /万张	占比 /%	总数 /万张	占比 /%
2003	227.0	218.0	96.1	8.9	3.9	171.8	75.7	55.1	24.3
2004	236.3	224.5	95.0	11.9	5.0	180.3	76.3	56.1	23.7
2005	244.5	230.1	94.1	14.4	5.9	186.4	76.2	58.1	23.8
2006	256.0	236.9	92.5	19.2	7.5	194.6	76.0	61.5	24.0
2007	267.5	244.5	91.4	23.0	8.6	205.2	76.7	62.3	23.3
2008	288.3	261.0	90.5	27.3	9.5	223.5	77.5	64.8	22.5
2009	312.1	279.3	89.5	32.8	10.5	241.6	77.4	70.5	22.6
2010	338.7	301.4	89.0	37.4	11.0	263.6	77.8	75.2	22.2
2011	370.5	324.4	87.5	46.1	12.5	287.9	77.7	82.6	22.3
2012	416.1	357.9	86.0	58.2	14.0	320.7	77.1	95.4	22.9
2013	457.9	386.5	84.4	71.3	15.6	348.6	76.1	109.3	23.9
2014	496.1	412.6	83.2	83.5	16.8	373.8	75.3	122.4	24.7
2015	533.1	429.6	80.6	103.4	19.4	391.0	73.4	142.0	26.6
2016	568.9	445.5	78.3	123.4	21.7	408.1	71.7	160.8	28.3
2017	612.0	463.1	75.7	148.9	24.3	428.5	70.0	183.6	30.0
2018	652.0	480.2	73.7	171.8	26.3	446.7	68.5	205.3	31.5
2019	652.0	480.2	73.7	171.8	26.3	465.4	67.8	221.2	32.2
2020	652.0	480.2	73.7	171.8	26.3	477.0	66.9	236.1	33.1

资料来源:中华人民共和国卫生部,2004:60;2005:63-64;2006:62-63;2007:60-61;2008:66-67;2009:66-67;2010:68-69;2011:70-71;2012:68-69;国家卫生和计划生育委员会,2013:82;国家卫生健康委员会,2018-2021:84。

3.9％，到 2020 年占比升到 26.3％。值得注意的是，在 2018—2020 年间，私立医院床位数占比没有增加。从民办医院（即广义的民营医院）来看，2003 年床位数占比为 24.3％，但到了 2020 年仅为 33.1％，仅提高了一成弱。由此可见，尽管有政策鼓励，但民营医院的规模扩张幅度并不大。

　　与公立医院相比，民营医院总体来讲规模比较小。我们以床位数为衡量指标，将医院规模分为五档，运用统计数据分析来展示民营医院与公立医院规模的对比。表 8-3 显示，尽管私立医院在数量上的占比不断提高，但是在床位数 800 张及以上的超大型医院中，私立医院的占比在 2010 年仅为区区 1.5％，到 2020 年只不过提高到 7.3％；在绝对数量上，超大型公立医院在这 10 年间增加了 1225 家，而私立超大型医院仅增加了 142 家。在大型医院中，私立医院在 2010 年仅有 45 家，占比仅为 4.2％，到 2020 年增加了 71 家，占比提高到 14.6％；与此相对照，尽管占比下降，但大型公立医院在这期间增加了 689 家。在中型医院中，私立医院的数量从 2010 年的 68 家增加到 2020 年的 674 家，增加了 606 家，占比从 4.4％提高到 27.7％，同期中型公立医院增加了 279 家，少于私立医院。私立医院无论在数量还是在占比上增加最多的是床位数不足 100 张的超小型医院，10 年间增加了 11519 家，占比从 50.2％提高到 83.5％，而同期超小型公立医院数量大幅度萎缩。小型私立医院的数量和占比也大幅度提高，而小型公立医院数量和占比同期则大幅度下降。由此可见，在 2010—2020 年间大量涌现出来的私立医院，绝大多数是超小型和小型医院。

　　与床位相比，民营医院在人力资源上的能力孱弱更加明显，且提升速度缓慢。医疗服务是一个人力密集型行业，因此对于民营医院的发展来说，人力资源的拥有量比规模更为重要。我们以卫生技术人员作为人力资源的度量指标，展示了不同所有制医院中的人力资源状况。卫生技术人员由执业医师（含助理医师）、注册护士、药师（士）、技师（士）等组成，一定程度上体现了医院在医疗领域专业领域的技术力量。表 8-4 显示，总体来说，

表 8-3　不同规模医院在公立医院和私立医院中的构成(2010、2015、2020 年)

医院规模	年份	总量/家	公立医院		私立医院	
			数量/家	占比/%	数量/家	占比/%
所有医院	2010	20918	13850	66.2	7068	33.8
	2015	27587	13069	47.4	14518	52.6
	2020	35394	11870	33.5	23524	66.5
超大型医院	2010	718	707	98.5	11	1.5
	2015	1492	1434	96.1	58	3.9
	2020	2085	1932	92.7	153	7.3
大型医院	2010	1069	1024	95.8	45	4.2
	2015	1568	1452	92.6	116	7.4
	2020	2005	1713	85.4	292	14.6
中型医院	2010	1550	1482	95.6	68	4.4
	2015	2067	1810	87.6	257	12.4
	2020	2435	1761	72.3	674	27.7
小型医院	2010	5187	4468	86.1	719	13.9
	2015	5918	3654	61.7	2264	38.3
	2020	7623	2962	38.9	4661	61.1
超小型医院	2010	12394	6169	49.8	6225	50.2
	2015	16542	4719	28.5	11823	71.5
	2020	21246	3502	16.5	17744	83.5

资料来源:中华人民共和国卫生部,2011:15;国家卫生和计划生育委员会,2016:15;国家卫生健康委员会,2021:15。

注释:"超大型医院"的床位数在 800 张及以上;"大型医院"床位数在 500～799 张;"中型医院"床位数在 300～499 张;"小型医院"床位数在 100～299 张;"超小型医院"床位数在 0～99 张。

民营医院人力资源增长不力。当然,民营医院人力资源能力孱弱的程度在 2013 年之后有所降低,这显示出党的十八届三中全会再次确立鼓励社会办医的国策之后,民营医院的人力资源开发有了些微进展。

表 8-4　中国公立医院与民营医院的卫生技术人员(2003—2020 年)

年份	所有医院 /万人	公立医院		私立医院		公办医院		民办医院	
		总数 /万人	占比 /%	总数 /万人	占比 /%	总数 /万人	占比 /%	总数 /万人	占比 /%
2003	242.4	NA*	NA*	NA*	NA*	190.5	78.6	51.91	21.4
2004	248.9	NA*	NA*	NA*	NA*	197.7	79.4	51.19	20.6
2005	253.6	NA*	NA*	NA*	NA*	201.4	79.4	52.18	20.6
2006	266.0	NA*	NA*	NA*	NA*	209.6	78.8	56.48	21.2
2007	283.2	NA*	NA*	NA*	NA*	223.7	79.0	59.47	21.0
2008	298.5	NA*	NA*	NA*	NA*	237.5	79.6	61.04	20.4
2009	320.0	NA*	NA*	NA*	NA*	252.8	79.0	67.18	21.0
2010	343.8	309.0	89.9	34.82	10.1	273.4	79.5	70.46	20.5
2011	370.1	328.6	88.8	41.46	11.2	294.3	79.5	75.71	20.5
2012	405.8	355.5	87.6	50.24	12.4	320.7	79.0	85.04	21.0
2013	442.5	383.9	86.8	58.63	13.2	349.0	78.9	93.51	21.1
2014	474.2	408.0	86.1	66.13	13.9	372.8	78.6	101.41	21.4
2015	507.1	427.7	84.3	79.42	15.7	392.7	77.4	114.45	22.6
2016	541.5	449.1	82.9	92.39	17.1	415.1	76.6	126.45	23.4
2017	578.5	468.5	81.0	110.00	19.0	437.1	75.6	141.40	24.4
2018	612.9	486.8	79.4	126.14	20.6	456.2	74.4	156.71	25.6
2019	648.7	509.8	78.6	138.91	21.4	480.3	74.0	168.44	26.0
2020	677.5	529.2	78.1	148.23	21.9	499.6	73.7	177.86	26.3

资料来源:中华人民共和国卫生部,2004:60;2005:35;2006:37;2007:37;2008:35; 2009:35;2010:36;2011:41;2012:40;国家卫生和计划生育委员会,2013:43;2014:43; 2014:43;2015:43;2016:43;2017:43;国家卫生健康委员会,2018:43;2019:43;2020: 43;2021:43。

注释:* NA 表示数据不可获得(not available)。在 2011 年以前,卫生统计年鉴中只公布 所有医院和政府办医院中人力资源状况,没有公布广义公立医院人力资源的数据,因此也无 法得到私立医院的相关数据。

就资产与负债情况而言，表 8-5 显示，公办医院和民办医院都在负债经营，这是正常现象，但民办医院的资产负债率常年高于公办医院，而且民办医院与公办医院在资产负债率上的差距在 2015 年之后拉大了。公办医院由于其性质，并没有真正意义上的倒闭或破产之虞，但民办医院则不然，资产负债率的提高意味着倒闭风险的增大。事实上，在 2015 年之后，民营医院倒闭不乏其例，关于这方面缺乏权威性的统计数据，但在各种财经类媒体或医疗自媒体上不乏报道。

表 8-5　公办医院与民办医院的资产与负债（2007—2020 年）

年份	资产					负债					资产负债率		
	所有医院/亿元	公办医院		民办医院		所有医院/亿元	公办医院		民办医院		所有医院/%	公办医院/%	民办医院/%
		金额/亿元	占比/%	金额/亿元	占比/%		金额/亿元	占比/%	金额/亿元	占比/%			
2007	905.6	769.6	85.0	136.0	15.0	277.4	223.8	80.7	53.6	19.3	30.6	29.1	39.4
2008	1019.2	877.4	86.1	141.8	13.9	325.0	263.4	81.0	61.7	19.0	31.9	30.0	43.5
2009	1358.8	1152.6	84.8	206.2	15.2	463.4	368.7	79.6	94.7	20.4%	34.1	32.0%	45.9
2010	1405.4	1229.4	87.5	176.1	12.5	477.9	397.1	83.1	80.8	16.9%	34.0	32.3%	45.9
2011	1668.2	1449.2	86.9	219.0	13.1	599.9	495.8	82.6	104.1	17.4%	36.0	34.2%	47.5
2012	1730.7	1486.2	85.9	244.4	14.1	758.3	637.9	84.1	120.4	15.9%	43.8	42.9%	49.2
2013	2020.4	1736.4	85.9	284.0	14.1	915.6	766.9	83.8	148.7	16.2%	45.3	44.2%	52.4
2014	2350.4	NA*	NA*	NA*	NA*	1079.6	NA*	NA*	NA*	NA*	45.9	NA*	NA*
2015	2696.7	2254.5	83.6	442.2	16.4	1278.7	1020.9	79.8	257.8	20.2%	47.4	45.3%	58.3
2016	3036.2	2523.7	83.1	512.5	16.9	1452.2	1156.3	79.6	295.9	20.4%	47.8	45.8%	57.7
2017	3441.6	2807.5	81.6	634.1	18.4	1680.4	1302.1	77.5	378.3	22.5%	48.8	46.4%	59.7
2018	3851.4	3101.0	80.5	750.4	19.5	1899.2	1427.8	75.2	471.7	24.8%	49.3	46.0%	62.8
2019	4246.7	3427.9	80.7	818.8	19.3	2089.3	1575.4	75.4	513.9	24.6%	49.2	46.0%	62.8
2020	4779.5	3855.6	80.7	923.8	19.3	2354.1	1763.7	74.9	590.6	25.1%	49.3	45.7%	63.9

资料来源：中华人民共和国卫生部，2008：88；2009：88；2012：90，93；国家卫生和计划生育委员会，2013：96，99；2014：96，99；2015：96，99；2016：96，99；2017：96，99；国家卫生健康委员会，2018：98，101；2019：98，101；2020：98，101；2021：98，101。

注释：在《2015 中国卫生和计划生育统计年鉴》第 96 页所载"2014 年各类医疗卫生机构资产与负债"中"医院"的数据与第 99 页"2014 年政府办医疗卫生机构资产与负债"中"医院"的数据完全相同。

因此，与公立医院相比，民营医院除了在数量上占据优势之外，在其他诸多方面仍然难以望其项背。面对公立医院的强势市场地位，依然还有社会资本选择进入医疗领域，这说明医疗服务行业中还存在一定的市场空间。以往的研究在考察民营医院的市场空间时，基本都观察上述的数量、规模和服务能力三个维度。事实上，机构数量、规模和服务能力都不是直接反映市场空间的指标，而只是反映了民营医院的整体发展水平。要想了解民营医院的发展动力和生存状态，我们必须采用更为直接的指标，考察民营医院在医疗市场中所占据的市场份额。

二、民营医院的市场份额：服务数量和服务收入

市场份额（或市场占有率），表征一个（或一类）市场主体的销售量（或销售额）占整个市场的比重。在医疗服务市场中，民营医院和公立医院是两类不同的市场主体，市场份额不仅决定了民营医院生存空间的大小，同时也反映了民营医院盈利能力的高低。此外，由于相当一部分社会资本具有谋取投资回报的逐利动机，市场份额还关系着民营医院是否能继续获得蓬勃发展的动力。关于市场份额的研究，能为我们观察民营医院的发展格局，分析民营医院的实际状态，提供一个更加直接和客观的视角。

医疗是服务性行业，其市场份额的度量必须考虑服务数量和服务收入两个指标。医疗服务千差万别，但大体上可分为门诊和住院两个类别。一般来说，这两类服务对多数医院的经营同等重要，除非是提供某些特殊住院服务（例如康复服务）的医院。门诊人均费用低而服务人次多，住院人均费用高而服务人次少。在实际操作中，本节选取诊疗人次、住院人次、诊疗收入和住院收入四项指标进行考察，通过分析自2005年以来统计年鉴中可获得且统计口径一致的全国性数据，得到民营医院市场份额的

描述性统计分析结果。

民营医院能力孱弱的问题必然在其运营绩效指标上有所反映。就医疗服务量而言,私立医院同样远低于公立医院。在诊疗人次上,私立医院在 2005 年的占比仅为 4.8%,可谓微不足道;到 2020 年,也仅提高到 16.0%。在住院人数上,私立医院在 2005 年的占比仅为 4.1%,到 2020 年提高到 19.2%(参见表 8-6)。私立医院诊疗人次的占比低于住院人数占

表 8-6　中国公立医院和私立医院医疗服务量(2005—2020 年)

| 年份 | 诊疗人次数 | | | | | 住院人数 | | | | |
| | 所有医院/万人 | 公立医院 | | 私立医院 | | 所有医院/万人 | 公立医院 | | 私立医院 | |
		数量/万人	占比/%	数量/万人	占比/%		数量/万人	占比/%	数量/万人	占比/%
2005	138653.3	132003.0	95.2	6650.4	4.8	5108.1	4900.2	95.9	207.8	4.1
2006	147101.3	138576.5	94.2	8524.8	5.8	5562.2	5270.3	94.8	291.9	5.2
2007	163769.6	152650.0	93.2	11119.5	6.8	6487.2	6078.7	93.7	408.5	6.3
2008	178167.0	164911.4	92.6	13255.5	7.4	7392.0	6872.6	93.0	519.4	7.0
2009	192193.9	176890.1	92.0	15303.8	8.0	8488.0	7809.7	92.0	678.4	8.0
2010	203963.3	187381.1	91.9	16582.2	8.1	9523.8	8724.2	91.6	799.5	8.4
2011	225883.7	205254.4	90.9	20629.3	9.1	10754.7	9707.5	90.3	1047.3	9.7
2012	254161.6	228866.3	90.0	25295.3	10.0	12727.4	11331.2	89.0	1396.3	11.0
2013	274177.7	245510.6	89.5	28667.1	10.5	14007.4	12315.2	87.9	1692.3	12.1
2014	297207.0	264741.6	89.1	32465.4	10.9	15375.1	13414.8	87.3	1960.3	12.7
2015	308364.1	271243.6	88.0	37120.5	12.0	16086.8	13721.4	85.3	2365.4	14.7
2016	326955.9	284771.6	87.1	42184.3	12.9	17527.7	14750.5	84.2	2777.2	15.8
2017	343892.1	295201.5	85.8	48690.5	14.2	18915.4	15594.7	82.4	3320.7	17.6
2018	357737.5	305123.7	85.3	52613.8	14.7	20016.9	16351.3	81.7	3665.7	18.3
2019	384240.5	327232.3	85.2	57008.2	14.8	21183.1	17487.2	82.6	3695.9	17.4
2020	332287.9	279193.8	84.0	53094.1	16.0	18352.0	14835.4	80.8	3516.6	19.2

资料来源:中华人民共和国卫生部,2012:116;国家卫生和计划生育委员会,2015:122,132;国家卫生健康委员会,2021:124,134。

注:若干年份两类医院诊疗人次和住院人数加合与所有医院的数据,在小数点上差一点,系统计年鉴所载数据四舍所致。下同。

比,这表明当患者面对不确定的病情时,更倾向于去公立医院寻求诊断。私立医院面对那些诊断明确且需要住院的患者,有一些吸引力。总的来说,虽然民营医院数量急剧膨胀,但以私立医院为代表的民营医院服务能力不足,其整体运营状况难以与实力较强的公立综合医院相抗衡。

我们再考察一下狭义的公立医院即政府办(公办)医院与广义私立医院(即民办医院)医疗服务量,2003—2004 年的这组数据在《中国卫生统计年鉴》也可获得。从表 8-7 可以看出,在诊疗人次上,政府办医院的占比基

表 8-7 中国公办(政府办)医院和民办医院医疗服务量(2003—2020 年)

年份	诊疗人次数					住院人数				
	所有医院/万人	政府办医院		民办医院		所有医院/万人	政府办医院		民办医院	
		数量/万人	占比/%	数量/万人	占比/%		数量/万人	占比/%	数量/万人	占比/%
2003	121273.4	94925.2	78.3	26348.2	21.7	4158.9	3478.7	83.6	680.3	19.7
2004	130452.7	105176.3	80.6	25276.3	19.4	4673.3	3972.6	85.0	700.8	19.7
2005	138653.3	113425.5	81.8	25227.8	18.2	5108.1	4327.0	84.7	781.1	19.7
2006	147101.3	120900.7	82.2	26200.6	17.8	5562.2	4712.9	84.7	849.3	19.7
2007	163769.6	134289.1	82.0	29480.8	18.0	6487.2	5504.6	84.9	982.6	17.7
2008	178167.0	147510.3	82.8	30656.7	17.2	7392.0	6303.9	85.3	1088.1	16.2
2009	192193.9	158970.2	82.7	33223.7	17.3	8488.0	7185.9	84.7	1302.1	17.0
2010	203963.3	170421.9	83.6	33541.4	16.4	9523.8	8065.1	84.7	1458.7	17.2
2011	225883.7	188899.2	83.6	36984.5	16.4	10754.7	9047.3	84.1	1707.4	17.7
2012	254161.6	211670.3	83.3	42491.3	16.7	12727.4	10590.4	83.2	2137.0	18.9
2013	274177.7	227709.9	83.1	46467.8	16.9	14007.4	11534.9	82.3	2472.5	19.7
2014	297207.0	246725.5	83.0	50481.5	17.0	15375.1	12586.5	81.9	2788.6	20.2
2015	308364.1	253498.0	82.2	54866.1	17.8	16086.8	12905.2	80.2	3181.6	21.8
2016	326955.9	267516.9	81.8	59439.0	18.2	17527.7	13937.8	79.5	3589.9	22.5
2017	343892.1	279419.0	81.3	64472.2	18.7	18915.4	14845.7	78.5	4069.7	22.9
2018	357737.5	289797.5	81.0	67940.0	19.0	20016.9	15609.1	78.0	4407.8	23.3
2019	384240.5	312018.8	81.2	72221.7	18.8	21183.1	16770.8	79.2	4412.3	22.2
2020	332287.9	266675.3	80.3	65612.6	19.7	18352.0	14219.2	77.5	4132.8	23.7

资料来源:中华人民共和国卫生部,2004:96-99;2005:114,177;2012:116;国家卫生和计划生育委员会,2015:122,132;国家卫生健康委员会,2021:124,134。

本稳定在80％上下；在住院服务量，政府办医院的占比在2012年之前基本稳定在83％之上，但此后开始下滑，到2020年下降到77.5％。广义的私立医院在住院服务量上对狭义的公立医院呈现出一定的分流作用。

民营医院的医疗服务量与公立医院相比相差很多，其业务收入之间的差距更大。由表8-8可以看出，民营医院的整体市场份额不仅很低，而且

表8-8　中国公立医院和民营医院的业务收入（2005—2020年）

年份	所有医院/亿元	公办医院		民办医院		公立医院		私立医院	
		金额/亿元	占比/%	金额/亿元	占比/%	金额/亿元	占比/%	金额/亿元	占比/%
2005	3833.4	NA*	NA*	NA*	NA*	3349.9	87.4	483.5	12.6
2006	4257.6	NA*	NA*	NA*	NA*	3614.0	84.9	643.6	15.1
2007	5187.4	NA*	NA*	NA*	NA*	4485.4	86.5	702.0	13.5
2008	6435.5	NA*	NA*	NA*	NA*	5580.0	86.7	855.5	13.3
2009	7871.5	NA*	NA*	NA*	NA*	6798.3	86.4	1073.2	13.6
2010	9433.7	8700.6	92.2	733.2	7.8	8221.0	87.1	1212.7	12.9
2011	11372.5	10384.3	91.3	988.3	8.7	9873.4	86.8	1499.1	13.2
2012	13328.8	12713.8	95.4	615.0	4.6	11918.8	89.4	1410.0	10.6
2013	16023.9	14737.0	92.0	1286.9	8.0	14343.2	89.5	1680.7	10.5
2014	18534.3	16958.3	91.5	1576.0	8.5	15985.5	86.2	2548.8	13.8
2015	20450.3	18459.8	90.3	1990.5	9.7	17412.4	85.1	3037.9	14.9
2016	23023.6	20570.8	89.3	2452.8	10.7	19464.6	84.5	3559.0	15.5
2017	25570.0	22448.8	87.8	3121.3	12.2	21203.2	82.9	4366.8	17.1
2018	28345.1	24592.9	86.8	3752.2	13.2	23388.2	82.5	4956.9	17.5
2019	32101.4	27699.3	86.3	4402.1	13.7	26628.2	83.0	5473.2	17.0
2020	30458.8	25821.1	84.8	4637.8	15.2	24789.3	81.4	5669.5	18.6

资料来源：中华人民共和国卫生部，2006：100，102；2007：98，100；2008：92-93；2009：92-93；2010：94，96；2011：96，99；2012：94，98；国家卫生和计划生育委员会，2013：103-104；2014：103-104；2015：103-104；国家卫生健康委员会，2018：102-104；2019：105-106；2020：105-106；2021：105-106。注释：关于公立医院和私立医院业务收入的数据，统计年鉴在2010年之前没有公布。

增长缓慢。无论是较为广义的民营医院(即民办医院)还是狭义的民营医院(即私立医院),民营医院市场份额一直处于非常低的水平,其业务收入占比不仅远远落后其机构数量占比(参见表 8-1),而且也落后于床位数和卫生技术人员占比(参见表 8-3 和表 8-4)。

接下来,我们进一步对民营医院业务收入的内在结构进行解读,以厘清诊疗服务和住院服务对民营医院市场份额的贡献率,从而更加清晰地把握民营医院市场运营的特点。历年卫生统计年鉴中载有所有医院和公立医院中诊疗、住院服务量以及平均费用,因此我们可以计算出两类服务的总费用及其在公立医院和私立医院中的占比。从表 8-9 可以看出,私立医院无论是在诊疗还是住院服务的收入占比都不高,在医疗服务市场上的总体表现屡弱。

表 8-9　私立医院诊疗服务和住院服务收入及其占比(2007—2020 年)

年份	诊疗服务收入			住院服务收入		
	所有医院/亿元	私立医院		所有医院/亿元	私立医院	
		金额/亿元	占比/%		金额/亿元	占比/%
2007	2042.2	134.1	6.6	3070.7	132.0	4.3
2008	2464.0	175.1	7.1	3869.0	183.1	4.7
2009	2921.3	223.8	7.7	4824.6	251.1	5.2
2010	3402.1	267.2	7.9	5898.9	301.5	5.1
2011	4061.4	362.7	8.9	7132.7	425.0	6.0
2012	4892.6	466.3	9.5	8884.2	584.1	6.6
2013	5659.0	554.9	9.8	10424.7	746.4	7.2
2014	6538.6	671.9	10.4	12042.2	920.7	7.6
2015	7212.6	833.0	11.5	13300.1	1180.0	8.9
2016	8026.8	1007.1	12.5	15082.1	1467.8	9.7
2017	8838.0	1248.4	14.1	16817.1	1903.6	11.3
2018	9805.6	1500.1	15.3	18599.5	2286.8	12.3
2019	11173.7	1762.5	15.8	20862.0	2527.9	12.1
2020	10779.4	1839.6	17.1	19488.4	2629.0	13.5

资料来源:中华人民共和国卫生部,2011:100-101, 116, 126;国家卫生和计划生育委员会,2015:107-108,122, 132;国家卫生健康委员会,2021:109-110, 124, 134。

将表 8-9 与表 8-6 对比来看,私立医院诊疗服务收入占比在 2018 年前略低于诊疗服务人次占比,但自 2018 年开始略高,但高出幅度不超过 1.1 个百分点。而住院服务收入占比则始终低于住院服务人数占比,低出幅度在 2010 年前还在 3 个百分点以内,但此后增加,到 2020 年到达 5.7 个百分点。这表明,私立医院住院服务在难度上偏低,下文对此还有进一步证明。

三、民营医院的市场结构特征

根据以上分析,可以归纳出民营医院如下的几个市场特征。

第一,以私立医院为代表的民营医院大多为中小型医院,大型较少,因此平均费用较低,主要面向中低端医疗服务市场,彼此竞争激烈,生存压力较大,总体来说尚没有在医疗服务市场上形成一定的气候。民营医院虽然数量众多,但在床位数和卫生技术人员数这两个关键性能力指标上呈现绝对弱势,普遍实力较差,市场竞争力无法与公立医院相抗衡,市场份额业务收入总计以及分项中诊疗服务和住院服务收入的占比都非常低。

从市场份额上看,以私立医院为代表的民营医院服务人数占比高于服务收入占比,这一点直到 2018 年才有所改变,即当年及此后,私立医院诊疗服务人数占比略低于服务收入占比。但自 2018 年始,私立医院门诊费用低廉的格局发生了改变,其次均诊疗费用开始高于公立医院,而住院费用公立医院与私立医院的差距在 2017 年前呈现逐年拉大之势,这一势头在 2017—2019 年受到遏制,但 2020 年又有再现之势(参见表 8-10)。

总体来说,私立医院与公立医院的门诊次均费用相差无几,这表明私立医院的门诊费用并不低廉。考虑到私立医院普遍规模小,实力弱,普遍收费水平应该并不高,而费用低廉正是吸引患者的一个优势,但其次均门

表 8-10　公立医院与私立医院门诊与住院服务人次均费用(2007—2020 年)

年份	门诊病人次均费用/元		住院病人人均费用/元		
	公立医院	私立医院	公立医院	私立医院	公私差距
2007	125.0	120.6	4834.5	3230.6	1603.9
2008	138.8	132.1	5363.3	3524.6	1838.7
2009	152.5	146.2	5856.2	3700.8	2155.4
2010	167.3	161.1	6415.9	3772.2	2643.7
2011	180.2	175.8	6909.9	4057.5	2852.4
2012	193.4	184.4	7325.1	4182.6	3142.5
2013	207.9	193.6	7858.9	4410.2	3448.7
2014	221.6	210.6	8290.5	4696.7	3593.8
2015	235.2	224.4	8833.0	4988.4	3844.6
2016	246.5	238.7	9229.7	5285.1	3944.6
2017	257.1	256.4	9563.2	5732.5	3830.7
2018	272.2	285.1	9976.4	6238.4	3738.0
2019	287.6	309.2	10484.3	6839.6	3644.7
2020	320.2	346.5	11364.3	7475.9	3888.4

资料来源:中华人民共和国卫生部,2011:100-101,116,126;国家卫生和计划生育委员会,2015:107-108,122,132;国家卫生健康委员会,2021:109-110,124,134。

诊费用却与公立医院相当,应该是少数高收费私立医院拉高了整体的次均费用。私立医院的人均住院费用实质性地低于公立医院,这表明私立医院所提供的住院服务基本上限于非疑难重症的治疗。

经济学的一般原理表明,物品或服务的供给侧保持强有力的市场竞争性,会推动价格趋近于边际成本,促使各类供方提高物品或服务的性价比。可是,这一原理是否适用于医疗服务业,尤其是多种所有制形式的医院相互竞争究竟是否会降低平均医疗费用,抑或只是降低某类供方的医疗费用,在卫生经济学界多有争议(Shen,et al.,2007)。就中国的情形而言,刘国恩等发表的一篇英文实证研究论文发现营利性医院能产生降低医疗费用之效(Liu, et al., 2009)。王文娟、曹向阳(2016)通过对2002—2012年省级面板数据的计量分析表明,供方竞争强度提高,尤其是民营医院的发展,会推动医疗费用上涨趋势的减缓。笔者参与的一项研究将计量分析年份延伸到2016年,发现营利性医院的兴起依然有一定的降低医疗费用之效,但民营医院的兴起总体来说对医疗费用的影响并不显著(宁晶、顾昕,2018)。

第二,民营医院在住院服务市场上发展较快,但还有一定的发展潜力和很大的改善空间。

从市场份额的结构性分析可以看出,民营医院在住院服务量中所占份额较大,而相应的住院服务收入份额却较小,且这种差距存在不断扩大的趋势。这说明民营医院尽量避免与公立医院在住院服务上的正面竞争。由于在门诊服务上也不具有明显的技术优势,民营医院多通过降低药费和检查费,在住院服务上形成价格上的相对优势,致使其住院服务人数保持着相对较快的增长,在数量上占据了更多的市场份额。

第三,民营医院面向专业化市场,展开特色治疗。

由于公立医院一般而言综合实力突出,在不少中小型城市的区域垄断地位稳固,民营医院要想获得市场空间必须展开特色服务,满足医疗服务消费者多样化的需求。从民营医院服务收入结构来看,其药品收入和检查收入占市场总额的比例都低于总医疗服务收入占市场总额的比例。因此民营医院的运营基本依靠服务收入,即通过换药、打针、输液、理疗、手术、矫正、整容等项目占据更多的市场空间。这正好印证了现实中民营医院的专科化特征,即把技术力量集中于某一专科专病上,通过特色治疗打造自身的核心竞争力。民营医院通过着眼于骨科、眼科、牙科、妇科等专科服务,不仅表现出服务优势,节约了服务成本,关键是在与公立医院的竞争博弈中,赢得了更多的相应市场空间。

四、民营医疗机构的发展与医疗卫生事业的社会公益性

实际上，面对民众"看病贵""看病难"的问题，通过政府兴办公立医疗卫生机构，希望它们为民众提供廉价的医疗服务和药品，这样的做法常常并不能解决问题。

医疗卫生体系种种弊端的症结，主要在于两个方面：第一，医疗保障体系，尤其是公立医疗保险不发达，一方面使民众的医疗费用风险无法分摊，另一方面无法形成医疗服务和药品的团购机制以确保费用上涨得到控制，其结果就是民众"看病贵"。第二，医疗资源配置不合理，公立医疗机构大多集中在大城市，并且高级医院吸聚了大量公共资源，导致基层的、社区的、农村的医疗卫生机构能力低下，从而导致民众"看病难"。

针对这两个问题的症结，政府主导的着力点有两点：第一，推进全民医疗保险；第二，通过政府资源的配置，矫正市场失灵，弥补市场不足，促进医疗资源配置的均等化，促进基本医疗服务可及性和提供的均等化。至于兴办公立医疗服务机构，并非关键。

无论是医疗卫生管理理论还是世界各国的实践都证明，如果没有政府主导，全民医疗保险根本不可能实现。没有全民医疗保险，不仅民众医疗费用风险无法分摊，而且医疗医药服务的团购机制也无法形成，费用控制就永远是镜中之花、水中之月。因此，政府运用财政的力量，推动全民医疗保险，乃是强化医疗卫生事业社会公益性的最大体现。在新医改实施之后，医保改革走上了正轨。随着基本医疗保险覆盖面的拓展，全民医保在2012年就已实现（Yu，2015）。自2013年始，中国医保体系走上了高质量发展之路。这是中国医疗卫生体制改革成功的基础。

即使医疗保障体系改革到位，如果医疗服务机构数量不足、分布不均、

能力不强、地区间服务水平良莠不齐的情形过于严重，那么民众依然会"看病难"。很显然，如果所有或者大部分医疗机构都由国家来办、由国家来管、由国家来运营，政府将不堪重负。无论何时何地，政府的财力和资源毕竟有限，因此行政化治理占据统治地位的医疗供给侧，有限的公共医疗资源向发达地区和大城市集中，是难以阻挡的。这一结构性扭曲现象的存在众所周知，其严重后果众所周知，政府努力力图扭转这一现象的良苦用心众所周知，但是其效果不彰也众所周知。很多人把解决这一问题的全部希望寄托在政府增加投入。依照这种思路，只要政府拨款足够多，在全国各地建立足够的公立医疗机构，再配备足够的医疗卫生技术人员，那么一切问题就可以迎刃而解。

但是，政府财力永远是有限的，哪怕是发达国家也是如此。即使我们政府的投入翻番，也不可能做到全国所有省会城市都拥有协和医院，更不必说中小城市甚至农村地区了。如果我们不放松民间资本进入医疗卫生领域，不设法动员全社会更多的资源进入医疗领域，不努力把医疗卫生事业转变成为吸引青年才俊的强大磁场，单靠政府投入，无论如何也无法做到医疗卫生资源配置的合理配置。很自然，在短缺依然存在的情况下，医疗卫生技术人员，尤其是其中的佼佼者，总会想方设法从农村流向城市，从小城市流向大城市，从经济不发达地区流向发达地区。在改革前的计划经济时代如此，改革后的市场经济时代更是如此。中国如此，外国也如此，甚至发达国家也如此。实际上，实施全民公费医疗的英国就存在医生流向美国、加拿大和澳大利亚的情形，好在英国可以通过吸引印度和巴基斯坦的医生来填补空缺。

目前我国医疗卫生资源过于集中于经济发达地区和大城市的结构性问题，主要不在于政府投入不足，而是缘于政府极力限制民营资本进入医疗卫生领域。事实上，国内外都有大量民营资本正在等待进入医疗卫生领域。如果在市场进入上放松管制，那么大量营利性资本和非营利性资本就有可能在经济发达的沿海地区和大中城市投资建立各种类型的医疗卫生健康服务机构。一旦如此,原本流向这些地区的政府资源就可以节省下来,可以更多地投入到农村、边疆和其他祖国最需要的地方,以推进基本医疗服务在地区间的均等化。

总之,在民间资本充足的地方,政府投入可以相应地减少。有限的政府资源可以更多地投入到民间资本不足的地方。好钢要用在刀刃上,有所不为才能有所为,这些道理当然适用于政府医疗卫生资源的配置。

可以说,放松管制,促进民营医院和其他医疗机构的发展,正是促进我国医疗卫生资源配置合理化、均等化、公正化的必由之路;长期不利于民营医疗机构发展的政策和制度环境,正是导致我国医疗卫生服务供给体系社会公益性不足的原因之一。问题在于,很少有人认识到这一点。相反,很多人把民营医疗机构的发展与医疗卫生事业的社会公益性对立起来,这种认识就如同把民营企业与社会主义市场经济对立起来一样错误。

与此同时,民营医疗机构的发展还能促使医疗服务市场在价格发现上发挥更好的作用,并且在一些条件具备的情况下能在某种程度上产生抑制医药费用快速增长之效。营利性医院的增多一般被认为会推高医疗服务价格,从而推高医疗费用,但由于市场竞争以及由此产生的"鲶鱼效应",实际情况可能并非如此。两项基于不同时期省级面板数据的计量分析显示,由于竞争效应和溢出效应,营利性医院进入医疗供给侧后,会对医疗费用增长产生一定的抑制之效,而且这种情形从 20 世纪 90 年代到 21 世纪第一个 10 年,维持了很长一段时间(李林、刘国恩,2008;宁晶、顾昕,2018)。至于说这一情形是否还能维持下去,有待未来的实证研究加以考察。

长期以来,我国坚持公立机构主导、民营机构为辅的政策,将民营医疗机构定位为公立医疗服务体系的补充。在这样的战略定位下,经过 20 多年的历程,我国民营医院的发展依然相当迟缓。在当今世界上,众多发达国家和相当一部分发展中国家的医疗卫生体制,尽管也存在各式各样的问题，但基本上维系了社会公益性。很多人想当然地认为，这些国家的医疗卫生服务机构为公立机构所主导。事实上，在这些国家，家庭医生都是自由职业者，即使是在实行全民公费医疗模式的国家和地区，情形也是如此；国家只是在那些家庭医生稀少的偏远地区，方才建立一些公立的社区卫生服务中心。在这些国家，公立医院和民营医院并存；而在民营医院中，非营利组织大多占主导地位。

五、民营医疗机构的现实困境

在2013年以后，国家对民营医疗机构的鼓励政策产生了一定的效果，加之自身的成熟和进步，民营医院市场份额有了些许增长，但这种增长趋势与市场和政府的预期相比还是非常滞后的。此外，民营医疗机构市场份额的增长更多地呈现为服务量的增加，而不是服务收入的增长。之所以会形成这种市场份额水平低、增长慢、重量轻质的局面，我们可以从提供者、消费者和政府三个角度进行分析。

首先，作为医疗服务提供者，民营医疗机构自身技术力量和人才储备普遍不足，是制约其发展壮大的内在因素。人才匮乏导致民营医疗机构医疗服务的技术水平普遍不高，无法引领其在资金、设备和设施等方面的优势，不仅影响民营医疗机构的整体竞争力与运行绩效，而且也难以形成经营特色和发展战略（王小万，2009）。医疗市场上的核心竞争力在于人力资源的技术能力，由于服务的技术含量较低，民营医疗机构缺乏市场竞争优势，往往只能选择低端市场或专业性市场，这也是为什么民营医疗机构服务数量对市场份额的贡献率高于服务收入的原因。因此，尽管民营医疗机构遍地开花，在医疗服务市场中却鲜有几条"鲶鱼"。

其次，就消费者而言，对民营医疗机构存在一定的歧视和偏见，在中国的社会背景下是难免的，而且在短期内是难以改变的。由于医疗服务在本质上属于一种信任品(Dulleck and Kerschbamer,2006),对于信任品而言,消费者自身的价值判断往往超过商品价格等因素,对最终消费选择的影响非常显著。众人的价值判断自然受到一个社会主流价值观念的影响。长期以来,我国社会普遍存在的一种观念认为公立医疗机构是非营利性的,民营医疗机构则是营利性的,而营利性机构必定会以赚钱为宗旨,因此患者大多倾向于前往公立医疗机构就医。

此外,民营医疗机构为了在市场上推广自己,往往展开铺天盖地的宣传攻势,通过众多渠道进行广告投放。可是,营销学的研究成果表明,信任品的消费者会倾向于认同信赖的人所传达的品牌线索(即口碑),而对于非信赖来源的品牌线索(例如广告)则很难信任(Bloom and Pailin,1995)。换言之,对于民营医疗机构来说,基于社群机制中蕴含的有关联人士之间的信任,要比基于市场机制的信号发送,更具有影响行动的实际意义。广告攻势固然提高了民营医疗机构知名度,但众多广告反而会在一定程度上强化了消费者对其具有强烈盈利动机的预期。另外,包含急功近利式虚假宣传的劣质广告更是破坏了行业的形象和名誉,少数民营医疗机构的不诚信行为使得患者更加信任公立医疗机构而对民营医疗机构产生偏见,从而使民营医疗机构陷入信任危机(白剑峰,2011)。

最后,对于民营医疗机构的发展来说,最重要的还是政策环境,最重要的推动力是政府改革的力度。民营医疗机构处于艰难的生存环境,完全是由于阻碍和制约民营医疗机构发展的各种游戏规则的普遍存在。这些歧视性游戏规则往往存在于细节之中,不加细察往往是不可见的,因此常常被喻为"玻璃门"。

(一)市场准入问题

所有地方对民营资本进入医疗市场实施审批制。这一点无可厚非。问题在于,审批太严,市场准入门槛过高,而且缺乏透明性和可预测性。一些地方为了维护现有公立医疗机构的垄断地位，对于海内外高素质民营医院的设立申请，反而严加排斥。在我国社区卫生服务依然落后的情况下，不少地方对于退休医生开办或者加入民营诊所也百般刁难。与此同时，公立医疗机构的科室承包却泛滥成灾。实际上，这是在公立机构中变相设立民营医疗机构，而这些民营医疗机构享受公立医疗机构的种种优惠待遇，公立医疗机构也能从承包出去的科室中受益不菲。在一些地方，科室承包成为江湖庸医的温床。这一现象居然历经多次行政整顿而屡禁不止，2014年4月爆发的"魏则西事件"（即21岁的大学生魏则西在一家知名公立医院中通过科室承包而设立的分支机构接受其所推荐的一种无准入资质医疗服务而导致医治无果死亡）引发舆论关注和谴责，随后引致新一轮的"科室承包"再整顿（刘也良，2016）。一方面我们对符合行医资格的人合法进入医疗领域横加阻挠，另一方面却又让一些人在公立医疗机构里招摇撞骗。这样的现状无论如何应该终止。在一些地方，在行医资质和医疗服务项目资质上存在问题的"科室承包"，已经被纳入法治化治理的轨道（刘滢，2021）。

（二）不公平市场竞争与公立医疗机构的垄断问题

不单在市场进入上，民营医院在投资、建设、运营到发展的各个方面，均面临重重障碍。相当一部分民营医院走专科发展之路。这一选择，一方面出于它们自己的市场营销策略，但另一方面则是不公平政策环境的驱动结果。

民营医疗机构与公立医疗机构处在不公平的市场竞争环境之中。首先，各地卫生行政部门严控民营医院购买大型医疗设备，即使民营医院资本投入的风险完全自行承担也是如此。实际上，这是没有必要的。为了控制某些医疗检查和诊疗手段的费用，卫生行政部门完全可以采取管制价格上限的措施，而没有必要控制民营医院的资本投入行为。这种不必要的行政性管制，最终会扼杀民营医院自我寻求发展的空间。正是这样的游戏，让众多民营医院没有办法扩大规模，增加科室，成为综合医院，而只能向专科医院方向发展。专科化也就自然成为民营医院的一种发展之道（王执礼，2013）。

其次，民营医院在专业人员职称、学术交流、科学技术研究方面，均为卫生行政部门和各类官办的学术团体所忽视。在一些地方，甚至出现过民营医院的专业人员被当地专业学术会议拒之门外的现象。这样一来，即使民营医疗机构能在短期内吸引一些人才，也无法稳定。

再次，在不少地方，卫生行政部门在对医院违规行为的处罚或者医疗事故的鉴定上，有意无意地出现对民营医疗机构的歧视现象。

这种不公平性体现在医疗机构运营方方面面，这里无法一一列举。值得注意的是，民营医疗机构所遭遇的很多不公平待遇，并非出自明文的法规和政策，而是种种潜规则的体现，阻碍其发展的不是围墙，而是种种"玻璃门"。究其根本，在于医疗卫生服务体系的"管办分离"改革始终裹足不前。各地的卫生行政部门并没有以中立监管者的身份对医疗卫生全行业各类服务提供者实施一视同仁的监管；相反，在"管办不分"的体制下，卫生行政部门对于直属服务提供者有意无意地加以偏袒是再自然不过的现象。公立医疗机构为了维护其垄断地位，顺势而为，借助其上级政府部门的力量，竭力打压其现实和潜在的竞争对手，也是再自然不过的现象。

（三）非营利性医疗机构发展滞后的问题

在很多地方，目前的医院分类管理政策，倾向于把所有公立医院划归为"非营利性"，把所有民营医院划归为"营利性"。如此做法，几乎等于将民营医院逼入了"死角"。民营医疗机构被等同于其他的服务性企业。尽管许多地方有三年免税期，但是在医疗服务价格受到严格管制的情形下，民营医院很少能在三年内实现自负盈亏。众多民营医院同公立医院一样，也承担了不少社会职能,而且亦严格遵守政府制定的收费标准。总体来说,民营医院的收入并不比公立医院多,在很多情况下反而要少,但是却要背负沉重的税负,同时在承担社会职能的情况下却没有资格争取政府的补贴。

其实,绝大多数公立医院都在追求利润,但同时却在享受免税和政府补贴;而民营医院大多把盈余用于医院自身的发展,并没有为投资者分红,但既要纳税,又不能得到任何政府补贴,反而受到种种歧视。

(四)医保和税收政策的公平性

在医保和税收等领域,仍然存在政策差异,这使得民营医疗机构和公立医疗机构在医疗服务市场上具有不平等的地位。就医保政策而言,主要在于医保定点管理问题。相当一部分民营医疗机构不能成为医保定点医疗机构。尽管城镇职工医保、城镇居民医保还是农村新型合作医疗并没有在制度上明确排斥民营医院成为定点医疗机构,但在实践中,医保定点管理存在着求大求好的"星级管理"倾向。同时,在不少地方,出于对医疗费用高企的担心,营利性医院"一律"不得成为定点医院。

针对这一问题,国务院在 2015 年《关于促进社会办医加快发展的若干政策措施》(国办发〔2015〕45 号)中明确提出,要将符合条件的社会办医机构均纳入医保定点范围,执行与公立医疗机构同等政策,不得把医疗机构所有制性质作为医保定点的前置性条件。但是在实际操作过程中,要想将大多数民营医疗机构纳入医保定点医院还任重道远,准入等待期漫长和核定过程苛刻的情形并不罕见。实际上,基本医疗保险定点服务机构管理的更可行原则不是求上而是保底,即确保其提供的医疗服务质量不跌落底线,因此在卫生行政部门行使准入管制之后设立高"二次准入门槛",完全没有必要。只要卫生行政部门在市场准入上把好关,那么所有获得行医资格的医疗机构在服务质量最低保障上具有可靠的资质,就都可以成为医保定点服务机构。对那些出现医疗服务质量问题的定点医疗机构,施加取消医保定点的严厉惩罚,就能在全行业产生确保医疗服务品质的示范效应。简言之,对于医保定点来说,更切合实际而且具有更好激励效应的管理原则应该广准入、严监管,而不应该是严准入、轻监管。只有如此,参保者才有充分的自由选择权,而各类医疗服务机构才有可能在竞争中改善服务质量。

即便目前纳入医保的民营医院,也存在着医保起付线高和报销比例低问题(孙渤星等,2015)。如果报销标准不能统一,随着医疗保险覆盖人群和报销比例的扩大,参保者出于自付费用更低的考虑依然更多地选择公立医院,民营医院可能面临更加明显的市场劣势。

尽管税收优惠问题,如前所述,早在 2009 年《新医改方案》中就已明确提出,也有不少税收优惠措施,但在操作层面的落实还存在着不少盲点。虽然民营医院的营业税取消了,但与公立医院相比,营利性民营医院没有企业所得税优惠,并且在三年税收优惠期期满后还需缴纳房产税和城镇土地使用税。民营医院较重的税收负担将在一定程度上转嫁给消费者,最终削弱其市场竞争力。

(五)民营医疗机构的经营范围问题

在很多人(包括在医疗卫生领域颇有一些民间影响力的政府官员)的心目中,民营医疗机构适宜的经营范围应该是高端服务,面向高收入人群(高阳,2011)。当然,也确实有一些民营医院在高端医疗服务领域取得了成功,也拥有了全国性或地方性的知名度。这种观念,归根结底,还是那种认为民营医疗机构本质上热衷于牟利赚钱的错误认识在作祟。上述将民营医疗机构均划归营利性组织的政策,同样植根于这种错误的认识。

实际上,高端民营医院毕竟是少数。大多数民营医院的优势不在于是否能做高、精、尖的手术,也没有高、精、尖的专家,而是社区性医疗服务,是以提高服务质量为特点的基础性医疗工作。换言之,正是在目前广受政府重视和民众期待的社区卫生服务体系的发展中,民营资本本来应该大有用武之地,民营医疗机构本来应该大展所长,为政府分忧解难。

然而,在新医改实施之初,许多地方推行以"收支两条线"为核心内容的社区卫生服务体系发展战略。政府为公立社区卫生服务机构提供补贴,从而再一次将公立和民营社区医疗机构置于不平等、不公平的竞争环境之中。为了维护公立社区医疗机构的垄断地位,民营社区医疗机构即使为民众提供了各类公共卫生服务,例如预防性医疗、健康教育、妇幼保健等等,不但不能得到政府的补贴,反而会面临经营困难。在少数地方,甚至一度出现了让民营社区医疗机构自生自灭的政策倾向。

(六)卫生技术人才在公立和民营医疗机构间的流动问题

对民营医疗机构发展阻滞性最大的因素,实际上是政府在包括公立医疗机构在内的事业单位体系所实施的人力资源管理制度。这是一个最大的"玻璃门",但由于过于众所周知,也就经常被无视。事实上,无论是中央政府还是地方政府,促进民营医疗机构发展的政策文件颁发不少,在上述五个方面的改革力度,也不可谓不强,但对如何通过公立医院人事制度改革来推进民营医疗机构发展,却始终着墨不多,甚至不置一词。笔者曾接到卫生部有关司局的一个电话,邀请我去参加一个促进民营医疗机构发展的政策研讨会,可是当笔者表示将以公立医院编制制度改革为题发言时,致电者表示,研讨会时间有限,发言不宜偏题,因此笔者最终也就没有参会。

由于与公立医疗机构作为事业单位职工在编制安排、职称评定和退休待遇上的差异,民营医疗机构对新入职卫生技术人员的吸引力不大,尤其是青年医生,往往需要依靠高额工资才能勉强留住人才。民营医疗机构人才引进难、留住难的情形更是严重。公立医院技术骨干到民营医院兼职者不少,但"跳槽者"不多,"分析其原因,除学术地位、专业发展受影响、缺乏研究工作平台以外,身份转变后原事业单位医疗、养老保险等社会保险无法接续,也是其重要的后顾之忧"(姜巍等,2016:31)。公立医院人事制度改革不力,不利于民营医疗机构吸引专业技术人员。

民营医疗机构的发展有赖于公立医疗机构的改革,而公立医疗机构改革的核心在于政府改革,即推动诸多制度走向去行政化,尤其是人事管理制度。

六、公立医院改制的政策与实践

从表 8-1 可以看出,2003—2020 年,公立医院机构数量少了近 4000家。依照常规,作为公立机构的事业单位,关停并转是有可能的,但遭到直接裁撤(即关、停)的情形比较少见,更多的情形是并、转,其中"转",要么是转行,要么是转制。转制意味着公立机构的民营化。公立医院转制意味着狭义模式的民营化,即第三章所论的"转变"或"彻底的民营化",而广义的民营化,包含各种公私合作伙伴关系的安排(表 3-2)。无论是广义还是狭义,民营化都涉及既有公立医疗机构的组织和制度变革,在中国泛称为"存量改革",而新办民营医疗机构则被称为"增量改革"。由于不牵扯既有利益格局,增量改革相对来说争议较少且影响面较窄,但存量改革则不然,既会改变涉事机构本身内部的利益格局,也会影响其所隶属的行政体系内形成的利益关系,并且会对人们为既有体制内所塑造的思想观念和价值观形成巨大的冲击。

彻底的民营化,既有可能发生于单个公立医院,也有可能发生于一群相互关联的公立医院。在 2003 年之前,个体性公立医院改制就在不少地方出现。1998 年,《国有医院产权制度改革研究》为当年科技部设立的软科学项目之一,其课题组与《中国卫生产业》杂志社在合编的《中国医院产权制度改革操作技巧》一书曾记载了若干公立医院改制的案例,例如原安庆石化医院改制为数百名职工持股的民办非企业单位、原兰考县人民医院转制为股份制医院、原全民所有制的牡丹江心血管病医院实现了员工持股式的股份制改制等(科技部软科学项目《国有医院产权制度改革研究》课题组、中国卫生产业杂志社,2004：122-140)。

最为彻底的"彻底的民营化",是一个地区几乎所有公立医疗机构都转制为民营医疗机构,这首先发生在 21 世纪之初的江苏省宿迁市,在新医改启动之后又出现在河南省洛阳市。这种情形常被带有贬义地称为"卖光式医改",是一种需要当地官方加以"回应"(夏丽,2006),以"正名"(领导决策信息,2006a)并最终得到上级"平反"的实践。据报道,2006 年 3 月 23 日,时任江苏省领导在宿迁市市县乡三级 7 家医疗机构调研后指出,宿迁医改不是"卖光"和"私有化",而是通过资产置换,进行医疗领域的结构调整,吸引社会资金兴办基础医疗,扩大优质医疗资源供给,集中政府资金扩大公共卫生服务,促进医护人才合理流动,使困难地区的群众尤其是农民享有更好的医疗服务(领导决策信息,2006b)。可是,这一"正式的平反"并未终结宿迁争议,而有关宿迁的公私之争也从未停止。

宿迁医改引发的争议,可谓 20 世纪 90 年代初山东省诸城市国有企业改革争议的翻版,在时任市委书记陈光的力推下,该市所有国有企业都实行了股份制(或"股份合作制")改制,一时间成为全国议论的"诸城现象",而陈光则被称为"陈卖光"(黄少安、黄立君,1998)。然而,与"诸城现象"及其背后的国有企业改革热议基本上在 10 年内尘埃落定不同的是,宿迁医改争议的持续时间更长。即便发展民营医院在《新医改方案》确定为国策之后,而且公立医院改制的合法性已经在中央文件中得到确立之后,宿迁当地官员在《中国民营医院发展报告(1984～2012)》中收载的总结文章中依然不情愿将宿迁改革的核心称为公立医院"民营化",而是称之为"办医主体社会化"(程崇高,2012)。2019 年,在财经领域颇有影响的自媒体"八点健闻"发表了深度报道,题为《宿迁医改 20 年再调查:公私之争今犹在》,得到很多其他自媒体和网站的转载(王晨,2019)。

宿迁医改酝酿于 1999 年,启动于 2000 年,历时 3 年,当地政府将域内所有公立医疗机构,包括公立医院和乡镇卫生院,基本上全部出售。当地 135 个公立医院,除妇幼保健院外,有 134 家实现了民营化,其中 134 家转变为股份制医院,没有政府股份;另有 1 家为宿迁市人民医院,经过股份制改制后,政府占有 27％股份,南京鼓楼医院以无形资产作价持股 10％,金陵药业以 7000 万元股本投资持股 63％(王晨,2019)。这家宿迁当时唯一的市级二甲医院,承担着当地医疗服务中心的角色,但其背负近 8000 万元债务,运营困难,人力凋敝,520 张核定床位,利用率不足 60％,年业务收入不足 6000 万元;宿迁市三县一区 520 余万人口,一旦罹患危、急、难、特疾病,相当一部分患者只能选择到周边的淮安、徐州,甚至南京、上海去寻求医疗服务;2003 年完成转制后,宿迁市人民医院得以加盟南京鼓楼医院集团,成为全国首家跨地区、跨行业的国有股份制医院——南京鼓楼医院集团宿迁人民医院(丁义涛,2014：4-5)。

对此,当地政府官员表示,医改绕不过医疗机构产权变革;但江苏省卫生厅明确表示,将公立医院拍卖只不过是一种改革方式,不能代表全省的医改方向;在江苏省有影响力的医疗政策学者也表示,宿迁医改客观上已经成为一种模式,其结果也基本上达到了当地政府的预期,但不能用产权变更概括医改的一切,产权改革只是医改的一种形式,因此宿迁模式还有待更长时间的检验。很自然,这种改革是一次超前的市场化实验,自然会引发全国各界的关注,尤其是非议,而当地官员自然会如履薄冰(曹海东,2004)。同样,原卫生部内对宿迁医改也有反对和支持两种意见,但是,支持意见往往"隐声",而反对意见却总能"理直气壮"地宣之于口。据报道,在 2003 年 8 月,国家卫生部官员在宿迁进行调研时曾质问当地卫生局长:"你还是不是一个卫生局长?"(雷剑峤,2003)。实际上,当时各地零星的政府办医院改制均遭遇到重重阻力并出现了国有资产流失争议与职工抗议反对等现象，最终于 2004 年末被卫生部"泼冷水"，称公立医院产权改革暂不是重点（赵棣，2006）。

宿迁医改的争议性在 2005 年开始的"新医改争论"中得到了放大。"新医改争论"的核心在于政府与市场之争，而宿迁医改自然会成为一个天然焦点，对媒体和学者有着强大的吸引力。《中国青年报》在关于过去医改"基本不成功"的观点报道成功引发"新医改争论"之后，再接再厉，继续对医改进行深入报道。2006 年 3 月 27 日，《中国青年报》记者黄勇发表题为《宿迁 3 年来首次回应卖光式医改》的长篇报道①，得到许多网站、杂志和报纸等媒体的转载，3 天之后，新华网还发表了对此报道的署名评论。这篇报道后来被认为是黄勇记者生涯的代表作之一，他当时身为《中国青年报》安徽站记者，次年获"全国优秀新闻工作者"称号，后来出任《中国青年报》社党委委员、编委兼共青团新闻中心主任。

对这篇报道，周其仁当时以带有历史和现实厚重感的笔调评价说，"这份当年发表过《话说陈光》和《再说陈光》——为诸城国企改制讲了公道话——的报纸，系统报道了宿迁医改以来大量鲜为人知的实情"（周其仁，2008：126）。其中，最为重要的"实情"，就是宿迁市政府通过公立医院转制所获取的收入全部用于重建濒临破灭的公共卫生服务体系。在这篇报道引发热烈反响后不久，周其仁亲赴宿迁实地考察，正是基于宿迁市政府将医院民营化的收益全部用来重建公共卫生服务体系这一点，也基于政府与市场职能边界的基本常识，对宿迁医改模式的普遍意义，即不仅适用于地方财力不足的地区也适用于地方经济发达的地区，给出了如下评价：

区区在下被划为"市场原教旨主义"久矣。可是很奇怪，此次实地

---

① 此报道文本经过很多转载，很容易在各种网站上找到，包括《中国青年报》自己的官网，参见：http://zqb.cyol.com/content/2006-03/23/content_1340646.htm（可随时浏览）。

看宿迁医改,我的重点不在"放出来的医疗服务市场",而在政府坚守的公共卫生领域。我认为宿迁医改真正办得对头的地方,是把政府很有限的财力和管理精力,集中到公共卫生这个民间力量、市场机制难以发挥作用的地方。为了做到这一点,宿迁政府必须从"办医院"的立场后撤。一鸡死,一鸡鸣,卫生局局长不再当"自己的"医院的总院长时,才可能担当公共卫生服务的提供者和组织者,以及医疗服务市场的公正管理者(周其仁,2008:140)。

除了揭开许多"实情"之外,黄勇的报道还基于当地卫生局官员对宿迁医改自我评价的观点总结出来了 4 个"悖论",即(1)"政治悖论",没有公立医院作为下属的卫生局长,权力反而更大了,因为其对医疗服务的监管权不再受到医疗机构行政隶属关系的掣肘;(2)"伦理悖论",民营医院全打"公益招牌",注重在百姓中树立口碑,并未有损于医疗事业的公益性;(3)"经济悖论",百姓医药费用的负担总体上并未加重,但医院的收入提高了;(4)"评价悖论",当地接待的考察者、采访者络绎不绝,其中好评者也众多,但宿迁模式难以复制(黄勇,2006)。实际上,黄勇报道揭开的许多实情,在这一时期前后的其他媒体报道中都展现出来,但是黄勇报道提出的这 4 个"悖论",对有关民营医疗机构发展的思维定式形成了强大的冲击。

在黄勇报道再次为《中国青年报》带来成功之后,"新医改争论"的焦点从理论论说、历史解读和国际比较转向了实地经验。不仅大量媒体记者涌向宿迁,而且很多学者参与到宿迁经验的考察和评说之中,其中被媒体和学界视为"政府主导派"领军人物、北京大学李玲教授领导的"北京大学中国经济研究中心医疗卫生改革课题组"在 2006 年初考察宿迁后撰写的"江苏省宿迁地区医改调查报告",对宿迁医改给予了全盘否定,其摘要在 6 月22—23 日由《中国青年报》刊出,其全文可从李玲教授的个人网页上下载。随后,周其仁教授在《经济观察报》上连载两篇评论文章,对其同事主笔的报告,从数据选取和研究方法的专业性上进行了直言不讳的剖析,尤其是就报告把当地医院民营化后收入增加和人均医疗费用上涨归咎于过度医疗而未排除医疗服务数量和难度增加的因素，指出"报告对宿迁医改否定性的评价，并没有以可靠的、合格的验证为基础"（周其仁，2008：132）。2006 年 12 月，清华大学公共管理学院博士后魏凤春发布了一份《宿迁医疗体制改革考察报告》，引起众多媒体关注，央视网还以《关于宿迁医改北大清华报告针锋相对》为题对相关报道予以转载。[①] 在很多年后关于宿迁医改命运的报道，依然会提及学者们当时的针锋相对以及这些争论给当地卫生行政部门官员和医界人士留下的印象（王晨，2019；张玥，2020）。

尽管宿迁医改获得全国性关注度，尽管舆论也从一度怀疑乃至否定的基调很快"就出现转机"（周其仁，2008：126），尽管 2009 年颁布的《新医改方案》也将大力促进民营医疗机构的发展确定为国策之一，但是宿迁模式依然是"孤本"（戴廉，2010），而且宿迁市也因是唯一没有公立医院的地级市而"孤立"于全国。在这一"盛名"之下，宿迁市政府于 2011 年初基于种种考量决定投入巨资（起初计划 10 亿元）新建一家具有三甲水平的公立医院，定名为宿迁市第一人民医院，以区别于已经成为国有股份制医院的宿迁市人民医院。2016 年 7 月，政府财政全额出资兴建、总投资 21 亿元、占地面积 300 亩、批准 2000 多个编制的宿迁市第一人民医院正式运营，当地就此不再是中国境内唯一没有公立医院的地级市，同时宿迁市在新医改启动以来从各级政府财政"补供方"中获益极少的憋屈感也有望缓解（黄柳，2019）。新建公立医院之举当然会在当地引起震动，也再次将宿迁医改推上全国各路媒体的版面，一些原来在民营医院就职的医务人员（尤其是年龄较大者）出于保留事业单位编制身份的考虑向这一新建的公立医院"回流"，当然各家民营医院也纷纷采取行动提升能力建设，以应对未来更加严酷的竞争（曹凯，2017）。2019 年 1 月，宿迁市更以市委、市政府"一号文

---

①　参见央视网：http://news.cctv.com/education/20061207/105385.shtml（可随时浏览）。

件"的形式公布将在每个县区规划建设1—2所"公办区域医疗卫生中心"，也就是区县级公立医院。重新兴办公立医院之举难免在外界引起宿迁医改是否会否定既往"民营化"的选择而重走"国有化"之路的议论，在当地也难免在民营医院中引发不同所有制医院之间是否能公平竞争的担忧。事实上，从一开始，在政府的推动下，新建的宿迁市第一人民医院由江苏省人民医院托管，并在开业时同时挂牌"江苏省人民医院宿迁分院"，在开业后又由多级政府协调省内13家三甲医院派专家予以帮扶，同时当地医保还在总额控制额度上予以宽松优惠。当然，在公平竞争担忧的氛围中，与南京鼓楼医院形成医联体的宿迁市人民医院加快了发展步伐，不仅通过自主资本投入完善硬件设施，而且提高医务人员薪酬，成功留住了业务骨干，提升了医疗服务绩效，并于2019年2月在申报四年后成功获得三甲评级，先于新建的公立医院成为宿迁市第一家三甲综合医院（王晨，2019）。

笔者曾两次到宿迁考察，一次是2007年春夏之交参加北京大学经济与人类发展研究中心组织的中国妇幼保健服务调研，该调研是受联合国儿童基金会的资助、承接卫生部项目测算基本妇幼保健服务包的政府筹资水平和筹资渠道，笔者由于关注宿迁医改，因此在既定的备选调研地中选择了江苏的宿迁和泰州。另一次是2011年参加中国经济体制改革研究会公共政策研究中心承接的财政部与亚洲开发银行"政府卫生投入模式及医疗卫生机构补偿机制"项目调研时在春夏之交到宿迁进行实地考察。由于两次调研项目本身并非以公立医院民营化为焦点，而且调研项目报告本身的撰写工作十分繁重，笔者未能就宿迁医改本身撰写专题文章，但宿迁医疗服务民营化作为独特的制度背景对于两个调研项目本身的研究发现和结论均有一定的影响。

就妇幼保健而言，笔者与东南大学经济学系周勤教授基于在宿迁市泗阳县的实地考察而共同撰写的调研报告指出，医疗服务民营化并不一定有损于公共卫生的发展，也无碍于公共卫生的公益性质，而在经济不发达地区,政府从医疗脱身后专注于公共卫生的"医卫分离"体制反而有助于公共卫生服务的制度化,而且在这样的体制中,妇幼保健就成为基层乡镇卫生院和村卫生室的主要工作任务,这使得泗阳县尽管经济发展水平不高,但其妇幼保健的财政保障和服务提供水平不输于经济发展水平较高的地区(刘民权等,2012:97)。我们在实地考察中获知宿迁医改在乡镇一级实施"医防分开",形成"一乡两院"格局,即每个乡都设立乡镇卫生院和乡镇医院,后者是此前公立乡镇卫生院改制后的产物,而前者则是当地政府将改制收益投入农村公共卫生服务的产物。这一变革,在当时的媒体报道和学者调研中均有提及,在后来刊出的学术论文也有记载,即乡镇卫生院由政府举办,主要承担疾病控制、预防保健、健康教育、卫生监管、新型农村合作医疗管理等公共卫生职能,不从事医疗活动,其人员、业务、经费隶属县级卫生行政部门管理,人员经费列入县级财政预算,而乡镇医院实行民营;与此同时,政府集中财力,实施"521"工程,即建设五大市级中心(疾病预防控制中心、传染病防治中心、公共医疗卫生救护中心、妇幼保健中心、血液采供中心),完善两大监督体系(医疗卫生和药品监督体系),发展一个医疗保障体系(城市职工医疗保险和新型农村合作医疗制度)(王长青,2008:49)。如第二章所述,妇幼保健是面向个体的公共卫生服务,其筹资和提供的行政化并不是良好的治理之道。笔者正是通过在宿迁泗阳的调研,领悟出政府通过社会医疗保险筹资、购买个体性妇幼保健服务并结合财政出资补贴群体性妇幼保健服务的治理思路,并同笔者就新医改形成的整体思路相融合,就妇幼保健事业的发展提出了公共财政筹资"补需方"为主、服务提供走向"有管理的市场化"思路。这一思路与北京大学经济与人类发展研究中心所承接的卫生部项目的思路并不一致,该项目关注重点在于政府财政"补供方"支出水平的测算,因此尽管笔者的思路也被载入基于项目报告而拓展的论著之中,但基本处于与报告整体相隔阂且边缘化的位置(刘民权等,2012:120-134)。于是,笔者单独成文在学刊上发表,深入探究了妇幼保健治理变革中行政机制与市场机制的协同之道(顾昕，2008e)，后来笔者又在论述公共卫生治理变革的论文中进一步提出，只有政府大力推进自身的改革，优化行政机制的运作模式，拓展市场机制的运作空间，引入社群机制的运作框架，推动多种多样公私合作伙伴关系的形成，包括妇幼保健在内的公共卫生的治理变革才能走上良性循环与蓬勃发展的轨道(顾昕，2014d)。

就政府卫生投入模式而言，中国经济体制改革研究会公共政策研究中心课题组成员承接财政部和亚洲开发银行的项目，在 2011 年后三个季度分别到 6 个县就基层医疗卫生机构运营的财政状况进行调研，其中一地是宿迁市沭阳县。在宿迁调研中，我们不限于财政部、亚行项目所指定的调研地沭阳县，而是扩及宿迁全市，并且将苏北其他四市(徐州、淮安、盐城、连云港)的数据搜集和分析工作也纳入其中。这样，我们在完成财政部—亚行项目的同时，副产品颇多，其中在历时态和共时态比较分析的基础上，形成了对宿迁医改的基本评价。

关于宿迁医改内容、实施效果及其与其他各地比较的细节，可以参见我们的财政部—亚行项目报告(余晖，2014b：93-231)以及朱恒鹏发表的单篇文章(朱恒鹏，2011b；2011c)。在这里，笔者仅就宿迁医改争议将我们当时的研究发现择要陈述。

第一，在公立医疗机构民营化之后，宿迁的基本医疗服务的可及性和质量，并未如众多认定唯有公立医疗机构才是其组织保障的学者、媒体评论员和官员所预言的那样蒙受损失，实际上宿迁市(包括其沭阳县)以民营医疗机构为主的医疗供给侧在基本医疗服务提供的绩效方面，不仅并不输于而且还在不少方面略好于其他可比的公立医疗机构为主的市域或县域。其中，从能力建设的指标来看，宿迁市人均卫生资产、卫生技术人员密度、床位数密度在进入 21 世纪后第一个 10 年的增长率远超其他四市，显示出市场机制在医疗资源再配置上发挥的作用。从医疗服务利用情况的指标来看，以人口为基数测算的人均门急诊量，宿迁县级医院要高于苏北其他四市，但乡级医院则低于其他四市，由此可见宿迁市县级医院在民众中的口碑不错。这一点亦可从另一个指标的比较中看出来，即宿迁新农合参保者县内住院率在2006—2008年还低于徐州、连云港和盐城，仅比淮安高一点儿，但在2009—2010年就在苏北五市中名列前茅了（余晖，2014b：167；朱恒鹏，2011c：79），这表明宿迁市县级医院在为农村居民提供基本住院服务上的表现在其民营化后是有所进步的。较为可惜的是，当地城镇职工医保支付数据统计中未有对县内外就医进行拆分。从平均医疗费用的指标来看，宿迁市在苏北五市中属于中游水平。从可能会折射出某些过度医疗行为（即诱导住院）的住院率指标来看，宿迁在苏北五市中也是偏低的（余晖，2014b：167）。

即便宿迁模式从未得到政府自上而下的广泛认可，来自上级政府财政的支持也乏善可陈，但宿迁市在基本医疗服务可及性上的表现，与其他公立医疗机构为主导的地级市相比，至少是持平的。不止如此，这一点在多年之后依然未有改变（王晨，2019；张玥，2020；刘晶等，2021）。这表明以医疗机构民营化为核心特征的宿迁模式作为行政化治理海洋中的一座孤岛具有顽强的生命力，这与以医疗机构法人化为核心特征的东阳模式具有异曲同工之处。

第二，在当年有关宿迁医改的争议中，无论是否定性还是支持性的文字中，常常会出现这样一个论断，即医疗机构民营化并不能解决"看病贵""看病难"的所有问题，因此对宿迁医改的评价还需要很长一段时间加以观察。这当然是无比正确的论断，而且可以复制于对任何一种改革举措的评价，但却因失之笼统而近乎于废话。"看病贵"的问题，归根结底需要全民医疗保险的高质量发展才能加以解决，而医疗供给侧民营化因提升竞争强度而有可能产生一定的控费效应，但这种效应的产生有很多条件。"看病难"的问题本身具有多维性，而且有不少特定的"看病难"问题其实是"伪问题"，例如优质医疗资源分布不均等的问题根本就不是问题，很多有意义的"看病难"问题与医疗服务提供者的公与私并无显著的紧密关联。宿迁医改的重心在于医疗供给侧而不是医疗需求侧，因此对于"看病贵"问题的缓解有一定作用但并不明显，这是不奇怪的。宿迁医改至少让宿迁百姓去淮安、徐州、南京和上海就医的比例下降了，因此针对"看病难"问题的这一维度，也有一定的缓解之效。

同时，针对公立医院民营化能否缓解甚至解决什么问题的讨论，如果不置于特定历史形成的结构与制度环境，难以得出可靠的结论。例如，作为苏北地区最为贫困的地区，宿迁对于医疗人力资源的吸引力自然不强，其高层次人才本来就很匮乏，医疗供给侧民营化不仅不会对此有改善之效，而且反而有负向作用。政府在公立医疗机构人力资源管理上所实施的制度，尤其是与事业单位编制相关联的待遇，都是民营医疗机构所没有的，因此尽管宿迁市想方设法为民营化医疗机构医务人员保留"事业编"，但却对提升其对高端人才的吸引力也终究是无能为力的。正因此，尽管宿迁在医疗人力资源总量、密度和增长方面表现不错，但其高水平、高层次人才短缺是不争的事实，而且在很长一段时期内这一境况无法得到改观，这样也阻滞了宿迁医疗服务水平的提升。2011年，笔者在宿迁调研后受邀赴淮安在其卫生行政系统中开展了一次解读《新医改方案》的讲座，晚间与当地主要医院的院长们餐叙，其中了解到淮安公立医院院长们对宿迁医改的看法。在十多年后的今天，笔者依然清楚地记得，淮安市第一人民医院院长表达了三个观点，并受到在座其他院长们的赞许：(1)不管宿迁医改如何搞，其医疗水平无论如何是赶不上淮安的；(2)经过民营化之后，宿迁医疗服务水平有了不小的进步；(3)如果允许我们这么做，淮安市的医院会变得更好。淮安院长们的底气自有根基，这个在清朝年间行医口碑就不输于南京的地区，在进入21世纪之后依然在医学发展上雄踞苏北乃至江苏的高水平行列。在2019年，全宿迁市仅有1家三甲医院，省级重点专科仅有3

个,而仅淮安市第一人民医院就有省级重点专科 13 个(刘晶等,2021：278)。

第三,与第二点相关,宿迁医改的重大缺陷在于医疗需求侧,但这一点从未成为宿迁争议的焦点,甚至极少被提及。实际上,就医疗体制改革而言,以推进全民医保、提高医保支付和改革医保支付为核心内容的医疗需求侧改革,其重要性在笔者看来远比医疗供给侧的产权改革重要;当然,在朱恒鹏看来,则是同等重要。无论笔者与朱恒鹏在公立医院产权制度改革重要性上的看法有何微妙的差别,笔者、朱恒鹏和余晖对"神木模式"的评价要高于"宿迁模式"。尽管我们撰写的报告和文章从未明确表达出这一点,但在字里行间却对此有所传递。我们私下里达成一个共识,即假如当年能在推进公立医疗机构民营化的同时大力先行医保支付改革,"宿迁模式"就会"功德圆满"。对于"神木模式",我们对其在提升医疗保障水平和推动医保支付改革上的超前性努力深表赞赏的同时,对其医保支付改革中大量有欠专业性的细节制度设计从而未能扭转医疗供给侧行为扭曲的情形也深表惋惜。

当然,理想是丰满的,现实却是骨感的。对于医保支付改革战略性的重要意义,直到笔者在本书中书写这段文字之时,依然未能成为有关医改的全社会共识,这当然在一定程度上与医保支付改革的高度专业性和技术性有关。我们深切意识到,医保支付改革是医改的轴心或杠杆,从未成为医疗政策领域的主流意识,更不为非主持医疗卫生工作的各级政府领导所了解,而在推进医改上颇有影响力的媒体更是对此懵懵懂懂。要通过各地政府一把手或媒体以医保支付改革为抓手来推动医改,这需要政策研究者和咨询者拥有将高度专业性和技术性政策建议高度简明通俗加以表达的能力。笔者在新医改"第七套方案"中提出的"付费机制的合理设计是撬动整个医药卫生体制改革的杠杆"(顾昕,2008a：17),从 2005 年笔者涉入新医改争论以来,很长时间并未找到有力、可靠的支点,自然也就不会产生阿基米德杠杆式的作用。这一点直到笔者 2019—2020 年有幸参与浙江省 DRGs 系统建设（顾昕等，2021a；2021b）之后才有了些微改变。在 2018 年从北京大学转赴浙江大学任教以后，笔者终于有机会会同浙江大学公共管理学院郁建兴教授以及其他同仁，在 2019 年初以高度简明且非技术性语言向浙江省政府和温州市政府提出推动 DRGs 医保付费系统建设的政策建议，随后又深入参与到浙江省医保局和温州市医保局的相关实际工作之中，为 DRGs 系统建设在浙江省以及温州市的落地做出了实实在在的贡献。毫无疑问，能将理论构想落地，这是一位公共政策研究者学术研究之公共价值的某种实现方式。

民营化本身既是一个高风险的政策过程，也是一个高风险的政治过程。民营化的高风险，无论中外，既多元又复杂，不仅体现在其在全社会引发的观念与价值的冲突，体现在其对既有制度结构的冲击以及可能带来的"创造性破坏"，体现在涉入于其中的不同利益相关者之间的利益纠葛，而且也体现在民营化过程中寻租、设租对行政力量的诱惑和腐蚀。这些风险在公立医院改制中均有极大的可能以各种方式呈现出来（詹国彬，2014：124-206）。

同时，在中国，由于医疗供给侧长期处于一种高度行政化的治理体系之中，作为高风险的组织和制度变革过程，公立医疗机构民营化或公立医院改制，必然呈现出一些特殊的政治经济逻辑。地方政府财政压力固然是一种促动性边界条件，但关键的促进因素在于地方政府"一把手"的理念及其政策企业家行动，而政策企业家行动由于可能带来对既有体制的冲击而具有天然的稀缺性。然而，地方政府的强势推动往往会触犯卫生行政部门上级官员的既定理念以及部门内部的既得利益，于是引致"条块冲突"。作为地方政府的一个部门，地方卫生局自然会执行其强势领导的政策主张而成为民营化的操盘手，但其作为即便政绩斐然也无法获得卫生系统内部上上下下的认可。正是在这样的背景下，公立医院转制即便在促进社会力量办医成为国家新医改政策一环之后,依然不是医疗供给侧改革的重点(和经纬,2010)。

然而,自新医改启动以来,公立医院改制毕竟成为了医改的一项内容,在国务院层级文件中就屡被提及(参见表8-11)。通览这些中央文件中的表述,始终如一的基调是公立医院改制必须稳步推进,其中确保国有资产不流失和既有职工不失业是两个基本点。同时,公立医院改制的重点对象在于企业办公立医院,尤其是国有企业下属医院,这同国有企业办社会的治理趋势是吻合的。至于公立医院改制的地区选择,在新医改之初,中央政府还希望在公立医院改革试点城市中推进,但这一点只在洛阳和昆明得到了一些响应,而在其他试点城市则是悄然无息。自2012年始,国务院开始鼓励经济发达地区或公立医疗资源充沛的地区推进公立医院改制,但这一进程并不顺利,导致中央政府几乎每年都对此加以重申。由此可见,来自行政化治理体系中顶层设计给予的合法性已经存在了,但是如果没有自上而下的行政性推动,零散的政策企业家行动难以自发地转化为政策扩散的过程(赵琦、顾昕,2022)。这体现在个体性公立医院改制的案例始终在全国各地频发,且本书第三章表3-2总结的各种公立医院向民营转变的模式,如托管(无锡5家公立医院)、股份合作制(台州市温岭骨伤科医院)、整体产权转让(金华广福医院)、BOT(原苏州大学医学院门诊部转变为苏州同安门诊),在中国都不乏案例(詹国彬,2014:72-123),但地区性大规模集团性变革依然呈现孤岛的局面。

在新医改正式启动之前,作为宿迁医改的强势主推者,宿迁市时任市委书记仇和于2006年1月转任江苏省副省长,2007年底转赴云南担任省常委委员和昆明市委书记,力图在昆明市动员各级干部招商引资,包括动员公立医院管理层引进战略投资者,推进公立医院改制,并于2011年确立3家市级公立医院为改制试点,2013年完成其股份制转型。2014年初,昆明市成功跻身"社会办医(国家)联系点城市"之列(殷雷,2014)。尽管如此,

表 8-11　公立医院转制的政策依据：中央文件中的表述

发文时间	发文部门	文件名	发文号	相关内容
2009.3.17	中共中央、国务院	关于深化医药卫生体制改革的意见	中发〔2009〕6号	1. 国家制定公立医院改制的指导性意见 2. 积极引导社会资本以多种方式参与包括国有企业所办医院在内的部分公立医院改制重组 3. 稳步推进公立医院改制的试点
2009.3.18	国务院	关于印发医药卫生体制改革近期重点实施方案（2009—2011年)的通知	国办发〔2009〕12号	1. 积极稳妥地把部分公立医院转制为民营医疗机构 2. 制定公立医院转制政策措施，确保国有资产保值和职工合法权益
2010.4.6	国务院办公厅	关于印发医药卫生体制五项重点改革2010年度主要工作安排的通知	国办函〔2010〕67号	研究探索将部分公立医院转制为非公立医疗机构
2010.11.26	国务院办公厅转发发展改革委卫生部等部门	关于进一步鼓励和引导社会资本举办医疗机构意见的通知	国办发〔2010〕58号	1. 鼓励社会资本参与公立医院改制 2. 根据区域卫生规划，合理确定公立医院改制范围 3. 引导社会资本以多种方式参与包括国有企业所办医院在内的公立医院改制，积极稳妥地把部分公立医院转制为非公立医疗机构 4. 要优先选择具有办医经验、社会信誉好的非公立医疗机构参与公立医院改制 5. 公立医院改制可在公立医院改革试点地区以及部分国有企业所办医院先行试点 6. 按照严格透明的程序和估价标准对公立医院资产进行评估，加强国有资产处置收益管理，防止国有资产流失 7. 按照国家政策规定制定改制单位职工安置办法，保障职工合法权益
2011.2.13	国务院办公厅	关于印发医药卫生体制五项重点改革2011年度主要工作安排的通知	国办发〔2011〕8号	研究制定公立医院改制的范围和办法，稳妥推进公立医院改制

续表

发文时间	发文部门	文件名	发文号	相关内容
2012.3.14	国务院	关于印发"十二五"期间深化医药卫生体制改革规划暨实施方案的通知	国发〔2012〕11号	1. 公立医院资源丰富的城市,可引导社会资本以多种方式参与包括国有企业所办医院在内的部分公立医院改制重组 2. 改制过程中要加强国有资产管理,维护好职工合法权益
2012.4.14	国务院办公厅	关于印发深化医药卫生体制改革2012年主要工作安排的通知	国办发〔2012〕20号	鼓励公立医院资源丰富的地区引导社会资本以多种方式参与包括国有企业所办医院在内的部分公立医院改制重组
2012.6.7	国务院办公厅	关于印发县级公立医院综合改革试点意见的通知	国办发〔2012〕33号	鼓励有条件的地区探索对医疗资源进行整合、重组和改制,优化资源配置
2012.10.8	国务院	关于印发卫生事业发展"十二五"规划的通知	国发〔2012〕57号	公立医院资源丰富的城市,可引导社会资本以多种方式参与包括国有企业所办医院在内的部分公立医院改制重组,积极稳妥地把部分公立医院转制为非公立医疗机构,适度降低公立医院的比重,促进公立医院合理布局,形成多元化办医格局
2013.7.18	国务院办公厅	关于印发深化医药卫生体制改革2013年主要工作安排的通知	国办发〔2013〕80号	公立医院资源丰富的城市可引导社会资本以多种方式参与包括国有企业所办医院在内的部分公立医院改制重组
2013.9.28	国务院	关于促进健康服务业发展的若干意见	国发〔2013〕40号	1. 鼓励企业、慈善机构、基金会、商业保险机构等以出资新建、参与改制、托管、公办民营等多种形式投资医疗服务业 2. 公立医院资源丰富的城市要加快推进国有企业所办医疗机构改制试点 3. 国家确定部分地区进行公立医院改制试点
2013.11.12	党的十八届三中全会决定	中共中央关于全面深化改革若干重大问题的决定		社会资金可多种形式参与公立医院改制重组
2014.5.13	国务院办公厅	关于印发深化医药卫生体制改革2014年重点工作任务的通知	国办发〔2014〕24号	1. 推动社会办医联系点和公立医院改制试点工作。 2. 推进政府办医院改制试点和国有企业医院改制试点,着力在调整存量、体制机制创新方面取得突破

续表

发文时间	发文部门	文件名	发文号	相关内容
2014.11.26	国务院	关于创新重点领域投融资机制鼓励社会投资的指导意见	国发〔2014〕60号	积极推进养老、文化、旅游、体育等领域符合条件的事业单位,以及公立医院资源丰富地区符合条件的医疗事业单位改制,为社会资本进入创造条件,鼓励社会资本参与公立机构改革
2015.6.15	国务院办公厅	关于促进社会办医加快发展的若干政策措施	国办发〔2015〕45号	1.控制公立医院规模,规范公立医院改制 2.在公立医疗资源丰富的地区,有序引导和规范包括国有企业办医院在内的部分公立医院改制 3.推动国有企业办医院分离移交或改制试点,建立现代法人治理结构 4.积极引入社会力量参与国有企业办医疗机构重组改制
2016.12.27	国务院	关于印发"十三五"深化医药卫生体制改革规划的通知	国发〔2016〕78号	规范公立医院改制,推进国有企业所属医院分离移交和改制试点,原则上政府举办的传染病院、精神病院、职业病防治院、妇幼保健院和妇产医院、儿童医院、中医医院(民族医院)等不进行改制
2016.12.27	国务院	"十三五"卫生与健康规划		公立医院资源丰富的地区,社会力量可以多种形式参与国有企业所办医疗机构等部分公立医院改制重组
2017.5.16	国务院办公厅	关于支持社会力量提供多层次多样化医疗服务的意见	国办发〔2017〕44号	允许公立医院根据规划和需求,与社会力量合作举办新的非营利性医疗机构
2017.7.28	国务院国资委、中央编办、教育部、财政部、人力资源和社会保障部、卫计委	关于国有企业办教育医疗机构深化改革的指导意见	国资发改革〔2017〕134号	1.积极引入专业化、有实力的社会资本,按市场化原则,有序规范参与国有企业办医疗机构重组改制,优先改制为非营利性医疗机构 2.重组改制要充分听取拟重组改制医疗机构职工意见,职工安置方案应经职工代表大会或职工大会审议通过

资料来源:中国政府网、国家卫生健康委员会官网、国务院国资委官网。

290

市委市政府的动员令终因当地公立医院管理层和员工积极性不高且民营资本的战略性引入本身并非易事而未能充分落实,而昆明市社会办医也因政策有欠全面、市场监管有欠得力等因素而问题多多(赵金媛等,2015)。公立医院的民营化和行政化,并非总能无往不利,处处得势。

2015 年 3 月,时任云南省委副书记的仇和涉嫌严重违纪违法,接受组织调查;2016 年 12 月,仇和以受贿罪被判处有期徒刑 14 年 6 个月,并处没收个人财产人民币 200 万元。① 尽管没有任何证据表明"仇和腐败案"与其在宿迁和昆明推动的公立医院改制有关,但颇有一些在 2006—2007 年"新医改争论"中全盘否定宿迁医改的人士重新在网上晒出其当年的文字,以证其"先见之明"。这些"先见之明"充斥着对市场化变革的意识形态化否定,但却没有对市场化进程往往需要行政力量强推的现象给予起码的反思。这一现象可称为"市场化的行政化悖论",与本书所揭橥的"去行政化的行政化吊诡"异曲同工,都是行政机制主宰治理过程以及治理变革的体现。

如果不把权力关进制度的笼子里,在引入市场机制和市场力量的过程中出现腐败就是大概率事件。事实上,在 2012 年之后,云南有连续两任省委书记(白恩培、秦光荣)、连续四任市委书记(杨崇勇、仇和、张田欣、高劲松),再加上省委原秘书长曹建方和原副省长沈培平,至少有 8 名省部级官员在反腐中落马(周群峰,2019)。腐败(尤其是这种塌方式腐败)的肇因,各种报道概而言之,在于当地畸形的政治生态。这些报道未能指出的是,这种政治生态之所以畸形,就在于不受制度约束的行政化主宰着政策制定者和执行者的施为和惯习,就在于未经去行政化改造的高度行政化的治理体系主宰着包括市场化以及民营化在内的所有事务的治理。

腐败的制度根源在于难受制约的高度行政化,而不在于市场化或民营

---

① 关于"仇和腐败案"以及仇和履历,百度百科的记载简明清楚准确,可资参考。

化本身。行政型市场化也好,行政化的民营化也罢,这些在字面上就存在扭曲的概念,刻画的是高度行政化的治理体系所产生的治理格局,在这种体系中,腐败的诱因在于行政力量所拥有的不受约束的权力,这一点在笼统的市场化还是特定的民营化过程中显现出来,也是不足为奇的。

在新医改正式启动之后,唯一在全域推进公立医院改革的地级市为河南省洛阳市,这座城市成为继宿迁之后第二个全市域集团性公立医院改制的"孤岛"。洛阳市政府于 2010 年 12 月 13 日出台《洛阳市加快公立医院改革改制工作实施方案》(洛政〔2010〕123 号),并且采取"靓女先嫁"策略,首先选择市属唯一的三甲医院洛阳市中心医院作为改制先锋,推动除精神病院之外的所有公立医院开展产权制度改革(吴凤清等,2011)。由于引入外部战略性资本投入并非一时之功,洛阳公立医院改制的具体做法是推进员工持股,从而形成"洛阳模式"(代志明,2012)。

在公立医院改制已经纳入新医改大政方针且洛阳被中央政府确定为第一批公立医院改革国家级试点城市之一的大背景下,"洛阳模式"并未引起大众传媒的喧哗,甚至当地百姓对此也颇为无感,因为对他们来说,医院还是那些医院,医生还是那些医生,至于谁是出资者,谁在医院治理扮演什么角色,百姓既没有意愿也没有能力加以了解。专业性杂志关于"洛阳模式"的深度报道和学刊发表的相关论文不再纠缠于"公私之争",而是聚焦于各种专业性、技术性、事务性的问题,例如产权交易的治理(尤其是职代会的角色定位)(吴凤清,2011)、在职人员如何安置、职工经济补偿标准如何确定、改制后人事关系如何处理、政府对改制后医院是否依然有某些形式的财政投入(如专项财政补贴或者特殊奖励)(吴凤清,2012)、改制后医院股权结构不佳导致法人治理不畅、改制后非营利性民营医院法人未能健全利益相关者治理(任凯、闫梅,2014)等。即便就公立医院民营化问题,彻底抛却"公私之争",这才是正常的现象。

笔者在 2012 年调研公立医院改革国家级试点城市之时亦曾在洛阳市

实地考察，同当地作为公立医院改革实际操盘手的卫生局、发改委、财政局等官员以及公立医院管理层人士，就很多专业性、技术性和事务性问题，尤其如何处理公立医院原有职工在改制后保留事业单位编制，展开了内容丰富而又接地气的交流。没有了意识形态的干扰，交流各方都感到"正常"而又愉快的场景，至今笔者还历历在目。

七、民营医疗机构的未来发展

促进民营医疗机构的发展，早已成为中国的国策。基于对官方统计数据的分析，我们发现，尽管数量增多，但民营医疗机构在医疗服务市场中的份额却呈现低水平、慢增长、轻质量的格局。其中，民营医院市场份额在服务数量占比上更多地依赖住院服务的提供，但在服务收入占比上却更多地依赖于门诊服务，这显示出民营医院的住院服务大多处于低端的位置。我国民营医院住院服务量占比高于门诊服务量占比，门诊服务收入占比高于住院服务收入占比，并且总医药费用医疗收入占比高于药费、检查费等单项科目的占比。这反映民营医院在中低端市场和住院服务市场有一些市场空间。此外，民营医院在某些专科医疗服务市场上具有一定的相对优势。但从市场份额的整体特征看，民营医院整体市场竞争力偏弱，在医疗市场中难以与强势的公立医院抗衡。这固然有民营医院自身的缘故，但更主要的是众多医疗政策中存在着种种细微的、可见度低的游戏规则不利于民营医院的发展。

民营医疗机构的发展不是数量和规模的简单外延式增长，而是其在医疗服务市场中综合竞争力增强，占据了更多的市场空间。民营医疗机构有必要面向医疗服务的两极市场，开辟差异化经营的道路。这样的对于民营医院来说尤为真切。从市场份额及其增长趋势来看，民营医院在短期内还无法对公立医院构成挑战。因此，面对公立医院在技术、人才、规模上的绝对优势，民营医院只有展开差异化竞争，才能在市场上占据一席之地。其中一个途径是占据高端特需服务市场，由于新医改提出要控制公立医院的特需服务规模，因此民营医院有望面向城市高收入人群，凭借自身在某一专科领域积累的技术和品牌优势，在专家诊疗、高端住院服务、特殊护理、医养一体化等领域依靠服务创新提升竞争力。

另一个途径是拓展基层医疗卫生服务市场，随着我国分级诊疗体系的推进和完善，基层医疗机构在社区门诊和慢性病护理上将发挥越来越重要的作用，低端医疗服务市场的市场空间将扩大。如果民营医院可以凭借自身在费用和服务上的优势，通过公私合作伙伴关系（即PPP）模式与政府寻求合作，在面向社区的基本卫生保健等领域开发新的服务形态，将有力地缓解众多中小规模民营医院的生存压力，占据更高的市场份额。

民营医院在医疗服务市场中所处的位置，固然与其自身的发展战略和市场定位有关，需要其自身在广阔的医疗服务市场中开辟新的空间，但也受制于既有体制和政策的约束。毋庸讳言，当前，民营医疗机构鱼龙混杂，虚假广告、诱导医疗服务、乱开药等现象屡有发生，从而陷入"诚信危机"。因此，许多人自然会认定民营医疗机构天生素质不高。实际上，造成这一局面的根本原因，与其说在于民营医疗机构本身的素质，不如说在于严酷的政府管制和不公平的竞争环境。很显然，在这样的制度和政策环境中，素质好、规模大、信誉好的民营医疗机构得不到奖励，无法发展壮大，不能把素质低劣的民营医疗机构挤出市场。一个不奖励良好行为的恶劣生存环境，无法形成自然优胜劣汰的局面。总之，民营医疗机构要取得大发展，还需要打破思想上的重重障碍，拆掉制度上的道道玻璃门，让医疗服务领域真正走向开放。

就具体的政策而言，以上分析或许能为我们带来三点启示：其一，迫切必要的政策刺激，一是落实民营医院与公立医院的平等待遇，打破公立医院在医保定点、税费减免、人才配置、土地划拨等方面的垄断优势，鼓励政府向民营医院购买相应的公共卫生服务，保障二者公平竞争的市场地位；其二是对民营医院的规模发展进行鼓励扶持，在信贷融资、人才引进、税收返还上给予一定优惠，促进民营医院和公立医院优势互补，就资源共享和技术交流展开合作；其三，民营医院发展与公立医院改革具有嵌套性，这意味着在某种程度上，民营医院的发展有赖于公立医院改革的进展，这一点在公立医院去编制化改革上尤为明显。

更为重要的是，对于公立医院改制，政府以行政化的方式加以强推，在很多情况下只会欲速不达。对于政府来说，更可取的方式，是践行《新医改方案》提出的公立医院法人化，让党的十八届三中全会提出的事业单位去行政化的改革目标在医疗供给侧落地。经过法人化转型之后，公立医院是否需要转制以及如何转制，就从政府动员下的行政化行为转变为公立医院法人自主的战略决策行为。本书多处论及，公立医院民营化既是一个高风险，也是一个"高技术"的变革过程，涉及多方利益相关者多元利益的协调，其本身也有多种转变模式的选择。政府强推难免"一刀切"，而政府采取助推方式，赋权赋能于法人化的公立医院，激活社群机制，让社群机制在法人治理中发挥更积极的作用，公立医院转制自然会呈现更加切实可行且丰富多彩的格局。唯有如此，公立医院民营化的行政化这一吊诡现象就不再会扰乱医疗供给侧公共治理变革的大局。

与此同时，阻碍民营医院发展不仅在于体制，而且还在于观念。由何子英、郁建兴与笔者合撰的《公立医院改革：理论与实践》一书基于政策文本与实践案例分析，将有碍民营医院发展的认识误区总结为如下六点：(1)公益性只有通过公立医院的公益性才能实现；(2)基本医疗服务归公立医院，非基本医疗归民营医院；(3)公立医院不营利，民营医院逐利；(4)民营医院发展应该得到鼓励，但只能走增量和高端之路；(5)公立医院改制就是一卖了之，改制必然导致国有资产流失；(6)公立医院改制只是地方政府财力不足下的无奈之举(何子英等，2014：19-36)。在观念的变革中，最为重要的是彻底终结无聊的"公私之争"，让民营医疗机构在发展中解决专业性、技术性和事务性问题而吸引各界的注意力。

自国家确立了鼓励社会资本进入医疗卫生健康领域并大力发展健康产业的大政方针之后，有不少倡导医疗民营化的学者以及民营医疗机构投资者或从业者时常会有"春天来了"之语，但民营医疗机构生长的土壤相当贫瘠，其中营利性医疗机构更是沙漠中的绿树而已，连绿洲都谈不上。民营医疗界以及支持民营医疗发展的医疗政策学者当中气候学家多，土壤学家少，抵御春天里倒春寒的能力自然不强。对健康产业发展的土壤不仔细分析并加以改良，而是关注沙漠中绿树带来的示范效应，这是注意力资源的错配。

当然，理念变革的力量之源主要不在业界、学者，甚至不在媒体，而在政府。民营医疗机构的未来发展需要适当的政府行动，需要新医改政策的进一步拉动和规范。在这方面，政府认知和理念的转变并不是万能的，但却是重要的。民营医疗机构的未来发展仍然需要强化政策引导。民营医疗机构所提供的医疗服务，也具有正外部性，因此也需要并应该得到政府的扶持。民营医院近年来的态势表明，政府的扶持鼓励政策是其发展的首要决定因素。医疗服务的市场化与医疗卫生的公益性并不是相互冲突的，只要构建起激励合理的费用控制和医保支付制度，民营医疗机构就能在医疗服务市场上发挥积极作用，增加医疗服务的供给，促进医疗服务的多样化。同时，政府理念的转变还体现在对行政机制作用和行政力量施为本身的认知，对社会治理理念的体认。以助推取代强推，以增强市场机制和激活社群机制为行政机制发挥作用的核心，改善行政机制的运作方式，转变政府职能，抛却公立医院民营化的行政化，才是推进民营医疗事业大发展的治理之道。

2017 年 5 月 23 日，国务院办公厅发布了《关于支持社会力量提供多层次多样化医疗服务的意见》(国办发〔2017〕44 号)，再次从放宽准入、财政税收优惠、土地供应优惠等方面重申以往政策文件中对兴办民营医院的鼓励措施,而且再次强调在医保定点政策上对公立医院与民营医院一视同仁,同时还提出推进公立医院人事制度改革、促进医师多点执业和自由执业以及保障社会办医的人力资源供给等新的政策着力点。① 2019 年 6 月10 日,国家卫生健康委、国家发展和改革委员会、科技部、财政部、人力资源和社会保障部、自然资源部、住房和城乡建设部、市场监督管理总局、国家医保局、中国银保监会十部委罕见地联合发布《关于促进社会办医持续健康规范发展的意见》(国卫医发〔2019〕42 号),要求加大政府支持社会办医力度,推进"放管服"以简化准入审批服务,推动公立医疗机构与社会办医分工合作,优化运营管理服务(如放开多点执业、优化职称评审、提升临床学术与人力资源培训服务等),改善医疗保险支持政策,完善综合监管体系,并具体要求相关部委会同地方政府引导和规范社会力量通过多种形式参与公立医院改制重组,完善改制重组过程中涉及的资产招拍挂、人员身份转换、无形资产评估等配套政策。②

民营医疗机构能否在最新促进政策的支持下,在此后可见的一段时期内,迅速改善其在医疗服务市场份额上的表现,值得进一步观察。

---

① 此政策文本,参见中国政府网:http://www.gov.cn/zhengce/content/2017-05/23/content_5196100.htm(可随时浏览)。

② 此政策文本,参见中国政府网:http://www.gov.cn/xinwen/2019-06/12/content_5399740.htm(可随时浏览)。

第三部分
管制改革、激励转型与治理重构

第九章　劳动力市场管制与医疗人力资源开发

　　无论新医改的目标是什么,也无论实现这些目标的路径是什么,归根结底,新医改能不能成功要靠医疗领域的医务工作者。在医疗领域,人力资源的开发至关重要。与其他经济和社会领域相比,医疗是一个高度劳动密集型的行业,对医务人员以及其他技术人员的招聘、培训、激励、规范和管理必须跟上医疗体系不断变化的需求(Dubois,et al.,2006:1)。如果医疗体系的公共治理体系运转不良,市场机制未能发挥基础性资源配置作用,那么人力资源的开发就会受阻。如果人力资源紧缺,那么对百姓来说,必然会出现"看病难"的问题。

　　谁都知道,医疗服务说到底是一种服务。既然是服务,那就需要专业人员来提供。而且,医疗服务还有一个重要的特点,就是服务内容和方式具有高度异质性或个性化,在很大程度上必须照顾到患者的个人特质;更为重要的是,众多患者的种种个人特质,不仅仅是生理学特质,还包括心理甚至社会心理特质。总而言之,医疗服务业不能像制造业那样通过开发"流水线"并减少人工来提升效率,而必须动员更多的人力资源进入。

　　可是,无论是现行的制度环境,还是具体的政策,在很多方面,都不利于医疗领域人力资源的开发。首先,医疗领域并没有吸引大量专业人士进入,在过去的很多年内新招聘的人极少,而相当一部分高等院校和职业学校医学专业的毕业生没入职于专业医疗卫生机构。而是转行到其他行业;其次,医务人员(尤其是医生)职业负担极为沉重,致使其在中国并没有成为一个极具有吸引力的行业,难以吸引青年才俊源源不断地涌入;再次,由于治理原因导致医疗行为扭曲的现象比比皆是,引致医疗行业社会风评不佳,也降低了其行业对青年人力资源的吸引力。造成这一现象的根本原因,在于劳动力市场机制的运作受到行政化治理的挤压和扭曲,尤其是编制制度改革长期裹足不前,致使医疗领域在人力资源跨行业配置中处于不利位置,在医疗行业内部也缺乏有利于人力资源的跨专业、跨类别的配置。

一、医疗领域人力资源增长速度畸慢

在中国的医疗领域,有一个极为严重但却很少受到关注的现象,就是缺人。北京大学国家发展研究院前院长、经济学家周其仁教授早在新医改启动之前就注意到这一问题,即中国医疗系统在需求增长强劲的情况下,人力资源的动员能力却十分低下,这表明当时备受诟病或被当成"黑锅"的"医疗市场化"并非事实。具体而言,中国的医疗费用猛增,但医疗服务的供给能力尤其人力资源的增长,却大大低于需求增长的幅度(周其仁,2008:9-17)。可惜的是,周其仁所关注的问题并没有随新医改的开展而有所缓解,更谈不上得到解决。本章将展示更新、更系统的数据,以透视医疗领域中"缺人"的程度和持续性。

首先,我们来考察卫生领域人力资源的总体情况。从表 9-1 可以看出,卫生领域人力资源的增长情况不容乐观。无论是卫生技术人员,还是医师,也包括护士,其数量曾在 2001 年达到一个峰值,但此后居然都出现了下降,直到 2005 年起才有所回升。周其仁曾经注意到这一现象,并对此提出强烈质疑(周其仁,2008:15)。当然,这里可以澄清一下,这种看起来"奇怪"的事情之所以发生,并非缘于医师和护士的绝对人数真的减少了,

表 9-1　中国医疗卫生领域的人力资源（1990—2020 年）　　单位：万人

年份	卫生技术人员	执业医师＋助理医师	执业医师	注册护士	药剂师
1990	389.8	176.3	130.3	97.5	40.6
1995	425.7	191.8	145.5	112.6	41.9
2000	449.1	207.6	160.3	126.7	41.4
2005	456.4	204.2	162.3	135.0	35.0
2009	553.5	232.9	190.5	185.5	34.2
2010	587.6	241.3	197.2	204.8	35.4
2011	620.3	246.6	202.0	224.4	36.4
2012	667.6	261.6	213.9	249.7	37.7
2013	721.1	279.5	228.6	278.3	39.6
2014	759.0	289.3	237.5	300.4	41.0
2015	800.8	303.9	250.0	324.1	42.3
2016	845.4	319.1	265.1	350.7	43.9
2017	898.8	339.0	282.9	380.4	45.3
2018	952.0	360.7	301.0	409.9	46.8
2019	1015.4	386.7	321.1	444.5	48.3
2020	1067.8	408.6	340.2	470.9	49.7

资料来源：国家卫生健康委员会，2021：25。

而是因为统计口径的变化。根据《中国卫生统计年鉴》中的说明，自 2002 年以来，卫生人力资源的统计口径不再包括高中等医学院校本部、药检机构、国境卫生检疫所和非卫生部门计划生育指导站的卫生专业人员，而 2007 年起则开始包括返聘本单位本年以上人员（中华人民共和国卫生部，2011：25）。但是，有一个现象却极少（如果不是从未的话）引起学界的关注，这就是自 1995 年以来全国药剂师的绝对数量一直在减少，直到 2009 年新医改启动之后才开始触底反弹，此后经历了缓慢的增长。到了 2020

年,药剂师人数只是 1990 年的 1.22 倍,而 2020 年卫生技术人员、执业医师和注册护士人数分别是 1990 年的 2.74、2.61 和 4.83 倍。如下文讲述,中国药剂师人口密度低于全球平均水平。

其次,我们来考察各种卫生技术人员的相对数量。尽管我们已经看到,各类卫生技术人员的数量在多数年份都有所增加,但中国的人口也在增加。在考察任何一个领域的人力资源状况时,必须考虑到人口的因素,而在医疗卫生领域,常用的考察指标就是每万人口中的卫生技术人员、执业医师、护士和药剂师数量,即"卫生技术人员密度""医师密度""护士密度"和"药剂师密度"。从表 9-2 可以看出,医疗卫生人力资源密度的增长都不快,其中执业医师密度的增加缓慢:1990 年为 11.4 人,2000 年增加到 12.6 人,2010 年增加到 14.7 人,到 2020 年仅增加到 24.1 人。注册护士密度 1990 年为 8.5 人,2000 年增加到 10.0 人,到 2010 年增加到 14.7 人,此后增长速度有所提高,但到 2020 年也不过增加到 33.4 人。药剂师密度自 1990 年以来竟然每况愈下,直到 2009 年才止住一路下滑之势,但到 2020 年也不过增加到 3.5 人,竟然还没有恢复到 1990 年的水平。

在世界上比较发达的国家,医师、护士和药剂师密度都比中国高。根据世界卫生组织的统计,在 2000—2009 年,全球医师、护士和药剂师密度的平均水平为 14、28 和 4,而中国仅在医师密度上达到世界平均水平,护士和药剂师紧缺的情形极为严重。在 2010—2019 年,中国医师密度远超全球平均水平,且同日本、韩国、加拿大甚至美国持平;中国护士密度不仅低于全球平均水平,而且同发达国家相比差距巨大,即便在"金砖五国"中,中国也仅比南非和印度高,但与巴西和俄罗斯的差距十分明显;中国药剂师密度也远低于很多国家,仅比俄罗斯和南非高(参见表 9-3)。由此可见,在中国医疗体系中,药事服务是不受重视的。本书将在第十二、十三章中详述,医疗服务行政定价制度导致医疗供给侧出现很多反常现象,其中由于药事服务不属于收费项目,导致药事服务在医疗机构中不受重视,药剂师短缺这种在正常医疗体系中的反常现象在中国医疗体系中却成为几十年都得不到矫正的"正常现象"。

表 9-2　中国卫生技术人员、医师、护士和药剂师密度（1990—2020 年）

单位：每万人口

年份	卫生技术人员	执业医师＋助理医师	执业医师	注册护士	药剂师
1990	34.1	15.4	11.4	8.5	3.6
1995	35.1	15.8	12.0	9.3	3.5
2000	35.4	16.4	12.6	10.0	3.3
2005	34.9	15.6	12.4	10.3	2.7
2009	41.5	17.5	14.3	13.9	2.6
2010	43.8	18.0	14.7	15.3	2.6
2011	46.0	18.3	15.0	16.7	2.7
2012	49.3	19.3	15.8	18.4	2.8
2013	53.0	20.5	16.8	20.5	2.9
2014	55.5	21.1	17.4	22.0	3.0
2015	58.3	22.1	18.2	23.6	3.1
2016	61.1	23.1	19.2	25.4	3.2
2017	64.7	24.4	20.4	27.4	3.3
2018	68.2	25.9	21.6	29.4	3.4
2019	72.5	27.6	22.9	31.7	3.5
2020	75.6	28.9	24.1	33.4	3.5

资料来源：国家卫生健康委员会，2021：25，337。

　　一般来说，护士的多寡与医疗体系服务品质的好坏有很显著的相关性，护士多常被视为医疗服务品质较高的一种表现。如果护士短缺，工作量必然激增，其服务态度和品质下降便是大概率事件。从全球均值来看，护士密度在 2010 年之后都有较大幅度的增长，尤其是在老龄化严重的日

表 9-3　世界部分国家的医师、护士和药剂师密度(2005—2019 年)

单位:每万人口

国家	医师	护士	药剂师	医师	护士	药剂师
	2005—2010	2005—2010	2005—2010	2011—2019	2011—2019	2011—2019
巴西	17.6	64.2	5.4	23.1	74.0	6.8
加拿大	19.8	104.3	9.2	24.4	118.1	11.7
法国	34.5	81.0	11.9	65.3	114.7	10.6
德国	36.0	111.0	6.0	43.0	134.9	6.6
印度	6.5	10.0	5.2	9.3	23.9	8.8
日本	21.4	41.4	13.6	24.8	127.0	18.9
韩国	20.2	52.9	12.1	24.1	74.6	7.4
俄罗斯	43.1	85.2	0.8	44.4	45.3	0.5
南非*	7.6	NA	2.5	7.9	13.1	2.7
英国	27.4	101.3	6.6	58.2	102.9	8.7
美国	24.2	98.2	8.8	26.0	152.9	NA
全球平均	14.2	28.1	4.0	17.5**	39.0**	NA

资料来源:WHO,2012:122-130;2021:98-105。

注释:* 南非数据为 2005—2012 年均值,源自 WHO,2013:126;

　　　** 为 2018 年平均数。

本。尽管中国的护士密度自 2010 年之后也有显著的提高,但是与国际水平相比,到 2020 年依然还是严重不足的境况。中国医疗体系人力资源配置的一大特征就是护士非常少,但医师较多,医护比(医师与护士之比)长期以来居高不下,这实际上与医疗服务价格管制所产生的激励结构有关(参见第十一章)。由于很多常见的、大宗的医疗服务项目行政定价偏低甚至畸低,医疗机构只能通过过度提供或使用药品来维持运营的财务平衡,"以药养医"成为普遍现象(参见第十二章)。由于开药、用药必须通过医师处方以及住院服务才能完成,由此,医护比长期居高不下这一从国际经验来看异乎寻常但在中国却普遍存在的"正常"现象,也就可以得到解释了。

二、需求旺盛、供给不足："看病难"的根源

医疗卫生人力资源增长缓慢的直接结果就是医疗服务供给不足。在医疗需求旺盛的情况下，医疗服务供给不足就成为所谓"看病难"的根源。

在这里，我们以医疗费用作为医疗需求的度量指标，考察一下人力资源的增长幅度，并与医疗需求的增长幅度进行一番比较。从图 9-1 可以看出，无论是人均卫生总费用，还是城乡居民人均医疗保健支出，在 1990—2019 年都经历了高速增长，其中 2019 年城镇居民人均医疗保健支出是 1990 年的 88.8 倍。可是，以执业医师和注册护士密度来计，医疗人力资源增长之慢用"牛步"来形容已经很不准确了，恐怕只能用"龟步"来形容。不止如此，图 9-1 中各种医疗费用曲线与人力资源曲线之间的喇叭口越来越大，这直观地显示出医疗费用增长速度与人力资源增长速度的差距越来越大。很显然，医疗人力资源"龟步"增长所导致的结果，必然是医疗服务供给不足，导致"看病难"问题的解决似乎是遥遥无期。

当然，医疗需求的增加不能单以医疗费用作为考察指标，也应该考察工作量的变化情况，这一指标对需求的显示更为直观。限于数据的可获得性，图 9-2 中只能展示医院（而不是全部医疗机构）中人力资源和工作量自 2003—2019 年的指数增长，以透视其变化情形。由于新冠肺炎疫情，在很多地方，医院 2020 年的正常医疗服务被延误，诊疗人次和入院人数出现下降，导致其出现负增长，因此这里我们以 2019 年为截止时间进行考察。由图 9-2 可以看出，2019 年医院住院人数为 2003 年的 5.1 倍，诊疗人次为 3.2 倍，但是执业医师的增长幅度始终远低于服务量的增长幅度，而且其增长幅度的差距还有逐渐增大之势。注册护士的增长幅度在 2004—2014 年低于诊疗人次和住院人数的增长幅度，只是自 2015 年始才略高于诊疗人次的增长幅度，但依然始终低于入院人数的

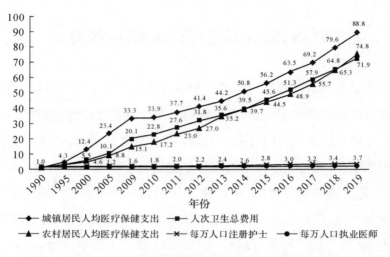

图 9-1 中国医疗人力资源和医疗费用的增长指数(1990—2019 年)

资料来源:国家卫生和计划生育委员会,2015:25,91,95,339;国家卫生健康委员会,2021:25,93,97,337。

增长幅度,而且图中的喇叭口显示增长幅度差距亦有扩大之势。这表明,医疗人力资源的增长愈来愈赶不上住院服务需求增长所产生的需要。

理论上,即便人力资源增长幅度赶不上医疗服务量的增长幅度,只要医疗机构提高效率,让医护人员服务更多患者,也不至于引致人力资源紧缺,进而产生严重的"看病难"问题。但事实上,这样的情形没有发生。限于数据的可获得性,我们这里仅以卫生部所属的公立综合医院为例来说明这一点。众所周知,这类医院在医疗服务市场上占据着相当大的份额,是患者问诊就医的主要服务提供者,具有一定的代表性。同样,由于新冠肺炎疫情的影响,2020 年常规的医疗服务出现延误,各级医院的诊疗、住院服务量医师人均年业务收入和病床利用率均首次(2004 年因非典疫情因素影响除外)出现一定幅度下降,相关数据我们在表 9-4 中展示出来。

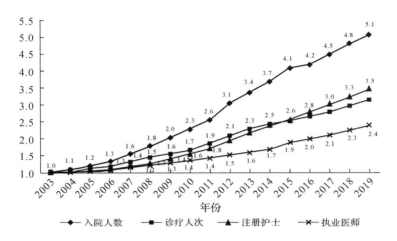

图 9-2　医院人力资源和工作量的增长指数（2003—2019 年）

资料来源：中华人民共和国卫生部，2004：20；2005：35；2012：40；国家卫生和计划生育委员会，2013：26；2014：26；2015：26；2016：26；2017：26；国家卫生健康委员会，2018：26；2019：43；2021：43,123,133。

　　从表 9-4 的数据可以看出，只有在部属和省属医院中，医师日均负担诊疗人次在过去近 30 年内有了相当程度的增长，而且从病床使用率的数据可以看出，这两级医院的确人满为患，但医师日均负担住院服务量并未有多大改变。与之相对照是，这两级医院 2019 年医师人均业务收入分别是 1990 年的 41.5 倍和 42.8 倍。这里，令人感兴趣的是，省级医院医师人均年业务收入翻倍的幅度还比部级医院略高一些，而一般认为部级医院医疗服务的难度要高于省级医院。鉴于省级医院医师日均负担的诊疗服务量少于部级医院，而其日均负担住院服务量仅略高于部级医院，由此可见，医疗服务业务收入的增长并不一定与其难度相称。

　　除了在部级和省级医院，在其他层级上医师人均负担工作量以及病床使用率的指标均随着医院行政级别的走低而递减。在基层的县级市医院，医师日均负担的诊疗和住院服务量在新医改之后有所增长，但在 2015 年之后稳定下来，但是其 2019 年人均业务收入却是 1990 年的 31.3 倍。在基层的县医院，医师日均负担的诊疗服务量自新医改之后有所增长，但住

309

表 9-4　卫生部所属各级公立综合医院医师的人均工作量与业务收入(1990—2020 年)

医院行政级别	年份	医师日均负担		医师人均年业务收入		病床使用率/%
		诊疗人次/人	住院床次/人	金额/万元	收入增长指数	
部属	1990	6.4	2.0	9.8	1.0	100.3
	2000	5.9	1.8	72.8	7.4	95.5
	2010	9.8	2.5	219.7	22.4	105.5
	2015	10.2	2.3	322.1	32.9	102.1
	2019	10.5	2.3	407.1	41.5	106.3
	2020	7.6	1.7	331.6	33.8	80.4
省属	1990	5.4	2.0	6.5	1.0	97.2
	2000	6.2	1.8	54.0	8.3	84.9
	2010	7.4	2.5	148.0	22.8	103.5
	2015	8.6	2.6	235.2	36.2	101.1
	2019	8.2	2.4	278.2	42.8	100.9
	2020	6.4	1.9	245.1	37.7	81.1
地级市属	1990	6.2	1.8	4.2	1.0	82.1
	2000	4.7	1.2	20.6	5.8	61.3
	2010	7.0	2.5	95.2	18.3	99.3
	2015	7.7	2.6	151.3	29.1	97.0
	2019	7.7	2.5	183.2	35.2	97.0
	2020	6.3	2.0	166.6	32.0	81.4
县级市属	1990	6.2	1.8	4.2	1.0	82.1
	2000	4.7	1.2	20.6	4.9	61.3
	2010	6.9	2.1	66.7	15.9	89.9
	2015	8.1	2.4	109.5	26.1	89.0
	2019	8.3	2.4	131.4	31.3	89.6
	2020	6.8	1.9	118.7	28.3	74.4

续表

医院行政级别	年份	医师日均负担		医师人均年业务收入		病床使用率/%
		诊疗人次/人	住院床次/人	金额/万元	收入增长指数	
县属	1990	5.2	2.1	3.7	1.0	83.0
	2000	3.9	1.2	15.2	4.1	56.3
	2010	5.6	2.4	54.3	14.7	89.4
	2015	6.9	3.0	96.4	26.1	88.2
	2019	7.3	2.9	118.5	32.0	90.4
	2020	6.4	2.5	109.2	29.5	78.3

资料来源:中华人民共和国卫生部,2003:109;2011:154;国家卫生健康委员会,2020:145;2021:145。

院服务量增长有限且不稳定,但其人均业务收入涨幅还要高于县级市医院。由此可见,在低行政等级公立医院中,在医师工作效率提升有限的情况下,其业务收入的大幅度增长在很大程度上可归结于医疗通货膨胀,即医疗费用增长,而医疗通货膨胀部分自然是由医疗行业本身内生因素所致,但也有一部分是由普遍存在的过度医疗行为所推高的。

总而言之,无论是整个医疗供给侧还是其中的医院,人力资源的增长速度太低,从而导致人手不足的现象比比皆是。而且,在集中了大量人力资源的公立医院中,工作效率并没有显著的提升。诊疗人次和住院人数都大幅度增加了,但是人力资源不足,尤其是执业医师数量没有大幅度增加,而护士短缺的长期"欠债"尽管有所降低但却未有实质性改观,那么谁来看病治病,谁来搞好服务呢?人力资源的不足,不仅导致"看病难",而且还对医疗服务品质的提高是极大的不利因素,其中护士人数不足既是医疗服务品质不高的肇因之一,也是医疗服务品质不高的一种表现。毫无疑问,中国医疗供给侧改革的最大挑战之一,就是如何提升医疗领域对人力资源的吸引力。

三、医疗领域难以吸引新人力资源进入

很多人认为，中国医疗领域人力资源不足的肇因是后备力量不足，即医学教育事业发展不足以致没有足够的毕业生而已。但实情并非如此。从表 9-5 可以看出，2005—2020 年，卫生技术人员人数从 456.4 万人增加到 1067.8 万人，共新增 611.4 万人，但刨除退休返聘人员，新增招聘人员仅为 168.8 万人，而同期高等院校新增潜在医学人力资源估计 861.2 万人，后备力量异常充足，但仅有不到 20% 进入了医疗卫生机构。

实际上，表 9-5 给出的潜在医疗卫生人力资源入职医疗卫生机构的比例，都是高估的，因为在医疗卫生机构中新招聘的卫生技术人员和行政管理人员中，相当一批（包括助理医师、护士、药剂师、检验师和文员等）有可能来自中等职业学校，而这类学校医学专业的毕业生每年在 35～50 万人（国家卫生健康委员会，2021：70），但并未纳入这里的统计分析。换言之，在表 9-5 中的"新聘人员"一列中，中等职业学校医疗卫生专业毕业生占有一定的比例。这就是说，医学专业的大学毕业生（本科和研究生毕业生）中，在医疗卫生机构入职者的占比远在 20% 之下。

即便不进行精细烦琐的统计分析，我们也可以认清如下的严酷现实：(1)中国医疗人力资源后备力量并非不足；(2)无论是普通高校还是职业学校的医学毕业生，绝大多数没有进入医疗卫生机构。当然，在这些毕业生中，有极少数进入了令他们欣喜的政府行政机构，当上了公务员，也有少数人留在了医学相关的学校或进入其他事业单位。但是，绝大多数都不得不转行，其中相当一批进入了医药企业和医疗器械企业，基本上成为企业营销人员。

众所周知，医学专业的学业完成耗时较长，也相对比较辛苦，可是中国的医学学生即将面对的是专业医疗卫生机构新增岗位极少、职业发展艰辛、

表 9-5　医疗卫生机构新聘卫生技术人员估算(2005—2020 年)

年份	卫生技术人员/万人	60 岁及以上占比/%	退休返聘人员占比/%	新聘人员/万人	新增人力资源**	
					人数/万人	进入医疗卫生机构占比/%
2005	456.4	1.1	5.0	2.8	21.2	13.1
2006*	472.8	1.3	6.1	10.3	26.4	39.0
2007*	491.3	1.5	7.4	11.1	32.1	34.6
2008*	517.4	2.0	10.3	15.8	39.9	39.6
2009*	553.5	2.5	13.8	22.2	41.8	53.1
2010	587.6	3.2	18.8	15.3	47.9	31.9
2011	620.3	3.6	22.3	10.3	48.6	21.3
2012	667.6	4.0	26.7	20.6	50.5	40.8
2013	721.1	5.0	36.1	17.5	55.1	31.7
2014	759.0	4.8	36.4	1.5	57.9	2.6
2015	800.8	5.1	40.8	0.9	61.4	1.5
2016	845.4	5.1	43.1	1.6	66.1	2.4
2017	898.8	3.8	34.2	19.2	72.6	26.5
2018	952.0	4.2	40.0	13.2	76.6	17.2
2019	1015.4	5.6	56.9	6.5	80.1	8.1
2020	1067.8	5.1	54.5	0	82.8	0
总计				168.8	861.2	19.6

资料来源:国家卫生健康委员会,2021:25,44-45,70。

注释:* 2006—2009 年间退休返聘人员占比数据未公布,此处为估算值,误差不会超过 3%,因此不影响描述性统计分析的定性结论。

** 新增人力资源包含高校医学本科和研究生毕业生,但刨除研究生招生数(假定新招研究生基本上来自医学本科毕业生)。

社会风评不佳、工资待遇一般的就业空间。事实上,无论是发达国家还是在发展中国家,医生都是社会声望和实际收入远远高出社会平均水平的一个行业(周礼婷,2011),因此才能吸引大量高素质青年去学医。事实上,在关于卫生人力资源的国际文献（如 Dubois，et al.，2006；Sambrook and Stewart，2007；Poz，et al.，2009）中，很难找到有关医疗领域如何吸引人力资源的论述，因为这个问题在国外基本上不存在，而这些文献论述的内容集中在执业资格认定与执业范围改变（即医疗服务市场准入）、薪酬（或人力资源支出）、专业人员构成（年龄、性别、学历等）、专业教育发展、专业人员绩效管理、人力资源管理者的职业发展、医疗机构及其专业人员的内在激励和外在激励、工作条件、职场继续教育、医疗卫生专业人员市场的跨地域整合、政府管制对专业主义或职业伦理的影响等。

但是，中国的情形恰恰相反，医疗领域如何吸引人力资源却是一个根本性问题。据《全国第六次卫生服务调查专题报告》（第二辑）中报告四的发现，在全国抽取的 18816 名医务人员中，86.2％认为其社会认可度处于中等水平（国家卫生健康委统计信息中心，2021c：366-367）。多年来，各地医学院招生困难的情况屡屡发生。医生子女学医的比例不高，"医学世家"这个名词很有可能让未来的年轻人感到莫名其妙，医疗卫生界开始出现了这样的担心："未来谁给我们看病？"（赵红，2011）这不是杞人忧天。如果中国的医学教育不能继续吸引大量高水平的青年学生，说白了，高考状元不涌向医学院而对商学院趋之若鹜，中国医疗领域的人力资源危机不仅永远不会缓解，而且会愈演愈烈。这无疑是全社会福利的损失。无论是穷人还是富人，无论是现在还是未来，都找不到足够合适的医生给自己看病治病，"看病难"问题已经集中表现于此。

四、编制制度的坚韧性：行政机制压倒市场机制

作为一个人力密集型行业，在需求强劲增长的情况，医疗领域竟然出现人力资源吸引力不够以及短缺严重的局面，其严重性不言而喻，但其吊诡性更令人困惑。实际上，这样的情形在任何一个市场机制正常发挥作用

314

的情况下绝不会出现。一般而言,只要劳动力市场机制正常运作,那么在需求强劲且人力资源不足的情况下,这一行业的薪酬水平必然提高,必然吸引大批新增人力资源涌入。这种情况并未在中国医疗领域发生,根本原因在于医疗专业人员的进入受到极为严格的行政管制,而其薪酬水平也受到行政管控。这意味着劳动力市场机制在中国医疗领域没有在人力资源配置的治理上发挥基础性作用,更谈不上决定性作用。导致这一严重格局的根本原因,就在于医疗领域社会治理体系中行政化治理压倒并扭曲了市场机制的作用,两者没有形成互补嵌合性。

在医疗行政管理的国际文献中,人力资源管理与开发一向是重点论述对象,但相关论述却鲜有涉及治理机制的内容。这并不奇怪,因为在世界上大多数地方,无论穷国还是富国,劳动力市场机制在保障医疗人力资源配置上发挥着决定性的作用,而在人事制度上行政机制发挥主导作用的地方并不多见。劳动力市场机制的运作当然不可能在任何一个国家都能保障医疗卫生专业人力资源的充分供给和合理配置,但同样,以行政治理机制为主左右医疗卫生领域人力资源的配置也会产生很大的问题。这正如本书所强调的,单一治理机制的运作是难以达成善治的。人力资源的治理必须考虑多种主体的协作互动,多种机制的互补嵌合。实际上,在有关卫生人力资源管理领域忽略治理机制的探讨依然体现了一个基本的学术倾向,即哪怕在国际医疗卫生政策学界,囿于本领域技术性的研究路径,依然占据主流位置。

在中国,种种情形显示,治理因素在医疗行业人力资源的配置和开发上极为重要。行政机制的主导,市场机制的孱弱,对于医疗服务行业的人力资源管理产生着深远的影响。一方面,中国远没有形成多元化办医的格局,公立医院在医疗服务市场上占据主宰甚至垄断地位;到 2020 年底为止,公立医疗机构,尤其是公立医院,在各地的医疗服务市场上依然占据主导地位,并且集中了在医疗服务中至关重要的人力资源。民营医院尽管数量不少,但总体来说,其规模小、人才少,在医疗服务市场中的地位自然也就无足轻重。在这样的情况下,大多数民营医院无法对医疗领域的人力资源形成足够的吸引力。总体来说,民营医院很难吸引高端医务人员全职加入,也很难形成人力资源梯队,由于下文将论述的编制等因素,民营医院对青年人力资源的吸引力也极差。

另一方面,公立医疗机构的人事制度依然延续着计划经济时代的行政化体制,其中编制管理作为人事制度的核心长期存在,且很少发生实质性改变。在行政化治理体系中,公立医疗机构的用人自主权受到很大的限制,而医师的就业选择性也受到极大的局限。民营医院发展迟缓的制度性障碍,就在于针对公立医疗机构所实施的人事管理制度,制约了人力资源的向外流动。

要理解劳动力市场机制在医疗卫生公共部门中的运转不良,我们需要对针对行政机构和事业单位的人事管理制度给予系统性考察。人事管理的对象是干部。干部分为很多种类,其中公立医疗机构中的医务人员,大多属于"专业技术干部"。"党管干部"是人事管理的"基本原则"之一。然而,这一基本原则的落实有一定的重点,即落实在单位的主管。就事业单位而言,理论上,相关组织的党委有权向组织推荐重要干部,而在干部任免的过程中相关人员必须处理好"党和行政的关系","无论是党组织推荐干部,还是行政领导依法任免干部,都要按照党管干部的原则,互相协商,互相尊重,互相支持"(张志坚,1994a:23-24)。在实际运作中,事业单位的重要管理者基本上由其所属行政体系中的上一级党委来任命。这一点自确立之后从未发生改变。由于按照干部制度来管理,职业经理人在中国医疗体系中基本上是不存在的。中国公立医院的院长是干部,不是职业经理人;而且,职业经理人的劳动力市场根本不存在,市场机制在管理人力资源的配置上无从发挥作用。

所有干部都有行政级别,而行政级别不仅与其薪酬挂钩,而且与其非薪酬待遇挂钩。在很多情况下，非薪酬待遇在大多数干部的个人偏好集中占据重要位置，其中之一就是离退休待遇。干部离退休之后的待遇，首要者自然是退休金，其水平一般与离退休前的工资水平挂钩，替代率从60%到80%不等。退休金其实是薪酬待遇的延伸，决定其替代率的因素繁多，基本上包括行政级别和技术职称、工龄、荣誉称号以及在艰苦地区（例如西藏）工作的经历等等。然而，对于绝大多数离退休者来说，非养老金待遇才是非常重要的。其中，首先是所有离退休者享受同行政级别在职干部的公费医疗待遇；其次，所有离退休者享受其所在地区原工作单位同级别在职干部在住房、交通、生活品供应等各方面的其他福利待遇；再次，还有所谓的"政治待遇"，即与同级别在职干部享有阅读重要文件、参加重要会议和参与重要政治活动的权利（张志坚，1994a：504-511）。

干部人事管理的核心就是编制管理，即所有干部都纳入编制管理，只不过在不同类型单位就职的干部有着不同的编制身份。事业单位编制（亦称为"事业编制"）与党政机关编制（亦称为"行政编制"）是两大编制身份。编制管理的内容包括：(1)依据职能，确定机构的设置、裁撤与合并；(2)机构行政级别（或称"机构规格"）；(3)内设机构及其行政级别；(4)编制员额和人员结构；(5)领导职数即管理者职位的设置（张志坚，1994b：457-461）。尽管理论上事业单位与行政机构并非完全平行，因此事业单位的规格不宜套用行政级别，但是在现实中事业单位的方方面面均同行政机构相类似。在党政机关，职务共有12级，但行政级别共有27级（刘俊生，2009：54-55），事业单位也类似。编制管理遵循"集中统一"的原则，即"除编制主管部门之外，任何单位、组织和个人，都不能违反事业单位机构编制管理的有关规定自行审批机构和编制"（张志坚，1994b：450）。根据这一原则，在各级政府都设立专门的编制委员会或编制办公室（简称"编办"），负责制定其所属事业单位的编制。

1987年，卫生部颁布《综合医院组织编制原则试行草案》，对各类医院人员编制进行管制。编制管制的依据是床位，床位设置依据门诊量。300病床医院以下床位编制比为 1：1.30～1.40；300～500 病床医院为1：1.40～1.50；500 病床以上床位为 1：1.60～1.70。如果医院有教学任务，总编制可以增设 5%～7%。医药院校教学医院编制另增 12%～15%。各类人员在总编制中的比重也是受管制的。行政管理人员的比重为8%～10%；工勤人员为 20%；卫生技术人员为 70%～72%。在卫生技术人员中，中西医医师、护士、药剂师、放射技师、检验人员和其他的管制比重分别为 25%、50%、8%、4.4%、4.6%、8%（钱信忠，1992：64）。

在计划经济时代，国家机关、事业单位和国有企业实行统一的工资制度，这一制度是在 1956 年形成的，具有高度行政化的特征。首先，所有在编职工均有行政级别，其工资水平随级别的不同而不同；其次，即便在同一行政级别中，工资标准又有若干等级。对国家卫生技术人员，政府实行 21级工资制，其中每一级中又有 11 级工资标准。例如，主任医师共有 7 级，每一级有 11 工资标准，其中最高级主任医师（即一级主任医师中享受 11级工资标准者）每月工资为 377 元，而最低级主任医师（即七级主任医师享受 1 级工资标准者）每月工资为 135 元（陈少平，1992：74 表 2-51）。在此之后，尽管工资标准经常进行调整，但统一的行政化工资制度基本上保持不变。

在大多数情形下，奖励（或奖金）是这种行政化工资制度的一个组成部分。在 1949—1957 年间，政府对国家机关和事业单位的职工没有实行奖励制度。1958 年之后，奖励制度开始在事业单位中实施，一开始实行一次性年终奖制度。1963 年，随着企业实行综合奖励制度，一批与企业相似的事业单位也实行这样的制度。奖励制度在"文化大革命"期间中止，直到1978 年才恢复。自 1979 年开始，国家开始在文教卫生科研等单位实行财务预算包干、增收节支奖励办法，其主干是"收入留成"制度，即部分收支结余可由单位支配，其中一部分可用于奖励。例如，依照 1979 年 11 月卫生部、财政部、国家劳动总局颁布的《关于医院试行增收节支奖励制度的补充规定》，奖金总额不能超过本单位职工一个月基本工资总额，同时不能超过增收节支总额的 40％（陈少平，1992：212-216）。

1985 年，行政与事业单位的工资制度在基本制度框架不变的情况下有了一定的调整，即从统一工资制改为结构工资制。工资分为四部分，即基础工资、职务工资、工龄津贴和奖励工资。基础工资以大体维持工作人员的基本生活费来计算，从领导到一般工作人员，均执行相同的基本工资；职务工资按照职工的职务高低、责任大小、工资繁简和业务技术水平来定，每一个职务的工资标准又分为几级；工龄津贴依照工作人员的工作年限逐年增长，但最多不超过 40 年；奖励工资用于奖励工作中做出显著贡献的工作人员。在卫生部所属的医疗卫生单位中，基础工资都是 40 元，职务工资分为 7 或 8 级。例如，主任医师最低者为 7 级，职务工资为每月 120 元；最高级为 1 级，其中又分为三档，最高每月 315 元，最低每月 225 元。护士则有 8 级（陈少平，1992：138-139，145 表 5-10）。其实，这一"改革"并未带来实质性的变化，只要将结构工资制中"基础工资""职务工资"和"工龄津贴"加起来，就等同于统一工资制的工资级别标准。在这种体制下，工资标准的调整是经常性的，至于哪类人群的工资标准在何时有所调整，往往体现了政府对社会呼声的反应性。

以编制管理为核心的事业单位人事管理制度，基本上体现了泰勒主义的管理思维，也是行政化公共治理的集中体现。在市场转型的大背景下，人力资源行政化治理格局在很大程度上构成了对事业单位改革的阻碍。实际上，事业单位编制管理改革早在 20 世纪 90 年代初就已经提上政府的议事日程。由人事部门长期领导人吕枫和赵东宛担任编委会顾问、时任人事部部长宋德福担任编委会主任、时任中央编委办公室副主任张志坚主编、于 1994 年出版的《当代中国的人事管理》一书，就提出了"宏观管住、微观放开"的新机制，具体而言就是"管住一头、网开一面"。"管住一头"包括两方面的内容：其一是管住"吃皇粮"单位（即全额拨款的事业单位）的编制；其二是对所有事业单位编制实行宏观调控。"网开一面"适用于差额拨款事业单位和自收自支事业单位，即在不增加"差额拨款"和"经费自理"的前提下，对这两类事业单位"可以只进行'登记'管理，其内部机构设置和人员编制等完全自主，国家不予干涉"（张志坚，1994b：487-488）。可是，这些宝贵的改革理念却历经长达 20 多年的时光而始终没有得到落实。事业单位去编制化改革直到 2016 年才被重新提上人力资源和社会保障部的议事日程，而相应的改革在教育领域（尤其是大学）有了一定的进展，但在公立医疗机构中的进展甚为缓慢。

五、去编制化：人事管理制度改革的核心

中国医疗领域正酝酿着人力资源的大危机。一方面，医疗机构卫生技术人员普遍呈现缺少的状态，尤其是护士的短缺极为严重，从而导致医疗服务的品质难以提升。这是全国范围内"看病难"问题的根源。另一方面，医学教育体系培养出来的大量新医疗卫生技术人员大量外流，很多人无法在医疗机构中找到工作，就业难成为医科大学生面临的普遍问题。总体来看，医学教育对于年轻一代的吸引力有逐年下降之势。如果现在的医学教育不能吸引到足够多杰出的中国年轻人来就学，那么中国医疗人力资源的危机迟早会大爆发。

中国医疗人力资源危机的总根源在于医疗服务体系的市场化不足。中国的医疗服务体系呈现一种行政型市场化的格局。民营医疗机构的发展在这样的制度和组织架构中受到抑制，而公立医疗机构的资源配置受到各种行政化管控措施的制约。尤其是在公立医院的人事制度中，计划经济时代的遗产仍然左右着人力资源的配置，公立医院法人化的不畅导致用人自主权缺失。由此，无论是民营医疗机构还是公立医疗机构，都无法为新

医疗卫生技术人员提供足够多的就业岗位。高度行政化的编制制度不仅阻碍了民营医疗机构的发展，也成为公立医疗机构改革的桎梏。

尽管学界颇有"取消编制、解放医生"的呼声（蔡江南，2015），但行政化的编制管理到底应该强化还是弱化甚至取消，在很长一段时间内，既未形成新医改的热点，也从未在各级政府的决策层有过定论。在公立医院改革的试点中，强化政府实施的编制管理这一再行政化措施，与推行医院自主的岗位管理这一去行政化措施，往往并存（详见第七章）。这一摇摆性格局已经行之多年，直到 2015 年，某些地方才在事业单位整体性改革的大背景下出现了"去编制化"改革的苗头。是年 5 月 14 日，北京市委和市政府发布《关于创新事业单位管理加快分类推进事业单位改革的意见》，提出"对现有高等学校、公立医院等，逐步创造条件，保留其事业单位性质，探索不再纳入编制管理。对现有编内人员实行实名统计，随自然减员逐步收回编制"①。同年 5 月 28 日，深圳市政府颁布的《深化公立医院综合改革实施方案》，明确废除公立医院编制管理，全面取消与人员编制挂钩的医院财政补助核算方式，建立以岗位为核心的全员聘用、工资分配等管理制度，淡化和取消医务人员编制内外的身份差别，落实医院用人管理自主权。可以说，作为改革开放的前沿，深圳成为全国第一个正式推行公立医院"去编制化"的城市，此项改革具有突围意义。这意味着，公立医院人事制度从行政化编制管理开始向市场化人力资源管理的转型，在中国人事管理的领导人吕枫、赵东宛和宋德福提出 20 年之后，终于有了试点。

在 2016 年，去编制化终于首次纳入中央政府的医改议程之中。7 月 22 日，在 2016 年第二季度新闻发布会上，人力资源和社会保障部新闻发言人表示，政府正在"研究制定高校、公立医院不纳入编制管理后的人事管

---

① 中共北京市委办公厅 北京市人民政府办公厅印发《关于创新事业单位管理加快分类推进事业单位改革的意见》的通知（2015 年 5 月 14 日），参见《北京日报》2015 年 5 月 19 日第 3 版（要闻·时政）。

理衔接办法"①。然而，由于在编人员普遍反对，且编制制度又同财政投入、社会保障、职称评定、薪酬待遇等多种体制因素纠缠在一起，去编制化改革阻碍重重（张雪、黄海，2017）。值得注意的是，迄今为止有关公立医院去行政化改革最全面的政府文件国办发〔2017〕67号文，并没有提及编制改革的事项。在"去编制化"之风吹了许多年之后，新冠肺炎疫情又使得医疗人事制度改革的方向拨回到强化编制的旧体制之中。2021年2月10日，国家卫健委在对十三届全国人大三次会议第7818号建议的答复中就编制问题陈述如下：

> 编制是事业单位统一的管理手段和重要资源，决定了事业单位法定用人规模以及附着在编制上的各种待遇。公立医院编制是稳定和吸引医务人员、保障公立医院稳定发展的关键要素，是国家满足人民医疗卫生服务需求的重要制度保证。公立医院编制资源必不可少，公立医院编制非但不能弱化，还需进一步强化保障措施。1978年，原卫生部报国务院同意出台《综合医院组织编制原则试行草案》（〔78〕卫医字第1689号），规定按照医院病床数量配备工作人员，为公立医院发展提供了基本遵循和重要保障。同时，为加强基层卫生服务体系建设，2006年和2011年，国家先后出台《城市社区卫生服务机构设置和编制标准指导意见》和《关于乡镇卫生院机构编制标准的指导意见》。这些编制文件对促进医疗卫生事业健康发展、推进分级诊疗制度实施起到了重要保障作用。党中央、国务院高度重视公立医院编制工作，目前，我委正在会同中央编办积极论证，力争在编制方面有所突破。②

---

① 对此次新闻发布会的相关报道，参见中华人民共和国国务院新闻办公室的官方网站：http://www. scio. gov. cn/xwfbh/gbwxwfbh/xwfbh/rlzyhshbzb/Document/1484989/1484989. htm（可随时浏览）。

② 此项答复的文本，参见国家卫生健康委员会官网：http://www. nhc. gov. cn/wjw/jiany/202102/f2683ab90b604514b7480d47dd3cb73c. shtml（可随时浏览）。

这显示出,在新医改进程中,去编制化不仅始终没有摆脱"千呼万唤终未来"的局面,而且也是公立医院去行政化改革中最为滞后且最具摇摆性的一项改革举措。

在高度行政化的编制制度笼罩下,尽管公立医院的人力资源管理(尤其是作为其核心的薪酬管理)不乏自发的、微观层级的实践创新及其经验总结(丁强等,2017),但总体来说,由于公立医院并不拥有完整的人力资源管理权,第一章所论及的"传统的以职位为本的薪酬管理让位以人为本的薪酬管理",以及具有灵活性和个性化的"咖啡屋式雇员福利",依然没有出现。第一章中所提及的公共部门新报酬理论,也没有在医院人力资源管理的中国论述中得到应有的重视。

置于国际视野,中国医疗卫生健康人力资源的公共治理体系接近于国家主义模式,但实际上是一种特殊的国家主义,其特征是行政机制主导、市场机制辅助、社群机制边缘,其核心在于行政化编制制度主宰着卫生人力资源的管理与开发。作为计划体制的遗产,中国的人事编制制度有举世无双的一大制度特点,即覆盖整个公共部门(即事业单位)。这就是说,任何专业人士,一旦拥有了编制,就意味着在整个公共部门拥有了终身就业以及相关福利待遇(尤其是退休待遇)的保障。因此,中国卫生领域初生的劳动力市场笼罩在行政机制的影子之中,无论是在庞大的公立医院体系,还是在孱弱的基本卫生保健体系中,都出现了二元劳动力市场,即编制内和编制外人员。编制制度还严重阻碍编制内人员或入编人员向民营机构的流动,对民营基本卫生保健组织发展的负面影响尤甚。

鼓励人才流动是政府多年的愿望,但在既有的事业单位人事管理制度中,这一愿望的落实在现实中多有掣肘,其中行政化的编制管理制度是阻滞人才劳动力市场形成的最重要因素。医疗领域最重要的去行政化改革就是去编制化,让劳动力市场机制在人力资源的配置发挥基础性作用。可是,在现实中,去编制化并未成为医疗领域人事制度改革的可行思路,更谈不上主导性思路;即便有局部性试点或在晚近被纳入政策议程之后,在推进过程中也是阻力重重。

六、多点执业的政府管制:行政与市场机制的纠结

在去编制化始终未能成为中国新医改主要政策的同时,放松公立医院医师多点执业的原有限制,成为中国新医改政策的重要内容之一,也成为推动人才流动的抓手。2014 年 11 月 5 日,国家卫生计生委、国家发展改革委、人社部等部门联合颁布了《关于推进和规范医师多点执业的若干意见》(国卫医发〔2014〕86 号),这标志着医师多点执业政策已经从试点阶段转向了正式实施阶段。尽管政府大力加以推动,可是这一新政在不同的利益相关者那里却有不同的反应:公立医院的管理者们大多即便不强烈反对也持疑虑态度,担心此举会对公立医院的运行产生负面影响;医师们对此欲迎还休,主要担心自己在公立医疗体系内部的身份和地位不保(周小园、尹爱田,2015)。

实际上,医师多点执业是一个近乎全球性的现象,如何管制也成为令政府头疼的一个难题。在世界各国,医师在获取了行医执照之后,既有可能在一家医疗机构执业,即单点执业(sole practice),也有可能在两家医疗机构同时执业,即双点执业(dual practice),甚至有可能在多家医疗机构同时任职,这就成为多点执业(multiple jobholding)(Berman and Cuizon,2004)。在不少文献中,"双点执业""多点执业"还与"兼差"(moonlighting,即中文中通称的"走穴")常常混用。严格来说,兼差的偶发性、不确定性和非正式性的程度较高,而在双点/多点执业中,医师投入时间较少的副职实际上也是一种较为正式的、并非偶发的、不确定性非常低的执业行为。理论上,医师双点/多点执业所涉的医疗机构完全有可能都是公立的或都是私立的,但这种情况在大多数国家并不常见。世界绝大多数国家的医疗服

务体系都由公共医疗部门和私人医疗部门构成,这为医生带来了双点执业的空间。在英文文献中,最为常见的"双点执业"这一概念所指称的现象主要是医师在一家公立机构和一家私立机构同时执业(McPake, et al., 2014:113; Russo, et al., 2014:775)。

医生双点执业行为的普遍程度在世界各国中有所不同。就发达国家而言,这一现象在欧洲比较普遍,尤其是在实施全民公费医疗(即国民健康服务,NHS)的国家。在英国,大多数私人医疗服务都是由在 NHS 体系中受雇的医生所提供,双点执业的医生占比在 60% 左右(Humphrey and Russell, 2004:1242; Brekke and Sørgard, 2007:579)。其他欧洲国家中同样存在着广泛的双点执业行为(Rickman and McGuire, 1999:55),例如在私立医院占多数的德国,有 25% 私人行医者也在公立医院谋一份工作(Thomson, et al., 2012:48)。在澳大利亚和新西兰,分别有约八成和四成公立医院医生从事私人执业。在日本,一些公立医院允许医生在其非上班时间内私人执业(García-Prado and González, 2011:273)。但也有例外。在美国,医生双点执业现象并不多见;在加拿大,双点执业在某些省份被禁止,而在另一些省份不被鼓励(García-Prado and González, 2007:143),但在 2006 年后,政府管制有所松动,双点执业现象也开始出现了(García-Prado and González, 2011:273n4)。

在亚洲、非洲、拉丁美洲的发展中国家以及转型国家,医生双点执业现象都非常普遍(Macq and van Lerberghe, 2000; García-Prado and González, 2011; Hipgrave and Hort, 2014)。在泰国,超过 69% 的公共部门医生进行双点执业(Russo, et al., 2014:775);在孟加拉国,这一比例高达 80%(Gruen, et al., 2002:268)。在非洲,公立医疗机构医务人员从事第二职业的现象也由来已久,但这种情形也常在两家公立机构之间(Roenen, et al., 1997:129)。可以说,无论国家的收入如何、发展水平如何、地理位置如何、经济形态如何,双点执业行为是常见现象,差别仅在医生参与比例的多寡而已。

正如西方俗语"太阳底下无新事"所言,无论是双点/多点执业也好,"兼差"或"走穴"也罢,总会在诸多利益相关者和社会各界中引发焦虑和争议。尽管焦虑和争议点因国情不同而在世界各国颇有一些差异,但其实质性内容却是相同的。双点执业现象对增加医疗服务供给和提升医疗体系的效率有一定的促进作用,但对公共部门医疗服务的费用、质量、可及性和公平性有可能产生负面影响,因此受到广泛关注。由此,对医师双点/多点执业这一现象及其争议的研究正成为国际卫生经济学界的新型研究领域之一。下文行文中多仅仅提到双点执业,但其结论对于多点执业也是适用的。

双点执业或更广泛的兼职现象为什么普遍存在,这是劳动经济学的一个基本问题。依照劳动经济学的基础性共识,劳动者既可将时间用于工作并获取收入,也可用于享受闲暇,收入和闲暇均能给个人带来效用的满足,而劳动者可支配的时间是有上限的。如果劳动力市场能够提供充分的工作机会,并允许劳动者自由安排工作时间(即弹性工作制),那么劳动者就能理性地安排工作和闲暇的比例,以实现自身效用的最大化。由于不同的劳动者对于收入和闲暇的评价不同,因此劳动者可分为两类:收入偏好型和闲暇偏好型。为了达成效用最大化,收入偏好型的劳动者会通过尽可能多地增加工作时间以获取更多收入,而闲暇偏好型恰恰相反。

但在现实的劳动力市场中,绝大部分工作并非弹性工作制,劳动者对工作时间缺乏完整的决定权。与此同时,相当一部分雇主(如公立医院)采用固定薪酬制,劳动者无法通过增加工作时间的方式增加收入。当工作时间受限或者工作薪酬受限,偏爱收入的劳动者自然会寻求额外的工作机会(Moses,1962)。劳动者在不同工作中的时间分配会随着薪酬水平的变动而变化:当兼职的薪酬增加,劳动者会增加兼职工作时间;当主职的薪酬增加,劳动者会降低兼职工作的时间(Shishko and Rostker, 1976)。

以上基础性分析适用于所有行业,当然也适用于医疗行业。但停留于这一分析思路会失之笼统,有可能忽略到医疗行业中一些特殊的结构性和制度性因素。

在医疗行业,经济因素当然也是重要的。在很多国家,公共医疗部门的薪酬水平相对较低,因此受雇的医生普遍认为需要双点执业以获取足够多的收入(Roenen,et al.,1997;Ferrinho,et al.,1998;Macq,et al.,2001;Humphrey and Russell,2004)。公共医疗部门由政府进行财政支撑和运作管理,医生薪酬源头是政府的财政拨款或公共医疗保障体系的支付。要么政府的财政支持不足,要么公共医疗保障体系的支付水平低下,要么公共部门薪酬受到政府严格管制,公立医疗机构薪酬水平较低是全球性的普遍现象,在发展中国家尤甚(Berman and Cuizon,2004)。在此种背景下,允许双点执业也成为公立医院医生的一种隐性经济福利(Humphrey and Russell,2004:1248),其存在反映了政府对医疗系统的支持能力不足,致使公立医院无法为医生提供理想的薪酬水平(Ferrinho,et al.,2004)。有研究发现,如果政府提高工资水平,双点执业医生表示愿意减少兼职工作时间,甚至完全不进行双点执业(Gruen,et al.,2002:272;Humphrey and Russell,2004:1245)。在美国,医生双点执业行为较少,有文献认为这主要缘于公共部门和私人部门对其雇员的绩效管理都比较严格,令他们无暇也无力双点执业(García-Prado and González,2007:149),但更显而易见且众所周知的因素是,美国医生(即使是在公立医院)单点执业的收入已经普遍很高了,因此他们没有必要出于经济因素的考量进行双点执业,更谈不上多点执业。

值得注意的是,医生判断自己是否需要双点执业以提高收入,不仅取决于薪酬的绝对水平,同样也取决于相对水平(Macq,et al.,2001:19),这与行为经济学和幸福经济学的研究关于相对收入对人的效用产生重要影响的发现相吻合(Clark,et al.,2008)。只要公立医院的薪酬水平与私立医疗机构或与咨询等其他职业相比仍然偏低,他们就有较强的动力进行双点执业(Macq, et al. , 2001：18-19)。经济因素固然重要,但医生双点执业的内在推动力是多元化的,并不总是为了收入最大化(Conway and Kimmel, 1998),自我认知满足、提升职业技能、增加个人声望、获得诊疗自由等因素均在考量范围之内(Gruen, et al. , 2002)。

医生既然可以从私人医疗活动中获取更多的收入以及其他非金钱性好处,那么他们为什么不在私立医疗机构单点执业呢? 事实上,尽管公立部门的薪酬水平较低,但大量医生仍然选择双点执业而以非全职的方式参与私人医疗(Ferrinho, et al. , 2004：9)。

医生选择加入或留在公共部门,可能的原因之一,就在于公立医院才是医生实现职业价值的主要场所,尤其是在实施全民公费医疗的国家,绝大多数患者毕竟还是到公立医疗机构问诊求医(Midttun, 2007)。原因之二是主职和兼职工作之间形成了良好的互补(Paxson and Sicherman, 1998)。原因之三是公共部门为医生提供了多种非金钱收益,包括稳定的社会保障、较高的社会地位和较多提升职业声誉的机会等(Gruen, et al. , 2002),而对医疗服务的治理来说,声誉机制常常比基于收入的经济激励机制更重要,而政府或公共部门在医疗声誉机制的维系和运作上可扮演重要角色(王文娟,2017：87-91)。

医生双点执业之所以引起关注和讨论,是因为此类行为对公立医疗系统有可能产生负面影响,且涉及医疗服务提供量、医疗质量、患者效用、公共利益等诸多方面。总体而言,尽管双点执业同时存在正效应和负效应,但哪种效应发挥主导作用,相关国际文献众多但尚缺乏统一的认识(Socha and Bech, 2011)。况且,各国的经济状况、政策背景、制度因素、公共医疗体系的现状有所不同,看起来类似的双点执业,在不同的国家中很可能产生不同的影响(Jan, et al. , 2005)。对此,这里不予详述,详细的讨论可参见笔者与郭科共同撰写的文献综述(郭科、顾昕,2016a;2016b)。

基于对双点执业潜在负效应的认知，无论这些认知是否能够得到确认，各国政府采取不同的方式对双点执业进行调控和管制。具体措施可分为完全禁止、部分禁止、外部收入限制、排他性合同、提高公共部门薪酬以抑制双点执业、强化自我监管以规范双点执业、鼓励医生在公立医疗机构中进行私人执业几种（García-Prado and González，2007）。在发达国家，对双点执业行为是否进行管制取决于双点执业行为造成的社会成本：如果双点执业造成的社会成本较小，则无需进行管制；若造成的社会成本较大，最佳的管制方法是限制医生对双点执业的参与度。在发展中国家，政府采取管制的条件和方式与发达国家大为不同，决定政府管制方式的核心因素是私人部门的相对吸引力：如果私人部门的吸引力很高，不论双点执业造成的影响如何，政府的最佳策略都是不要干预，因为干预会造成医生特别是高水平医生的流失；当私人部门对医生的吸引力较弱，政府可以采取限制双点执业或者完全禁止双点执业的方式规避双点执业带来的社会成本。当私人部门对医生吸引力较弱时，政府对双点执业加以限制甚至禁止的必要性也就不大了，因为无论是限制令还是禁止令，实施也需要成本。

借鉴科斯的思想，在面临社会成本的问题时，权利界定清楚是最为关键的，而政府管制的着力点首先应在于对公立医院医生在公立医院自身的权利和义务加以清楚地界定。在这里，最为重要的，可能并不是考察私人医疗部门的相对吸引力，而是公共部门劳动合同的制度化。作为一篇学术综述类论文，Eggleston and Bir（2006）在讨论了当时既有相关文献之后特别强调，双点执业利弊得失的社会权衡，取决于一个国家或地区契约制度的质量，真可谓是真知灼见。但值得注意的是，基于契约制度化对双点执业的研究成果，无论是理论建模还是经验研究，迄今为止尚未出现。

基于既有的国际文献，郭科、顾昕（2016c）利用激励理论中由两位诺贝尔经济学奖得主开发的多任务委托代理模型（Holmstrom and Milgrom，1991），来探讨医生兼差（即医生"走穴"）现象的微观激励机制，进而分析政府管制制度或行政管理措施对兼差者效用的影响。主要研究发现表明：(1)在医疗行业,政府对兼差行为的管制具有内生性,即受到薪酬制度中激励机制的影响；(2)简单的兼差禁制令,由于忽略并扭曲既有的激励机制,会经常失效；(3)在适当激励机制下,医院管理行为(即劳动合同)远比政府管制对兼差负面影响的约束力更大。在此基础上,有必要对禁止"走穴"和鼓励多点执业之间的政府管制进行更深入的研究。

　　总体而言,对于双点执业/多点执业的中文研究远没有达到国际学刊文献的水平,但相关和改革实践走在了学术研究的前面。既有的体制实行医师单定点执业管制,即只能在其正式受聘的医疗机构行医,而公立医院自主化改革并未撼动这一管制。随着"解放医生"呼声的高涨,医师多点执业成为一项各级政府广为采纳的改革措施(张海通,2010)。这些改革措施的实施经历了一个去行政化的艰难过程。在新医改推进之初,各地大多实行"双审批制度",即副主任及以上职称医师的多点执业必须经过第一执业点医院院长和当地卫生行政部门的双重审批。只有昆明实行单审批制度,即只要向当地卫生局的申请并获得批准,医师可在三个地方执业。后来,有一些试点城市逐步放松了医师定点执业的管制,例如北京、深圳等地,不仅从双审批制改为单审批制,后来还改为备案制,即符合资质的医师只需向当地卫生行政部门备案就可以多点执业。然而,由于多重行政化体制因素的制约,尤其是第一执业点医院管理层的普遍抵触(周小园、尹爱田,2015),各地政府积极推出的医师多点执业政策在实践中遇冷(胡梦含等,2012),提请审批或备案的医师个例寥寥无几(何思长等,2015),大多数医师在非第一执业点从事医疗服务依然以兼差的形式进行,即俗称的"医师走穴"(徐虹、刘春华,2015)。正如周子君所说,"多点执业将改变现行医生与医疗机构之间的关系,相对来说,医生适应这类改变更容易一些,而医疗机构适应起来则需要时日,特别是公立医院"(周子君,2013：3)。

　　实际上,多点执业政策即便落实,也只不过是放松了执业地点数量的管制。问题在于,政府对特定区域内医师执业地点数量进行管制是否必要,是大可商榷的。解除执业地点数量的管制,让医师在一定区域内无需进行变更执业地点的申请,他们才真正拥有了自由执业的空间。正当多点执业艰难前行之际,医师自由执业在 2015 年初夏露出曙光。6 月 11 日,国务院发布了《关于促进社会办医加快发展的若干政策措施》(国办发〔2015〕45 号),其中载入了"鼓励探索区域注册和多点执业备案管理试点"的条款。[①] 在这里,"区域注册"四个字具有革命性,与"多点执业备案"相比,更具有将医生从定点执业制度中解放出来的意义。2017 年 2 月 28 日,国家卫计委颁布了新的《医师执业注册管理办法》[②],并于 4 月 1 日开始实施。该条例针对医师实施以省为范围、针对助理医师实施以县为单位建立了执业区域注册备案制,从而实现了医师自由执业法制化。由此,在医疗自媒体中,2017 年被赞为"自由执业元年"(陈飞扬,2017)。尽管如此,对于医疗专业人士自由执业与自由兼差的政府管制如何能达致良好的效果,依然值得进一步研究和探索。

---

① 该文件文本载中国政府网:http://www. gov. cn/zhengce/content/2015-06/15/content _9845. htm(可随时浏览)。

② 该法规的文本,参见国家卫计委官网:http://www. nhfpc. gov. cn/yzygj/s3576/201703/3f8de749eebd4a1ebf1961c78ad4be7e. shtml(可随时浏览)。

第十章 政府投入、医保支付、个人支付 与医疗费用

中国医疗体制改革引发了学界对于政府与市场作用及其关系的大思考。尽管对于医改的总体评价颇有分歧,但是不同意见之间却有一点共识,即市场机制已经主导了全社会医疗资源的配置,而政府对于医疗事业的投入相对不足。如果医疗服务市场竞争中内在固有的因局部垄断和信息不对称所导致的供方诱导需求问题未能通过市场治理和社群治理的不断完善而有所缓解的话,尤其是未能通过医保支付改革的社会治理建构供方提供高性价比医疗服务的激励结构(顾昕等,2022),那么医疗资源的市场化配置局面往往不仅会导致体现在"过度医疗"盛行的资源配置效率低下,而且也会导致医疗服务可及性的不公平性。换言之,市场失灵的情形比比皆是。但是,更为严重的问题在于,有限的政府资源,如果没有用于矫正市场失灵,而是盲目追随市场的力量,就会导致医疗资源配置处于进一步的不合理状态,出现市场—政府双失灵的格局。

本章试图对现有医疗体制中市场和政府在资源配置上的作用进行分析。我们这里考察的医疗资源,并不从医疗供给侧的要素投入(如人力资源)和能力建设(如床位、医疗设备等)来衡量,而是医疗支出(health care expenditure),即全社会为医疗服务支付的总费用,这体现了全社会投入到医疗服务领域的资源总量。医疗总费用是卫生总费用(total health expenditure，THE)的一个子集；而卫生总费用除了医疗服务费用的支付之外，另一重要支付领域是公共卫生开支，还有相当一部分用于医疗卫生领域的公共服务，即医疗服务和医疗保险的政府行政管理。本章首先基于多重数据的描述性统计分析展示全国医疗费用的总体状况，包括其水平和来源构成，由此，我们可以对市场和政府在医疗资源配置上的相对重要性进行考察；其次分析医疗总费用在不同类型医疗机构间的配置，从而透视医疗服务市场的结构；进而集中考察政府财政医疗支出的规模和流向以及导致的后果；最后对医疗资源配置中行政、市场治理和社群机制的协同作用如何发挥展开一定的讨论。

一、中国医疗资源的总体情况：医保支付、政府投入和个人支付的比较

无论基于理论分析还是现实考察，医疗总费用的常规来源无非有三：患者自付、保险支付和政府投入（补贴/补助等）；当然除此之外，还有可能有其他来源，例如社会捐赠，但这些费用来源不具有稳定性和持续性，而且基本上由于其在医疗总费用中的占比微不足道，相关的官方统计也付之阙如。卫生行政部门编纂的官方卫生统计年鉴中载有历年卫生总费用及其构成的数据（国家卫生健康委员会，2021：93），但没有对其用于医疗服务、公共卫生和行政管理的部分加以拆分。

有鉴于此，本章从其他数据源对医疗总费用以如下方式加以测算：(1)将《中国统计年鉴》中所载基本医疗保险历年基金支出视为对医疗服务的保险支付；(2)将历年卫生统计年鉴中所载医疗机构的"政府投入"部分视为对医疗服务的政府投入；(3)将卫生统计年鉴中所载卫生总费用中的个人支出视为全社会对医疗服务的个人支出，其中，根据卫生统计年鉴给出的界定，"医疗机构"包括医院、基层医疗机构、妇幼保健院（所）、专科疾

病防治院(所)、临床检验中心(所、站)、急救中心(站)以及疗养院。

这一测算既有可能对医疗总费用有所低估,也有可能有所高估。低估的可能在于商业健康保险给付并没有包含在内,但低估程度微不足道,因为一方面商业健康保险给付水平本身不高,另一方面商业健康保险给付很多是对投保者医疗费用个人支出的补偿,另外还有一些以投资—保险关联方式运作的商业健康保险中还含有投资收益,因此不将其纳入测算,可以避免一些重复计算以及非相干费用的纳入。高估的可能在于妇幼保健院(所)提供的妇幼保健服务属于基本卫生保健,而基本卫生保健处在基本医疗服务和公共卫生服务之间。妇幼保健主要包括:(1)推广新法接生以及住院分娩;(2)围产期保健,一般同计划生育和优生优育结合起来;(3)妇女劳动保护;(4)妇女常见病筛查和治疗;(5)儿童常见病防治等(钱信忠,1992:216-249),其中生产、妇科病和儿童病诊治均属于基本医疗服务。总体来说,无论是低估还是高估,其比重均非常低,而且两者相抵之后,医疗总费用的估算不会影响定性结论。

表10-1展示了2004—2020年中国医疗总费用的绝对水平,并以国内生产总值(GDP)、卫生总费用(THE)和医疗机构总收入为基数,测算了医疗总费用的相对水平。从中可以看出,医疗总费用在新医改启动之前保持在大约3%GDP的稳定水平,其在卫生总费用中的占比基本上保持在70%的水平上下,只是在2008—2009年有所下降。在新医改启动之后,即自2010年以来,医疗总费用在GDP中的份额基本上稳步攀升,但其在卫生总费用中的占比则有升有降。

与绝对和相对水平相比,医疗总费用来源构成更为重要。从表10-2可以看出,在2004年,中国医疗总费用的3/4由个人支付。在当时,公立医疗保险的覆盖面窄,城镇职工医保仅覆盖部分城镇职工,新农合初建,而城镇居民医保尚未建立。不仅覆盖面窄,而且医疗保险的支付水平也很低,其总额仅占当年医疗总费用的16.5%。与此同时,政府财政在医疗服

表 10-1 中国医疗总费用及其相对水平(2004—2020 年)

年份	GDP /亿元	卫生总费用/亿元	医疗机构总收入/亿元	医疗总费用			
				金额/亿元	占 GDP 的比重/%	占 THE 的比重/%	占医疗机构总收入的比重/%
2004	161840.2	7590.3	4902.5	5385.4	3.3	71.0	109.8
2005	187318.9	8659.9	5341.6	6096.5	3.3	70.4	114.1
2006	219438.5	9843.3	5907.3	6797.4	3.1	69.1	115.1
2007	270092.3	11574.0	8127.4	7990.9	3.0	69.0	98.3
2008	319244.6	14535.4	9153.9	9514.0	3.0	65.5	103.9
2009	348517.7	17541.9	11309.9	11446.8	3.3	65.3	101.2
2010	412119.3	19980.4	13011.7	13240.3	3.2	66.3	101.8
2011	487940.2	24345.9	15648.0	16628.2	3.4	68.3	106.3
2012	538580.0	28119.0	18426.0	19857.1	3.7	70.6	107.8
2013	592963.2	31669.0	21281.9	23001.0	3.9	72.6	108.1
2014	643563.1	35312.4	24288.1	25118.2	3.9	71.1	103.4
2015	688858.2	40974.6	27227.7	27781.5	4.0	67.8	102.0
2016	746395.1	46344.7	30613.7	29482.1	3.9	63.6	96.4
2017	832035.9	52598.3	34143.9	34886.4	4.2	66.3	102.2
2018	919281.1	59121.9	38014.5	39877.9	4.3	67.5	104.9
2019	990865.1	65841.4	42961.5	44366.9	4.5	67.4	103.3
2020	1015986.0	72175.0	44390.0	49330.9	4.9	68.3	111.1

资料来源:中华人民共和国卫生部,2005:98;2006:100;2007:98;2008:93 页;2009:94 页;2010:94 页;2011:96;2012:94-95;国家卫生和计划生育委员会,2013:100;2014:100;2015:100;2016:100;2017:100;国家卫生健康委员会,2018:102-103;2019:102-103;2020:102-103;2021:93,102-103,351。

务上的投入水平也很低,仅占医疗总费用的 7.9%,个人支付的占比高达75.6%。如前所述,2000 年中国在医疗卫生筹资的公平性这一指标上世界卫生组织成员国的倒数第四位(WHO,2000)。造成这一排名状况的原因,在于世卫组织报告所基于的 1998 年统计数据显示,中国医疗保险的覆盖面极窄,医保支付水平也不高,而这一状况到了 2004 年尚未有实质性改善。

表 10-2　中国医疗总费用的水平和来源构成(2004—2020 年)

年份	总计 /亿元	基本医疗保险支付		政府投入		个人支付	
		金额/亿元	占比/%	金额/亿元	占比/%	金额/亿元	占比/%
2004	5385.4	888.6	16.5	425.5	7.9	4071.4	75.6
2005	6096.5	1140.5	18.7	435.1	7.1	4521.0	74.2
2006	6797.4	1432.5	21.1	511.3	7.5	4853.6	71.4
2007	7990.9	1918.5	24.0	973.7	12.2	5098.7	63.8
2008	9514.0	2745.9	28.9	892.3	9.4	5875.9	61.8
2009	11446.8	3720.3	32.5	1155.3	10.1	6571.2	57.4
2010	13240.3	4725.9	35.7	1463.1	11.1	7051.3	53.3
2011	16628.2	6141.6	36.9	2021.3	12.2	8465.3	50.9
2012	19857.1	7951.6	40.0	2249.2	11.3	9656.3	48.6
2013	23001.0	9710.2	42.2	2561.4	11.1	10729.3	46.6
2014	25118.2	11024.0	43.9	2798.8	11.1	11295.4	45.0
2015	27781.5	12245.5	44.1	3543.3	12.8	11992.7	43.2
2016	29500.1	12130.7	41.1	4031.4	13.7	13337.9	45.2
2017	34886.4	15175.8	43.5	4577.0	13.1	15133.6	43.4
2018	39877.9	17823.0	44.7	5142.9	12.9	16912.0	42.4
2019	44366.9	19945.7	45.0	5747.3	13.0	18673.9	42.1
2020	49330.9	21032.0	42.6	8339.5	16.9	19959.4	40.5

资料来源:同表 10-1。

在此后,城镇居民医保建立起来,新农合的筹资水平和保障水平也逐年提高。以城镇职工医保、城镇居民医保和新农合为支柱的基本医疗保障体系建立起来。随着基本医疗保障体系的建设不断完善以及全民医保的实现,基本医疗保险支付在医疗总费用中的占比在 2004—2015 年逐年提高;尽管此后有所波动,但到 2019 年,这一指标达到 45.0% 的高点。在2020 年,由于新冠肺炎疫情的影响,很多医疗机构在疫情防控上投入大量人力物力，导致政府对医疗机构财政补贴的相对水平提高；同时，由于非新冠肺炎的医疗服务量有所下降，导致基本医疗保险支付的相对水平也随之有所下降。总体来说，在中国医疗总费用中，个人支出或患者自付的比重尽管从 2004 年 75.6％的高位已经大幅度下降到 2020 年 40.5％的水平，但还依然偏高。唯有医保支付水平提升到医疗费用的 75％～80％的水平，医疗供给侧治理完善的基础才能夯实，其中关键之处在于，医疗供给侧社会治理体系中的市场机制，唯有在医保支付水平占据医疗费用较高比重的前提具备之后，才能有效发挥积极作用。如果医保支付水平不够高，那么医保支付改革的效力就会大打折扣，医保机构与医疗机构之间的公共契约制度就难以有效运作。

值得说明的是，表 10-3 中的测算基数"中国医疗总费用"包括在非医疗机构（例如药店）中发生的费用。这样的测算并非与现实情况脱节，因为在现实中的确有一部分城镇职工医保个人账户中的支出发生在药店。但无论如何，基本医疗保险基金支出的绝大部分发生在医保定点医疗机构。如果不考虑占比很小的城镇职工医保个人账户药店支出，那么基本医疗保险基金支出占所有医疗机构业务收入的比重，在 2004—2013 年基本上逐年提高，然而自 2013 年全民医保时代开启后，这一指标就在 54％的水平之下呈现波动态势，直到 2020 年才提高到 58.4％的水平（参见表 10-3）。如前所述，医保支付的这一水平是不够的，一来不足以为患者提供医药费用风险的充分分散，二来也不足以构成对医疗机构行为的充分约束力。考虑到基本医疗保险基金有大量结余（Liu and Chen，2013），这里测算一下基金收入占医疗机构业务收入的比重，可以发现，到最高的 2020 年，也只不过达到 69.0％的水平。由此可见，即便是基本医疗保险的筹资，依然达不到医疗机构业务收入 75％或 80％的水平。因此，为了构成对医疗机构行为能够产生足够约束力的支付水平，让市场机制发挥作用的医保支付在医疗供给侧的资源配置和行动协调上发挥充分有效的积极作用，基本医保险的筹资水平还有待进一步提高。

表 10-3　中国医疗保险基金支出和收入占医疗机构业务收入的比重(2004—2020 年)

年份	医疗机构的业务收入/亿元	基本医疗保险基金支出		基本医疗保险基金收入	
		金额/亿元	占比/%	金额/亿元	占比/%
2004	4194.7	888.6	21.2	1184.7	28.2
2005	4683.4	1140.5	24.4	1487.8	31.8
2006	5184.4	1432.5	27.6	1958.2	37.8
2007	7003.3	1918.5	27.4	2680.4	38.3
2008	8165.8	2745.9	33.6	3825.0	46.8
2009	10109.3	3720.3	36.8	4616.2	45.7
2010	11605.9	4725.9	40.7	5617.2	48.4
2011	13694.0	6141.6	44.8	7586.8	55.4
2012	16304.6	7951.6	48.8	9423.4	57.8
2013	18875.9	9710.2	51.4	11220.7	59.4
2014	21685.1	11024.0	50.8	12712.5	58.6
2015	23860.7	12245.5	51.3	14479.5	60.7
2016	26845.5	12112.7	45.1	14622.4	54.5
2017	29895.8	15175.8	50.8	18748.1	62.7
2018	33157.8	17823.0	53.8	21086.7	63.6
2019	37679.5	19945.7	52.9	24420.0	64.8
2020	36024.2	21032.0	58.4	24847.0	69.0

　　资料来源:中华人民共和国卫生部,2005:98;2006:100;2007:98;2008:93 页;2009:94 页;2010:94 页;2011:96;2012:94-95;国家卫生和计划生育委员会,2013:100;2014:100;2015:100;2016:100;2017:100;国家卫生健康委员会,2018:102-103;2019:102-103;2020:102-103;2021:102-103,331-332。

　　当医疗费用的绝大部分由患者支付时,医疗筹资的公平性很差。在 21 世纪之初造成这一局面的主要原因在于中国的医疗保险体系在 20 世纪 90 年代正处在剧烈的转型期间。实际上,从 20 世纪 80 年代中期开始,中国原有基于城市单位体制和农村人民公社所建立的传统医疗保险制度解体，以社会医疗保险为核心的新医保体系走上了缓慢的渐进主义发展之路（Gu，2001a；2009）。由于政府在医保改革初期未能在筹资上发挥积极主导作用，客观上形成了医疗卫生领域"国家退出"的局面（Duckett，2011），导致了在20世纪末和21世纪初绝大多数国民没有任何医疗保障，患者自付成为医疗费用的主要来源。尽管中国政府在2003年启动了新农合建设，但由于初始发展阶段的新农合筹资和支付水平都很低，因此，公立医疗保险支付依然在医疗总费用中的占比在很长一段时期内都处于低位。这一格局直到2009年启动新医改，并在2012年实现全民医保之后才有实质性的改变。

中国卫生行政部门曾在1995年、1998年、2003年、2008年和2013年组织过五次国家卫生服务调查，其中有询问被调查者过去两周内是否患病以及接受诊疗服务的情况和过去一年内是否患病而接受住院服务的情况及其原因。图10-1显示，中国城乡居民在自我感觉患病后因经济困难而未能就诊的比例，在1993年还微不足道，但在20世纪90年代快速上升，到2003年达到很高的水平。随着基本医疗保险的发展，尤其是城镇居民医保的设立和新农合保障水平的提高，因支付能力放弃就诊的情况在2008年出现了大幅度下降。但是，下降之势并未延续到2013年，在农村地区，患病居民因担心支付能力而放弃诊疗服务的比例仅有微幅下降，在城市地区，这一比例反而有一定的上升。这一情况的发生有可能与新农合和城镇居民医保没有覆盖普通门诊服务有关。无论是城镇居民医保还是新农合，长期以来只覆盖住院服务，这使得整体医疗服务费用医保支付的比重迟迟不能得到提高。

与诊疗服务相比，接受住院服务为民众带来的财务风险更大。图10-2显示，中国城乡居民在经医生诊断应该住院但却因经济困难而放弃住院的比例，在1993年的农村地区很高，基本上每四位应该住院的农村居民就有

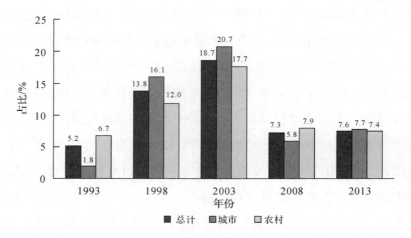

图 10-1   中国城乡居民患病后因经济困难未就诊者的比例

(1993 年、1998 年、2003 年、2008 年、2013 年)

资料来源:卫生部统计信息中心,2004:36-37;2009:37-38;国家卫生计生委统计信息中心,2015:62-64。

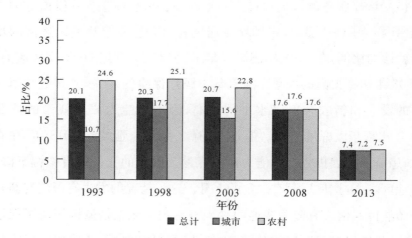

图 10-2   中国城乡居民患病后因经济困难未就诊者的比例

(1993 年、1998 年、2003 年、2008 年、2013 年)

资料来源:卫生部统计信息中心,2004:44-45;2009:46-48;国家卫生计生委统计信息中心,2015:77。

一位放弃接受住院服务。到了 1998 年,农村地区的情况没有改善,而城市居民因担心支付能力而放弃住院服务的比例也大幅度提高了。2003 年的情况与 1998 年相比,应住院而未住院的比例有小幅下降。到 2008 年,新医改启动前的一年,拜新农合所赐,农村居民应住院而未住院的比例大幅下降,但城市的情况并未改善。直到 2013 年全民医保实现后,应住院但因经济因素而未住院的比例才大幅度下降。

实际上,在新医改启动之前,无论是城镇居民医保还是新农合,都处在早期发展阶段,其参保者在接受住院服务时,基本上都需要先行垫付医疗服务费用,然后再寻求保险报销;城镇职工医保尽管已经处在中期发展阶段,但在给付环节也采用患者报销模式。由于住院费用与诊疗费用相比相对较高,因此,即便对于基本医疗保险的一部分参保者来说,垫付住院费用也在支付能力上构成了一定压力,同时垫付的费用最终能够报销多少,也构成了一定的财务风险。在新医改实施之后,基本医疗保险基本上自 2010 年开始实施供方报销模式,即医保机构定期与医疗服务提供方直接结算医保支付,而参保者在接受医疗服务完毕后只需支付其支付部分,这大大降低了参保者在接受医疗服务时垫付的财务压力,降低了低收入者对高额医疗费用不可支付性的担忧,从而使因经济困难应住院而未住院的比例在 2013 年有了实质性的下降,为 7.4%,但 2018 年,这个比例又回升到 9.5%(国家卫生健康委统计信息中心,2021a:57)。第六次全国卫生服务调查报告未有报告这一指标的城乡差别。

医疗服务费用若由政府直接向供方支付,这是行政机制配置资源的体现;若由公费医疗体系加以支付,其治理机制如何取决于公费医疗体系是否实施内部市场制改革(顾昕,2011c)。在实施内部市场制之前,行政机制主导资源配置;在实施之后,市场机制主导资源配置。医疗服务费用无论由医疗保险支付还是患者自己支付,都是市场机制在配置资源上发挥着决定性作用,但两种支付方式内含了不同类型的市场机制。患者自付所引致的市场竞争是一种自由竞争，而在医疗服务市场上，医患双方的自由竞争在很大程度上会因受困于局部供方垄断和供需双方的信息不对称而产生的市场失灵(详见第二章)。医疗保险所主导的支付，如果未经医保支付改革，即按项目付费是主导性医保支付方式，那么其引致的市场竞争与患者自付时的情形别无二致。如果医保支付改革得到有效推进，按项目付费在医保支付总额中的占比大大降低(如在10％上下)，那么医疗服务市场上的竞争就从自由竞争转变为标尺竞争，医疗机构(供方)的激励结构将会有很大的改变，即过度医疗的积极性下降，注重医疗服务性价比的积极性得到提升。如果基本医疗保险由政府主办，第三方支付的格局将由公共医疗保障主导，那么医保付费者有可能通过医保支付改革与供方订立"公共契约"(顾昕，2012d)，在供方那里引致不同于自由竞争的标尺竞争，重构供方的激励结构(Christiansen and Conrad，2011)，达成缓解市场失灵(尤其是遏制过度医疗)的效果。

患者自付比重偏高，这一方面表明依然有部分百姓由于高额医疗费用而陷入财务风险，家庭容易因病致贫，另一方面也表明，对于相当一部分医疗机构来说，设法吸引更多的患者自付依然是其收入的重要来源，也是其增收的主要途径。如第二章所述，只要患者自付依然是医疗机构的重要收入来源之一以及增收的主要途径，那么医疗机构提升医疗服务性价比的积极性就是有限的，供方诱导需求的激励结构就难以消除，医疗服务的市场失灵就难以得到矫正，医疗资源的市场化配置就难以优化。公共契约模式的形成也好，标尺竞争的引入也罢，前提条件是进一步提高医疗保险在医疗总费用中的比重，唯有如此，才能彻底改变医疗供给侧的激励结构，以逐步消除医疗机构过度医疗的动力。这说明，如果医疗保险支付不达到较高水平，那么整个医疗体制不仅有失公平，而且有损效率。从国际经验来看，如果医保支付能达到医疗费用75％～80％的水平，才有可能在公平和效率上达成一种平衡的状态。

需要说明的是,表 10-1 和表 10-2 中的"政府投入"仅仅计算了政府对医疗机构的直接投入或财政补贴/补助,并不包括基本医疗保险中政府投入的部分。政府财政补贴/补助基本上通过财政拨款直接投入供方,这体现了行政机制的运作。政府财政通过补贴医疗保险最终间接流向供方,这体现了市场机制的运作,即政府通过公立医疗保险购买医疗服务。传统的财政拨款由行政机制所主导,而医疗保险购买医疗服务则需要行政、市场和社群机制的互补嵌合,这一点在医保支付改革上体现得尤为集中(顾昕,2019b;顾昕等,2022)。

事实上,在基本医疗保障体系中,城镇职工医保是通过职工和工作单位联合缴费的方式来筹资,而城镇居民医保和新农合以及 2015 年以后两者合并之后的城乡居民医保靠政府投入与个人缴费筹资,其中政府财政投入在其筹资中的占比高于个人缴费。换言之,政府在基本医疗保险的筹资中发挥了重要作用,基本医疗保险支付中自然也包含很大比例的政府投入。实际上,正是通过财政"补需方"力度的提高,政府医疗投入机制发生了深刻的改变(顾昕,2010b),这不仅推进了全民医保的实现,而且基本医疗保险作为第三方成为医疗服务主要购买者之一的格局业已形成。这意味着公共财政发生了从行政化治理向行政治理与市场治理融合方向的转型,具体而言,实现了从面向供方的财政拨款向公立保险购买医疗服务的转型(顾昕,2019c)。

二、医疗资源在不同类型医疗机构间的配置

对于公立医疗机构来说,政府投入往往针对特殊的服务给予成本补偿,例如其承担的公共卫生服务,或者针对特定的支出类别,如部分离退休者的养老金和医疗支出补助等。本节对医疗机构日常运营收入(即"业务收入"或"事业收入")在不同类型医疗服务提供方的配置进行考察,下一节

专门考察政府预算财政支出的流向,也就是公立医疗机构中政府投入的配置情况。考察医疗机构日常收入的配置,实际上也是对不同类型医疗机构在医疗服务市场上的地位加以考察。

从表 10-4 可以看出,医院在医疗服务市场上居绝对主导地位,其市场

表 10-4　医疗供给侧业务收入的配置格局(2004—2020 年)

年份	所有医疗机构/亿元	医院		基层医疗卫生机构		妇幼保健院(所、站)		其他	
		金额/亿元	占比/%	金额/亿元	占比/%	金额/亿元	占比/%	金额/亿元	占比/%
2004	4194.7	3398.4	81.0	640.6	15.3	119.1	2.8	36.7	0.9
2005	4683.4	3833.4	81.9	675.1	14.4	147.4	3.1	30.9	0.7
2006	5184.4	4257.6	82.1	743.7	14.3	158.7	3.1	28.2	0.5
2007	7003.3	5187.4	74.1	1590.4*	22.7*	197.4	2.8	47.4	0.7
2008	8165.8	6435.5	78.8	1450.8	17.8	247.7	3.0	47.3	0.6
2009	10109.3	7871.5	77.9	1899.9	18.8	295.9	2.9	53.3	0.5
2010	11605.9	9433.7	81.3	1773.4	15.3	356.7	3.1	56.4	0.5
2011	13694.0	11372.5	83.0	1854.2	13.5	417.1	3.0	68.1	0.5
2012	16304.6	13760.2	84.4	1979.1	12.1	509.8	3.1	71.2	0.4
2013	18875.9	16023.9	84.9	2204.1	11.7	584.6	3.1	81.4	0.4
2014	21685.1	18534.3	85.5	2406.1	11.1	681.3	3.1	81.2	0.4
2015	23860.7	20450.3	85.7	2620.3	11.0	717.1	3.0	101.1	0.4
2016	26845.5	23023.6	85.8	2888.6	10.8	856.2	3.2	107.3	0.4
2017	29895.8	25570.0	85.5	3283.3	11.0	966.7	3.2	103.7	0.3
2018	33157.8	28345.1	85.5	3680.2	11.1	1051.1	3.2	119.3	0.4
2019	37679.5	32101.4	85.2	4298.9	11.4	1198.2	3.2	124.8	0.3
2020	36024.2	30458.8	84.6	4342.4	12.1	1139.9	3.2	177.9	0.5

资料来源:中华人民共和国卫生部,2005:98;2006:100;2007:98;2008:93 页;2009:94 页;2010:94 页;2011:96;2012:94-95;国家卫生和计划生育委员会,2013—2017:100;国家卫生健康委员会,2018—2021:102-103。

注释:* 2007 年城镇社区卫生服务机构和农村乡镇卫生院的业务收入统计数据出现异常增长,如乡镇卫生院业务收入 2006 年仅为 423.8 亿元,2007 年跳升到 1058.1 亿元,而 2008—2012 年均在 1000 亿元以下。

份额在 2004—2010 年保持在 80％上下，但在 2011—2020 年提高到 84％上下。基层医疗卫生机构（即城乡社区卫生服务机构）占有一定的市场份额，在新医改实施之前还保持在 14％以上的水平，但自 2011 年却出现了下滑之势，而同时随着新医改"强基层"战略的实施，基层医疗卫生机构所获政府投入的水平始终在增长，而且政府投入在其业务收入中的占比也大有提高（详见第六章）。下文也显示，在政府投入的流向上，基层医疗卫生机构的占比也大有提高。尽管政府增加了投入，但是基层医疗卫生机构在医疗服务市场上的地位不但未有改善，反而在新医改实施之后的多数年份有所下滑。妇幼保健院的市场份额常年保持稳定，基本上保持在 3％水平上下。其他各类医疗机构的市场份额都微不足道。

医疗服务愈来愈向医院集中，并不一定是这些医院服务效率提高的结果。根据已获发布的统计数据，这里对卫生部门所属综合医院的工作效率变化加以展示。众所周知，这些医院是中国患者最常寻求医疗服务的医疗机构，因此其工作效率一方面具有某种代表性，另一方面也同百姓的就医体验息息相关。表 10-5 的统计数字表明，在 1990—2020 年这 30 年间，住院服务量在各级卫生部门所属综合医院都没有多大变化，只是普通门诊服务量自 2000 年以来有所提高，直到 2020 年由于新冠肺炎疫情的因素才有所下降。

从表 10-5 还可以看出，与医疗服务量没有提高形成鲜明对照，医生人均年业务收入却出现激增，2020 年在部属、省属、地级市属、县级市属和县属的医院中分别是 1990 年的 33.8、37.7、39.7、28.3 和 29.5 倍。值得注意的是，医生人均年业务收入涨幅最高的，既不是承揽了绝大多数疑难杂症和重症治疗的部属医院，也不是承接了主要重症医疗服务的省属医院，而是地级市属医院。一般而言，地级市属医院所提供的医疗服务，在技术含量上不及部属医院和省属医院，因此其医疗费用的上涨在很大程度上并非由医疗技术变革或疾病谱转型而带来。2020 年由于新冠肺炎疫情的影

表 10-5　卫生部门所属综合医院医生人均的服务量与收入增长的对比(1990—2020 年)

医院所属	年份	日诊疗人次/人	日住院床次/床	病床利用率/%	年业务收入	
					金额/万元	增长指数
部属	1990	6.4	2.0	100.3	9.8	1.0
	1995	5.2	1.6	94.6	29.0	3.0
	2000	5.9	1.8	95.5	72.8	7.4
	2005	7.8	2.3	100.2	129.7	13.2
	2010	9.8	2.5	105.5	219.7	22.4
	2015	10.2	2.3	102.1	322.1	32.9
	2020	7.6	1.7	80.4	331.6	33.8
省属	1990	5.4	2.0	97.2	6.5	1.0
	1995	4.5	1.6	87.3	20.5	3.2
	2000	6.2	1.8	84.9	54.0	8.3
	2005	6.6	2.1	91.3	90.1	13.9
	2010	7.4	2.5	103.5	148.0	22.8
	2015	8.6	2.6	101.1	235.2	36.2
	2020	6.4	1.9	81.1	245.1	37.7
地级市属	1990	6.2	1.8	82.1	4.2	1.0
	1995	4.7	1.7	80.2	14.6	3.5
	2000	5.0	1.5	74.0	30.4	7.2
	2005	5.7	1.9	84.1	49.7	11.8
	2010	7.0	2.5	99.3	95.2	22.7
	2015	7.7	2.6	97.0	151.3	36.0
	2020	6.3	2.0	81.4	166.6	39.7
县级市属	1990	6.2	1.8	82.1	4.2	1.0
	1995	4.5	1.4	68.3	10.6	2.5
	2000	4.7	1.2	61.3	20.6	4.9
	2005	5.0	1.4	70.3	32.6	7.8
	2010	6.9	2.1	89.9	66.7	15.9
	2015	8.1	2.4	89.0	109.5	26.1
	2020	6.8	1.9	74.4	118.7	28.3

医院所属	年份	日诊疗人次/人	日住院床次/床	病床利用率/%	年业务收入	
					金额/万元	增长指数
县属	1990	5.2	2.1	83.0	3.7	1.0
	1995	4.1	1.5	63.4	7.8	2.1
	2000	3.9	1.2	56.3	15.2	4.1
	2005	4.3	1.4	65.3	23.9	6.5
	2010	5.6	2.4	89.4	54.3	14.7
	2015	6.9	3.0	88.2	96.4	26.1
	2020	6.4	2.5	78.3	109.2	29.5

资料来源:中华人民共和国卫生部,2003:109;2005:139;2007:139;国家卫生和计划生育委员会,2016:143;国家卫生健康委员会,2021:145。

响,各级医院的非新冠肺炎医疗服务量都有所下滑,但医生人均业务收入均未下降。

值得一提的是,在上述卫生统计中显示为医疗机构业务收入的医药费用,全部来自患者自付和医保支付。少数患者(例如一些公务员以及离休人员)自付的医药费用,有一部分来自政府补助,这本质上也是一种医保支付,只不过此时的医保类型属于公费医疗,不属于基本医疗保险的范畴(参见第二章)。由于基本医疗保险的支付水平日益提高,再加上公费医疗的支付,医疗机构业务收入的大部分将来自(广义的)医保支付,而不是患者自付。这种格局的形成是可以预期的。

当医保支付水平在医疗费用中的占比不高之时,民众个人医疗费用占卫生总费用的比重很大。即便医保支付有所提高,但如果按项目付费依然是医保支付的主导方式,且医保对参保者就医选择的影响渠道和力度有限,亦即守门人制度未有形成,那么民众在医疗服务机构的选择上享有比较充分的自由。在这种情况下,医疗资源的配置主要由医疗服务市场力量(也就是病人的流向)所主导,亦即"钱随着病人走"。由此,所有医疗机构都在想方设法争取病源,吸引患者前来就医,而吸引患者的一种方式就是扩大规模并开展"医武竞争"。由于医疗服务信息不对称的特性,患者无法对医疗服务提供者的资质和水平加以判断,于是只能依据一些可见的市场信号(如医疗机构的规模和等级)进行"理性选择";作为对市场"理性选择"的回应,医疗机构自然需要进一步放大这些信号。由此,规模较大的高等级医院(尤其是三级甲等医院)对规模较小、等级较低的医院构成"虹吸效应",即大量患者被吸引到三甲医院,导致三甲医院人满为患,而中小型医院门可罗雀(申梦晗、李亚青,2021)。与此同时,公立医院争取投资扩大规模蔚然成风,一些超大型医院的出现不仅形成了区域性垄断,而且还对周边地区中小型医院的病源甚至人力资源产生了"虹吸效应",以致需要政府制定特殊的政策专门抑制公立医院的"无序扩张"。

这样一种市场力量是盲目的,对医患双方都是如此。正如第二章所详述,如果医疗服务市场呈现出"自由竞争",而不是在新医保支付方式所引导的"标尺竞争",或者说没有形成"有计划的市场""有管理的市场"或"公共竞争",那么这样的医疗服务市场化并不会带来公益性。

三、政府财政医疗投入的流向

如果医疗服务市场呈现出"自由竞争"的格局,那么市场失灵就会如影而至。以"自由竞争"而不是"公共竞争"为特征的市场化,会导致医疗资源配置既不公平也有损效率。抑制市场失灵需要行政机制和社群机制发挥积极的作用。在医疗服务中,社群机制发挥积极作用的主要领域包括医疗服务提供者(尤其是非营利性组织)的法人治理、医学和公共卫生专业主义的协会治理、医疗服务品质鉴定认证的第三方治理、整合医疗实践中的联盟治理等。至于医疗资源的配置,基本上是由市场机制和行政机制发挥重要作用。在这方面,行政机制与市场机制是否能形成互补嵌合,对于医疗资源配置的优化是至关重要的，而这又与百姓的医疗服务利用息息相关。

行政机制与市场机制在医疗资源配置上的互补嵌合性，至少有两方面的具体体现：一是公共财政"补需方"，通过对基本医疗保险参保的补贴，推进全民医保的实现（顾昕，2010b），并且在此基础上，促进全民健康保险制度的形成（顾昕，2012e）或"准全民公费医疗"的形成（顾昕，2017a），使得医保支付在医药费用中的占比在医保高质量发展中逐渐得到大幅度提高（基本上在75％～85％之间），使得医保支付成为医疗机构收入的主要来源（基本上在80％以上），使得医保支付改革覆盖绝大多数医疗机构的绝大多数医疗服务（包括普通门诊服务）；二是政府通过财政预算支出"补供方"，对特定的医疗服务提供方以及特定的医疗卫生健康服务提供补贴，以弥补市场不足，矫正市场失灵。值得注意的是，医保支付改革的顺利推进，需要政府、市场和社会多方主体的协作互动，也需要行政机制和市场机制在社群机制的加持下互补嵌合，尤其是需要政府运用行政机制在医保支付改革的社会治理共同体建设上发挥元治理的作用（参见顾昕等，2022）。

关于公共财政通过"补需方"实现矫正市场失灵的功能，主要在于医保支付制度改革的推进，对这一点，笔者在本书以及各种已发表论著（顾昕，2008a：17-21；2009a；2014a：40-48；2019b）中早有详述，此处不再赘述。这里讨论的焦点在于政府财政"补供方"存在的问题。在很长一段时期，有限的政府"补供方"资源（即政府对医疗机构的投入）并没有被用来矫正市场失灵，反而被市场力量牵着鼻子走，从而最终形成了市场和政府双失灵的问题。

一种极为流行的见解是把中国医疗供给侧种种弊端的根源归结为政府对于公立医疗机构的投入不足。在很多人看来，政府投入不足似乎就是公立医疗机构所谓"社会公益性淡化"的根源；而只要政府增加财政拨款，公立医疗机构自然就会"回归社会公益性"。无论是卫生行政部门，还是各类公立医疗机构的管理层，都在大力呼吁政府增加对医疗的财政投入。在每年的"两会"期间，医疗卫生界代表对于"政府增加投入"的呼吁更是不绝于耳。"政府投入不足"或"政府增加投入"已经成为"套话"，弥漫在有关新医改的政府、媒体、医界和学术话语之中。政府财政部门则倾向于认为政府投入多寡并非主要问题，真正的问题是有限的财政投入如何使用。换言之，并非投入水平而是投入机制与社会公益性的关系，更值得关注。

早在2007年的"两会"上，据《中国青年报》记者董伟、王亦君(2007)报道，财政部副部长王军曾经表示，医疗领域中的问题绝不是仅仅花钱就能解决的，"没钱是万万不能，但钱也不是万能的。只有把政府投入和体制改革结合起来，才能够发挥每一分钱的作用"。当然，卫生部门也对此也"深有同感"。在同样的场合，时任卫生部部长高强批驳了"医改很简单，财政部拿钱就行"的说法，他表示"在这个问题上，卫生部与财政部观点一致，就是政府增加投入必须与转变医院运行机制相结合。光增加投入，不转变机制，是达不到医改的预期目标"。尽管如此，"政府投入不足"时至今日依然是医疗供给侧改革进展不利的一种托辞，其中甚至包含有政府应该对公立医疗机构实施全额拨款的呼吁。这一托辞或呼吁貌似理据十足，乃至当医疗界发出这种声音的时候常常是不假思索的，而广大听者(尤其是新闻媒体)也都应声附和。

事实上，公共财政转型在推动中国医疗事业公共治理创新上的贡献良多。首先，通过增加财政投入，医疗筹资的政府职能回归，其结果，中国卫生总费用大幅度提升，卫生公共支出占比已经接近发达国家的水平；其次，政府财政预算支出"补需方"的强化及其制度化，不仅使基本医疗保险体系得以实现全民覆盖，而且还为新医改新时代全面推进医保支付制度改革，进而重构医疗供给侧的激励机制奠定了基础；最后，医疗领域公共财政转型的方兴未艾之举，在于推动"补供方"或"投供方"的治理变革，即改变以往按编制拨款的行政化旧治理模式，代之以政府购买的市场化新治理方式。这些改革之举，对于医疗卫生事业公共治理乃至国家治理体系的现代化，具有重要的战略意义（顾昕，2019c）。

事实上，无论是在一般的公共财政领域，还是在医疗卫生政策领域，公立医疗保险的支出，在国际都被计为医疗卫生领域的"公共投入"或"公共支出"（public spending）。无论是在世界卫生组织的出版物还是在世界各国有关医疗服务筹资（healthcare financing）或财务（healthcare funding）的研究中，有关公立医保机构对医疗机构支付的数据都是重要的，也是可获得的。在论述各类医院的收入时，一般使用"公共投入"的概念，均将公立医疗保险的支付包含在内（顾昕，2010b）。通过考察德国、加拿大和美国公立医院的资金来源（参见第四章），我们可以清楚地发现，只要中国有了全民医疗保险的体制，而且医疗保障的水平不低，那么公立医院日常运营的主要收入来源就是来自医保机构的支付。"政府投入不足"的说辞，往往无视于中国公共财政在基本医疗保险中的投入，也无视于这些投入的大部分通过医保支付归根结底还是流向了公立医疗机构，更无视于这种政府投入对医疗供给侧治理变革的意义。

政府投入的规模仅仅是问题的一个方面。另一个更为重要的方面是政府投入的流向。关于公共财政"补需方"以及医保支付的流向，这里不予论述。这里的论述焦点放在政府财政对医疗机构直接投入（以下简写为"政府投入"）的流向。表 10-6 显示，"补供方"的政府财政支出主要用于补助那些已经占据了大部分市场份额的医院，有限的政府支出流向医院的占比始终在 50％以上，在不少年份还超过了 60％。与之相比，基层医疗机构，无论是城市社区医疗卫生机构还是乡镇卫生院，从政府那里获得的补助相对较少，其占比在新医改实施之前基本上低于 30％，而随着新医改"强基层"原则的落实，其占比有所提高，一度还超过了 40％，但即便是35％～40％这一水平的占比也并不稳定。

这一点并不奇怪。在市场化力量主导资源配置的大背景下，人满为患的医院有充分的理由向政府要求获得更多的补助，以资助其改善设施，提供能力。各类高级医院由于其行政级别高,也在行政体制内具有更大的话语权和影响力。随着医院能力建设水平的提高,它们也就越具有竞争力,越能吸引更多的病人,也就越来越拥挤,从而也就越有理由要求政府进一步追加补助或投资。在现有的体制下,大医院的大力发展同整个医疗卫生公共资源配置的合理性,尤其是横向公平性,构成了冲突。

表 10-6　医疗供给侧政府投入的流向(2004—2020 年)

年份	医疗机构政府投入总额/亿元	医院		基层医疗机构		妇幼保健院(所、站)		其他医疗机构	
		金额/亿元	占比/%	金额/亿元	占比/%	金额/亿元	占比/%	金额/亿元	占比/%
2004	422.8	285.7	67.6	90.6	21.4	33.7	8.0	15.4	3.7
2005	431.7	301.1	69.7	88.4	20.5	27.6	6.4	17.9	4.2
2006	506.8	349.5	69.0	112.8	22.3	31.7	6.3	17.3	3.4
2008	890.7	567.6	63.7	243.2	27.3	53.0	6.0	28.5	3.2
2009	1146.8	723.7	63.1	328.5	28.6	68.9	6.0	34.3	3.0
2010	1452.6	850.4	58.5	475.0	32.7	97.2	6.7	40.4	2.8
2011	2008.2	1078.9	53.7	773.2	38.5	122.4	6.1	46.8	2.3
2012	2281.7	1163.6	51.0	949.1	41.6	133.2	5.8	50.8	2.2
2013	2596.3	1310.0	50.5	1100.2	42.4	149.7	5.8	52.5	2.0
2014	2855.4	1457.8	51.1	1188.6	41.6	171.1	6.0	37.9	1.3
2015	3604.1	1877.6	52.1	1458.2	40.5	220.1	6.1	48.2	1.3
2016	4100.0	2138.5	52.2	1645.4	40.1	267.5	6.5	48.6	1.2
2017	4617.2	2369.5	51.3	1857.0	40.2	333.3	7.2	89.7	1.9
2018	5190.4	2696.2	52.0	2062.7	39.7	373.6	7.2	95.4	1.8
2019	5780.6	3082.4	53.3	2226.7	38.5	410.9	7.1	103.6	1.8
2020	8361.8	5151.5	61.6	2563.7	30.7	570.4	6.8	130.2	1.6

资料来源:中华人民共和国卫生部,2005:98;2006:100;2007:98;2008:92-93;2009:93;2010:94;2011:96;2012:94-95;国家卫生和计划生育委员会,2013—2017:100;国家卫生健康委员会,2018—2021:102,182,186。

注释:2007 年的统计数据异常,参见表 10-4 的注释,因此删除,下同。

市场力量在自由竞争境况下主导资源配置的结果,必然是医疗资源向医院(尤其是级别高的医院)集中、向城市集中,也就是说,病人无论是全自费还是有医疗保险支付部分费用,都会涌向医院;医院的服务利用率较高。与此同时,基层医疗机构,无论是城市社区卫生机构还是乡镇卫生院,服务利用率必定偏低,市场份额必定偏低,相应地,其能力建设也必定遭遇一定的困难。如果政府的投入力度也不足,那么基层医疗机构必定陷入市场份额不足、能力建设孱弱、市场吸引力不够的恶性循环。如果有限的政府资源未能充分用于弥补基层医疗卫生服务的市场不足,而是随着市场力量走,就难以产生弥补市场不足、矫正市场失灵之效,就会产生一定程度的政府失灵。政府"补供方"支出的错配,一方面会对基本卫生保健服务可及性的公平性造成了不利的影响,另一方面也驱使大多数病人涌向医院(尤其是级别高的医院),造成了医疗资源的浪费,影响了医疗体系运行的效率。

表 10-7 显示,政府在基层医疗卫生机构中"补供方"支出,绝大部分要么流向城市社区卫生服务中心,要么流向乡镇卫生院,而其他类型的基层医疗卫生机构,例如街道卫生院、社区卫生服务站、门诊部、村卫生室以及各种诊所、医务室、护理站等,所获政府"补供方"的金额和占比都不高。流向乡镇卫生院的占比一直很高,在新医改之前曾经超过 80%,在新医改启动之后,也在不少年份接近 70% 的水平。相对来说,城市社区卫生服务中心的占比自新医改启动以来基本上保持在 25%~30% 的水平。

可是,农村乡镇卫生院数量众多,而城市社区卫生服务中心数量则少得多。表 10-8 基于可比的统计数据展示了城乡基层医疗卫生机构院均政府投入的水平,由此可见,乡镇卫生院与城市社区卫生服务中心相比,所获政府投入的水平有很大的差距。尽管城乡差距自 2010 年以来有所缩小,但却始终保持在城市大约为乡村一倍的差距上。即便我们考虑到城乡消费水平或平价购买力不同的因素,基层医疗卫生机构中政府"补供方"的城乡错配,依然是存在的。政府"补供方"资源的配置未能向农村地区更多地

表 10-7　医疗供给侧政府投入流向基层医疗机构的金额与比重(2004—2020 年)

| 年份 | 医疗机构中政府投入/亿元 | 基层医疗机构 | | | | | |
| | | 金额/亿元 | 占比/% | 乡镇卫生院 | | 城市社区卫生服务中心 | |
				金额/亿元	占比/%	金额/亿元	占比/%
2004	425.5	90.6	21.4	76.6	84.5	6.8	7.5
2005	435.1	88.4	20.5	74.3	84.0	6.3	7.1
2006	511.3	112.8	22.3	91.1	80.8	13.8	12.2
2008	892.3	243.2	27.3	148.3	61.0	53.0	21.8
2009	1155.3	328.5	28.6	196.7	59.9	81.6	24.8
2010	1463.1	475.0	32.7	303.3	63.9	123.5	26.0
2011	2021.3	773.2	38.5	506.5	65.5	204.3	26.4
2012	2249.8	949.1	41.6	659.8	69.5	248.9	26.2
2013	2561.4	1100.2	42.4	763.7	69.4	299.5	27.2
2014	2798.8	1188.6	41.6	819.6	69.0	333.6	28.1
2015	3543.3	1458.2	40.5	1015.5	69.6	405.2	27.8
2016	4031.4	1645.4	40.1	1135.5	69.0	462.4	28.1
2017	4577.0	1857.0	40.2	1265.4	68.1	534.6	28.8
2018	5142.9	2062.7	39.7	1382.4	67.0	603.9	29.3
2019	5747.3	2226.7	38.5	1462.0	65.7	683.2	30.7
2020	8339.5	2563.7	30.7	1664.8	64.9	834.7	32.6

　　资料来源:中华人民共和国卫生部,2005:94,98;2006:96,100;2007:94,98;2009:88,92;2010:91,94;2011:96-97;2012:94-95;国家卫生和计划生育委员会,2013—2017:100;国家卫生健康委员会,2018—2021:102,182,186。

　　注释:2007 年的统计数据异常,参见表 10-4 的注释,因此删除。

倾斜,这不利于基本医疗卫生服务可及性的横向公平性,也不利于农村地区医疗卫生事业的高质量发展。

　　无论如何,自新医改实施以来,政府财政"补供方"支出向基层医疗卫生机构倾斜的力度毕竟是加强了。同时,由于政府针对基层医疗卫生机构实施了一系列再行政化管控措施,如收支两条线、药品零差率和基本药物制度,一方面在这些机构中形成了"干多干少差不多"的激励格局,另一方面使得基层医疗卫生机构药品使用范围大幅度收窄,由此其通过基本医疗服务(其中相当一部分是为患者开药)以获取更多收入的空间受到压缩,其收入来源结构发生了很大的变化。

表 10-8　城乡基层医疗卫生机构院均政府投入(2004—2020 年)

年份	城市社区卫生服务中心			乡镇卫生院		
	机构数/家	政府投入/亿元	院均政府投入/万元	机构数/家	政府投入/亿元	院均政府投入/万元
2004	1128	6.8	570.1	41626	76.6	115.1
2005	1382	6.3	525.0	40907	74.3	117.8
2006	2077	13.8	545.7	39975	91.1	131.4
2008	4036	53.0	581.2	39080	148.3	205.7
2009	5216	81.6	664.1	38475	196.7	256.1
2010	6903	123.5	688.7	37836	303.3	297.7
2011	7861	204.3	776.3	37295	506.5	354.3
2012	8182	248.9	893.5	37097	659.8	438.0
2013	8488	299.5	979.7	37015	763.7	496.0
2014	8669	333.6	1067.9	36902	819.6	531.4
2015	8806	405.2	1204.4	36817	1015.5	608.6
2016	8918	462.4	1326.0	36795	1135.5	674.0
2017	9147	534.6	1509.8	36551	1265.4	753.5
2018	9352	603.9	1703.5	36461	1382.4	816.2
2019	9561	683.2	1926.7	36112	1462.0	901.5
2020	9826	834.7	2082.9	35762	1664.8	962.4

资料来源:中华人民共和国卫生部,2005:6,94,98;2006:6,96,100;2007:6,94,98;2009:10,88,92;2010:3,91,94;2011:3,96-97;2012:3,94-95;国家卫生和计划生育委员会,2013—2017:3,100;国家卫生健康委员会,2018—2021:3,102,182,186。

表 10-9 显示,在新医改实施之前,城市社区卫生服务中心 80%～90%的收入来源于"业务收入",即其为社区居民提供基本医疗服务(尤其是普通门诊服务)所获取的收入,其中包括开药收入。政府投入在其总收入的占比,自新医改开始酝酿期间就开始提高,自 2006 年起逐年升高,直到 2017 年达到 39.1%的峰值;此后,这一占比虽然有所下滑,但下滑幅度不大。这样一来,城市社区卫生服务中心的近四成日常运营收入来源于政府投入,这样的收入结构对其基本医疗服务提供的积极性,难免产生负面的

表 10-9　城市社区卫生服务中心的收入构成(2004—2020 年)

年份	总收入/亿元	政府投入		业务收入		其他收入	
		金额/亿元	占比/%	金额/亿元	占比/%	金额/亿元	占比/%
2004	64.3	6.8	10.6	56.7	88.1	0.8	1.3
2005	72.6	6.3	8.6	65.4	90.2	0.9	1.2
2006	113.3	13.8	12.2	96.3	85.0	3.3	2.9
2008	221.5	38.4	17.3	183.1	82.7	0.0	0.0
2009	234.6	53.0	22.6	181.6	77.4	0.0	0.0
2010	346.4	81.6	23.6	264.8	76.4	0.0	0.0
2011	475.4	123.5	26.0	351.9	74.0	0.0	0.0
2012	610.2	204.3	33.5	405.9	66.5	0.0	0.0
2013	731.1	248.9	34.0	449.9	61.5	32.3	4.4
2014	831.6	299.5	36.0	512.0	61.6	20.1	2.4
2015	925.8	333.6	36.0	572.9	61.9	19.3	2.1
2016	1060.6	405.2	38.2	629.8	59.4	25.6	2.4
2017	1182.5	462.4	39.1	692.9	58.6	27.2	2.3
2018	1381.0	534.6	38.7	814.9	59.0	31.4	2.3
2019	1593.1	603.9	37.9	953.6	59.9	35.6	2.2
2020	1842.1	683.2	37.1	1096.5	59.5	62.4	3.4

资料来源:中华人民共和国卫生部,2005:98;2006:100;2007:98;2008:92-93;2009:93;2010:94;2011:96;2012:94-95;国家卫生和计划生育委员会,2013—2017:100;国家卫生健康委员会,2018—2021:102,186。

影响。我们在第六章图 6-1 和 6-2 中已经看到,与极少获得政府补贴的民营社区卫生服务中心相比,公办社区卫生服务中心无论是在诊疗服务还是住院服务的提供量上都缺乏增长的动力。

乡镇卫生院曾经在新医改之前的很长一段时期内陷入困境。除少数地区外,大多数地区的乡镇卫生院至少在名义上尚属公立机构(参见第六章,尤其是表 6-2)。政府对乡镇卫生院的投入主要包括部分职工工资(即所谓的"人头费")和公共卫生服务补助。大部分"人头费"采取了差额拨款形式,仅相当于工资总额的 13% 左右,而且这一比重还处于下滑趋势中,一些地方的公共卫生补助也难以足额到位(李卫平等,2003;钟宏武、罗虹,2005)。不少调查显示,自农村税制改革以后,乡镇卫生院下放到乡镇管理,只有少数财力雄厚的乡镇政府加大了对乡镇卫生院的支持力度;但是,对大多数乡镇政府而言,维持自身机构正常运转尚且困难,根本没有财政能力投入充足的资金去支持乡镇卫生院的发展;不少乡镇政府甚至还经常截留来自上级政府对乡镇卫生院的拨款,或者向乡镇卫生院摊派,安排非卫生技术人员进入乡镇卫生院,从而严重妨碍了乡镇卫生院的发展(梁仲民、杨振海,2002;李卫平等,2003)。许多乡镇卫生院处在艰难维持的境况(王红漫,2004)。在这种情况下,乡镇卫生院只好越来越依赖有偿医疗服务和出售药品维持生计。在新医改实施之前,基本医疗服务提供是乡镇卫生院的主要收入来源,其占比保持在 80% 以上。

实际上,在广袤的农村地区,乡镇卫生院有地利之便,在提供基本医疗服务上对农村居民本来应该拥有一定的便利性优势。可是,由于其能力建设受限,对患者的吸引力自然有限。政府增加对其直接投入的力度,对于其摆脱生存困境,是至关重要的,这也是几乎所有农村医疗卫生事业研究者的共识。表 10-10 显示,在新医改实施之后,随着政府投入的增加,乡镇卫生院的收入格局发生了很大的改变。乡镇卫生院医疗服务提供所获收入在其总收入中的占比，自 2010 年开始，除 2019 年有微幅回升外，其余年份呈现逐年下降之势。与之形成鲜明的对照，乡镇卫生院政府投入的占比则逐年提高，到 2020 年，已经接近乡镇卫生院总收入的半数了。可是，在政府财政持续性强力输血的情况下，乡镇卫生院的医疗服务利用率，无论是诊疗服务还是住院服务，本身都不高，而且增长乏力，乡镇卫生院的病床利用率自 2015 年以来还呈现下降之势(参见第六章，尤其是图 6-3)。

表 10-10　乡镇卫生院的收入构成(2004—2020 年)

年份	总收入/亿元	政府投入		业务收入		其他收入	
		金额/亿元	占比/%	金额/亿元	占比/%	金额/亿元	占比/%
2004	479.2	76.6	16.0	382.8	79.9	19.8	4.1
2005	481.7	74.3	15.4	393.8	81.7	13.7	2.8
2006	525.3	91.1	17.3	423.8	80.7	10.4	2.0
2008	804.0	148.3	18.5	655.7	81.5	0.0	0.0
2009	985.2	196.7	20.0	788.5	80.0	0.0	0.0
2010	1126.5	303.3	26.9	823.1	73.1	0.0	0.0
2011	1321.5	506.3	38.3	815.1	61.7	0.0	0.0
2012	1624.8	659.8	40.6	922.0	56.7	43.0	2.6
2013	1836.0	763.7	41.6	1027.4	56.0	44.8	2.4
2014	1961.0	819.6	41.8	1098.5	56.0	42.9	2.2
2015	2240.5	1015.5	45.3	1177.6	52.6	47.4	2.1
2016	2479.9	1135.5	45.8	1292.7	52.1	51.6	2.1
2017	2754.0	1265.4	45.9	1430.3	51.9	58.2	2.1
2018	2975.9	1382.4	46.5	1526.8	51.3	66.7	2.2
2019	3255.3	1462.0	44.9	1674.9	51.5	118.4	3.6
2020	3441.6	1664.8	48.4	1629.9	47.4	146.9	4.3

资料来源：中华人民共和国卫生部，2005：94；2006：96；2007：94；2008：89；2009：88；2010：91；2011：96；国家卫生和计划生育委员会，2016：184；国家卫生健康委员会，2021：186。

上文的分析显示，即便政府增加了投入，即便城乡社区医疗卫生服务机构收入来源中政府投入水平已经大幅度提高，但这依然不足以实现"强基层"的新医改目标。这也表明，政府增加投入对于某些处在医疗供给侧弱势地位的服务提供方来说固然是重要的，政府资源配置向这类机构倾斜在某些情况下也是必要的，尤其是出于提升医疗资源不足地区医疗供给侧能力的考量，但政府增加投入并不是解决问题的万灵药。

政府增加对医疗机构的直接投入，并不是"强基层"的关键。"强基层"的关键在于"去基层化"，即通过去行政化彻底破除基本卫生保健提供者的"基层"身份，通过医保支付范围的扩大（实现门诊统筹）和医保支付水平的提升引入基于第三方购买的市场机制，并通过嵌合着行政、市场和社群机制的医保支付改革（尤其是按人头付费的制度化），彻底重构面向城乡社区的基本卫生保健体系。这一思想，早在新医改酝酿时期就已初步形成。在新医改实施初期，笔者通过深入的"基层"调研，深化并细化了这一思想。

2011年4月到11月，中国经济体制改革研究会公共政策研究中心课题组承接财政部社会保障司设立，并由亚洲开发银行资助的"政府卫生投入及医疗卫生机构补偿机制"项目，赴辽宁省铁岭市昌图县、江苏省宿迁市沭阳县、陕西省延安市子长县和安徽省芜湖市芜湖县进行调研，其中昌图县为预调研地区，由中心部分成员（由余晖领队）与清华大学经济管理学院白重恩教授领导的团队共同完成预调研。这四个调研县由财政部选定，后中心建议增加陕西省榆林市神木县为调研地。除了昌图以外，其他四地都曾以自发独特的医改"模式"拥有某种程度的全国性知名度，其中，"宿迁模式"的知名度和争议度在这里无须赘述；"神木模式"以医疗需求侧实施"全民免费医疗"而蜚声神州，而其医疗供给侧民营医疗机构占比很高的"实情"在当时鲜为人知；"子长模式"，如第五章所述，是卫生行政部门属意的县级医院"收支两条线"改革试点；"芜湖模式"则是以收支两条线、基本药物制度和药品零差率政策为核心的"安徽模式"的缩影。笔者除未参加预调研外,全程参加了其他四县的调研。实地调研结束,笔者、朱恒鹏和余晖共同确定了调研报告的分析思路和写作框架,并参与写作了 12 余万字的调研报告。经十易其稿后,我们最终在 2012 年 7 月 30 日完成了调研报告的"征求意见稿",并在清华大学团队、财政部社会保障司以及其他人士提出修改意见后,于 9 月 1 日向委托方提交调研报告终版(封面参见图10-3)。

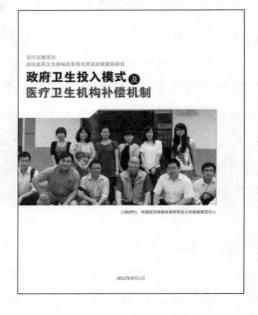

在调研中,我们深度访谈了159 人(另有 40 名当地官员与医界人士和 40 名村医为我们提供了一些细节信息),搜集了各地 2006—2011 年医疗机构的卫财卫统数据和医保支付数据,同时还对新农合参保者和基层医疗机构医务人员开展了问卷调查(余晖,2014b:94,222-231)。在这次调研中,课题组对神木模式的考察与分析超出了财政部—亚行项目的要求,笔者与朱恒鹏和余晖共同完成了这次调研的副产品——"神木模式"的四篇系列分析文章(顾昕、朱恒鹏、余晖,2011a;2011b;朱恒鹏、顾昕、余晖,2011a;2011b)。与此同时,在朱恒鹏领导下,调研组的一个分支还对陕西省榆林市府谷县进行了附加考察,从而最终形成了对四地(神木、子长、府谷和沭阳)县域医改模式的比较分析(朱恒鹏,2012)。此外,朱恒鹏还从该项目调研报告中抽取了有关沭阳县和宿迁市的数据分析结果,撰就了对宿迁医改模式的评价文章(朱恒鹏,2011b;2011c)。

关于五县县医院和基层医疗卫生机构日常运营、政府投入和医保支付数据的详细分析，以及将宿迁市置于苏北五市的比较，可参见调研报告（余晖，2014b：114-188）。这里将笔者主笔的研究结论和政策建议择要分享一下。

基于数据分析，我们得出了五点结论。

第一，由于神木和沭阳建立了民营医疗机构为主体、竞争充分的市场化医疗服务供给格局，尽管财政在供方的直接投入很少，但是由于民营医院的运行效率较高，加之基本的医疗服务品质也可以得到保障，因此满足城乡居民医疗服务的能力更高，两县城乡居民的"看病难"问题有所缓解。这意味着通过财政投入举办公立医疗机构绝不是解决"看病难"问题的必要条件，更不是充分条件。

第二，没有证据表明神木和沭阳的民营医院比其他地区的公立医院存在着更为明显的诱导需求行为，这缘于数量众多的民营医院需要竞争医保部门的医保定点资格，竞争手段之一就是保持医药费用水平增长不太快并规范诊疗行为，遵守医保部门的政策要求。相应地，在民营医院占多数、竞争充分的医疗服务市场格局下，医保部门的选择权就大得多，地位也超然得多，医保资格的给予和取消的约束力也就有效得多。

第三，无论是在神木还是在沭阳，医疗服务体系中依然存在着"以药补医"的现象，但这一现象在其他三个公立医疗机构主导医疗供给侧的县域同样存在，因为这一现象的存在与所有制无关，而是政府价格管制体制政策的不当所致（参见第十二章）。

第四，芜湖和子长医改实践的结果表明，把公立医疗机构恢复为传统国有事业单位的种种做法，诸如政府加大对公立医疗机构的财政投入、对公立医疗机构的人力资源管理采取定岗定编、财政保障医务人员的工资等，事实上维护甚至强化了公立医疗机构主导地位，即便在很短的一个时期内或许能降低一些医疗服务的均次费用水平，从而造成一种看病不贵的假象，但是这种"政绩"不具有可持续性。

第五,在降低城乡居民的医疗负担方面,政府财政"补供方"的效果远不及"补需方",神木县"补需方"模式让当地民众看病治病时的自付比大幅度下降,而子长县"补供方"模式却没有做到这一点。

实际上,以财政"补供方"为主导的地方,一般来说,当地政府会在改革的试点期间,对当地最具有影响力的公立医院祭出高额投入的新政。在短期大手笔财政直接投入的境况下,当地公立医院自然会在硬件设施或财务状况(尤其是在财政全额支付债务的情况下)上有显著的改观。但是,一旦财政不再保持持续的大手笔直接投入,这些公立医院的运营马上遭遇的"大锅饭"式的困境。一方面,当地平均医药费用统计数字的下降掩盖了很多其他现象,尤为突出的是医疗机构和医务人员的工作积极性遭受打击,调动积极性成为当地政府的新挑战;另一方面,在财政补供方以及相应绩效考核措施的主导下,当地医疗机构在工作积极性不断下滑的情形下还出现了新的扭曲行为,即工作重心围绕着行政考核的指挥棒转,而对于指挥棒顾及不到的方面,例如推诿看起来病情较为复杂或严重的病人,则听之任之。

基于案例研究、国际比较和理论分析,课题组就政府卫生投入和医疗机构的补偿机制提出如下几点政策建议:(1)加大公共财政"补需方"力度,提高医疗保障水平,亦即提高医保支付占医疗机构收入的比重;(2)走向"公共契约模式",将医保支付改革视为医疗机构补偿机制改革的核心;(3)清理医保支付改革的障碍,尤其是解除医疗服务和药品的价格管制,将定价权从政府物价管理部门转移给医保经办机构,促进医保支付谈判的制度化;(4)推进医保门诊统筹,其支付模式以按人头付费为主,兼及按病种付费和按项目付费,将健康管理纳入基本卫生保健服务体系;(5)推出"竞争性守门人制度",让既有城乡社区卫生服务机构与一二级区县级医院承担守门人职责;(6)切实落实"管办分开"原则,解除卫生行政部门与其下属医疗机构的行政隶属关系,在卫生行政部门之外建立专门的公立医院管理机构,形式政府办医职能,同时厘清卫生行政部门作为医疗卫生全行业监管者的职能;(7)推动公立医院法人化,赋予其理事会行使战略管理的职能,建立问责制度;(8)公共财政"补供方"的总体强度没有必要进一步提高,但对其投入方向应该进行结构性调整,向人口稀少的地区(如山区、海岛、边疆等)倾斜,向服务人群稀少而又不确定的服务领域(如精神病防治、职业病防治、传染病防治)倾斜。

四、健康守门人与分级诊疗的制度化:市场主导还是行政主导?

中国医疗供给侧改革的很多重要事项常常被"公私之争"的话语所遮蔽。医疗机构的产权制度改革以及公立医院从行政化(预算化)经自主化向法人化的组织、制度和治理变革,也是非常重要的,但另一项非常重要的供给侧结构性改革就是守门人制度的建设。守门人制度意味着民众在非紧急情况下的首诊必须由以社区为取向的基本卫生保健提供者来完成,基本卫生保健提供者无法医治的疾病则通过转诊体系交由医院或其他专门的医疗机构来医治。笔者在首次就医改问题接受媒体采访之时,曾将建立守门人制度视为三大医改措施之一(戴廉、段磊萍,2005:57)。从国际视野来看,守门人制度在所有发达国家以及很多发展中国家都早已建立,家庭医生在这些国家的医疗卫生健康服务体系发挥着举足轻重的作用也早已是制度化的常态。从国际经验来看,守门人制度基本上是市场机制运作的结果,这一方面缘于家庭医生为民众所提供的服务本身就是市场化的,另一方面缘于医疗保险体系在基本卫生保健支付制度上的变革推动了守门人制度的成熟与发展。

如第二章所述,世界上众多发达国家中门诊服务(基本卫生保健服务的主干)主要由基于社区、面向社区居民的全科医生(俗称"家庭医生")来完成,而医院一般不从事门诊服务而只提供住院服务和专科医疗服务(二级医疗服务的主干)。在我国医疗体制中,则存在一种结构性的缺陷,即基本卫生保健和二级医疗服务不分,因而基本卫生保健服务体系不发达。与此同时,不管是基本卫生保健还是二级医疗服务,其服务提供者都处在一个高度行政化的组织和制度体系之中。要矫正这一结构性缺陷,单靠市场力量自发的运作无异于缘木求鱼,政府必须扮演积极的角色,可是如果结构性缺陷的矫正以行政化的方式开展,有关的发展并不令人乐观。

实际上,守门人制度曾经在我国小范围内实行,一般俗称"转诊制",但是后来由于种种原因被废止,其中的一个因素是,无论是政府官员还是普通百姓都倾向于认为这种制度有碍病人对医疗机构的自由选择权。在普遍实行家庭医生首诊制以及转诊制的国家中,就"自由选择权"固然总有质疑,但在保持病人自由选择权和病患合理分流之间保持适当的平衡,成为医疗政策的一个关注点。事实上,在运作良好的守门人制度中,病人拥有对家庭医生的自由选择权,而医疗体系整体的效率较高。

当然,在中国,也有很多人意识到,我国民众大部分门诊医疗服务(也就是俗称的"小病")完全可以在社区层级或中小医院上完成,但是这些门诊服务在本来应该着重于专科医疗服务的大医院中来完成,实在是对医疗资源的一大浪费。因此,"小病进社区"成为卫生行政部门为了推进分级诊疗而力主的一个政策导向。然而,"小病进社区"这一口号本身只能产生适得其反的作用,因为这一口号越深入人心,就越会对社区卫生服务机构造成矮化效应,再加上"基层"等行政化色彩强烈的字眼,更会强化民众对社区卫生服务低端化的固有认知,使得百姓对于社区医疗卫生机构的专业水准更加难有信任。一旦百姓对于蒙患何病有所狐疑,即便到"基层"或"社区"医疗卫生机构去问诊,最终也极有可能到较大的医院去确诊。"小病进社区"的政策导向难以落地,或者说分级诊疗长期难以制度化,还常被归因为百姓的就医理念不正确(国务院发展研究中心社会部课题组,2017：20-

21)，乃至这种归因成为套话，但分析者只要反躬自省，就能明白这种归因的分析思路并不正确。

其实，分级诊疗在中国并不是陌生的事情。在计划经济时代，无论是城市中的公费医疗或劳保医疗，还是农村中的合作医疗，都实行严格的分级诊疗制度，只不过在当时经济收入水平低下和医疗资源匮乏的条件下，百姓的就医选择权本身就受到极大的限制，分级诊疗对就医选择权的限制不会引发强烈的"民怨"；自 20 世纪 80 年代初到 2003 年，也就是本书所称的医疗政策大转型第一阶段，自由就诊成为百姓医疗服务利用的主导性行为，也成为政府医疗政策的一个追求；在新医改酝酿期和实施期的初期阶段，也就是在 2003—2015 年，政府试图重建分级诊疗制度，以期在民众自由就诊和医疗体系效率提升之间寻求新的平衡，但收效甚微；2015 年之后，分级诊疗成为深化医改的重要抓手，政府的推进力度开始加大（国务院发展研究中心社会部课题组，2017：23-42）。

实际上，基于社区卫生服务的发展建立"健康守门人"，进而推进分级诊疗的制度化，一直是卫生行政部门的主要工作思路。这一思路在 2009 年《新医改方案》中得到详细的阐述：

> 完善以社区卫生服务为基础的新型城市医疗卫生服务体系……转变社区卫生服务模式，不断提高服务水平，坚持主动服务、上门服务，逐步承担起居民健康"守门人"的职责……建立城市医院与社区卫生服务机构的分工协作机制。城市医院通过技术支持、人员培训等方式，带动社区卫生服务持续发展。同时，采取增强服务能力、降低收费标准、提高报销比例等综合措施，引导一般诊疗下沉到基层，逐步实现社区首诊、分级医疗和双向转诊（中共中央、国务院，2009：7-8）。

基本上，从 21 世纪之初到 2015 年，卫生行政部门一直致力于以行政化的手段推进分级诊疗制度，其中重点在于推进家庭医生签约服务，"完善家庭医生签约服务"还载入了 2016 年 10 月 25 日颁布的《"健康中国 2030"规划纲要》（参见第六章），家庭医生服务签约率和集体健康档案建档率都纳入卫生行政部门对社区卫生机构的绩效考核之中。尽管在许多医界专业人士的努力下出现了不少家庭医生服务的探索性实践（如陈先辉、孙国平，2017），分级诊疗的试点也在不少地方开展（廖晓诚，2019），但总体上，中国家庭医生与国外（包括不少发展中国家）家庭医生在医疗供给侧的地位这可谓云泥之别，而以社区卫生服务机构为基础的分级诊疗试点也始终停留在试点的层次，无法在较大的地区（遑论全国）形成普遍的制度。在资讯传播高度发达的今天，家庭医生在国外大多数国家（尤其是发达国家）的地位和作用，早已为很多国人所熟知。即便如此，以家庭医生服务为核心的基本卫生保健在欧洲成为整个医疗卫生健康服务体系的驾驭者（Saltman，et al.，2006），这一理念和实践哪怕对医疗卫生健康界的中国专业人士来说，都是闻所未闻、匪夷所思的。

通过行政化手段推进家庭医生制度建设的不利，是可以预期的，因为作为社区卫生服务医务人员的"家庭医生"在民众中的信任度总体不高，而"家庭医生签约服务"中的主要内容是公共卫生服务，其必要性在普通百姓那里也缺乏认知。总体上，分级诊疗制度化的进展既不顺利也不显著。据国家卫健委组织的全国第六次卫生服务调查专题报告（第一辑）中"分级诊疗制度下基层服务体系评估"的发现，在《新医改方案》提出分级诊疗概念之后，2009—2017 年，医院机构数、床位数以及卫生技术人员数量增长速度均快于基层，尽管在政府财政补贴方面，基层增长速度快于医院；医院诊疗人次、门急诊人才以及出院人次增长速度快于基层，但在基层医疗卫生机构中，城市社区卫生服务中心在诊疗人次和门急诊人次的增速上略好于医院（国家卫生健康委统计信息中心，2021b：337-338）。

在家庭医生服务制度化上难有实质性进展的背景下，卫生行政部门在 2015 年前后开始以推动医联体—医共体建设作为分级诊疗制度化的抓手。事实上，早在 2010—2011 年，卫生部政策法规司就设立了题为"加强卫生服务协调性与连续性发展的政策研究"的课题（编号为 0214516108），探讨医院与社区卫生服务机构的分工协作机制（李睿、张亮，2011）。2012年，"政府主导派"医改专家李玲领衔发表论文，提出将整合医疗作为中国医改的战略选择，建立公立医院之间、公立医院与城乡基层医疗卫生机构的分工协作机制，恢复三级医疗卫生网络，实行分级医疗、双向转诊的医疗服务模式（李玲等，2012）。

整合医疗的地方探索一开始呈现为不同层级的医院与城乡社区医疗卫生机构之间零星的结盟行为，随后一些地方政府加以推动，形成了松散型医联体和紧密型医共体两种整合医疗模式（史明丽，2013）。其中，县域医疗卫生服务共同体（简称"医共体"）的实践尤为红火，其 2015 年起源于安徽省（尹红燕等，2017），其中天长县脱颖而出，形成"天长模式"，从而成为安徽医改在终结"收支两条线"之后收获的一个新全国性关注点。随后县域医共体模式在山西得到拓展，最后在浙江升级为全省域的医疗供给侧改革实践。2019 年 5 月 15 日，国家卫生健康委和国家中医药管理局发布《关于推进紧密型县域医疗卫生共同体建设的通知》（国卫基层函〔2019〕121 号），要求到 2020 年底在 500 个县（含县级市、市辖区）初步建成服务、责任、利益、管理一体化的县域共同体。各地积极响应，在随后发布的县域医共体试点名单中，除 567 个县域试点外，山西、浙江被列为试点省份（郁建兴等，2020：6）。

从治理的视角来看，整合医疗本身是联盟治理的一种实践，其在西方发达国家的兴起是联盟治理与市场治理互补嵌合的产物。本来，整合医疗是在医疗卫生健康服务专业共同体中形成的一种理念。1992 年，美国加利福尼亚大学伯克利校区公共卫生学院院长索太尔（Stephen M. Shortell）教授领导的一个研究团队，发表了一篇后来引证率很高的论文，提出了"组织化递送体系"（Organized Delivery System）的概念，论证了从健康管理、疾病治疗到疗养康复一站式、连续性服务医疗卫生健康服务管理上和市场竞争中的优越性(Shortell,et al.,1992)。这种组织模式和服务业态在医保支付改革尚未推开时处于一种零星探索的状态(Leatt,et al.,1996;Shortell,et al.,1996)。以捆绑式付费为核心特征的医保支付改革全面推开后,医疗卫生健康服务机构的激励结构得到重构,其唯有控制成本,为参保患者提供性价比高的服务,才能增进其自身的利益。在各种直观、简单或借鉴工商管理知识即可开展的成本控制措施已经无法产生边际效益之后,既有专业学理支撑又有控制成本之效的整合医疗受到重视,从曾经前沿性理念和探索性实践演变成为一种新型服务业态(Burns and Pauly,2002;Shortell,et al.,2000;Boon,et al.,2004),对医疗卫生健康产业供给侧的组织和制度模式变革产生了深刻的影响,并从美国扩散到英国、瑞典、荷兰等欧洲国家(Harrison,2004:63-80,107-129,143-144,184-200)。正是基于这一点,笔者在医联体建设初兴于中国之时参与写作的一篇论文,将医保支付改革视为推动整合医疗发展的第一驱动力,明确指出:"在支付方式改革的基础上,通过经济利益的调配,为医疗机构之间的合作提供持续的、有力的经济激励,是推动整合医疗(或医联体)持续进行的基础性条件。"(郭凤林、顾昕,2015:17)

作为新型医疗卫生保健组织形态全球性普及的一种体现,整合医疗的中国探索本质上是在既有基本卫生保健体系高度行政化的框架中注入联盟治理的制度安排,或简言之,通过行政化方式推动的联盟治理;与此同时,通过医保支付改革推动医联体—医共体形成利益共同体,尤其是医保向医联体或医共体捆绑式付费或打包付费的重要性,无论是基于国际经验和国际文献的学理探讨性论文(郭凤林、顾昕,2015;朱晓丽等,2017;邓明、张柠,2019)中,还是对中国现实实践经验的总结性文章(胡善联,2017;郁建兴等,2020),都给予一定的重视。

在财政投入和医保支付中弱化行政机制的主宰性并引入市场治理机

制，借此重构供方的激励结构，这一改革思路在各地县域医共体试点中得到了不同程度的探索，这同以往在既有行政化体制框架中推进医联体或医共体的实践有着显著区别（王文婷等，2016）。在深圳罗湖区，区政府将原区级医院和基层的社康中心整合为罗湖医院集团，实施一体化管理，而原有对各类医疗卫生机构的财政补贴与医保支付整合起来，基于总额预算制支付给集团，从而改变了医疗卫生健康服务供方的激励结构（刘海兰等，2018）。江苏启东市、安徽天长县、福建尤溪县和青海省互助县均名列国家级公立医院改革试点县（市），其在医疗集团、医共体和三医联动（即医疗、医保、医药改革联动）的整合实践中，均普遍注重财政补偿和医保支付改革，采用行政规制和经济激励相结合的方式，推进分级诊疗即健康守门人的制度化（陈珂宇、孟群，2019）。在浙江省，县域医共体建设从试点到推开的过程中，政府启动了基层医疗卫生机构的财政改革，力推从按编制行政拨款到按绩效购买服务的转型（顾昕，2019d），医保经办机构也正在改变付费方式（郁建兴等，2020：14；徐烨云、郁建兴，2020），基层医疗卫生健康服务提供者激励结构的重构正在进行之中。

可以说，医联体—医共体建设属于行政机制、市场机制与社群机制互补嵌合的一种探索，有可能在一定程度上为基本卫生保健乃至整个医疗供给侧的去行政化改革提供了新的理念、动力和契机。然而，医联体—医共体建设在推进治理变革上可能具有的战略意义从未得到普遍的体认。在医疗卫生政策学界，从治理变革视角（或者更具体，从社群治理视角）来考察医联体—医共体建设的学术探索寥寥无几。联盟的形成和运行本身属于联盟治理的一种实践，而联盟治理是社群治理的一个子集（Reuer, et al.，2010）。作为联盟，医联体—医共体中诸多利益相关者如何能达成协调共赢的格局，正是适合从联盟治理视角加以研究的课题。尽管去行政化在目前的阶段仅具有边际性、局部性和渐进性，但医联体—医共体的中国实践为学界探索社群治理在基本卫生保健领域的实践提供了丰富的素材和案例,但从联盟治理或更广的社群治理视角对医联体—医共体实践的分析,在学术界尚未出现。

在卫生行政部门的实际操作中,医联体—医共体建设对于新医改的意义只不过就是"强基层"以推动分级诊疗制度化的一个抓手。整合医疗在中国被赋予了在国外从未有过的功能,即"强基层"。无论这一有中国特色的功能是否能得到某种程度上的实现,也无论"强基层"的新医改目标可否借助这一抓手而得到某种程度上的达成,整合医疗在推进分级诊疗制度化上的作用依然是有限的,因为其对健康守门人制度的建立并未提供太大的助力。

要建立健康守门人制度,固然需要政府各部门的努力,尤其是医保管理部门和卫生行政部门协同发力,但归根结底,医保才是推进这一制度建设的第一驱动力。放眼全球,守门人制度的建立和健全始终是与医保体系的高质量发展密切关联,依次迈出如下五步是至关重要的:第一步,医保推进门诊统筹,这是守门人制度建立的最重要前置条件,而在这一条件上不具备的情况下,单靠卫生行政部门推进"小病进社区"以及建立"家庭医生"制度,是绝对不可行的;第二步,医保就普通门诊设立首诊制,首诊机构可以超越既有的社区卫生服务机构,将既有医疗服务量不高且处在医疗服务体系中不高不低夹心层的一级和二级医院也纳入,甚至三级医院的门诊部也可纳入,这就是笔者在第七套新医改方案中提出的"开放式或竞争性守门人制度"(顾昕,2008a:32-33);第三步,医保机构对普通门诊服务按人头付费,由财政部拨付、卫生行政部门主管分配的公共卫生经费,与门诊支付统筹,一并按人头付费的方式向首诊机构支付;第四步,首诊机构(也就是守门人)的主要收入来源于门诊服务的医保支付和公共卫生服务的财政购买,而不是政府对于供方的直接补贴,由此守门人的绩效及其收入取决于其对医保和政府购买的竞争力;第五步,政府大力推进医疗机构法人化,鼓励高等级医疗机构与社区卫生服务机构合并,通过医共体的法人治理实现整合医疗,或者与社区卫生服务机构建立医联体,通过联盟治理的方式实现整合医疗。

分级诊疗制度化的首要驱动力在于医保部门而不是卫生行政部门,这一观点乍听起来匪夷所思,但实际上早在笔者所主笔的"新医改第七套方案"中就已经给出了。当然,由于过于另类,这一观点从未在新医改政策决策层以及医疗政策学界探讨中得到重视。在此,笔者从自撰的"第七套方案"扩展版文本中将有关内容摘录如下,以留下市场主导型分级诊疗制度化思想的历史脉络。

> 以综合医疗服务包取代大病统筹:医疗保险服务包既包括大病医疗,也覆盖普通门诊服务。事实上,在国际上,普通门诊都属于所谓"基本卫生保健"(或"初级卫生保健",英文为 primary health care)的范畴,将基本卫生保健纳入医疗保障体系是国际通例。确保基本卫生保健可及性的公平,对于保障人民群众的健康具有重要的意义。实际上,目前在我国的很多地方,三大公立医疗保险已经将普通门诊服务纳入保险范围,而人力资源和社会保障部也正在组织专家研究门诊统筹的制度安排(顾昕,2008a:18)。

> 普通门诊采取开放式或竞争性定点首诊制。具体的游戏规则建议如下:

> - 所有参保者在申请参保时直接填写普通门诊的定点首诊机构,医疗机构无权对参保者进行挑选。

> - 所有拥有门诊服务资格的医疗机构都可以成为定点首诊机构。

> - 参保者有权在一定的期限内更换定点首诊机构。

> - 参保者只有在定点机构接受普通门诊服务并接受转诊,方能享有高比例的医疗保障(顾昕,2008a:19)。

> 普通门诊采取按人头付费制。具体的游戏规则建议如下:

> - 医保机构与定点首诊医疗机构签订合同,根据后者在一定时间

内所吸引的定点参保者人数,定期预先支付一笔定额费用,让后者照顾定点者的健康。

- 人头费可以根据上一年特定地区内的门诊费用总额和参保者人数进行测算,同时根据定点参保者的年龄结构、性别和慢性病类型进行加权。

- 人头费中包含一笔转诊费,守门人每转诊一次,接收转诊病人的医疗机构就获得一笔定额转诊费,不论转诊病人的病情如何。

- 按人头付费的总金额必须在这些医疗机构收入总量中占较高比重,例如至少在 60%(顾昕,2008a:19)。

在提出这些相当具体的政策建议之后,笔者还专就"开放式或竞争性定点首诊制"与"社区首诊制"的差别以及前者在基本卫生保健提供者那里所造就的激励结构给予了极为详尽的阐释,兹原文照录如下:

竞争性定点首诊制就是开放式的守门人制度,同目前在我国很多地方实行的"社区首诊制"貌似一样,但其实大不相同。社区首诊制具有垄断性。可以想象,如果守门人处于垄断地位,那么它们在按项目付费为主的体系中有可能千方百计地留住病人,不提供合理的转诊服务;在按人头付费或定额预付制为主的体系中,它们有可能倾向于尽量减少服务提供,以节省数额固定的人头费。实际上,前一种情形正在目前中国的很多地方发生,而后一种情形曾经在我国的公费医疗体制中发生。在很长一段时间内,公费医疗公立机构对定点合同医院采取定额包干制。但由于缺乏竞争机制,病人没有更换定点合同医院的权利,定点合同医院如果减少服务量或者降低服务质量,患者也无可奈何。

促进竞争正是打破这种局面的不二法门。为了促进普通门诊医疗机构的竞争,世界各国政府或者医疗保险机构都允许民众(或参保者)更换首诊定点注册,对守门人进行自由选择。这样一来,医疗费用就可以"随着病人走",守门人自然要为民众好好服务,以吸引更多的民众(或参保者)来注册定点首诊。

在这样的游戏规则下,守门人自然不希望定点首诊参保者们生病,最好是他们都不来看病,这样可以把人头费都省下来。为了让这些参保者不常生病,首诊医疗机构自然会想方设法承担并且推动各种预防性服务,例如建立家庭档案、开展健康教育、注重免疫、妇幼保健等等。实际上,对于众多面向个体的公共卫生服务,国家可以出资"埋单",但是可以让首诊医疗机构(亦即守门人)来提供服务。因此,实行开放性守门人制度和按人头付费制度,恰恰是医疗保险制度走向健康保险制度的关键一步。

如果病人真的来了,守门人自然会根据情况决定治疗用药方案。病况严重者多检查、用好药,想方设法尽快治好病,以免病人再来;轻微者反其道而行之。换言之,开放性守门人制度和按人头付费制度,能够促使医疗机构高度重视诊疗和用药方案的性价比,由此可以轻易化解了种种具有中国特色的问题,例如不重视预防、开贵药、重复检查等等。如果中国的医保机构采纳这些游戏规则,价廉物美的中医也自然会受到青睐。

有了合理的制度,"以人为本""以健康为本""立足于社区""预防为主""弘扬发展中医"等等听起来永远正确的话,才不是空话。

在上述"开放式守门人机制"前提下,大医院或专科医院必须要竞争"守门人"的转诊服务。每竞争到一个病人,大医院或专科医院就会赢得一笔转诊费(或称"专家门诊费")。除了这笔费用,它们提供的具体医疗服务(例如检查、手术、住院等等)将获得另外的付费。这种付费将主要以按病种付费(或按疾病诊断组付费,即 DRGs)的方式来进行(顾昕,2008a:20-21)。

　　时光荏苒，物是人非，但这些文字不需要加以任何改动即可照录于此而不失其现实意义，这对于写下这些文字的人来说不能不说是一件幸事，但对于希望通过写下这些文字以推动相关事业前行的人来说，却不胜唏嘘。十多年过去了，尽管中国在全民医保体系建设上成就斐然，但门诊统筹依然是医保未来高质量发展的重点工作内容之一，何时能成为现实还远未可知，而通过医保门诊统筹以及按人头付费的实现来推进健康守门人制度的建立以及分级诊疗的制度化，依然是中国新医改新时代所面临的重大挑战之一。

第十一章　过度医疗的治理之道：
从行政管制到市场竞争再到社会治理

　　"供方诱导需求"或"过度医疗"是一个全球性的现象，也是中国医疗服务体系的痼疾。过度医疗引致医疗费用快速上涨，不仅损害了患者的经济利益，也将影响医保基金的可持续性，进而有损于整体的社会福利。为遏制过度医疗以控制医疗费用的快速上涨，理论上和现实中存在三种政策取向或实践，即（1）实施多种价格管制以及其他行政性管制；（2）引入竞争以打破某些或某类医院在局部地区的垄断地位；（3）实施医保支付制度改革以建立公共契约模式。实施各种各样的管制是行政治理的典范，引入市场竞争是依赖于市场机制的思路，而建立公共契约因需要行政、市场和社群机制的互补嵌合，需要将社会治理体系建设置于医疗供给侧公共治理的核心。

　　对于过度医疗的这三种治理之道，其理论基础、实施条件、可能效果为何，哪一种才能真正解决过度医疗之症结，值得深入剖析。本章将结合医疗服务本身特点和中国医疗服务体系的现状，对引入竞争、价格管制、付费改革三种治理变革的理论自洽性和现实适应性进行分析。如下文所详述，分析结果表明，引入竞争和价格管制两种方式，并不能有效抑制过度医疗；相比之下，通过医保支付改革建立公共契约模式，才是解决过度医疗的可行之道。这再次表明，依赖于行政治理和市场治理单独发挥作用是无济于事的,要想实现对过度医疗的良好治理,必须推动多方主体的协作互动,多种机制的互补嵌合。

一、医疗服务业的市场结构与过度医疗的根源：全球特征与中国特色

在探讨过度医疗的解决方案之前,需厘清该现象存在的根本原因。医疗服务具有信息不充分和信息不对称的特征,这一点举世皆然。公立医院在医疗服务市场上居垄断地位,这是中国特色。两者相结合,加之从医疗需求侧控制供给侧医疗行为的机制尚未发挥作用,致使中国过度医疗行为的泛滥。

(一)医疗服务的信息特征

关于医疗服务作为一种物品的特征,如信息不确定性、信息不对称性,既非搜索品也非体验品,而是信任品,第二章已经有所论述,这里不再赘述,仅就医疗服务的信息特征给予一些补充说明。在医疗服务市场中,医生掌握着患者疾病状况、可选治疗手段、治疗可能带来的健康后果等重要信息,而一般来说,患者对上述信息的掌握是相对贫乏的,甚至是极为贫乏的(Folland,et al.,2013:195),这种特征概述为"信息不对称"。但需要注意的是,在一般商品(如搜索品和体验品)市场中,买卖双方对交易品效用信息的掌握还是一致或近似的,信息不充分和不对称的问题主要集中于产品质量方面;但在医疗服务市场上,信息不对称还植根于医患双方对交易品效用信息了解的不对称,即由于医学知识极其复杂,患者在多数情况下并不了解治疗手段给自己所能带来的总体效用和边际效用的可靠信息。而且,在一般物品或服务的市场交易中,消费者可以从自身过往经历或他人经验中获取一定的信息,从而降低双方的信息不对称程度。但医疗服务

的不确定性、疾病治愈和康复的难预测性以及个体差异所带来的复杂影响等，让这种信息获取方式难以在医疗市场中有效运作（Arrow，1963）。

由于缺乏对医疗服务效用和自身真实医疗需求的判断力，用经济学术语来讲，患者常常缺乏明确的需求曲线（Jaegher and Jegers，2000：234），所以医生身负医疗服务的提供者和医疗服务购买决定者的双重角色（Hadley，et al.，1979：247），对医疗服务消费量拥有绝对的决定权（Folland，et al，2013：302）。在理想情况下，医疗决策应基于医学评价、社会成本和患者的治疗成本等因素，而非医生的个人利益（Grytten and Sørensen，2001：379），但这种"理想情况"在很多情况下并不一定符合医生的个人利益。对于那些将经济收益在其效用函数中占据重要权重的医生来说，信息不对称的存在自然会给供方诱导需求的出现留下空间，让医生能够说服甚至诱导患者增加医疗服务使用量，并使自己从中获利（Hadley，et al.，1979）。

（二）中国的政府办医院的局部垄断地位

中国的医疗服务市场是一种市场结构有缺陷的市场，政府办医院（或公办医院）在其中享有主宰性甚至垄断性地位，对此第八章已有详述。此处，我们从第八章给出的详细统计数据中将政府办医院资源和市场占有率的部分单独汇总在一起（参见表11-1），以期简单明了地展示政府办医院在医疗供给侧的地位。可以看出，经过十多年的供给侧结构性改革，政府办医院在医院中的机构数占比已经大幅下降，换言之，民办医院在数量上有了大幅增加，但是在资源占比上，以卫生技术人员和床位占比来衡量，政府办医院依旧占据多数地位，尤其是人力资源，更是占据绝大多数。由此，无论是普通门诊还是住院服务，政府办医院主宰着医疗服务市场，而以市场收入来衡量，更是占据着绝对主导的位置，而且其占比多年来基本上变化不大。依照卫生行政部门的统计口径，表11-1中的"业务收入"就是指医疗机构开展医药服务所获取的市场收入,主要由患者支付和医保机构支付组成。因此,政府办医院是现今中国民众最主要的就医点以及医疗费用的主要发生地。

表 11-1 政府办医院的资源与市场占有率(2004—2020 年)   单位:%

年份	机构数	床位数	卫生技术人员数	诊疗人次	住院人次	业务收入额
2004	53.4	76.3	79.4	80.6	85.0	83.5
2005	52.8	76.2	79.4	81.8	84.7	87.4
2009	47.6	77.4	79.0	82.7	84.7	86.4
2010	46.0	77.8	79.5	83.6	84.7	87.1
2011	43.6	77.7	79.5	83.6	84.1	86.8
2012	41.6	77.1	79.0	83.3	83.2	89.4
2013	39.1	76.1	78.9	83.1	82.3	89.5
2014	37.4	75.3	78.6	83.0	81.9	87.2
2015	35.0	73.4	77.4	82.2	80.2	85.1
2016	33.0	71.7	76.6	81.8	79.5	84.5
2017	30.9	70.0	75.6	81.3	78.5	82.9
2018	29.2	68.5	74.4	81.0	78.0	82.5
2019	28.2	67.8	74.0	81.2	79.2	86.3
2020	27.6	66.9	73.7	80.3	77.5	84.8

资料来源:同表 8-1,表 8-2,表 8-4,表 8-7。

从空间分布上看,同一城市往往有两家及以上政府办医院,北京、上海、广州等所谓"一线城市"的政府办医院更是众多,而且其级别较高,但多家公立医院共存的格局,并未打破公立医院的垄断地位,其根源在于公立医院的治理模式。正如第三章和第七章所详论,公立医院治理模式可分为三种:一为行政化(或称预算制),公立医院为政府行政部门的一个下级机构(即预算单位);二为自主化,公立医院尽管在行政上依然隶属于某政府行政部门,但已经具备财务自主性尤其是净收入(剩余)的支配权;三为法人化，即公立医院成为独立的法人实体，不再隶属于任何一个政府行政部门，且对收入具有完全的控制权和战略管理完整的决策权（Preker and Harding，2003；顾昕，2006a）。中国公立医院改革之路与全球大趋势近似，均是从预算制经由自主化阶段走向法人化，部分公立医院甚至也会走向民营化（World Bank，2010a）。但现实中，中国公立医院改革推进缓慢，仅有极少数公立医院完成了法人化改革，大多数公立医院的治理改革停留在自主化阶段，在行政关系上依然隶属于政府行政部门（黄二丹、李卫平，2010），尤其是卫生行政部门。公立医院依然承袭计划经济时代的医院内部架构、员工激励机制和业务运营模式。公立医院之间的关系，固然存在着竞争，但并非市场上的竞争关系，更类似于一个巨大垄断企业下属分支部门之间的竞争。在很多地方，医疗服务的市场集中度很高，规模相对较大的公立医院在该地的医疗服务市场上具有垄断地位（刘晓明，2013）。因此，尽管数量不少，但医院的卖方垄断地位稳固。

二、引入竞争不能消除过度医疗

由于中国医疗服务市场中公立医院占有局部垄断地位，有一种流行观点认为，要刹住过度医疗之歪风，需要放开医疗市场准入限制，引入民间资本力量，破除公立医院的垄断（张维迎，2006；朱恒鹏，2011a），并相信通过竞争的强化即可解决与垄断伴生的医生或医院的行为扭曲问题（朱恒鹏，2010；朱恒鹏，2011a；刘小鲁，2012）。

从经济学视角来看，引入竞争可以解决过度医疗问题的内在逻辑是，竞争能够直接限制医生抽取垄断租金的能力，使得出现市场均衡时患者能够获得较多的剩余（刘小鲁，2012：95），即多个医疗服务提供者的存在，使得患者可以在横向对比后选择低价质优的医疗服务，推动医疗服务价格向竞争性市场的均衡价格方向移动。俗话讲，医疗服务市场的竞争可以让患者"货比三家",从而使其获得性价比更高的医疗服务。

可是,值得注意的是,这种价格变动的实现需要新古典模型所刻画的严苛的市场环境,包括市场中存在数量众多买者和卖者(即充分竞争)、买方(患者)对产品价格和供给信息的充分掌握(即充分信息)、买卖双方对产品效用信息认识的一致性(即信息对称性)等等,而在真实的医疗服务市场中,上述条件中的每一条都难以达成(Wong,1996)。如上所述,由于信息不对称和信息不确定,患者无论是对医疗服务的价格差异、供给状况和实际效用的信息都难以掌握。与此同时,医疗服务在本质上属于一种信任品(Dulleck and Kerschbamer,2006),与搜索品和体验品不一样,患者(消费者)很难通过性价比信息的搜索或者服务的体验对供方进行比较(Nelson,1970;Darby and Karni,1973;Vining and Weimer,1988)。在中国,民众在常用的信息搜索网站上搜索到的往往不是专业的信息,而是变相的广告,由此还有可能引发一些严重的后果,如"魏则西事件"。因此,通过引入竞争依靠价格机制的运作并不能有效解决过度医疗的问题。

(一)不完美信息决定了医疗市场的垄断竞争特质

以竞争解决过度医疗,是新古典经济学范式下的思路,支撑这种思路的经济模型建立在诸如完美信息、完美市场的假设之上。如果严格依循新古典经济学的范式加以推理,实际上得不出竞争强化即可抑制过度医疗的结论。信息的不完美程度即使非常小,也会改变标准自由竞争市场均衡模型下的相关结论。在完美的竞争市场中,信息传递无成本,任何市场变动信息会自动传播至所有市场参与者,企业和消费者能够据此及时进行策略调整。但在现实中,信息传播成本客观存在,信息分布并非均匀,重要信息仅仅集中于可从中获利最多的参与者那里(Arrow,1963:946)。掌握信息优势的消费者能够从市场中寻找到低价商品并从中获利,但高价企业依然能从缺乏市场信息的消费者处获取额外的信息租金。在现实中,当企业提升价格时并不会失去所有的消费者，企业降低价格时也不会因此获取整个市场份额，这样的情形比比皆是(Stiglitz，1989：772-774)。信息不完美给予企业操纵市场的力量，相较于完全竞争模型，垄断竞争或者寡头竞争模型能更好地反映现实状况(斯蒂格利茨，2009：5-8)。

实际上，上述论断在信息经济学家们看来，适用于绝大多数物品与服务，而卫生经济学的主流见解认为，这一论断尤为适用于医疗服务市场。充分竞争的条件，包括信息获取的零成本、产品的可替代性、消费者在市场中的自由流通性等，在医疗服务市场中毫无疑问是不存在的(Dranove and Satterthwaite，2000)。医疗信息不会在患者中自动得到快速传播，因为获取医疗市场信息需要付出时间、金钱、知识(Arrow，1963：946)。同信任品的概念相类似，卫生经济学家还从信息经济学中信号传递的视角将医疗服务视为"信誉品"(reputation goods)，患者(消费者)对信誉品进行挑选时，主要会参考亲人、朋友、邻居等可信任者所提供的信息(Satterthwaite，1979)。由于获取途径的限制和传递成本的存在，信息分布不均，低质医生依然能从信息缺乏或信息有偏的患者那里赚取信息租金(Pauly and Satterthwaite，1981)。此外，医生给不同患者提供的医疗服务不尽相同，患者提前获得的信息难以具有可比性和参考价值，因此，医疗市场具有明显的垄断竞争特点(Pauly and Satterthwaite，1981：488)。从市场流通性看，患者会对医疗服务的多方面因素进行观察和衡量，在医疗服务这一衡量指标之外，医院距离、就医等待时间、就医环境等均会在患者的考察之内(Carlson and Grytten，2000：732)。其中，患者对医院距离的考量，让医院在一定的地域范围内具备了局部的市场垄断力量。

上述几项因素的存在，决定了无论如何引入外部力量或者增加市场竞争，医疗市场的垄断竞争的特质都无法消除。相较于完全竞争，医疗市场更近似于垄断竞争，这一点在卫生经济学中既有模型证明，也有经验数据的支持(Wong，1996)。在中国，医疗服务行业的市场结构也不例外。一篇基于2010—2017年省级面板数据计量分析的研究发现,尽管民营医院的数量有不小幅度的增加,但公立医院的垄断地位(尤其是区域垄断)仍难以打破,民营医院进入对医疗行业效率的影响尚不显著(于良春、甘超,2020)

(二)即使存在竞争,信息不对称依然可能引发供方诱导需求

竞争市场下医生行为的模型分析说明,当医疗市场的竞争加剧,单个医生能够争取的患者数量降低,这极有可能引致医生进行需求诱导以维持收入(Feldman and Sloan,1988;Rice and Labelle,1989;Folland,et al,2013:306)。医生的完全竞争模型表明,如果行业竞争增加,医生的供给曲线会右移并形成新均衡,和原均衡点相比,新均衡点的价格下降,单个医生收入会降低,这会推动医生会采取供方需求诱导行为,推动需求曲线同样右移直至价格高出最初的均衡价格(Reinhardt,1972)。有卫生经济学家发展了医生行医标杆模型(benchmark model of the physician's practice),分析结果显示,即便医生出于职业素养对过度医疗持反感态度,但只要他们看重收入和闲暇的价值,在竞争压力下,他们依然会采取诱导需求以达成自身效用最大化(McGuire and Pauly,1991)。这些基于数理建模的理论分析表明,即便是在自由竞争的市场中,过度医疗也是常态。

竞争市场下医生能够继续进行供方需求诱导的根本原因在于信息不对称。大量卫生经济学研究者认为,医生数量增加以及市场竞争的加强,不但不能提升患者的信息完备性,反而会增加患者信息获取的成本(Satterthwaite,1979:484;Pauly and Satterthwaite,1981;Haas-Wilson,2001:1038)。当医生的数量增加,每位医生接待的患者数量相应下降,单个患者在同一医生那里重复就诊次数降低,就诊时间变短,对医生的了解程度也会随之下降。消费者想要掌握多个医生的信息并进行横向比较的话,就需要与更多的人交流以获取足够信息,因此患者付出的成本

就将明显增加，这减小了患者对价格变化的敏感度，并造成医疗价格的上升。因此，医生的密度增加，竞争加剧，反而会给予了医生/医院更多的垄断能力（Satterthwaite，1979；Pauly and Satterthwaite，1981）。

竞争加剧后的医生过度医疗行为会增加，这一基于理论模型推演得出的结论也得到了经验研究的支持。有实证研究发现，医生在人群中的比率（即医生密度）和实施的手术数量之间存在正相关性（Wilensky and Rossiter，1983；Mitchell and Cromwell，1982）。另有实证研究表明，当竞争影响收入水平时，妇产科医生会向孕妇推荐收费更高的剖腹产（Gruber and Owings，1996）。

由此自然会产生一个问题：打破垄断，推动供方市场竞争的加剧，对医疗供给侧有何影响？在世界各国，竞争政策的实施以及医疗供给侧竞争格局的形成，给医疗产业带来了不小的改变。早在 20 世纪后期的美国，医疗保险与医疗服务一体化模式（即管理型医疗）的兴起不仅引发了医院之间的价格竞争，而且也引发了医疗保险提供者之间的保费竞争（Morrisey，2001）。进入 21 世纪，管理型医疗在美国医疗领域的渗透率有所下降，而医院之间的竞争也从降低费用转向了提升质量（Jiang，et al.，2013）。面临着控制医疗费用的上涨以及提高医疗保健效率的重大挑战，一些欧洲国家实施了一系列医疗改革，在供给侧引入了更多的竞争。在社会医疗保险制的国家，德国自 20 世纪 90 年代以来就在公立医疗体系中推出了一系列鼓励竞争的政策（Kifmann，2017）；荷兰自同时期开始在医疗需求侧和供给侧两方都实施了有管理的竞争（van Ginneken，et al.，2011），并且从 2006 年开始试图强化医疗领域"规制下的竞争"（Schut and Varkevisser，2017）；市场力量一向较弱的法国也从 2008 年开始在医疗供给侧促进竞争（Choné，2017）。即便是在全民公费医疗体系中，竞争政策也开始发挥一定的作用，如英国进入 21 世纪以来的医改开始致力于促进公立医院之间的竞争（Cooper，et al.，2011），挪威在开始在全科医生和公立医院中引入一定的竞争(Brekke and Straume,2017),葡萄牙在公立医疗体系限制竞争的政策依旧,但却在私立医疗服务中大力执行竞争政策(Barros,2017)。

在此背景下,供方竞争究竟会给医疗服务的价格和质量产生何种影响,这引起了产业组织经济学家和卫生经济学家的关注(Gaynor, et al.,2015)。进而言之,医疗服务结构的竞争究竟会对社会福利产生什么影响,尤其是在医疗质量水平保持大体不变的情况下究竟推高还是降低了医疗费用水平,这在卫生经济学和产业组织经济学领域也颇有争议。对此有两种截然不同的研究结果:支持强化竞争的一方认为,竞争可以强化患者选择权、刺激创新、改善质量、提升效率、降低成本;而怀疑竞争的一方则认为,竞争会推高费用、拉低质量、降低可及性、减少公平性(Barros,et al.,2016)。

怀疑者往往通过实证研究证明,由于医师行医许可的管制,医疗服务市场绝非完全竞争的市场,患者在需求上在很大程度受到供方的影响,市场力量不足以约束医疗费用的上涨(Leffler,1978)。此外,医疗服务也是一种差异化的产品,病种不同,医疗服务不同,其市场格局也有很大的差异(Robinson and Luft,1985)。因此,在针对竞争与医疗服务费用和质量的实证研究中,由于病种的不同,实证分析的结果往往出现相反的情况。例如,一项针对两个特定病种(髋部骨折和中风)医疗服务的研究考察了竞争对医疗费用的影响,结果发现,对于髋部骨折患者来说,竞争增加了资源使用,推高了骨折的医疗费用;但对于中风患者来说,竞争却降低了资源的使用,进而导致费用降低(Colla,et al.,2010)。

由于医疗服务存在局部垄断和服务差异两大特点,使得经典的经济学理论在预测竞争加剧对医疗服务的影响上呈现复杂性(Pan, et al.,2015)。此外,另一些实证研究发现,由于保险方介入导致患者对医疗服务价格的不敏感性、供方局部垄断以及供需信息不对称等多种因素,竞争还会使得医疗费用进一步上升(Frech,1996;Robinson and Luft,1985)。换言之，如果医保支付改革不力，那么医疗保险不仅无法产生遏制过度医疗之效，反而还会适得其反。

关于竞争推高医疗费用的具体机制，有两个引起了大量学术争论的假说。一是"医武竞争"假说（Dranove，et al.，1992），即竞争压力下的医院会在医疗质量上竞争，进一步升级医疗设备，这固然会在很大程度上提升医疗服务的质量，但也推高了医疗费用的水平（Joskow，1980）。基于1972年的美国医院数据，有学者对市场结构对平均住院费用的影响进行探究，发现医院倾向于在竞争更激烈的市场上收取更高的费用（Robinson and Luft，1985）。基于1972年的3584家美国社区医院的数据所展开的研究对医院的数量以及服务的关系进行验证，结果发现医院之间的竞争往往通过购买昂贵的设备进行（Luft，et al.，1986）。更激烈的竞争也会导致诱导需求行为的增加，患者将会被诱导消费更多的高科技检查项目（Robinson，et al.，1987）。二是"成本转移假说"（Morrisey，2001），即在竞争压力下，医院固然会主动或被动地维持某些医疗服务的收费水平甚至还会有所降低，但会提高针对某些特定病患人群或提供特定服务项目的收费水平，最终使得医疗费用的平均水平不降反升。但是，颇有一些对其他影响因素加以良好的控制的计量分析没有证明以上两个假说，例如，一项基于1986—1994年的3500家美国综合性医院数据的研究发现，较高的竞争水平能够导致医疗服务的价格下降（Connor，et al.，1998）。有学者使用结构方程模型也得到了类似的结论（Gaynor and Vogt，2003；Town and Vistnes，2001）。这表明，经济学的基本原理在医疗市场上并未失效，只不过其表现方式呈现出一定的复杂性而已。

此外，还有一些研究发现，强化竞争与医疗费用的关系在不同情况下有所不同。首先，竞争在不同时间对医疗费用的影响有所不同。一项基于美国老年人心脏病治疗的数据分析表明，医疗供方竞争产生的效应在20世纪80年代比较含混，但在20世纪90年代的确改善了社会福利（Kessler and Mcclellan，2000)。其次，竞争对医疗费用的影响因医疗机构制度性质的不同而不同。Lynk(1995)基于美国加州医院的数据分析发现，竞争会促进营利性医院医疗费用的下降，但对非营利医院来说，情况正好相反。再次，竞争在不同医保付费方式下的效果不同。

这些看起来莫衷一是的研究结果其实表明，供给侧市场竞争的加剧对控费来说并非无效，只不过使之产生效果的条件颇为复杂，值得细察。医院市场上的竞争是否会提升医院的运营效率，尤其是是否降低费用，受到很多因素的影响。上述的不同结论，其实并不表明公说公有理、婆说婆有理，而是表明在不同约束条件下，供方竞争对包括费用水平在内的医院绩效指标有不同的影响。这一点落实到计量分析之中，就体现为控制变量的加入至关重要。此外，从理论上来看，作为竞争强化的反面，医院规模扩张或医院集团化本身导致的市场集中度提高有双重效应：一方面有可能强化其区域或服务范围的垄断性，推高费用水平；但另一方面也有可能带来规模经济和范围经济效应，降低医疗费用或在费用保持不变的情况下提升质量，而后一种情况本质上也意味着费用的降低。医疗保险的制度和组织变革是尤为重要的影响因素。此时，保险方与大医院或医院集团建立何种关系，契约化还是一体化，以及契约管理或组织管理中对成本和质量的战略权衡，就成为至关重要的约束条件。由医疗保险改革所推动竞争与患者所推动的竞争，对于医疗供给侧市场结构的影响是不同的：如果医疗保险发挥较为积极的作用，那么医院市场集中度提高反而会使价格下降(Dranove，et al.，1993)。

总体而言，信息问题可能导致"引入竞争"这一方案的失灵。现实世界中普遍存在的信息不充分让真实市场更接近于垄断竞争市场，而医生和患者对医疗服务效用认识的不对称会让医生能够获得信息租金。改变公立医院的垄断地位，引入竞争，虽然能够从整体上降低公立医院占比，缓解现今医疗服务市场对公立医院的高度依赖，但并不会动摇强有力的公立医院在局部市场上的垄断（或者说垄断竞争）地位，因此过度医疗的现象也无法通过强化竞争而得到根本的扭转，甚至在某些条件下还有可能因竞争而加剧。不过，引入竞争尽管不一定能立竿见影或一劳永逸地抑制过度医疗，但其对缓解医疗资源分布不均仍有重要意义。此外，引入竞争还会对下文即将论述的医保支付改革提供必要的供给侧条件。

值得一提的是，与改变市场结构的努力如引入竞争相比，降低信息不充分的机制更有助于减少医生的过度医疗行为。Dranove(1988)的建模工作就说明医生的过度医疗能力与病人对医疗服务的判断能力相关：若消费者掌握的信息增多，消费者对医生的治疗方案的认可度降低，医生从诱导医疗中获得的回报会相应变少；而当消费者掌握的信息较少，患者对医生建议的依赖度将增高，就有可能依从医生更多的建议，哪怕是诱导。此外，如果患者和医生之间建立起长期服务关系时，患者能够获得更多信息用以对医生行为进行有效的评价监督，这也能够降低医生的过度医疗行为，这展现出家庭医生制度的重要性(Folland，et al，2013：202)。因此，一些克服信息鸿沟(information gaps)的制度安排可以引入以削弱过度医疗行为，这些制度安排包括：颁发许可证（执照）、认证制度(certification)、资质鉴定(accreditation)、医疗诉讼压力、道德约束、知情消费者的存在等(Folland，et al，2013：197)。当然，互联网等新型信息搜寻工具的出现，也为患者的学习、交流提供了便利(Haas-Wilson，2001：1039)，并有助于降低医患之间的信息不对称。值得注意的是，这些有助于克服信息鸿沟的制度安排，很多依赖于社群机制的运作，如认证和资质鉴定一般由第三方机构组织实施，而这些第三方机构属于"社会中介"，多以非营利性组织的形式存在。集体诉讼、道德约束、医疗信息传播等，也有利于医界社会组织的运作。所有这些都体现了社群治理对医疗供给侧公共治理完善的重要性。

三、价格管制反而加剧了过度医疗

价格管制被广泛地用于解决垄断、外部性、信息不对称等问题(萨拉尼耶,2004),而中国也的确实施了广泛的价格管制策略以试图控制医疗费用的快速上涨。可是,理论和实践均表明,价格管制不仅无法有效控制过度医疗,而且一般而言还会加剧该现象,尤其是管制措施不当反而会使过度医疗的方式更不利于整个社会。

(一)对价格管制失灵的理论认识

国际上存在三种最具有典型意义的价格管制模式,分别为固定价格管制(fixed price regulation)、回报率管制(rate-of-return regulation)和价格帽管制(price-cap regulation)(王俊豪,2014:90-118)。

在三种价格管制中,固定价格管制或政府行政定价最为简单但也最为严苛,对其后果的分析也最为简单,在初级微观经济学教科书中一般都有说明。政府定价如果低于市场均衡价,将使被管制产品的供给短缺;如果高于市场均衡价,供给就会过剩。当然,不同物品或服务供给短缺和过剩的具体形式是多种多样的,其中短缺发生的形式常常是品质大打折扣,其实就是具备原来品质的服务发生了短缺。

在回报率管制中,管制者考察价格变动情况和企业成本构成,为企业投入确定合适的回报率(Braeutigam and Panzar,1993)。此种管制本质上是一种成本加价管制,管制者给出的收益率一般要明显高于市场利率(如公债利率)。因此,该种管制会诱发过度资本化问题,这意味着企业缺乏降低成本的动力,甚至进行浪费性投资以求在规定回报率下获取更多利润,并造成资源的无效配置和生产效率的低下(Averch and Johnson,1962;Braeutigam and Panzar,1993)。

与前两种管制相比，价格帽管制有了更多的激励要素。价格帽管制下，管制者根据企业生产要素价格、所在地收入等要素为企业设定最高价格，企业可在小于等于该价格的范围内进行自由定价（Sibley，1989）。生产投资的风险和利益都由企业来承担，因此企业会采取成本最小化的策略，并根据市场需求进行有效的投资（Sibley，1989；植草益，1992：145-165；Braeutigam and Panzar，1993）。但是，价格帽管制也存在明显的局限性。首先，管制价格帽设置过低会压制企业的降本增效行为，也可能使企业降低产品和服务的质量（Liston，1993）；其次，设定上限价格后，企业的价格常常停留于上限（植草益，1992：145-165）；再次，价格帽管制虽然能够激励企业降低成本，但是如果企业认识到未来规制者可能会降低管制价格，企业降本的创新动力将被受到抑制（Sappington and Sibley，1992）。

上述三种传统管制模式的有效性，依赖于管制者对市场信息的全面掌握，以及管制者和被管制者之间的信息对称性。管制者如果能够全面了解消费者需求变化、企业供给变化、企业成本构成等多种信息，双方再在此基础上进行信息对称的博弈（杜传忠，2003），管制者自然就能对价格水平、利润水平进行有效约束，使企业的行为符合社会最优。但在现实中，信息、激励、个人利益三因素的存在，使得有效管制难以实现。就信息因素而言，管制者几乎无法全盘掌握成千上万种物品和服务的需求和供给信息，以便制定出"正确的"价格；同时，管制者不可能获得企业生产成本、质量、技术、努力等方面的完全信息。就激励因素而言，管制者缺乏足够的激励，尽心尽力地实时跟踪涉及价格的海量信息的变化。就个人利益因素而言，管制者也有可能将自己的偏好或利益考量带入管制决策之中，从而激励被管制者开展"寻租"，最终形成管制者被俘获的局面（Stigler，1971）。寻租活动基本上缘于政府的不当干预，其中大量不当管制为寻租腐败行为开辟了空间，这是公共选择理论的一个基本点（Buchanan，et al.，1984）。

正因为上述三方面因素，特别是无法消除的信息不充分和信息不对称，身为管制者的政府制定的固定价格、价格帽或是收益率无法达到"恰当"或者"最优"的水平，政府管制常常从"命令与控制"变成"命令与失控"，即导致管制失灵。传统管制思路中秉承的"社会最优"的概念，也使得管制措施忽略了被管制者的利益诉求，对被管制者的激励相容问题考虑欠缺，被管制者的各类逆向选择和道德损害行为得不到有效规避，从而导致管制常常适得其反。因此，传统管制的失效几乎是必然的，这一点也由古今中外各国政府价格管制的失败教训所证明（许廷格、巴特勒，2013：17-206）。

(二)中国实践证明价格管制无法解决过度医疗问题

中国政府在医疗服务市场中推行多种价格管制措施，产生重大影响的主要有医疗服务固定价格管制、药品价格帽管制、药品加价率管制三种。

长期以来，在中国的医疗机构尤其是在医疗服务市场上占据主导地位的公立医院，按项目付费制(fee-for-service)是主导性甚至唯一的付费模式(World Bank，2010b)。按项目付费制即医疗服务项目(包含药品)的价格预先确定，无论付费方是患者还是医保机构，在结算时按照医院提供的服务项目种类、数量和价格进行支付。确定医疗服务项目价格(或收费标准)并非医疗机构的权限，而是政府之责，即政府拥有行政定价权。拥有一定财务自主权的公立医院完全没有定价自主权，这是公立医院"行政型市场化"的集中体现之一。

医疗服务的行政定价由来已久，但现行行政定价制度是在 21 世纪初制定的。政府行政定价权分为两个部分：一是确定合规的收费项目，这属于卫生行政部门的权限；二是确定每一个项目的收费标准，这属于各省发改委物价局的权限，但在定价过程中，由卫生行政部门聘请的专家会参与其中，专家多为公立医院的临床医生。2000 年，国家发展计划委员会、卫生部、国家中医药管理局联合发布《全国医疗服务价格项目规范(试行)》(2001 年版)(计价格〔2000〕1751 号)，将挂号、诊断、检查、治疗、护理各个环节的医疗服务整理为上万项医疗项目，确定为收费项目。各省物价部门据此制定本省医疗服务价格项目表，各类医疗机构为患者提供服务时，需严格按照价目表收费；除非另报审批，医疗机构不得自行设立另外的收费项目。[①] 此后，收费项目目录不定期更新，更新频次不高，其中由国家发展改革委、卫生部、国家中医药管理局组织修订的《全国医疗服务价格项目规范（2012 年版）》，简称"新版项目规范"，得到执行的时间较长。

政府对医疗服务实施行政定价，其初始定价是否符合当时成本实情和市场供需，就很难说。但确定无疑的是，一旦市场供求状况或人力成本发生变化，管制价格必然会偏离服务的真实市场均衡价格，必须经常进行调整。可是，面对医疗市场的变动，收费项目的更新在繁复的行政报批和审批以及项目规范目录的修订过程中还在进行之中，但政府对管制价格的更新却十分缓慢，很多医疗服务项目定价十多年保持不变的情形比比皆是。即便调整，政府定价者也难以找到合理的价格区间，只能以小幅上涨来应对。这样的情形，对于那些早已存在的、常见的医疗服务项目来说更为显著。久而久之，大宗常见医疗服务项目的定价与市场均衡价的偏离程度越来越高，医疗机构靠这些医疗服务的收费越来越难以弥补其成本。其中，护理服务是一个典例，其收费标准远远比不上理发和足浴服务时常登上新闻媒体。据江苏省卫生厅医政处的一项调查所示，长期以来，该省三级医院住院护理价格平均仅能补偿实际成本的 10％，而由于护理收费入不敷出，导致很多医院靠压缩护士编制来降低运营成本（赵莉萍、陈玉红，2010）。本书第九章所揭示的中国护士密度始终远远低于国际平均水平以及中国医护比始终居高不下的现象，根源就在于医疗服务项目行政定价这一计划经济时代遗留下来的制度在中国进入改革开放时代 40 多年后依然没有被抛弃。

---

① 此文件文本，参见国家卫生健康委员会网站：http://www.nhc.gov.cn/zwgk/wtwj/201304/573deeb7271e4fa7891136110a43a1ff.shtml（可随时浏览）。

中国医疗服务价格存在着严重扭曲的现象,实际上很早就已显现出来,而且卫生行政管理者对这些现象的存在也早已洞若观火。早在2003年,由时任卫生部副部长曹荣桂主编的权威性的《医院管理学》一书中有详细记载,照录如下:

> 根据国家的有关规定,医院通常按照药品的批发价格购买,并以零售价格销售,药品的加成率为15%,政府免收医院药品零售的增值税和利润所得税。医院以此作为弥补其基本医疗服务价格偏低造成的亏空……常规医疗服务价格……主要是指医院提供的基本医疗服务的价格……长期以来,卫生事业的福利性主要体现在对这类服务实行低收费甚至免费,使其价格和价值相背离……由于种种的历史和客观原因,医疗服务的价格,特别是常规医疗服务的价格严重背离其价值,而且并未随社会经济的发展及时调整。同时,与之并存的是医疗费用的高速增长……这两种现象并存表明,医疗服务价格改革滞后,医疗服务需求增加,医院补偿机制又不健全,导致医院政策性亏损,而医院主要通过销售药品获得加成收入和高新技术设备检查和治疗收费来弥补,结果造成医疗费用的过度增加,给国家、集体和个人均带来经济负担……医疗服务价格高低并存……最为突出的是医疗服务收费标准中的"两高一低",即高精尖的大型仪器设备、新技术、新项目的收费高,药品价格高,医务人员技术劳务项目的收费低。由此造成的结果是,医院争相购买大型仪器设备、鼓励病人用进口药和价格高的药,给患者造成难以承受的经济负担,医疗费用上涨而结构不合理,既不利于区域卫生规划也不利于卫生资源的有效利用(曹荣桂,2003:992)。

不难判断,当年卫生行政管理人员写下的这些文字,一个字都不用改,依然可被用来描绘20年后的现实,但关键是,在这20年间,卫生行政部门以及其他部门已经自上而下、从南到北、从东到西实施了形形色色的行政管制措施，试图抑制医疗费用的快速上涨。我们在今天可以不厌其烦地将20年来一直得到描绘的现象重新描绘一遍，但认识到唯有在医疗服务价格改革上推进去行政化改革才能既治标也治本，似乎依然是困难的。

国家医疗保障局于2018年成立之后，医疗服务行政定价的完整职责由发改委物价局和国家卫健委转移到国家医保局。2021年8月31日，国家医保局、国家卫生健康委、国家发展改革委、财政部、人力资源和社会保障部、市场监管总局、国家中医药局、国家药监局联合发布《深化医疗服务价格改革试点方案》（医保发〔2021〕41号）[①]根据国家医保局相关负责人士给出的官方解读，试点方案基调是鼓励全国各地对医疗服务定价进行调整，"让医疗服务价格管理进入标准化规范化的轨道，无论给价格做加法还是做减法，都要有矩可循；要让价格走势与医药控费用、降成本的绩效指标关联，有保有压、有升有降，不搞大水漫灌；要让价格变化的节奏受到启动条件和约束条件的控制，不能想涨就涨、一涨再涨；要让价格经得起监测考核评估的检验，该降的价格要及时降下去，涨了的价格要看得到社会效益"，"重中之重是理顺比价关系"，"比价关系理顺了，医院靠服务质量吸引人、靠技术价值获得回报，对药品耗材收入的依赖降低了，也可以起到减少医药总费用不合理增长的作用"。[②] 此后，不少地方省医保局提出了试点方案，并给出了各地的《医疗服务价格项目规范（2021年版）》。

总体来说，尽管医疗服务价格改革很早就提上了新医改的议事日程，但价格改革始终不脱价格调整的框框，而价格调整本质上是行政再定价。事实上，除了以往定价者没有见过的新检查、新耗材、新技术，就常用的大宗医疗服务项目，行政定价始终偏低甚至畸低。行政性调整价格，说白了，

[①] 此政策文本，参见国家医保局官网：http://www.nhsa.gov.cn/art/2021/8/31/art_37_5896.html（可随时浏览）。

[②] 此官方解读，参见国家医保局官网：http://www.nhsa.gov.cn/art/2021/8/31/art_38_5895.html（可随时浏览）。

就是行政再定价；无论如何再定价，始终难以涨到位，到头来依然是定不准，总会摁了葫芦起了瓢（顾昕，2015a）。行政调价，无论是针对药品，还是针对医疗服务，都不是关键，也不是解决问题之策，更谈不上良策。2015年3月18日，重庆市发文对7886项医疗服务项目价格进行调整，其中，肾透析的费用从每月1000元上涨到4000元，挂号费从13元上涨到21元，而核磁共振费用从700元降低500多元，结果引发肾透析患者到市委门口进行抗议，激发群体性事件。最后此次价格调整在一周内被重庆市委叫停，变成了"史上最短命的医改"（顾昕，2015c；廖秀健、刘白，2016）。2017年8月，重庆市物价局再次开展价格调整，此次仅涉及439项，其中提价类项目为258项，与第一轮价格调整时多达6577个提价类项目是无法相比的。重庆的第一轮价改公认是失败的，但第二轮价改被视为"成功的"（葛成等，2018），但即便这次价改没有引发群体性事件，但其覆盖面过窄从而对医疗服务定价扭曲的矫正基本上是杯水车薪的事实是无法否认的。事实上，任何一级政府，无论多么勤勉，也不可能通过持续不断的价格调整来扭转一两次价改杯水车薪的局面。

　　既然行政定价根本不可行，以行政定价为核心的计划经济体制也早已进入了历史，为什么还有人会相信行政调价能成功呢？如果对几万种医疗服务项目都能实现精准的行政定价并且实施动态的调整，那么我们有何理由不认为对粮食等其他民生物品亦可如此呢？如果政府能够准确、动态地对医疗服务实施定价，计划体制为什么不能恢复呢？实际上，以行政化思维为医疗服务价格改革殚精竭虑，是完全没有必要的，恢复计划体制时代的实践更是匪夷所思、无济于事的。只要医保支付改革覆盖了绝大多数医疗服务，那么按项目行政定价就彻底丧失了必要性，毕竟新医保支付方式的共同特点是打包付费，而医保机构与医疗机构通过社会治理理念的践行共同确立的新医保支付体系，将使"打包价"占据医保购买医药服务的主导地位（顾昕等，2022）。

很多人认为行政定价是一个好东西，行政调价也是可行的，这种思维在人类思想史上也并非匪夷所思。其实，早在 20 世纪 30 年代，富于想象力的波兰经济学家奥斯卡·兰格（Oskar R. Lange）以天才般的构想提出了"计算机社会主义"的模式，史称"兰格模式"（罗卫东、蒋自强，1994），认为只要中央计划部门搜集到有关重要物品和服务供给与需求的信息，运用计算力超群的电脑制定出正确的价格，并且根据变化加以实时调整，那么计划经济体制就能像市场经济体制一样，实现资源的合理配置（兰格，1981）。兰格不仅是一流的经济学家和知识分子，而且还致力于经世致用，将经济计量学的模型应用于在波兰的经济计划中，在电子计算机尚未问世、经济计量学也尚未发展的时代，为波兰的经济发展鞠躬尽瘁、死而后已。然而，无情的历史事实是，在计划经济体制中关于价格的计算（后简称"经济计算"）却是永远也算不对，而在"科学的"经济计划的指导下，资源的配置却是永远不合理。在经济学中，奥地利学派的思想家们借助卓越的理论洞识和崭新的分析工具，得出了一个今天很少有人还会怀疑的结论：中央计划经济不可能把价格算准，因此也就不能解决资源的合理配置问题（德索托，2010）。如果有人还依然怀疑这一点，那么请这些人想一想，粮食的品种再多再复杂也远远比不上医疗服务，为什么中国在抛弃粮食行政定价之前常常会出现粮食短缺，而在此之后粮食短缺现象却一去不复返了？当中国人民在一定程度上由于营养过剩而导致"三高"（高血压、高血糖、高血脂）成为最主要慢性病之际，中国的很多医疗服务项目，例如护理服务、药剂师服务、适用的技术、便宜的药品、廉价的服务等，却出现了严重的短缺。当然，计划体制（或者更广义地说，举国体制）的确能在某些情况下确保某些特定物品和服务的有效、充分甚至超充分的供给，但就绝大多数物品和服务而言，尤其是那些与民生息息相关的物品和服务，计划体制下的供给却总是处在短缺的状态下（科尔奈，1986）。

尽管 1979 年中国就开始了市场转型，市场机制在经济生活的绝大多数领域中都是主导的治理机制，但是在社会生活中并非如此；尤其是在医疗以及教育领域，作为计划体制的遗产，政府定价的制度始终没有发生改变。其实，无论在什么领域，政府定价有着自身的逻辑，也总会产生一些可以预见到的后果。由于行政体制自身固有的特性，政府定价行为往往很难充分体现特定服务或物品的市场价值，而是受到行政力量的制约。作为行政部门的主管，甚至一个地区或国家领导人，自然都希望众多关涉民生的服务或物品保持低价，以便维持公共服务的"公益性"。

在这种行政力量的关照下，众多久已存在的大宗医疗服务项目，尤其是劳动密集型的项目，价格水平必定始终保持偏低的水平；而那些新出现的服务、药品、器械等，必定超出定价者的认知范围，在参考相关专家建议的情况下，则有望获得较高的定价。因此，在中国的医疗医药定价体系，总是出现价格畸高与价格畸低并存的现象，继而在医疗供给侧引发一系列应对行为，造成社会福利的损失，被经济学家称为"价格管制的重负"（周其仁，2008：38-41）。在医药行政定价制度之中，医疗机构自然对新服务、新产品、新技术趋之若鹜，而医药企业自然会"创新勃发"，新品上市须经审批关，而药品和医疗器械上市和定价大权难以受限而诱发的腐败大案和窝案自然不乏其例。2007年7月30日，原国家药监局局长郑筱萸因接受医药企业贿赂且玩忽职守导致新批药品实为假药等罪行被执行死刑[①]，与郑筱萸相关的"药监局窝案"中其他腐败官员也同期伏法（黑丁、文波，2007）。2014年8月起，国家发改委物价司8名官员陆续因药品定价中的受贿行为接受司法调查，乃至发改委发言人在10月14日的例行新闻发布会上需要澄清该司的日常工作未受影响。[②] 后来，发改委物价司集体腐败案涉案人员伏法，直接促成了发改委物价司在2015年初出台了以简政放权为方

---

① 参见《郑筱萸受贿、玩忽职守案》，《中华人民共和国最高人民检察院公报》2007年第6期，第25—27页。

② 相关报道"发改委：价格司腐败案必要性正常工作继续推进简政放权"，参见人民网：http://finance.people.com.cn/n/2014/1014/c1004-25831998.html（可随时浏览）。

向的医药价格改革方案，发改委物价司原来行使的药品最高零售限价管制被废除（参见第十二章）。

在行政定价体制下，随着医疗服务中人力成本的提高，工资和奖金支出一般都计入医疗服务的支出，而人力密集型医疗服务项目（例如护理服务）的定价却始终维持在很低的水平，这样一来，公立医院中一般性的医疗服务必然收不抵支，"政策性亏损"会愈来愈严重（高洪波、丁小丽，2007）。如果没有其他收入来源来弥补"政策性亏损"，公立医院的正常运行必然遭遇困境，而通过药品出售获得盈余以弥补医疗服务提供中的亏空就势属必然了，这就是中国医疗界人尽皆知的"以药补医"或"以药养医"格局。与笔者相识的一些公立医院院长们明确表达过对"以药补医"或"以药养医"这类提法的反感，认为这些提法（哪怕也为卫生行政部门的领导所使用）是对公立医院中医疗服务行为的抹黑性刻画，希望能用"政策性亏损"提法取而代之。在中国，很多人特别专注于"提法"，而不大关注问题的实质。其实，无论采用何种"提法"，问题的实质是：正是行政性价格管制导致了医疗服务的"政策性亏损"，而医疗服务的"政策性亏损"导致了"以药补医"的格局。除了药品之外，另外一个弥补"政策性亏损"的途径，众所周知，就是想方设法提高检查和高价耗材的使用率。2011年"两会"期间，"两会"委员有关高值耗材心脏支架在中国遭到过度使用并构成医疗服务业中暴利利益链的报道，就出现在新闻媒体之中（董伟、白雪，2011）。于是，针对药品和耗材的价格和非价格管制措施层出不穷，但这些"改革"措施的命运就是屡战屡败。

政府对医疗服务的价格进行管制，其初衷自然是想控制医药费用的增长幅度，让公立医院尽量低价运行，从而造福于老百姓，也就是保持其"公益性"，或如前文引证曹荣桂所编书籍中所说的"福利性"。但是，这一管制却产生了一个极其严重的反效果，即在公立医院中形成了"以药补医"的格局，看起来属于始料不及的现象，实际上是必然会产生的一种后果。针对价格管制，美国经济学家和经济史学家罗斯巴德（Murray Rothbard）基于经济学基本原理给出如下两点预言：（1）如果价格管制的结果是压低了某些物品或服务的价格，使之低于市场价，那么这些物品或服务的供给必定要么短缺要么出现黑市；（2）如果价格管制的结果具有选择性，即某些物品或服务的价格被压低，而另一些物品或服务的价格并没有被压低，那么这些价格偏高的物品或服务，一定会被供方转化为"过度的需求"（罗斯巴德，2007：25-34）。罗斯巴德并没有访问过中国，也对中国一无所知，同时从未专门针对医疗行业展开过研究，而且其聪明才智恐怕也不足以令其想象价格管制在中国现实生活中引发的五花八门的应对，但其理论分析足以"预见到"中国医疗行业发生的一切：价廉、适用且救命用的药品（如鱼精蛋白）出现短缺，甚至是严重短缺；医生工资单上的工资不高但其收入水平却是另外一回事；高价药品和高值耗材在医疗服务中的使用异常火爆；等等。这里提到的"工资单"，实际上也是价格管制的一种表现。所有在事业单位工作过的人都会在每月收到工资单，当然，纸质工资单已经被电子工资单所取代，但是很多人的实际收入并不在工资单的范围之内。

要了解实情并不一定要"眼见为实"。实际上，即便坐在办公室里，也能充分洞察价格管制在医疗领域可能产生的后果。政府为了老百姓着想，兴办公立医院，聘请郎中，并颁布红头文件规定"望、闻、问、切"必须便宜。中国古代的郎中在"望、闻、问、切"之后大多并不卖药，而是开出方子让病人到品牌药铺抓药。古代的郎中在开完方子之后是要收银子的，可是在价格管制之下，他们的后人在"望、闻、问、切"之后却只能收铜板了。今天的郎中们单靠收铜板显然无法养活自己和家人，更无法吸引学生，于是大家就开始多买药、卖贵药、多检查、多使用价格高昂的耗材，而广大的患者对这些东西的"需求"实际上是"被需求"，过度医疗现象层出不穷。其中，对绝大多数患者来说，公立医院多买药、卖贵药的行为是相对容易辨识的，于是"以药养医""以药补医"以及更为宽泛的过度医疗问题就成为众矢之的，成为医患矛盾的导火索，最终引爆舆情。

"以药补医"是中国医疗服务体系中的一颗毒瘤，政府自然对此不会无动于衷。实话说，在过去的若干年里，为了抑制公立医院药价虚高、药费高昂，政府众多部门近年来连发14道管制措施，但竟然无法抑制药费的上涨之势（朱恒鹏，2011a）。这些措施没有尊重起码的市场规律，因此其结果要么是根本无效，要么是相互掣肘，要么是引发新的扭曲。可是，即便多管齐下，依然无法根除以药养医和药价虚高，也难以遏制过度医疗以及医疗费用快速上涨之势。对于价格管制失灵，已有诸多研究成果发表（朱恒鹏，2007，2010，2011a；杜创，2013），第十一章将对于药品价格管制以及其他行政管制的失灵加以详细分析，这里不再赘述。

实际上，为控制医疗费用上涨而采取价格管制措施，并非中国政府独有的行为。即便是在市场经济高度发达且对政府管制抵触情绪很高的美国，也有地方政府（如马里兰州政府）对医疗机构采取价格管制措施，但其实践同样证明了管制失灵的存在，并最终为下节将要阐述的医保支付改革所取代（顾昕、袁国栋，2014）。无论在何处，哪怕是在市场治理已经高度发达的地方，政府之所以热衷于采取价格管制，并不在于政府政策制定者不懂管制经济学的基本原理，而在于价格管制容易在民众中有欺骗性，而公共政策受到民粹主义情感的裹挟在古今中外都是不乏其例的。

四、新思路：以新规制理论为基础推进医保支付的公共契约模式

从前两部分的分析可以看出，信息问题制约着工具选择。无论市场结构是趋于垄断还是趋于竞争，信息不完全均能赋予医院以显著的垄断地位，医疗服务递送环节有着特殊的买卖双方信息不对称更会推动过度医疗，"引入竞争"的实施效果存疑。现行的医疗市场管制实践说明了在信息

不充分、信息不对称的背景下,传统的、分割式的价格管制会带来严重的行为扭曲,并加重过度医疗。只有将信息不完善、激励等现实问题纳入分析框架的激励理论以及由此衍生的新规制经济学,才是解决中国过度医疗问题的理论突破口。

新规制理论由于法国图卢兹学派的学者予以发展,现在已经成为激励理论的重要内容,或委托代理理论的一个重要分支。这一理论认为,克服管制失灵之道并不在于消除管制者与被管制者之间的信息不对称性;管制者和被管制者之间的信息非对称性,需借用激励理论的工具才能解决,即契约机制的设计。从这个视角来看,在中国政府管制实践职能中非常流行的基层调研,尤其是成本信息的搜集,不仅事倍功半,而且劳而无功,是完全没有必要的。信息不充分的存在,使得管制者面临两难的选择:要减少被管制者的信息租金,就必然要降低合同的激励强度;提高激励强度,就必然需要付给被管制者大量的信息租金(拉丰,2013)。激励理论承认在现实制约下规制的不完整,放弃传统规制对最优的追求,寻找次优规则以实现信息租金和行动激励之间的平衡。激励理论将规制问题视为一个委托代理问题,着重研究如何进行激励框架设计,从而建立契约型规制。其实质是赋予被管制者部分自由裁量权,通过一定程度的利益让渡来减少信息不对称引起的逆向选择、道德损害及寻租等问题(拉丰、梯若尔,2014)。

在委托代理框架下对过度医疗现象进行重新审视,问题的根本原因和解决方案就变得清晰起来。当医疗行为只有患者和医院参与时,双方构成最简单的委托代理关系。患者为委托人,委托医院(或医生)进行疾病诊断和治疗;医院为代理人,接受患者的委托并选择治疗方案。因为前述的信息不对称存在,医院自然会采取道德损害行为以提高自身效用,道德损害的具体表现就是过度医疗。

对于道德损害问题的一种应对措施,是通过监督的强化来增加委托人对代理人的行为及其带来的实际效用的了解程度,降低信息不对称程度

（Holmstrom，1979；Hart and Holmstrom，1987）。通常情况下，可以由委托人自己或是第三方对代理人进行监督。但监督医疗服务提供者，需要监督方同样具备充分的医学知识，而作为医疗服务第一委托人的患者一般并不具备监督能力，包括监督所需的知识储备和对医疗相关新事物的认知能力。因此，监督需由第三方承担。在全民医疗保险制度建立之后，医保机构作为医疗服务的第三方付费方，有积极性成为第三方监督者，承担起对医疗服务提供方的监督约束职责。

由此，医保机构、患者、医院之间形成双重委托代理结构。患者与医保机构之间形成第一层委托代理关系，患者向医保机构缴纳保费，并委托医保机构对医院进行选择、监督、付费，医保机构由此成为患者的代理人，或在全民医保的情况下成为公众的代理人。医保机构与医院之间形成第二层委托代理关系，前者向后者支付治疗费用，并委托后者在合理的成本下为患者提供有效治疗（Robinson，et al.，2005）。因此，对医院和医生的过度医疗行为进行有效约束，以控制医疗费用的不合理增长，有赖于医保机构—医院之间建立委托代理的良性互动，以及激励相容性付费机制的选择。

目前，医保机构与医院之间常见的付费方式（学术术语称之为"供方支付方式"）可分为后付制和预付制两种。后付制（retrospective payment system）是在医疗服务完成之后付费，最常用者是按项目付费。这是一种被动购买（passive purchasing）的付费机制，无论供方提供的治疗服务合理与否，医保机构都需进行大量核查工作，这难免会因精力耗费过多而降低核查数量和质量，最终并不能有效约束过度医疗行为。与之相反，预付制（prospective payment system），顾名思义，付费是在医疗服务发生之前，医保机构与医院以契约的形式确定医疗服务职责、付费规则，并支付费用，医院"超支自理，结余归己"。因此，在预付制中，医保付费机构对过度医疗行为的控制，也由事中、事后的监督核查，转化为事前的约束并固定于支付规则之中:预付金额已经体现医保机构对合理的治疗手段和所需费用的认识,医院因过度医疗而超额的部分需自理,因此医院在新型医保支付契约中被赋予了风险控制权,也就有动力杜绝过度医疗行为,努力采取成本最小化策略以获取更大的结余。与此同时,如果成本控制有效,供方就会有结余,而结余控制权(亦即配置权)掌握在供方,反过来能提升供方控制成本的积极性。因此,预付制改变了供方的激励结构,是比后付制更具有费用约束力的支付方式(Liu and Mills,2007)。

预付制的核心点,在于医疗服务买卖双方通过谈判机制预先形成合理的打包费用,以费用额度对医院的过度医疗行为进行有力约束。费用数额的确定需经过双方的反复博弈,因此该费用既能体现医保支付机构寻求"高性价比"的购买要求,也能满足医院的参与约束。以预付制为核心的支付方式在国际文献也被称为"战略性购买"(strategic purchasing)(Preker,et al.,2007;Honda,et al.,2016)。以此为基础,构建付费机构和医疗服务提供者之间的公共契约模式(public contract model)(顾昕,2012c),是医保机构实现从被动性支付到战略性购买的变革,同样也是全球医保体系改革的核心环节(Cutler,2002;Preker,et al.,2007:1-10)。

属于预付制的支付方式包括人头付费(per captia payment)、总额预付制(global budget)、按服务天数付费(per diem payment)、按服务人次付费(case-based payment)、按疾病诊断组(diagnosis-related groups,DRGs)付费等多种付费方式。其中,包括普通门诊服务在内的基本卫生保健支付主要采用按人头付费(Rice and Smith,2001),住院服务会采用按服务天数付费、按服务人次付费、总额预付制和按疾病诊断组付费(DRG-based payment)四种支付方式,其中最后一种居主导地位(Hoffmeyer and McCarthy,1994)。

在按人头付费中,参保人先选择某门诊机构(医生诊所或医院的门诊部)作为定点医疗机构,并在签约期内接受定点医疗机构提供的普通门诊服务,医保机构根据医疗机构签约参保人数支付人头费,总额等于人头费乘以签约人数。当然,人头费的设定不一定一刀切,而是可以依照年龄组、慢性疾病诊断组、性别组进行加权。按人头付费可激励定点医疗机构为患者提供高质量的服务以吸引更多的签约,也可激励医疗机构特别是医生积极开展疾病预防和健康管理以降低疾病发生率并节约成本(Langenbrunner, et al., 2009：1-26)。毕竟,按人头付费在家庭医生那里塑造的激励结构是,家庭医生为其名下百姓所提供的健康管理服务越到位,问诊看病的百姓越少,其收入越高(Cashin, et al., 2009)。

总额预付制是医保机构依照合约向医院支付一笔固定费用,在合约期内(通常是一年)医院给参保者提供医疗服务,医疗服务的数量和品质由合约加以规定(Langenbrunner, et al., 2009：215-253；Dredge, 2009)。按服务天数收费,意味着医保机构向医院支付的金额等于住院天数乘以日住院费(Liu and Mills, 2007)。按服务人次付费是医院每接待一个病患,医保机构就向医院支付一笔固定费用,无论该病患所需接受的是一个阑尾炎小手术还是摘取脑瘤的大手术。按服务人次付费虽然简单,但不同患者之间的病情差异巨大,治疗成本也大不相同,因此一刀切的固定支付额度显然不合理,也会激励医院推诿重病患者。因此,按服务人次支付的精细化高级版本随之出世,即后来广为采用的按疾病诊断组付费(即 DRGs)(Liu and Mills, 2007；Langenbrunner, et al., 2009：125-214)。DRGs 是根据疾病诊断、并发症种类、治疗手段、患者年龄、性别、住院天数等多种因素将患者分为不同的疾病组,保证同一组别内的患者所需的治疗成本近似(Liu and Mills, 2007),医保机构依据患者的疾病分组向医院支付定额费用。如果将病情严重性纳入精细分组的考量,医院会减少"风险选择"(risk selection),即推诿重病患者等"挑三拣四"的道德损害行为(Fay, et al., 2007)。

值得注意的是,在节约成本的驱动下,预付制有可能激励医疗机构降低服务质量或者减少必要的治疗措施，专业术语称之为"服务不足"（under-service），以获取更多的费用剩余（Liu and Mills，2007）。因此，预付制下，医保机构的工作重心需将从费用稽核与控制转向医疗服务品质的保障（Dredge，2009）。

医保支付改革的要害，简言之，就是打包付费，即医保机构就一个具有一定规模的参保者人群，就基本医疗保险所覆盖的基本医疗服务，与医疗机构谈判确定一个支付标准（俗称"一口价"）。无论是按人头付费、按病种付费（单病种付费或按疾病诊断组付费）、按床日付费还是总额预付制，其基本原理从学术上看源自"标尺竞争理论"，"一口价"就是标尺的一种体现。对于医疗机构来说，一旦契约达成之后，超支自理，结余归己。换言之，医疗机构唯有通过降低非人力成本，使用性价比最高的服务路径，包括药品与耗材，才能从"结余归己"中实现自己人力支出的最大化，即提高医务人员的薪酬水平。唯有如此，医疗机构也好，医务人员也罢，才有竭力为参保者提供高性价比服务的积极性。由此，医疗服务领域因医患之间信息不对称而导致的激励问题才能得到解决，医疗供给侧的绩效管理和可问责性才能制度化（Cashin, et al., 2014）。

一个理想的支付方式，能够为医疗服务者提供恰到好处的激励，让供方自觉进行成本控制、质量保证，并避免医疗服务要么过量要么不足（Ellis and McGuire，1986）。但在现实中，信息不完备的存在以及服务提供者效用最大化的内在需求，断绝了单一理想支付方式存在的可能。上述列举的五种预付制度，每种有着各自的特点和适用范围，没有哪一种能够解决我们在医疗付费中的所有问题。因此，在实际的运用中，根据其各自的特点对多种预付制进行组合运用，才是更为恰当的选择（Liu and Mills，2007）。

医保支付改革是国际大趋势，也是遏制过度医疗的利器。发达国家和地区无一例外，均已大幅度推进医保支付改革，很多发展中国家也随之跟进。中国的新医改绝不可能自外于国际大趋势，医保支付改革是中国新医改的重中之重，这是笔者矢志不渝的主张（顾昕，2012d），也是本书一再重述的观点。医保支付改革的重点有三：一是医保支付预算与决算的公开透明，这需要建立全民医保的公共预算制度；二是医保机构与医疗机构谈判机制的制度化，让两者变成真正的市场主体；三是重构医疗机构激励机制，即搞对游戏规则（getting institutions right），使医疗机构能在提供高性价比的服务中获取高收益。

中国的需求侧医改已经有所进展，基本医疗保障体系的覆盖面基本上扩及全民，医保支付水平也有所提高，医保支付制度改革的需求侧条件已经成熟。与之相比，医疗供给侧的改革，尤其是公立医院改革，却始终裹足不前。供给侧改革的迟滞或歧出对需求侧改革也有负面的影响，这一点集中体现在公立医院去行政化改革的步履蹒跚构成了医保支付改革的制度性障碍。

医保支付改革不可能单兵突进，欲在现实世界中得到落实，需要医疗供给侧的制度改革，其核心就在于医疗服务体系打破垄断，走向多元竞争的格局。制度之间具有互补性和嵌入性，因此制度变革需要协同性。要达成这一格局，一方面需要民营医疗机构的大力发展，另一方面需要公立医疗机构的制度变革，而后者的核心在于公立医院去行政化，落实其独立法人地位（参见第三章和第七章）。

可是，当今中国的公立医院，都处于一种"行政型市场化"或"行政性商业化"的组织和制度模式之中。公立医院并未变成真正的市场主体，也不是真正的独立法人。无论是在人财物各方面，公立医院都无法就资源配置做出独立的决策，其法人代表自然也就无法为其行为的后果独立承担民事和刑事责任。涉及重大资源配置的战略决策，以及诸多日常性的管理决策，都由诸多政府部门来承担。诸多政府部门对公立医院的干预，并不限于基于规则进行奖惩的监管行为，而是经常参与到公立医院的管理决策之中。对公立医院日常管理行为及其后果的关注和参与，甚至都体现在中国政府关于公立医院改革的指导意见之中。正如第七章所详述,由于种种原因,各地公立医院改革的试点基本上是在再行政化和去行政化之间摇摆。由此,中国医疗供给侧的行政化格局,在历经多年的新医改之后,依然没有发生实质性的改变。医疗供给侧去行政化改革的步履蹒跚,反过来对医疗需求侧的改革,尤其是对医保支付制度改革,构成了体制性的障碍。这种制约因素主要体现在如下三大方面,即人(人事工资制度)、财(价格制度)、物(药品购销制度)。

(一)行政化的制约之一:人事工资体制的影响

公立医院属于事业单位,而事业单位所有编制内职工的薪酬由政府人事部门加以控制,具体体现为人事工资制度。公立医院广泛实行政府制定的人事工资制度,有少数医院开始自主制定薪酬制度,但各种"自主制定"的薪酬制度并不具有完全的自主性,而是必须将一部分薪酬先纳入政府制定的工资制度之中,将另一部分额外的薪酬以各种非工资名目下发给医务人员。由此,中国公立医院中的薪酬状况,变成了一个大迷宫,谁也看不清楚全貌,谁也摸不清楚路径。关于医务人员的薪酬水平,在医患关系紧张以及医疗反腐败大潮冲击的背景下,竟然成为医生群体和诟病医生的网民人群之间的一个新的冲突点。

长期以来,卫生行政部门对公立医院的人力支出进行行政管制,即规定人力支出占总支出的比重低于 30%(参见表 11-2)。尽管这一管制在 2015 年后有所松动,即从 30% 放宽到 35%,甚至更高,但无论如何,行政管制依然是存在的。这一管制限制了公立医院的总工资水平,实质上是给医疗领域中的劳动力市场套上了一个笼子,让市场机制难以正常运行。为了突破这一限制,各种医疗机构,尤其是公立医院,只能通过过度使用药品、耗材、检测来谋取收益,这就导致了一个极具吊诡性的现象,即一方面新医保支付制度包含了抑制成本的激励因素,但另一方面医疗机构依然缺乏控制非人力成本的强大动力，因此即便医疗机构降低了医疗服务中的非人力成本，其从医保支付中所获结余（即以打包付费方式完成的医保支付与按项目付费结算的医保支付之间的正差额）难以转换为医疗机构的人力支出，即提升医务人员的薪酬。在人力支出行政管制之下，新医保支付方式中所蕴含的调动医务人员为患者选择高性价比医疗服务的激励机制无法发挥其应有的作用。

表 11-2 卫生部门所属医院中人力支出及其在总支出中的占比（2008—2020 年）

年份	医院支出总额/亿元	人力支出	
		金额/亿元	占比/%
2008	5895.4	1470.6	24.9
2009	7114.5	1720.9	24.2
2010	8602.5	2050.5	23.8
2011	10474.7	2539.3	24.2
2012	12663.8	3422.9	27.0
2013	14719.9	4130.1	28.1
2014	16939.5	4871.3	28.8
2015	19070.8	5870.0	30.8
2016	21424.7	6829.6	31.9
2017	23715.9	7941.2	33.5
2018	26066.9	8997.7	34.5
2019	28871.8	10562.5	36.6
2020	28881.8	10434.6	36.1

资料来源：中华人民共和国卫生部，2004：85；2005：100；2006：102；2007：100；2008—2009：93；2010：95；2011：99；2012：98；国家卫生和计划生育委员会，2013—2016：104；国家卫生健康委员会，2018—2021：106。

简言之，正是由于人事工资制度的管制，即便医保支付制度进行了改革，即便医院为参保者提供了性价比良好的服务，即便医院尽心竭力地控制了非人力成本(如药品、耗材、检查成本)，即便医保支付的结余留给医院全额支配，这部分结余也难以转化为医务人员的收入。

(二)行政化的制约之二：价格体制的影响

行政化体制对医保支付制度改革最大的阻碍因素，在于政府对医疗服务和药品的价格所实施的一系列行政性价格管制。这些管制的后果，就是踩住了看不见的手，让市场机制难以正常运行。具体而言，如下若干价格管制措施至关重要。

其一，医疗服务行政定价。医疗服务行政定价实际上就是按项目定价制，这种价格制度与按项目付费制相融合，而一旦医保支付改革得以推进，按项目付费的适用面将大幅度收窄，针对大宗医疗服务项目的行政定价不仅是没有必要的，而且还会对打包付费的实施构成掣肘。

其二，药品最高零售价管制。国家发改委对药品实施最高零售限价管制。从管制经济学的角度来看，这项管制属于"价格帽管制"的范畴。如第十二章所述，这一管制在 2014 年底被废除。但是，药品集中招标制度在实际运作中演变成公立医院和非营利性医院药品进货价管制。在"二次议价"遭到禁止的情况下，进货价管制等于对药品的行政定价；在"二次议价"放开的情况下，进货价管制又变成了"价格帽管制"。

其三，药品加价率管制。政府对公立医院和民办非营利性医院药品进货价和销售价之间的差率进行管制。长期以来，管制加价率定为 15％；在最新的药品零加成政策下，管制加价率为 0％。多重价格管制在医疗供给侧不仅没有抑制过度医疗，反而诱导了广泛的行为扭曲。医疗服务固定价格管制引致"以药养医"，药品最高零售价管制引致"多开药""开贵药"，药品加价率管制进一步强化了"开贵药"的格局，导致药价虚高。价格管制，本来旨在降低药费，缓解医药费用持续攀升的状况，但实践结果表明，价格管制并不能有效解决市场失灵，反而还会引致政府失灵(参见第十二章)。

对传统医疗付费方式进行改革,用医保机构与公立医院之间的公共契约模式代替政府对医疗市场的直接价格干预,是市场治理机制精致化的一种体现。这才是过度医疗顽症的真正解决之道。可是,价格管制所造成的价格扭曲,却对医保支付改革中"打包价"的制定,造成了极大的干扰。例如,对于许多住院服务来说,即便医界在卫生行政部门的组织下编订出符合医学技术性规范的临床治疗路径,医保机构也无法依据这一路径所含项目的价格确定医保支付标准,因为这些价格都是不准的,都会引致行为的扭曲。

事实上,在中国,医保支付制度改革正在缓慢前行,而与之配套的价格管制改革才刚刚起步。尤为重要的是,医疗服务行政定价体制的改革,尚未提上公共政策议程,而针对医疗服务定价普遍偏低的问题,政府的应对之策也仅仅进行局部性的价格调整。例如,2016 年 5 月 18 日,国家卫计委、国家发改委、教育部等 6 部门公布《关于加强儿童医疗卫生服务改革与发展的意见》,其中将提高儿科服务价格作为缓解儿科服务短缺的重要举措,但引起舆论和民意的反弹。其实,即便政府拟定的价格调整按部就班地进行,价格调整只不过是新一轮的行政定价,不仅不能解决老问题,反而会引发新问题。如何实现从价格管制模式到公共契约模式的治理模式转型,还有大量问题有待进一步的探索和实践。

(三)行政化的制约之三:药品购销体制的影响

与上述第二项行政化因素相关,政府对公立医院(以及民办非营利医院)的药品购销环节实施行政控制。其中,最为重要的行政控制就是实施药品集中招标采购。

首先,药品集中招标采购,并非一般意义上的政府采购,而是二次市场准入制度。本来,只要经过药监局批准,药品就可上市,患者便可使用。可是,针对公立医院和民办非营利性医院,政府实施药品集中招标采购,只有中标公司的药品，才能使用。

其次，中国式药品集中招标采购制度，实际上是"只招标、不采购"，因此本书只好称之为"药品集中招标"。这一制度的实施，只是确定中标的产品及其价格，至于医院采购多少（俗称"勾标"），该制度没有多大的约束力，或者说这一环节没有"带量"，于是后来产生了一个自身带有累赘表述的"带量采购"的概念，不仅在各地实践中得到广泛使用，而且也出现在政府政策文件之中。

再次，药品集中招标由省级药招办组织实施，这一机构多设立在卫生行政部门之下，也有极少数省份设立在其他政府部门之下。省内公立医院和民办非营利性医院，不仅用药范围限制在中标品种之内，而且必须"执行中标价"。这相当于政府对这些医院实施药品进货价管制，即药品进货发票上的价格必须等于中标价。

由于上述第二项行政化因素所致，公立医院（以及民办非营利医院）唯有在药价虚高的情形下才能维持运营，而药品集中招标就扮演了药价虚高的合法化角色。由于医院只能执行中标价，而相当多的药品中标价呈现虚高之况，因此无论医保支付制度改革如何实施，只要药品集中招标制度不废除，医院都不可能通过自主化的药品集中采购降低用药成本。如此一来，医保支付改革中"结余归己"所提供的激励机制，对于医院来说也就变成了画饼。

任何制度的变革都不可能独自前行。作为需求侧的一项新措施，医保支付改革能否发挥其本来应有之效，在很大程度上取决于供给侧既有的制度结构。在医疗供给侧，公立医院（以及民办非营利性）占据主宰性的地位，而其运营呈现行政型市场化的特征。一方面，其收入主要来自市场营收，其中的大部分来自医保支付，但另一方面，其运营的各个环节受制于形形色色的行政管控。政府对人事工资制度实施的管控（尤其是事业单位工资总额控制），政府对医疗服务以及药品实施的多重价格管制，政府对公立医院(以及民办非营利性)药品购销实施的控制(尤其是药品集中招标制度),使得医院无法在新医保支付体系中通过压缩非人力成本(尤其是压低药品、耗材和器械的采购成本)以"结余归己"的方式获取人力收益。简言之,医疗供给侧去行政化改革的蹒跚,绊住了医保支付改革前行的脚步。

如何解决过度医疗这一问题,从表面上看是不同政策措施的选择而已,但其内在逻辑是微观经济学研究范式的突破革新对公共治理模式创新的影响。对信息不充分、信息不对称这一关键问题的认识和理解,推动微观经济学范式从新古典学派推进到信息经济学,将规制模式从传统的最优化价格规制推进到探寻租金激励和成本控制相均衡的新规制经济理论。毫无疑问,纳入信息与激励因素考虑的新规制理论,在对现实世界的模拟、对规制关系双方的行为预测、对激励因素的效果等方面,均有着更高的准确性。与之相比,以新古典模型为内核的市场竞争方案和以传统管制理论为指导的价格管制方案,皆因其内在模型的理想化倾向,在实施中必然会出现实际政策效果和预设目标之间的偏差。与新规制理论有着内在逻辑契合性的公共契约模式,无疑有着更高的实践价值。

再回到现实世界,市场竞争、价格管制、公共契约三种解决思路孰优孰劣,在中国的实践中也能得到印证。市场竞争这一解决思路,忽略了充分竞争所需的严苛条件。信息传递需要的成本让医疗市场中的信息分布非均质,这让医疗市场更接近于垄断竞争市场,供方拥有信息优势赋予的垄断力量,因此竞争也无法消除单个医院的垄断地位。医疗服务的信息不对称,极可能让医生和医院在竞争压力下增加供方诱导需求行为,加剧过度医疗(Dranove,1988)。价格管制这一工具,因忽略信息和激励问题通常会失败,中国医药市场的管制实践也充分表明对医疗服务和药品价格进行多重的价格管制,并不能有效解决市场失灵,反而还会加剧过度医疗。因此,采用精致化的市场治理,用医保机构与公立医院间的公共契约模式代替政府对医疗服务市场的价格管制,才能为解决过度医疗的顽症提供有效的激励机制。探寻可行的精致的市场治理之道，是中国医疗领域内国家治理模式创新的关键。

医疗服务价格改革的方向，如同整个医疗供给侧改革的方向一样，正在于走向去行政化。走向去行政化，是党在十八届三中决议中所指明的事业单位改革方向，自然适用于公立医院，也适用于公立医院中的价格改革。只要各级政府切切实实推进党中央和国务院文件给出的去行政化改革措施，新医改的公益性目标完全可以达成。新医改实践中的种种摇摆性的再行政化之举，包括体现在价格改革中的再行政化之举，只能是饮鸩止渴，不仅给医疗机构的运营带来困顿，而且也极大地损害着新医改本身的公信力。

第十二章　药品政策变革:消除"以药养医"、遏制"药价虚高"

在中国的医疗领域中,一个众所周知的不正常现象是药品费用长期居高不下,而且高出国际平均水平很多。不止如此,在药品销售和使用环节,令人触目惊心的乱象丛生,极易撩拨民众的激愤之心,激发媒体的正义之情,民情和舆情也自然会触动政府的回应。由此,在公立医院改革蹒跚而行的情况下,许多涉及医疗机构人士和财务管理的改革措施要么未加重视要么左右摇摆之时,药品治理成为新医改中供给侧改革的实际重点,政府针对药品定价、销售和使用环节的行政管制措施频发,以至于"药改"一时间成为压倒"医改"的流行词。

对此,有两种不同的看法。一种看法认为"药改"就是医改的良方,医改就是做好"药改"。这一看法自医改问题在 2005 年夏天引爆舆情就已盛行,云信(2005)汇集了当时卫生行政部门官员、医院管理者、各种媒体、医疗政策研究者和医药企业高管共计 25 条这方面的言论。据《中国卫生产业》杂志社社长张文鸿回忆,早在 1986 年,时任卫生部副部长、主管计划财务并在卫生经济研究领域有重要影响力的季宗权在其《卫生经济讲演录》一书中就提出了"医改源于药改"之说(张文鸿,2007)。在 2012 年"两会"上,时任卫生部部长的陈竺院士提出以治理"以药补医"为核心的医改思路,激起了热烈反响,有记者给予了详细报道(张扬,2012);另有记者则对

"两会"代表以及一些医改专家对"药改"的反应进行了报道,但其中误将市场主导派专家认为"药改"只是治标之策而治本之道在于医保支付改革的批评之声也视为支持"药改"之声(李妍,2012)。

另一种看法则将"医改变成了'药改'"变成了批评性戏言,指出"以药养医"或"以药补医"的根源在于政府对公立医院的诸多行政化管制措施(尤其是药品管制)不当,扭曲了医疗供给侧的激励结构,而行政化管制的强化不但不能治本,连治标都做不到。2012 年 3 月 11 日,曾担任国务院研究室司级研究人员、时任新华社记者并因刚刚出版痛斥行政化医改思路的《大国医改》一书而引起关注的朱幼棣,在接受凤凰卫视明星级《名人面对面》栏目专访时直言"医改变成了药改,改的方向偏了"①。笔者曾在《中国药店》学刊上发表分析文章,指出种种"药品乱象"的体制根源在于政府实施了两项错误的行政性价格管制,即医疗服务价格管制和药品价格加成管制(顾昕,2012b)。在 2015 年国家发改委以刮骨疗毒之势对绝大多数药品取消政府定价之后,时任安庆市纪委派驻市食品药品监督管理局纪检组副组长何伟在中央级的《中国医药报》撰文《药改不是医改的全部》,振聋发聩地指出"医药互为一体,'药改'易、'医改'难,不能将所有的板子都打在药上,否则就难免出现重'药改'而轻'医改'的问题"(何伟,2015)。当时,安徽省政府刚刚取消了以"收支两条线"为主要内容的医改措施,与之相伴随的基本药物制度和药品零差率政策也进入了调整之期(参见第五章)。

关键在于,"药改"的兴起及其引起的争议,显示出医改的一个两难困境。面对"药品乱象"尤其是药价高昂,如果不采取恰当的措施进行治理,不仅民众的医药费用负担难以大幅度下降,而且政府辛辛苦苦筹集上来医疗保险基金也蒙受相当大的浪费,全民医保的可持续性发展也会受到限制,医疗供给侧的治理难以走上正轨。可是,如果"药改"之策依然由行政

---

① 此专访文字记录,参见凤凰网:http://phtv.ifeng.com/program/mrmdm/detail_2012_03/12/13133117_0.shtml(可随时浏览)。

治理机制所主导,那么不仅无法根治既有的乱象,而且还会引发出新的问题。这一两难,依然是新医改在再行政化与去行政化之间左右摇摆、进退无据的一种体现。

在中国,药品出售的主要终端是医疗机构,尤其是公立医疗机构,而不是零售药店。事实上,药品出售是公立医疗机构的主要收入来源之一,而且总会有盈余,而医疗服务本身总体来说是收不抵支的,这一现象通称为"以药养医"或"以药补医"。"以药养医"是非常流行的说法,但在新医改酝酿之时,时任卫生部部长陈竺坚持认为,"以药补医"才是更为准确的说法。[①] 提法之争并无太大意义,关键在于现象背后的肇因。与此相关的另一个现象是公立医院中的药价偏高,通称"药价虚高"(张桂文、刘百实,2004)。"药价虚高"其实是一个笼统的说法,人们常用这个词来混称两个不同的现象:(1)在疗效相近但制药企业不同的产品当中,绝大多数公立医院都倾向于尽可能地选用价格偏贵的产品,尤其是外国公司或合资企业的产品,从而导致公立医院药品价格水平总体来说偏高,从而推高药费;[②](2)如果是一家企业的同一种产品,但不同批发渠道价格不同,公立医院会尽可能选择从偏贵的批发渠道采购这一药品,最终其销售价也偏高。前一种现象可被称为"药价实高",而后一种现象才是真正的"药价虚高"。无论价格实高还是虚高,公立医院的药费高昂自然是普遍现象。

由于公立医院在我国的医疗服务体系占据着主导甚至垄断性的地位,公立医院中药品费用高昂自然会导致我国医药费用总体水平的居高不下,因此治理药价、控制药费自然成为新医改的一个急迫任务。

---

① 根据新华网的报道,早在 2007 年 12 月 26 日,陈竺就提出"公立医院要逐步取消以药补医机制,降低药品价格"。参见新华网的报道:http://news. xinhuanet. com/newscenter/2007-12/26/content_7316973. htm(可随时浏览)。

② 中国的大型公立医院都喜欢多使用外国、外资或合资企业的药品,这是一个众所周知的事实。2008 年 1 月 17 日,卫生部部长陈竺在参加江苏省卫生工作会议发表演讲时甚至呼吁:"大医院的医生不要成为跨国公司的奴隶,这个你们不敢讲我敢讲!"参见《现代快报》2008 年 1 月 18 日的有关报道,参见新华网:http://news. xinhuanet. com/politics/2008-01/18/content_7442438. htm(可随时浏览)。

控制医药费用的快速增长已经成为一个全球性的挑战。在很多国家，即便是高收入国家，控制药品费用的增长早已成为控制医疗成本努力的一个共同的目标和手段（Carrin and Hanvoravongchai，2002）。长期以来，中国政府一直将药品费用的控制视为医疗卫生政策的重要组成部分之一，并坚持使用各种价格管制措施（王耀忠，2010）；自2001年开始，政府专门针对公立医院建立了药品集中招标制度（李宪法，2005）。但这些努力在很长一段时期内不仅没有任何成效，反而令药品费用以及公立医院中的药品价格节节攀升。可以说，政府失灵，尤其是管制失灵，在药品领域中以五光十色的方式展现出来。

政府管得多、管得严，并不一定会带来好的效果。关键在于，政府的管控措施是否有必要，是否得当。实际上，公立医院药价虚高的成因，并非公立医院的逐利动机，而在于价格管制措施的选择失当。道理很简单：逐利动机谁都有，古今中外概无例外，但是逐利行为怪异者，莫过于中国公立医院中以"高价进货、高价销售"的方式所展现的"药价虚高"。因此，对公立医院药价虚高的治理之道绝不在于增多管制措施或强化现行管制措施，而在于调整或改革现行的管制措施。同样，对公立医院药费增长之势的控制，也不在于增多行政性管制措施，而是应该建立新的机制，让医保机构的团购发挥更大的作用。

"保基本、强基层、建机制"，这是推进新医改的三大基本原则，缺一不可。可是，无论是在新医改政策的顶层设计，还是在新医改政策的基层实施当中，"建机制"往往是最受忽视的。如果忽视了新机制的建立和完善，新医改的公益性就无法实现。

一、中国药品费用的总水平及其流向分布

首先，让我们考察一下中国药品费用的总水平，并基于横向的国际比

较,看一看中国的药品费用水平究竟高不高,或高到什么程度。

考察药品费用水平的常用指标是药品费用占卫生总费用的比重。根据可获得的官方统计数据,中国的这一指标在 1992 年曾经达到 49.7% 的高水平。在此之后,这一指标曾出现波浪形的下滑之势,但在 2004 年又一度回升到 51.4% 超高位。中国控制药品费用的努力似乎是在 2005 年之后才稍微产生了一点点效果。2007 年,药品费用支出占卫生总费用的比重曾下降到了 40.7% 的水平,2008 年出现小幅反弹,2009 年又下降到40.3% 水平。总体来看,中国药品费用占卫生总费用的比重长年保持在40% 以上的水平,直到 2013 年才开始有所下降。中国药品费用占国内生产总值的比重,多数年份在 2.0% 以上,少数年份也接近 2.0%(参见表 12-1)。

从国际比较的角度来看,中国药品费用水平是偏高的。我们以经济合作与发展组织(OECD)成员国为标杆,来考察这一问题。自 2001 年开始,OECD 每两年发布一次《健康概览》,在其 2017 年前的《健康概览》中有一些药费的宏观统计数据,包括药费占卫生总费用的比重或药费占国内生产总值(GDP)的比重。此后,OECD 改变了关注药费的重点,将住院服务所使用药品的费用不再纳入药费统计,转而关注药店的情况(OECD,2017:185-187)。其 2017 年前《健康概览》药费的统计数据显示,OECD 成员国2005—2011 年药费占 GDP 的比重维持在 1.5% 的水平(OECD,2007:89;2013:161),在 2013 年下滑到 1.4%,而且只有 3 个国家在 2.0% 及以上,即匈牙利(2.2%)、日本(2.1%)和斯洛伐克(2.0%)(OECD,2015:167,181)。同期相比,中国药品费用在 GDP 中的占比与 OECD 国家相比,多数年份高了 0.5~0.8 个百分比。考虑到中国 GDP 总量基数的庞大,中国药品费用超出国际发达国家平均水平的部分,是相当可观的。

同时,我们还可以看到,在大多数 OECD 国家,药品费用占卫生总费用的比重普遍较低,少则在 10% 上下,多则在 20% 上下,少数国家在 25%

表 12-1 药品费用占卫生总费用的比重(1990—2009 年)

年份	卫生总费用/亿元	国内生产总值(GDP)/亿元	药品费用		
			金额/亿元	占卫生总费用的比重/%	占GDP的比重/%
1990	418.3	18872.9	860.6	48.6	2.2
1995	2395.5	61339.9	1169.1	48.8	1.9
2000	4870.4	100280.1	2211.2	45.4	2.2
2005	9204.1	187318.9	4142.1	45.0	2.2
2006	10310.7	219438.5	4486.1	43.5	2.0
2007	12035.2	270092.3	4903.2	40.7	1.8
2008	14925.4	319244.6	6202.4	41.6	1.9
2009	18482.9	348517.7	7457.7	40.3	2.1
2010	20801.2	412119.3	8373.1	40.3	2.0
2011	25213.5	487940.2	9468.0	37.6	1.9
2012	29379.7	538580.0	11860.5	40.4%	2.2
2013	31669.0	592963.2	13307.7	42.0	2.2
2014	35312.4	643563.1	13925.0	39.4	2.2
2015	40974.6	688858.2	16166.3	39.5	2.3
2016	46344.7	746395.1	17602.4	38.0	2.4
2017	52598.3	832035.9	18203.0	34.6	2.2
2018	59121.9	919281.1	19149.0	32.4	2.1
2019	65841.4	990865.1	21116.8	32.1	2.1
2020	72175.0	1015986.0	20699.9	28.7	2.0

资料来源:卫生部卫生经济研究所,2013:28,34;郭锋等,2019:6;李岩等,2022:4;国家卫生健康委员会,2021:351。

上下,仅有两个转型国家(匈牙利和斯洛伐克)偏高,在 30% 上下(参见表 12-2)。一般来说,在 21 世纪之初,转型国家的药费开支都较高,主要原因在于其医疗体制的转型尚未完成(de Joncheere and Paal,2003)。这些国家的医疗体制改革与中国同时期的情形有类似之处，即由于计划境界的遗产，医疗服务价格偏低，医疗机构倾向于通过药品使用和销售来创收。此后，随着医保体系的完善和医疗体制改革的推进，不少转型国家的药费开始有所下降。中国药费占卫生总费用的比重，在 2013 年前一直在 40% 以上，只有 2011 年是例外（37.6%）。自 2013 年以来，这一比重有所下降，但直到 2020 年才下降到 30% 以下。实际上，2020 年的情况非常特殊，由于新冠肺炎疫情的影响，医疗机构的医疗服务量同比下降，医疗费用以及其中的药品费用自然随之同比下降。正如下文将展示的，在非特殊情况下，医疗机构才是药费发生的主要场所，当医疗机构医疗服务量下降时，药费绝对水平和相对水平下降，自然是正常现象。

表 12-2　经济合作与发展组织成员国药费占卫生总费用的比重（2001—2013 年）

单位：%

国家	2001 年	2005 年	2011 年	2013 年	国家	2001 年	2005 年	2011 年	2013 年
爱沙尼亚			22.0	18.3	日本	15.9	18.8	19.6	20.6
奥地利		11.8	12.0	11.9	韩国	15.9	26.7	20.3	18.8
澳大利亚	12.4	13.7	15.6	14.6	卢森堡		8.4	9.1	9.1
比利时			15.2	13.7	荷兰		10.9		8.1
加拿大		17.3	17.0	16.7	挪威		8.8	6.5	6.7
捷克		25.0	20.0	18.3	波兰		27.4	21.7%	21.9
丹麦		8.8	6.4	4.8	葡萄牙		21.6		15.4
芬兰		16.0	13.3	14.0	斯洛文尼亚			19.1%	19.5
法国		16.2	15.5	14.7	斯洛伐克	34.0	32.4		26.3
德国		15.0	14.2	13.6	西班牙		23.2	17.2	18.2
匈牙利	30.7	29.6	32.9	29.7	瑞典		12.1	11.6	9.1
冰岛		13.7	15.6	10.3	瑞士		10.3	9.1	10.8
爱尔兰		10.7		17.3	美国	12.4	12.4	11.9	11.6
意大利		20.2		18.2	OECD 平均		16.7	16.1	15.7

资料来源：OECD，2003：67；2007：89，93；2013：155，161；2015：167，181.

无论是以药费在 GDP 中的占比还是在卫生总费用中的占比作为度量指标,中国的药品费用水平远远高于 OECD 国家的水平。那么,这些药费发生在何处? 根据原卫生部卫生经济研究所以及后来的国家卫生健康委卫生发展研究中心中国卫生总费用核算课题组的统计,中国药品费用的流向由三大部分组成:医疗机构门诊部、医疗机构住院部和零售药店。从表12-3 可以看出,在中国,药品主要是通过医疗机构递送到消费者手中,零售药店的占比在 2011 年之前都在 25％以下。此后,零售药店药费占比逐年提高,到 2020 年接近 38％的水平。零售药店在药品费用发生地的占比大幅度提高,这一方面是零售药店在面临医疗机构和电子商务双重竞争压力下依然取得了足够的发展,拓展了市场空间(赵梅,2015),另一方面也同零售药店与医疗机构开展的某些合作有关。在新医改实施之后,政府对公立医疗机构药品使用和销售实施了一系列下文讲述的行政管制,这引致公立医疗机构设法将一部分药费开支转移出其卫财统计,其中一个办法就是减少门诊和住院用药,让患者自行到零售药店去购药,而这些零售药店都设在医疗机构附近,与医疗机构的医务人员有着千丝万缕的关系。

在中国的医疗服务市场上,政府办的公立医疗机构占主导地位。而众所周知,这些医疗机构业务收入的很大一部分来自药品销售和使用。因此,公立医疗机构尤其是公立医院是药品的主要销售终端。也正是由于这一因素,相当一部分制药企业在营销上的理性选择就是部分甚至全部放弃零售药店市场,全力主攻公立医疗机构市场,尤其是公立医院。这类药品就是医药行内所谓的"临床用药",在零售药店中是买不到的。

药费高昂不仅仅是一个经济问题,而且还会对民众的健康造成不利的影响。中国有句古话——是药三分毒。医疗机构多开药,患病病人多吃药,相当一部分属于"不合理用药"。很多资深医学和药学专家警告说,在中国,不合理用药的情形已经非常严重了(唐镜波、孙静,2005);尤其是滥用抗生素的情形,已经到了极其严重的境地,而耐药性的滋生最终会使很

表 12-3　中国药品费用流向的构成(1990—2020 年)

年份	医疗机构门诊部		医疗机构住院部		零售药店	
	药费/亿元	占比/%	药费/亿元	占比/%	药费/亿元	占比/%
1990	291.5	69.7	107.7	25.7	19.2	4.6
1995	700.9	60.0	359.7	30.8	108.5	9.3
2000	1211.0	54.8	690.1	31.2	310.1	14.0
2001	1246.9	54.1	709.1	30.8	347.0	15.1
2002	1371.3	51.2	844.4	31.5	460.9	17.2
2003	1450.2	49.9	958.6	33.0	495.1	17.1
2004	1655.8	45.7	1155.6	31.9	809.9	22.4
2005	1909.9	46.1	1347.8	32.5	884.4	21.4
2006	2073.3	46.2	1445.5	32.2	967.2	21.6
2007	2118.9	43.2	1669.5	34.1	1114.7	22.7
2008	2534.5	40.9	2154.7	34.7	1513.2	24.4
2009	3047.4	40.9	2751.1	36.9	1659.3	22.2
2010	3270.3	39.1	3054.0	36.5	2048.9	24.5
2011	3505.5	37.0	3473.1	36.7	2489.4	26.3
2012	4082.7	34.4	4171.3	35.2	3606.0	30.4
2013	4102.7	30.8	5043.5	37.9	4161.6	31.3
2014	4203.4	30.2	5086.9	36.5	4636.7	33.3
2015	5065.8	31.3	5674.1	35.1	5426.4	33.6
2016	5471.3	31.1	6053.6	34.4	6077.6	34.5
2017	5960.0	32.7	6037.8	33.2	6205.2	34.1
2018	6286.2	32.8	6074.8	31.7	6788.5	35.5
2019	7227.1	34.2	6490.3	30.7	7399.5	35.0
2020	7093.9	34.3	5769.4	27.9	7836.7	37.9

资料来源:卫生部卫生经济研究所,2013:28,34;郭锋等,2019:6;李岩等,2022:4。

多人的疾病无药可治(高巍等,2011)。不合理用药自然会导致药品用量增长,这是药品费用上升的推动力之一(唐圣春、张新平,2008)。不少医学或药学领域的专家总是从技术、医学和药学的角度来看不合理用药问题,认为医生滥用药物是培训不足的结果。然而,我们依照常识就可以做出判断,中国医生们并非不懂合理用药的重要性以及滥用药物的危害,况且在规范用药和处方集的使用上一直都有大量的培训,相当一部分培训是由政府出巨资组织的。但是,在现行"以药养医"的体制下,多开药、开贵药以及滥用药物依然是普遍的行为,这绝非缘于专业性的培训不足,也并非中国的医生学不会合理用药,关键在于医疗体制中存在着一系列不当的制度安排,造成合理用药的经济负激励局面。

二、公立医院"以药养医""以药补医"的成因

"以药养医"或"以药补医"是中国医疗体制中的一个毒瘤。要探究这一毒瘤的生成机理,我们先回顾一下我们对公立医院组织和制度结构的分析。正如我们将在第七章所描述的,中国的公立医院正处于"行政型市场化"的制度格局之中。这种制度格局具有"市场化"或"商业化"的特征,是因为公立医院的主要收入来源于收费,无论是付费者是医保机构还是患者个人;具有"行政型"的特征,是因为公立医院运营的方方面面都受到行政机制的左右。"行政型市场化"并不是真正的"市场化",公立医院运营受制于众多政府行政部门的众多行政干预,但也享有政府保护而在很多地方的医疗服务市场上享有某种局部垄断地位。"行政型市场化"核心特征之一在于公立医院中绝大多数医疗服务项目的价格由政府来确定,绝大部分常用药品的价格(最高零售限价、中标价和利润加成)也由政府来确定,本书分别称之为"医疗服务行政定价"和"药品价格管制"。"以药补医"现象的体制根源在于医疗服务行政定价;"药价虚高"的体制根源在于药品加成管制。

随着卫生行政部门将"以药补医"当作新医改供给侧结构性改革的重点治理对象推出一系列行政管控措施,包括药品集中招标、药品零差率(或药品零加成)、药占比管制以及药品采购"两票制"等,公立医院中"以药补医"的程度似乎有所降低。根据官方的统计数据,医疗服务一直入不敷出,而且其亏空率一直处在波动之中;相应地,尽管药品出售一直保持盈余状态,但其盈余率在波动中有所下降,2007年居然降至5.8%(参见表12-4)。

表 12-4　政府办医院医疗服务和药品销售的收支(2003—2020 年)

年份	收入总额/亿元	支出总额/亿元	总收支结余率/%	医疗收入/亿元	医疗支出/亿元	医疗收支结余率/%	药品收入/亿元	药品支出/亿元	药品收支结余率/%
2003	2549.2	2468.7	3.2	1149.0	1354.5	−17.9	1107.2	959.9	13.3
2004	3339.8	3223.3	3.5	1490.5	1700.2	−14.1	1347.3	1189.7	11.7
2005	3700.6	3556.2	3.9	1758.1	2008.7	−14.3	1591.8	1401.9	11.9
2007	4902.2	4785.8	2.4	2378.4	2711.8	−14.0	2023.5	1905.9	5.8
2008	6090.2	5895.4	3.2	2914.2	3278.5	−12.5	2564.0	2411.3	6.0
2009	7456.9	7114.5	4.6	3544.2	−10.4%	−10.4	3136.1	2925.4	6.7
2010	9011.4	8602.5	4.5	4330.3	4723.9	−9.1	3760.1	3510.7	6.6
2011	10885.5	10474.7	3.8	5315.4	5861.9	−10.3	4399.1	4124.9	6.2
2012	13328.8	12663.8	5.0	6595.2	7619.0	−15.5	5323.6	4523.9	15.0
2013	15457.1	14719.9	4.8	7886.9	8952.9	−13.5	5979.6	5178.2	13.4
2014	17786.8	16939.5	4.8	9270.3	10385.9	−12.0	6715.2	5908.5	12.0
2015	19694.7	19070.8	3.2	10336.3	11896.0	−15.1	7076.1	6340.7	10.4
2016	22064.7	21424.7	2.9	11966.5	13561.6	−13.3	7498.1	6883.0	8.2
2017	24289.7	23715.9	2.4	13860.4	15433.4	−11.3	7513.5	7181.7	4.4
2018	26808.3	26066.9	2.8	15819.3	17331.7	−9.6	7640.1	7424.9	2.8
2019	30332.7	28871.8	4.8	18010.1	20403.9	−13.3	8538.8	8468.0	0.8
2020	30921.5	28881.8	6.6	21295.2	21306.3	−0.1	7662.9	7575.5	1.1

资料来源:中华人民共和国卫生部,2004:85;2005:100;2006:102;2007:100;2008—2009:93;2010:94;2011:99;2012:98;国家卫生和计划生育委员会,2013—2016:104;2017:106;国家卫生健康委员会,2018—2021:106。

　　表 12-4 显示,除 2020 年情况特殊以外,医疗服务的亏空率并未有实质性下降,这表明医疗服务行政调价情况并没有给公立医院财务带来实质性的改变,大多数常规性医疗服务定价水平偏低的格局依然如故。

　　2003—2005 年,由于执行 15％药品加成率政策,在刨除一定损耗的情况下,政府办医院有 12％上下的药品销收支结余率是正常现象,但是,在 2005 年之后,医院药品收支结余率急剧下降到 6.5％上下的水平,是异乎寻常的,直到 2012 年才回归正常。2006—2011 年,药品零差率或零加成政策尚未在医院层级实施,而医院在药品销售和使用环节不可能出现高比例损耗。据笔者向公立医院财务人员咨询,2006—2011 年药品收支结余率异常,主要源自医院药房运营的其他成本(包括药剂师工资)也被计入药品支出,以图消除"以药养医"的统计痕迹,但这种掩耳盗铃的做法在 2012 年被纠正。药品收支结余率自 2015 年开始再次出现大幅度下降,这与药品零加成政策渐进式推开有关。到 2019 年,药品零加成政策已经在全国范围内实施,因此公立医院药品收支结余率趋向于零,只是在少量自费药品上仍有一些加成收入。

　　可是,从表 12-5 可以看出,自 2010 年以来,政府办医院中药费收入的增长幅度高于人均 GDP 的增长幅度,无论是其药品收入总额,还是门诊和住院药费收入。这一情形即便在药品零加成政策逐渐推开之后依然如故。值得说明的是,如上文所提及的公立医疗机构在政府针对药品使用和销售的行政管制强化后常会采用将药费收入转移出卫财统计的做法,如让患者到邻近的药店购药,这里所展示的药费收入数据,极有可能出现低报的情形。换言之,表 12-5 所展示的公立医院药费收入增长幅度,很有可能有一定的低估。

　　这表明,药品零加成政策的实施使医院丧失了药品加成收入,医院鼓励医生们多开药、开贵药的激励结构理论上会消失,但对遏制药费上涨之势作用不大,因为当管制药价之上的加成被取消之后,在管制药价之下的

表 12-5 政府办医院药费收入及其增长指数(2003—2020 年)

年份	药费收入总额/亿元	门诊药费/亿元	住院药费/亿元	人均GDP/元	增长指数			
					药费收入总额	门诊药费	住院药费	人均GDP
2003	1107.2	526.1	581.0	10666	1.0	1.0	1.0	1.0
2004	1347.3	618.7	728.6	12487	1.2	1.2	1.3	1.2
2005	1591.8	715.3	876.6	14368	1.4	1.4	1.5	1.3
2006	1664.2	751.1	913.1	16738	1.5	1.4	1.6	1.6
2007	2023.5	876.9	1146.6	20494	1.8	1.7	2.0	1.9
2008	2564.0	1079.3	1484.7	24100	2.3	2.1	2.6	2.3
2009	3136.1	1285.2	1850.8	26180	2.8	2.4	3.2	2.5
2010	3760.1	1506.7	2253.4	30808	3.4	2.9	3.9	2.9
2011	4399.1	1768.5	2630.7	36302	4.0	3.4	4.5	3.4
2012	5323.6	2114.6	3209.1	39874	4.8	4.0	5.5	3.7
2013	5979.6	2388.3	3591.4	43684	5.4	4.5	6.2	4.1
2014	6715.2	2703.4	4011.7	47137	6.1	5.1	6.9	4.4
2015	7076.1	2882.7	4193.5	50237	6.4	5.5	7.2	4.7
2016	7498.1	3074.9	4423.2	54139	6.8	5.8	7.6	5.1
2017	7513.5	3149.3	4364.2	60014	6.8	6.0	7.5	5.6
2018	7640.1	3313.6	4326.6	66006	6.9	6.3	7.4	6.2
2019	8538.8	3770.0	4768.8	70892	7.7	7.2	8.2	6.6
2020	7662.9	3457.2	4205.7	72000	6.9	6.6	7.2	6.8

资料来源:中华人民共和国卫生部,2004:85;2005:100;2006:102;2007:100;2008—2009:93;2010:94;2011:99;2012:98;国家卫生和计划生育委员会,2013—2016:104;2017:106;国家卫生健康委员会,2018—2020:106;2021:106,351。

药费收益("回扣")依然存在,而且这部分收益的空间只有在"开贵药"的情况下才能得到维持。同时,一项基于广东省 38 个县(含县级市)71 家县级公立医院财务数据分析的研究显示,尽管在药品零差率政策实施之后,这些医院的药占比下降了,但药品收入绝对值依然在上涨,其主要推动力在于高价药使用量的增长超过了低价药,出现了"价格虚高有回扣的药品"淘汰"价格合理无回扣的药品"以及重复检查、过度检查、大型医疗设备使用频繁等"以械补医"的现象(岳经纶、王春晓,2016:35)。

因此,无论采取什么管制措施,在很大程度上,公立医院成了药店,而医生们成了药品推销员。这令中国医生们极为尴尬,因为他们的外国同行大多靠行医而不是卖药就能获得相当可观的收入,而且大多还远高于各自国家民众的平均收入。在这样的情况下,中国医生的自我尊严感和幸福感下降,也就不足为奇了。

这样的格局令谁都不满意,政府也是一样。公平地说,在过去的若干年,有关政府部门无时无刻不再绞尽脑汁想办法解决这一问题。谁都会看到,医疗领域的价格体系出现了扭曲,即上述的畸高畸低现象。于是,很多人幻想着,只要能把价格理顺,具体而言是把众多普通医疗服务的定价提高,把药品、检查和耗材的价格调低,似乎就会万事大吉。有这种想法的人显然没有读过兰格的大作,也不会拥有兰格的学识和才智,但却有着同样的思维方式。更有甚者,在中华文化的背景下,很多人将政府想象成为拥有观世音般法力无边的超级计算机。在他们看来,只要政府工作人员下功夫,搞清楚医疗服务、药品、耗材等东西的真实成本,再加上一定的收益空间,合理的价格就能制定出来。

正是秉持这样的思维,一些地方政府(例如北京市)近年来热衷于对所属的公立医院进行成本核算,试图搞明白"政策性亏损"的合理金额,然后由政府财政给出"合理的补偿",以便为改变"以药补医"的格局创造条件。但是,参与这项工作的医院管理者抱怨说,成本核算并没有基于合理的人力成本核算,因此没有多大参考意义(高巍,2011)。说白了,由政府以自上而下的方式组织的成本核算,其人力成本部分基于受到管制的工资,而真正具有参考意义的人力成本核算必须基于公立医院所有员工的实际收入和福利，而不是他们的工资单。可是，谁都知道，实际收入究竟是多少，谁乐意如实报告呢？简单说，基于行政机制运作的成本核算，完全不是真正意义上的成本核算。

医疗服务的成本核算如此，药品的成本核算也是如此。2009 年 3 月，在新医改刚刚启动之时，国家发改委马上发出通知，对所有列入国家基本医疗保险和工伤保险药品目录的药品，开展生产成本和市场价格的大调查。目录中所有剂型品规，都在此次调查的范围之内，调查内容包括生产成本、市场价格、中标价格等。调查方法一是让医药企业填写问卷，二是组织抽查（北京大学光华管理学院中国医药经济研究中心课题组，2010：148）。是年 11 月，国家发改委、卫生部、人社部联合发布了《改革药品和医疗服务价格形成机制的意见》（发改价格〔2009〕2844 号），提出要在 2010—2011 年至少完成如下三项任务：（1）"合理调整药品价格"，即"在全面核定政府管理的药品价格基础上，进一步降低偏高的药品价格，适当提高临床必需的廉价药品价格"；（2）"进一步理顺医疗服务比价关系"，即"在规范医疗服务价格项目的基础上，适当提高临床诊疗、护理、手术以及其他体现医务人员技术劳务价值的医疗服务价格，同时降低大型医用设备检查和治疗价格"；（3）"强化成本价格监测和监督检查"，即"完善药品成本价格监测制度，加强药品价格形势分析，公开市场价格信息，发挥社会舆论监督作用"。① 这项政府行动的目标，是要实现药品价格趋于合理，医疗服务价格结构性矛盾明显缓解，但这一目标显然没有在 2011 年底达成。

理想是丰满的，但现实是骨感的。愿望固然良好，但是这些任务都是不可能完成的。其实，早在 2000 年 7 月 20 日，当时的国家计委和卫生部发布《关于改革医疗服务价格管理的意见》（计价格〔2000〕962 号），其中意见之一就是"调整不合理的医疗服务价格，体现医务人员的技术劳务价值"

---

① 此文件文本，参见国家发改委官网：http://www.ndrc.gov.cn/zcfb/zcfbtz/2009tz/t20091123_314758.htm（可随时浏览）。

(国务院法制办公室,2002:1276)。由此可见,很久以前政府就意识到了这个问题,但是十多年过去,这一问题依然没有得到解决。实际上,搞清楚一个东西的生产成本或某一服务的提供成本,根本就是天方夜谭。例如,有些东西的研发,很可能缘于灵机一动,其中的物化成本很低很低;有些服务的提供,基于几十年的经验积累和个人化才智的发挥,其中的物化成本同样很低很低。通过行政手段组织的成本核算,根本不可能一一考虑到这些难以衡量的非物化因素,只能简单地根据物化成本进行加总。

从根本上说,价格合理与否,根本不取决于成本,而是取决于供给与需求的平衡。价格是竞争性市场的产物,而价格的合理与否,完全在于市场的竞争秩序是否良好。这一本应该成为常识的基本原理,可惜在中国却不是常识。很多国人认为,合理的价格应该是合理的成本加合理的利润;而且,还有很多国人相信,总有那么一些人,总能想些什么办法把合理的成本和合理的利润搞清楚,而这些人应该进入政府。一旦政府各部门的价格管制措施达不到这样的要求,国人就开始痛批政府官员。当然,在这样的国人中,也有大批政府官员始终在幻想着凤凰可以涅槃,但却从来不认真思考为什么中国在邓小平的带领下抛弃了计划经济体制并走上了改革开放的道路。

三、公立医院中的"药价虚高"现象

政府对公立医院医疗服务和药品价格进行严格的管控,自然是希望公立医院保持低价运行,从而为百姓带来所谓的"公益性"。但是,事与愿违,不仅公立医院医药费用的上涨之势控制不下来,而且在药品价格上,价格管制措施也导致了与其政策目标完全相反的结果。在处方行为或药品购销行为上,公立医院不仅偏好价格贵的产品,而且即便是同一家公司的同一种产品,也倾向于高价进货、高价销售。"药价虚高"的问题在公立医院当中泛滥成灾。

2010 年 5 月 16 日,中央电视台财经频道《每周质量报道》栏目播出的《暴利药价解密》节目,将公立医院"药价虚高"问题,尤其是其"高价进货、高价销售"的问题,曝光在观众面前,一时间舆论哗然。[①]

在湖南长沙市,著名公立医院湘雅二医院的医生向一位肿瘤化疗患者推荐使用芦笋片,每盒价格 213 元。这位患者无力负担如此昂贵的药品,于是在全市寻找便宜的药品销售点,结果发现此药在全市所有公立医院都一个价格,而且在零售药店没有出售;后来才知道这种药品是所谓"临床用药",患者只能在医院中购买。更令人吃惊的是,这位患者发现,此药的出厂价仅仅 15.5 元,而就在长沙市,湖南医药公司以每盒 30 元的价格批发此药,而此药在公立医院的零售价居然比批发价翻了 7 倍多。对此,湘雅二医院回应说,该院没有违规,因为医院是以 185.22 元一盒的价格采购此药,然后根据国家规定加价 15%,零售价为 213 元,正好是当地物价部门所规定的该药的最高零售限价。

为此,湘雅二院及湖南有关方面受到社会各方的严厉谴责。三天之后,湖南省和长沙市两级纪检监督、工商、卫生、公安等部门组成联合调查组,进驻湘雅二医院。一时间,这个有着 100 多年历史、人称"北有协和、南有湘雅"的著名公立医院人心惶惶,最后该院药剂科的一位副主任因"吃回扣"4 万元左右而被立案调查(杨中旭,2010)。很显然,"芦笋片事件"被作为个案处理了。无论是公共管理部门还是社会舆论,都普遍将这一事件定位为违规或违法事件。尤其是众多媒体,包括将这一事件曝光的中央电视台,都热衷于呼吁政府将违法者抓出来绳之以法。要知道,在正常情况下,违规或违法都是少数人所为。如果某种情形普遍发生,那就不再是违规或违法的问题了。

---

① 参见中央电视台网站上的报道视频,http://news. cntv. cn/program/zhiliangbaogao/20100516/100747. shtml(可随时浏览)。

"芦笋片事件"所凸显的现象就是如此。客观的事实是，公立医院药品零售价格虚高的现象在全国长期普遍存在，绝对不是湘雅二医院的特殊现象，也不是湖南省独有的现象。根据前引的中央电视台的报道，此药在很多地方药品集中招标的招标指导价或中标价都在110～190元之间，而根据规定，公立医院在药品进货时必须执行中标价，因此在很多地方，药价是普遍"虚高"。这一报道同时告诉我们，芦笋片价格虚高的情形并不是湘雅二医院的个例，而是在长沙市所有公立医院普遍发生的现象。同时，根据前引的报道来分析，芦笋片在长沙市所有公立医院中价格都虚高，与具体哪家医院药剂科中药品采购人员是否有腐败行为无关。很显然，无论根据何种逻辑来分析，在湘雅二医院，不论是否有所谓"违规者"，也无论"吃回扣"的现象是否严重，芦笋片的进货价都是185.22元，而最终的销售价都是213.00元。在长沙市的其他公立医院，有关部门并没有启动打击商业贿赂的行动，芦笋片的最终销售价也都是213.00元。因此，将"药价虚高"问题归因于腐败纯属模糊焦点。

实际上，公立医院药价虚高的问题并非新的现象，而是由来已久。中国的医药产业是高度市场化的，因此"药价虚高"所带来的药品暴利并不可能为医药企业独吞，否则全世界的资金都会流向与中国药品市场有关的企业。所有医药行业的从业人员都知道，就公立医院所使用的大多数药品而言，制药企业的出厂价一般就在最终价格的10％上下，而药品翻倍加价销售所形成的巨额利润实际上是由医药流通环节和药品销售终端所分享。中国产业地图编委会和中国经济景气监测中心在2006年联合发布的一份报告，将药品产业利益链这一公开的秘密绘制成图（图12-1）。这意味着，假若某一种药的最终销售价格是100元，其生产成本一般仅在10元上下，出厂价则在20元上下，经过多道流通环节，该药品出售给公立医院的实际批发价大约在50元。依照绘图者的解释，"'以药养医'导致的医院盈利倾向是药价虚高的直接原因"（中国产业地图编委会、中国经济景气监测中心，2006：30）。值得说明的是，最后 50 元的价差并非全部以合法并且公开透明的方式留在医院，其中只有 15% 是合法的，其他的价差收入都是"违规"，无论是处方医生、信息统计人员（业内行话"统方员"）还是药剂师从药品销售中获取收益（俗称"吃回扣"），都属于商业贿赂。

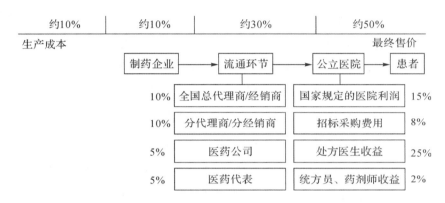

图 12-1　典型药品从生产流通到终端销售的收益分配示意

　　然而，众所周知，公立医院中"吃回扣"的现象可谓泛滥成灾。政府多部门年年都推出专项整治措施，但是公立医院中涉及药品的商业贿赂行为却屡禁不止。关于药品回扣的新闻常常出现在新闻媒体上，但是如果细察这些新闻，我们都会发现这类新闻的线索往往并非来自公立医院内部职工。2006 年，凤凰卫视的"社会能见度"栏目的三档节目是极少数的例外，这些节目通过采访若干位医生曝光了公立医院中盛行的药品回扣现象。从这些节目中我们可以获知，对这一丑陋现象进行举报的医生在他们的单位都属少数派，有些甚至是在孤军奋战，如同凤凰卫视该栏目主持人曾子墨所说，"是 1 个人和 800 人的较量"，而且大多历经多年举报却劳而无功（凤凰卫视《社会能见度》栏目组，2009：1-36）。①

　　事实上，尽管公立医院药品购销中的商业贿赂行为屡禁不止，但很多

---

　　① 凤凰卫视《社会能见度》栏目组将该栏目内容以文字形式汇编成书，《社会能见度：透明地带》，2009 年在北京出版。

"聪明"的人会将这种行为进行转化，使之从非法变成合法。毫无疑问，处方医生、统方员、药剂师以及其他管理人员明里暗里"吃回扣"是非法行为，绝大多数公立医院管理者都不会加以鼓励，而很多公立医院还会采取措施加以禁止。笔者在进行公立医院的调研时，多次看见医院墙壁上张贴了很多写有"禁止医药代表进科室"字样的标语。但是，这不妨碍公立医院向医药公司讨价还价，然后医药公司以各种"公司慈善"的名义，为公立医院提供各种类型的"捐赠"（例如大型设备购置、学术会议组织、业务培训、就医环境改善等）。用医药企业的行话来说，就是"做好服务"。

既然公立医院药价虚高是一个长期而且普遍存在的现象，那就必须从公立医院的体制上找根源。实际上，正是现行医疗体制中存在的某些制度弊端，导致了这种现象的长期普遍存在。芦笋片在全国各地的价格变化基本上印证了上引的利益链图，而长沙市所发生的"天价芦笋片"事件只不过是略显夸张的方式将体制性的弊端凸现出来。把"天价芦笋片"定位成是一个违规事件，并满足于揪出一两个违规者进行"问责"，或者如同众多媒体（包括前引的凤凰卫视）将药价虚高问题定位为大多数医生的道德问题，实际上是认定公立医院的药品制度没有问题。这种道德/法制主义的思路，客观上否认了深化"医药卫生体制改革"的必要性。就公立医院而言，"改革"必然意味着要修改现有医疗服务和药品定价的规则和制度，而非在保持现有规则不变的情况下选择性地惩罚"违规者"或集体性地批判医生群体的医德。如果药价虚高是极个别现象，如果违规者是极少数，如果是惩罚个别违规者就能解决问题，我们何必要进行新医改？

总而言之，即便是采购同一厂家的产品，公立医院也宁愿从偏贵的进货渠道进货，然后再高价销售，这种行为过于荒谬，必然激起民众的愤怒。一模一样的东西，为什么价低者不用，而偏要使用价高者呢？很多人（包括前引的中国产业地图编委会）将这种现象的发生归咎为医药流通环节过多和医疗服务（医院）的市场化。这种看法是极为皮相的。试问，为什么公立医院会在药品采购上听任医药流通环节过多呢？为什么公立医院不主动采用团购的方式压低药品进货价呢？公立医院存在着趋利动机固然不假，但是"低价进货、高价销售"才是最为正常的趋利行为，为什么公立医院却故意采取"高价进货、高价销售"这种令人费解的商业模式开展药品购销行为，然后再甘冒风险"吃回扣"？

四、公立医院药价虚高的体制性根源：药品加成管制

谁都知道，人有趋利行为是正常的，公立医院的管理者也好，普通工作人员包括医生也好，大家都不是神仙，有趋利动机也是天经地义的。但是，"高价进货、高价销售"的商业模式却不是正常的。这类反常商业模式的存在，其根本的原因应该不是其中的参与者反常，而是他们所处的市场环境不正常。事实上，公立医院所处的市场环境恰恰就是不正常的，其不正常的根源首先在于公立医院在医药服务市场占据着主宰甚至垄断地位，其次在于政府对公立医院的药品购销行为施加了很多没有必要的管制。由于政府规定公立医院药品出售的加价率最高只能是 15％，任何理性的公立医院在绝大多数情况下都会倾向于高价进货、高价销售。这些价格管制措施不仅未能遏制公立医院医药费用快速上涨之势，反而造成公立医院药价虚高。公立医院的准垄断地位，则为这种模式的运行创造了条件。

(一)公立医院在药品零售环节的垄断地位

关于"芦笋片事件"的央视节目中提供的一个关键信息揭示了这一问题的根源：患者只能从公立医院购买芦笋片，从零售药店买不到这种药品。试问：一个最高零售限价达到出厂价 14 倍的药品，零售药店为何不愿意销售呢？原因很简单，医院不同意，而药厂只能照办。道理也很简单，一旦这种药品可以在零售药店销售，那么在市场竞争的压力，其零售价格一定会

下降，这样提价 14 倍的各方努力必将竹篮打水。前文已述，医疗机构是药品销售的最大终端，而公立医院又是医疗服务市场占据主宰性地位。很显然，为了保住公立医院这一大的市场终端，医药企业往往甘愿放弃零售药店的小市场。

公立医院在药品零售环节的垄断地位根源于现行医疗体制的如下弊端：(1)医疗行业的高行政壁垒使得公立医院在医疗服务市场上获得了行政垄断地位；(2)公费医疗和医疗保险定点制度进一步强化了公立医院的行政垄断地位；(3)由于医院垄断着处方权，只要能控制处方不外流，它就事实上垄断了处方药的零售业务。这使得公立医院成为药品市场上的双向垄断者：面对众多的药厂，医院处于买方垄断地位，数量众多的医药企业基本上没有讨价还价能力，只能满足医院的种种要求，甚至包括返点（返利）和回扣等违规违反要求；而面对患者，医院处于卖方垄断地位，因为它控制着处方药的开方权、销售权以及公费医疗和医保定点资格，患者和医保基金在很大程度上没有讨价还价的能力和选择权（朱恒鹏，2007）。

有一个典型事实充分说明了公立医院的这种强势垄断地位。就医药物流而言，中央各部委三令五申公立医院采购药品后必须在 60 天内向医药企业支付采购款，但是很少有医院执行这一政策，医院购药回款期基本都在半年以上。遭受长期拖欠货款的医药企业居然忍气吞声，还不得不继续向公立医院供应药品。面对中央政府的三令五申，公立医院却一再置若罔闻，其强势垄断地位昭然若揭！

公立医院药价虚高是药品市场扭曲的集中体现。前文提及，很多人把这种扭曲的根源归咎于药品流通环节过多，药品出厂后层层加价致使最终零售价过高。基于这种解释，不少人甚至包括卫生、价格主管部门均把整顿药品流通环节当作解决问题的关键，把种种毫无必要亦不可实施的行政管制措施当成灵丹妙药。这是一种典型的倒果为因式"诊断"，其结果必然是导致缘木求鱼的"处方"。真正的问题是，为什么公立医院会放任流通环节过多且坐享其成呢？公立医院是药品市场的最大终端，终端的制度扭曲必然会向药品产业的中游和上游传导。不把药品销售终端中的制度扭曲纠正过来，仅仅在药品流通甚至生产环节设置再多的行政管制，就只能依旧深陷这一政策泥潭而无法自拔。

（二）药品加价率管制政策导致公立医院偏好购销高价药

准垄断地位还不是"高价进货、高价销售"这种非正常商业模式在公立医院中盛行的直接原因。即便在一个具有准垄断地位的市场环境中，也应该有多种商业模式并存，其中"低价进货、高价销售"也会成为一种正常普遍通行的商业模式。在后一种商业模式中，公立医院可以堂堂正正地与医药商业企业讨价还价，想方设法压缩流通环节，最终让自己明明白白地获取药品购销中的利润。中国的公立医院没有一家采用这种商业模式，而是冒险采用各种违规或者虽不违规但却"毁人不倦"的商业模式，所为何来呢？道理很简单：这种正常的商业模式，公立医院中是行不通的，因为政府专门对公立医院设立了一项药品加成管制，即规定公立医院出售药品的加价率最高不能超过15％，而民办非营利性医院也要实行这一加价率管制政策。

药品加价率管制，即政府对医疗机构药品零售价和进货价之间的差率进行管制。这种管制在国际上也非常常见，称为加价率管制（mark-up regulation），在药品流通环节也适用（WHO，2015：6-8）。在中国，加价率管制仅针对药品流通的最主要终端，即公立医院和民办非营利性医院，而不适用于诸如药店之类的边缘性终端。公立医院药品加价率管制始于1996 年国家计委发布的《药品价格管理暂行办法》。目前政府规定公立医院的西药、中成药和中草药的最高批零差率分别为15％、16％和20％（国家发改委经济研究所课题组，2014：10）。

有了加价率管制，如下的事情必然会以极大的概率发生：（1）公立医院特别喜欢用贵药：试想治疗某病既可以用批发价5元的药品，也可以用批发价高达50元的药品，医院使用前者只能赚取0.75元，而使用后者可以赚取7.5元，正常的医院和医生显然会倾向于购销后一种药品；(2)公立医院喜欢尽可能从偏贵的渠道进药：明明是同一家制药企业的产品，公立医院宁可对价格便宜的进货渠道视而不见，却纷纷从价格偏贵的进货渠道进货；(3)如果政府通过药品集中招标对进货价进行管制，那么来自医院临床一线的专家在评标时自然会对不少药价虚高的投标"网开多面"。

第一种情形就是本章所谓的"价格实高"，而价格实实在在偏高的药品大多是进口药或外资药。众所周知，外国制药公司以及外资医药公司在中国医药市场上的销售份额一直都很高（北京大学光华管理学院中国医药经济研究中心课题组，2010：84）。

第二种和第三种情形就是本章重点关注的"药价虚高"现象，"芦笋片事件"就是现成的例子。就在长沙，就有极其正规的医药公司以30元一盒批发芦笋片，可是长沙所有的公立医院都情愿从其他渠道以185.22元一盒的高价进货，然后依照国家规定顺价加价15个点，然后以213元的价格卖给患者，每盒账面获利27.77元。实际上，这样的购销行为并没有违反任何现行的法律法规。

倘若有某一家公立医院的药品采购负责人以30元的价格进货，那么按照规定，该公立医院只能在此基础上加价15%，每销售一盒芦笋片医院只能获利4.5元，试想公立医院的管理者和其他医生会同意吗？实际上，由于政府长期对医疗服务价格采取了严格的低价管制措施，所有公立医院的医疗服务均入不敷出，其医护人员的奖金甚至正常的收入都严重依赖卖药收入（以及使用各类高值耗材或高价检查）。在医疗服务低价管制和药品加成管制这两大游戏规则的制约下，公立医院的管理人员要求其药品采购负责人从价格较低的渠道进货，反而是不正常的。

更为重要的是，有了药品加成管制，政府为了治理公立医院药价虚高而推出的种种行政管制措施均纷纷失灵，并且让药品销售终端市场的扭曲现象雪上加霜。

首先，政府对大多数药品实施最高零售限价管制。这一措施常被称为"药品的政府定价"，但这一简称不尽准确。从管制经济学的角度来看，行政定价属于固定价格管制（fix-rate regulation），而最高限价管制属于"价格帽管制"（price-cap regulation）的范畴（Amstrong，Cowan and Vickers，1995；Wang，2016）。尽管两种管制在实施过程中具有趋同之势，也就是"价格帽管制"最终会使实际价格保持在价格帽的水平上，但两者毕竟是有所不同的。在价格帽管制下，药品销售方，无论是药店还是医疗机构都可自主确定药品销售价，但不得高于最高零售限价，因此价格竞争的激励因素还是存在的。只有在供方垄断的情况下，供方才有可能将其物品或服务的实际价格保持在价格帽的水平。由于种种制度和结构因素，中国公立医院在医疗服务市场上恰恰具有买方垄断地位，因此其药品销售价格一般不会低于价格帽，因此价格帽管制在实际效果上与固定价格管制无异。纳入价格帽管制范围的药品主要是医保药品，以及医保目录之外部分具有垄断经营性质的药品，大约 2600 种，约占全部药品数量的 20％，但其销售份额却占市场总额约 60％（国家发改委经济研究所课题组，2014）。

理论上，价格帽并非一成不变。政府价格部门必须根据药品生产成本、供求状况、患者承受能力设定药品的价格帽。事实上，每过一段时间，发改委物价司会对药品最高零售限价进行调整。但调价基本上变成了降价。1997—2009 年，发改委已经对各类药品进行了 30 多次降价（北京大学光华管理学院中国医药经济研究中心课题组，2010：147）。在新医改启动之后，发改委实施的药品降价行动依然不绝如缕。

其中的奥秘在于，由于药品加成管制促使公立医院严重偏好购销高价药，薄利多销型市场营销策略在公立医院药品市场上根本行不通，于是医药企业都希望发改委定价部门把药品价格定高。发改委物价部门人力有限,绝对不可能对成千上万种品规的药品价格信息全盘掌握,因此药品价格天花板设置过高的情形比比皆是。当然,在某些情形下,出于政绩考量,定价部门自然会对一些大宗药品采取降价措施。但是,由于药品加成管制促使公立医院严重偏好购销高价药,这些降价药在药品的最大终端公立医院必然丧失销量。既然薄利不能多销,医药企业无奈的选择就是停止生产。无论是中央政府的发改委还是各地的发改委物价部门,几乎每隔一两年就宣布一批药品降价,但随后绝大多数降价药在公立医院的药品销售中消失,其背后的制度根源就是药品加成管制。

虽然政府会对大宗药品施加最高零售价限制,但为了激发新药研发积极性,鼓励药企生产高质高效的药品,政府也会对部分药品实施单独定价,这意味着这些药品渴望获得高定价,因而有更大机会在公立医院药品市场上大有斩获。2001 年,国家计委(发改委前身)发布《关于单独定价药品价格制定有关问题的通知》,规定企业生产药品因其产品有效性和安全性明显优于或治疗周期和治疗费用明显低于其他企业同种药品,且不适宜按《政府定价办法》第六条规定的一般性比价关系定价的,可以申请单独定价药品。2004 年 4 月 1 日,国家发改委发出《关于进一步改进药品单独定价政策的通知》(发改价格〔2004〕578 号)。单独定价能够让药品享受高定价的"超国民待遇",也能让药品避开政府对药品价格的周期性的价格下调。能够享受单独定价药品,基本为专利药、原研药或者独家品种(冯君,2014)。

2014 年秋,在 8 名前官员因收受药企贿赂的集体腐败案落马后,国家发改委物价司开始酝酿推进药品定价制度改革,基本的方向是解除药品价格管制,笔者在参加了该司主持召开的一次政策咨询会后在媒体上撰文,称之为"中国新医改的破冰之举"(顾昕,2014c)。2015 年 5 月 4 日,国家发改委发布《推进药品价格改革的意见》(发改价格〔2015〕904 号),从 6 月 1

日起正式取消政府对药品零售价格的限价管制①，药品的价格帽管制进入历史。与此同时，2015 年 5 月颁布的《中华人民共和国药品管理法（修订版）》删除了原版包含政府价格主管部门"合理制定和调整价格""医疗机构必须执行政府定价、政府指导价"等价格管制的内容。这一转变是中国政府在供给侧改革的大背景中力推管制改革的一项重要举措。

其次，政府对公立医院实施药品集中招标采购。所谓"集中招标采购"，就是团购。所有老百姓都知道，要想买到便宜货，最为常见的一个办法就是组织起来进行团购。人多力量大，价格自然可以压下来。然而，药品集中招标采购同样无奇不有。明明市场上很多药品的价格非常便宜，但在政府主导的药品集中招标中，中标价大大高于市场批发价的情形比比皆是。再以芦笋片为例，在湖南省，此药没有中标（或许是医药企业根本没有投标），但所谓"集中招标指导价"是 136 元。在其他一些地方，芦笋片的确中标了，中标价同样奇高。例如广东江门 190.08 元一盒、黑龙江 160 元一盒、河南 133 元一盒、山东济南 115.36 元一盒。此药在湖南的批发价也就是 30～40 元，在其他地方估计也差不多。对这些虚高的中标价，报道"芦笋片事件"的中央电视台主持人大呼"看不懂"。

显然，药品集中招标采购失灵了。失灵的根本原因是，评标专家大多来自公立医院，评标官员们也同公立医院有千丝万缕的关系，而政府对公立医院实施药品加成管制，导致评标专家和官员对很多药品中标价虚高的情形，只能采取"睁一只眼、闭一只眼"的态度。试想，政府规定公立医院药品只能加成 15%，而且公立医院销售的药品必须经过集中招标，进货时必须使用中标价，有哪些评标专家会愿意将自己或自己医院经常使用药品的中标价压低呢？一旦这么做，他们必然会遭到其管理者、同事甚至家人的白眼。因此，评标专家们对不少药品的高价投标并不过于计较，而是"网开多面"。

---

① 参见国家发改委官网：http://www.sdpc.gov.cn/zcfb/zcfbtz/201505/t20150505_690664.html（可随时浏览）。

与此同时，现行的药品集中招标采购，其特点是"只招标、不采购"。由于招标环节实际上并不涉及采购，与药品采购量无关，由此生发出"带量采购"奇葩怪异的说法，以区别于药品集中招标的"不带量采购"。药品集中招标其实只是为药品进入公立医院设定了"二次市场准入"，并针对公立医院实施"进货价管制"，设定采购药品的"中标价"。而任何医药企业的药品如果不通过这一门槛，就无法进入公立医院这个最大的药品销售终端。发改委物价司实施的药品最高零售限价管制一般是针对各种品规的药品设定价格天花板；除了专利药或独家生产品种之外，这种管制措施并不针对个别的医药企业。药品集中招标则完全不同，这项管制措施针对的是每一家具体的医药企业。因此，对于医药企业来说，药品集中招标是生死攸关的。它们必须想方设法，不但要让自家的产品中标，而且要中高价标。由于药品的实际进货量只能由公立医院自己掌握，而公立医院倾向于让"高价标上量"，低价中标的药品必将面临营销困难，最后的结果往往就是"低价药流标"。医药企业大多会暂停生产低价中标的品种，寄望于转战异地或来年的药品集中招标。由此，从 21 世纪之初就已启动的药品集中招标年年进行，平均中标价大幅度下降的新闻年年播报，但是公立医院中药费上涨的情形年年发生，引致政府还要不断推出其他行政性非价格管制（如药占比管制、"两票制"、高价药品使用申请申报制等）来抑制药价和药费，但没有任何效果（陈刚，2014）。笔者还曾参与撰文，专门批判性剖析了药占比管制的理据（顾昕、宁晶，2018），并基于省级面板数据对药占比管制进行了实证分析，证明其对降低医药费用完全没有作用（宁晶、顾昕，2018）。这些非价格管制措施的连环推出，本身就是药品价格管制失灵的证明，也是这些非价格管制无济于事的证明。

一句话，如果政府依然对公立医院维持药品加成管制，药品集中招标采购无论怎样搞，都一定会继续失灵下去。

最后，政府频频出手打击公立医院中涉及药品出售的商业贿赂。药品加成管制的实施,不仅造成了公立医院"高价进货、高价销售"现象的盛行,而且还造成了药品购销环节中的"吃回扣""拿返点""送服务"现象。很显然,在医疗服务低价管制和药品加成管制这两大游戏规则的制约下,公立医院大多并不满足于15%的药品加成收益,而是通过形形色色的手段,让医药企业为自己提供各种各样的"服务"或"返点"。公立医院管理层对下属医生及其他相关人员向医药企业收取现金回扣"视而不见",只不过是最不"规范"、最为笨拙但最常见的"返点"方式之一。较为聪明的情形是公立医院管理层直接暗中出面与医药企业就"返点"的多寡和方式进行谈判,也就是所谓的"二次议价"。由于政府规定公立医院必须执行"一次议价"的结果即中标价,同时禁止公立医院与医药企业进行"二次议价",现金"返点"的情形遭到了抑制。但是,许多公立医院可以要求医药企业提供额外的"服务",例如出资为公立医院购买设备、提供培训经费、组织科研考察、开展文化娱乐活动(例如旅游)等等。

一些地方出现了一种新的"改革",即由当地卫生局出面,代表其下属的公立医疗机构同医药企业进行"二次议价",压低了药品的实际进货价,但是公立医疗机构的药品进货发票上还是使用了虚高的中标价,因此并没有违反药品集中招标"一次议价"实施进货价管制的初衷;政府主导的"二次议价"所获得的利益,则由医药企业用各种各样的方式通过卫生局再返还给公立医疗机构,这只不过是"二次议价"合法化的一种方式而已(顾昕,2016d)。实际上,在新医改实施之前,药品集中招标的管理权就从地级市一级集中到省级,以期达到降低药品中标价以及最终降低药费的目的(刘桂林,2012)。但是,这一再行政化之举显然没有达成其自身的目的,否则就不会产生"二次议价"的问题。"二次议价"合法化本身就意味着由省级卫生行政部门专门设置药品招标办并主持"一次议价"是一个累赘的、无效的、没有必要的制度。在"三明模式"兴起之后,"二次议价"合法化从小心翼翼的地方性试验开始走向全国,省级招标限价、地级议价采购成为常态,不少地方的卫生行政部门或医保经办机构还组成了非正式的跨区域药品采购联盟,开展集团性的"二次议价"和"带量采购"(E 药经理人,2019)。

当公立医院药价虚高背后的"服务""返点"甚至"回扣"成为常态之后,对医院和医生实施治理整顿的效果注定是"摁了葫芦起了瓢"。如果我们数一数有关部门专门为此发出了多少有关治理医药购销领域"不正之风"的文件,就会知道公立医院药品销售中的商业贿赂是如何屡见不鲜、屡揭不停,而且屡禁不止。即便医疗行业反腐力度空前,依然有大量看病治病技艺精湛的医界专业人士顶风作案,最后一方面使自己身陷囹圄,另一方面也使得人力资源本来就紧张的医疗服务业雪上加霜。既然如此劳而无功,恐怕就必须思考一下问题的症结所在。为什么在医药领域,如此众多本来平平常常、规规矩矩、勤勤恳恳的医生们,必须在违规的情况下才能生活得好一些? 或者,如果不违规的话,为什么他们不能享有体面的生活? 真正有问题的究竟是"违规者",还是现有的规则本身呢?

五、双管齐下:推动价格管制改革、推动医保支付改革

所有人都明白"药价虚高"的危害性,但是对于如何根治这一疾病却众说纷纭。一种非常流行的思路,是把中国药品市场的这种乱象归咎于医药产业和医疗服务的市场化本身,寄望于取消市场化、实施政府全方位的控制来解决问题。这种诊断与处方其实是误诊误医。前文已述,公立医院以极其怪异的方式出现在药品消费市场上,归根结底,是政府管制不当。要解决这一问题,正确的思路是推动政府管制的改革,即解除某些不当管制、维持另一些适当的管制。这里需要澄清的是,本章所主张的是"重新管制"(reregulation),而不是简单的"解除管制"(deregulation)。从公共管理的角度来看,很多管制改革(regulatory reforms)本质上是重新管制,而不是解除管制(Vogel,1998)。

从国际经验来看,尽管价格管制在绝大多数情况下要么无济于事,要么会适得其反,但由于政治因素,这种无用的措施在世界都普遍存在,随之而来的就是无时不为之的管制改革。法国、意大利、西班牙和加拿大曾经也实施政府对药品的直接定价,克林顿治下的美国也试图对新药实施政府直接定价,但这样的措施并没有对医药费用的控制带来正面效果,也难以持续。法国后来改用药企营收限制法,给予其定价自由,但对每一家药企的年度营收金额设定了天花板。这样的措施只能在药企有限的情况下才勉强适用,而且对新药企的进入以及药品的使用构成了阻滞因素。英国全民公费医疗体系作为大宗药品的购买者对每一家药企设定了回报率管制,但这是针对药企各种药品总体销售设定回报管制,而不是针对每一种药品设定固定加成率。英国和德国还对家庭医生开药设定总额预算控制。德国医保部门实施了药品支付的参考价格制度,即将适用病症详尽、疗效详尽的药品分成组,然后设定一口价,这实际上是按 DRGs 付费的药品版。日本社会医疗保险系统对每一种药品都设定支付价,但医疗机构可以与药品供应商自由商定进货价,从而从中赚取差价,这一举措做到了药价控制与市场竞争两不误。在美国,管理型医疗的兴起致使医疗机构有了内在的积极性控制药品价格,从而使药品集中采购走向彻底的市场化(Danzon,1997:15-29)。由此可见,针对药品价格,从政府直接定价改为重新管制的措施是多种多样的,而且很多与医疗保险支付改革结合起来,或者将药费控制融合于医保支付之中。

针对中国的"药改",可以采取的"重新管制"的措施是在设定价格帽的情况下取消药品出售利润率(即药品加成)管制,允许医疗机构自行设置加价率。当然,根本解决之道是推动医保付费机制改革,以多元付费机制代替按项目付费,并择机解除对医疗服务的价格管制措施。治理公立医院药价虚高的有效办法可以概括为一句话:以取消药品加成管制为治标之策,以推进医保付费改革为治本之道。

(一)取消药品加成管制可以带来立竿见影之效

首先,必须说明,取消药品加成管制的良方并非药品零差率政策。自2010年起,中国政府将药品零差率政策确定为医疗供给侧改革的重要措施之一,从基层医疗机构(城市社区卫生服务、乡镇卫生院和区县医院)逐级扩大到各级公立医院。药品零差率与"收支两条线"和基本药物制度,是曾经蜚声一时的"安徽模式"的三大支柱。零差率政策是一种极端的加价率管制,即受到管制的加价率从15%变为0%。药品零差率或零加成政策取消了医院通过药品获得的收入,表面上看消除了医院追求药品收入最大化的激励,但是却无法切断医药之间原有的利益链,在虚高的药品定价下,医生和药企之间依然有可观的价格空间进行利益交换(马路宁等,2017)。

取消药品加成管制意味着所有药品销售机构,包括公立医院,都可以自由采购、自主加价。为了抑制药价的上涨幅度,政府实施价格帽管制实际上是一种可行之举。前文已述,价格帽管制与市场机制的运作有一定的相融性。

在维持药品最高零售限价管制的前提下,如果政府对公立医院解除了药品加成管制,会不会天下大乱呢? 换言之,公立医院的药品价格会不会扶摇直上呢?

当然不会。如果价格帽管制依然存在,那么药品的最终销售价格就不能突破最高零售限价管制设定的天花板。在芦笋片的案例中,湖南省设定了213元的最高零售限价。这一天花板价格是否过高姑且不论,即便公立医院在随意加价的情形下依然以这一价格销售,事情也没有变得更糟。更何况,管制改革发生之后,一定会有新的情形发生。

试想:倘若政府解除了药品加成管制,公立医院可以自主决定加价率,那么公立医院一定会采取低价进货的采购策略。即便湘雅二医院从湖南医药以30元一盒进货,即便加价200%,零售价也就是90元。这难道不是一个多赢的局面吗?制药公司一分钱也没有损失,正常的医药商业企业也没有受损,患者(或医保基金)原来要支付213元,现在只需支付90元,竟然节省了123元,而湘雅二医院的收入则从27.77元变成了60.00元,从而为改善所有医护人员的收入奠定了基础。如果这样的话,公立医院的管理者会放任自己的药品采购人员贪图"回扣"而抬高进货价吗?医院的大多数医护人员能允许药品采购负责人贪图回扣而高价进货价吗?到那时,公立医院商业贿赂治理难的问题自然会迎刃而解。此外,一旦政府解除了不必要的药品加成管制,公立医院绝不情愿以较高的批发价进货,必定会联合起来进行团购,同医药公司讨价还价,进货价很可能降低到25元甚至更低。到那时,药品集中招标采购制度就会从失灵变成显灵。

让市场机制正常地发挥作用,这不正是新医改的题中应有之义吗?具体而言,在国家发改委物价司原本实施的全国性药品价格帽管制已经取消之后,只要推出如下新的药品政策组合,公立医院虚高的药价马上就能降下来:

1. 要求公立医院以各省药品集中招标的中标价作为最高销售价,实施价格帽管制。

2. 允许公立医院在中标目录的范围内自主与医药企业展开谈判,自主采购。

3. 允许公立医院在作为最高限价的中标价之下自主确定药品加成率,药品加成收入由医院自主支配。

4. 鼓励以集中招标采购为主业的企业为医疗机构提供药品集中询价和采购服务。

上述这套政策组合实际上曾在极少数地方进行探索,受到医疗机构的欢迎,效果良好,但其重要性始终未在决策层得到充分的认识。这一政策组合至少有如下好处:(1)提高医疗机构的积极性,所有医疗机构可以通过自主的努力,以合理合法、公开透明的方式从医药流通环节中获取更多收入,因为,众所周知,很多药品的市场批发价与中标价之间存在很大的价差;(2)短期内遍行神州,这套政策不需要公共财政出一分钱,因此可以在极短的时间内在全国各地推行,无论经济发展水平如何;(3)提高医药流通产业集中度,配送效率低下导致药品市场批发价虚高的企业自然会遭到淘汰,药品流通环节过多的弊端将不治而愈,因为医疗机构绝不会从环节过多的药品流通渠道中进货;(4)商业贿赂将有所缓解,由于药品购销差额是属于医疗机构所有员工的收入,因此如果负责药品采购的工作人员不认真"砍价"并企图暗中"吃回扣",他们将遭到其同事和管理者的有力督察。当然,要实现最后一点,公立医院法人治理结构是否完善是至关重要的。如果任何一家医疗机构的运行由少数管理层人员说了算,那么肥了个人、损了机构的商业贿赂依然难以遏制。

需要说明的是,这套新政策组合可以有效地缓解公立医院药价虚高的问题,但是不可能解决药费高昂的问题,因为这一套政策组合只能降低药价,但对医疗机构多开药的行为不会产生任何影响。

(二)改革医保支付制度,消除"以药养医"机制,促进公立医院的良性发展

公立医院药费虚高,原因主要在于医保支付制度不健全。试想,如果药品没有纳入医保,患者必须自费,或者纳入医保之后但医保机构按项目付费,那么医疗机构难免就会开贵药、多开药,药价和药费自然就会走高。按项目付费导致供方诱导过度消费的盛行,从而导致医药费用居高不下,这是一个全球性的现象(Gerdtham and Jönsson,2000)。

要解决这一问题,必须首先让将药品纳入医保,让医保机构成为药费的主要付账者;然后,医保机构发挥团购作用,采用各种"打包付费"的方式为参保者购买一揽子医药服务,其中包括药品。"打包付费"的使用,就是新医改方案中所谓的"按人头付费""按病种付费""总额预付制"等医保付

费新模式。如果实行"打包付费"，医药成本控制之后的结余归己，那么医疗机构越注重药品的性价比，其收入越高。如此一来，在没有必要的情形下多开药、开贵药的情形自然就会一扫而空。

与此同时，如果医保支付改革得到推进，那么以"打包付费"为特征的新医保支付方式将成为所有医疗机构获取收入的主导方式，按项目付费只具有辅助性，即仅仅针对少量特殊的、高昂的医疗服务项目（包括药品）才适用。医疗机构所使用的药品包含在医疗服务之中，自然也就包含在"打包付费"之中，在这种情况下，按项目定价的必要性就荡然无存了，各种各样的价格管制也就失去了存在的意义。试想：如果其绝大部分收入来自医保机构的"打包付费"，那么医疗机构还会为其医疗服务中使用的药品设定加成吗？既然加成没有必要了，实施药品零加成管制的必要性何在呢？

医保付费机制的改革，核心在于重建公立医院及医生的激励机制，实现医院及医生和患者及医保机构利益的"激励相容"。具体到药物上，那就是建立一种激励机制使医疗机构及医生向患者（参保者）推荐性价比高的药，亦即合理用药。医生合理用药了，药厂和批发企业自然会合理生产药品、合理配送药品，质次价高的药品自然会遭到淘汰，返点和回扣的营销方式自然丧失了生存空间。因此，健全医保付费机制是正本，取消药品加成管制是清源。只要正本清源，公立医院药价虚高、药费高昂的顽症就不难治愈。当药品最大销售终端的行为变得正常了，医药工商企业药品生产和供销行为自然会变得正常起来，医药腐败空间就会得到压缩，医药工商行业"优胜劣汰"的市场竞争环境必然可以形成。

第四部分
走向未来

第十三章　去行政化之路：医疗供给侧行政、市场和社群机制的互补嵌合

从 2009 年到 2020 年，中国新医改已经走过了十余年的历程。党的十九大的召开标志着改革与发展新时代的到来，而党的十九届四中全会提出的社会治理的新治国理念标志着新时代公共治理创新的开启。由此，国家治理体系现代化在医疗领域中的实践必将迈出新的步伐。医疗需求侧和供给侧结构性改革是医疗事业公共治理创新和国家治理体系现代化的重要实践，具有重要的战略意义。治理创新的核心是调整医疗领域中政府—市场—社会的关系并推动政府职能的转型。行政力量转型为元治理者，通过行政机制在制度建设和组织保障中发挥主导作用，并且在增进市场、激活社会上发挥能力促进和帮扶助长作用，对于公共治理的创新是至关重要的。

在医疗供给侧改革所面临的严峻挑战，在于全面引入市场机制和社群机制，以打破原有行政机制主宰的格局，这一改革的诸多举措被统称为"去行政化"。去行政化必须依赖于行政力量对市场化和社会化的推动。推进去行政化的要义，在于政府施政不再执着于命令与控制的传统方式，而是注重发挥助长能促作用，助长市场机制的运作，促进社群机制的发育。政府、市场与社会的互动协同，行政、市场和社群机制的互补嵌合，将成为中国医疗政策大转型的新范式。

一、抛弃高度行政化的组织和制度遗产:中国新医改的前世今生

自 1949 年之后,中国医疗政策的最重要特点是行政机制在协调和治理上扮演绝对主宰性甚至排他性的作用,简称高度行政化。中国政府依照其政府的行政建制建立了事业单位体系,公立医疗服务机构是事业单位体系的组成部分,从而形成了庞大的、等级化的医疗服务体系。这种行政化事业单位体系同计划经济体系相适应,而在计划经济体系中,国有企业、集体企业和人民公社也形成类似的等级化、行政化的组织体系。医疗保障功能由这一庞大体系中的组织(单位或公社)来承担。无论在城镇还是在乡村,所有人都被纳入这一庞大的组织体系之中,因此当时的医疗保障体系也就近乎覆盖了绝大多数中国人。

自 1979 年以来,中国进入了改革开放时代,市场机制在各个社会经济领域开始发挥作用,单位体系与市场经济的发展不相适应。而与市场转型的进程相适应,中国医疗领域的协调和治理机制也逐渐发生了变化,最终在医疗需求侧形成了全民医保,在医疗供给侧形成了行政型市场化的格局。尽管医疗服务领域原有高度行政化的组织模式没有发生多大变化,但市场机制逐渐在行政机制一统天下的缝隙中成长。

1985—2009 年,中国医疗服务体系中最大的变化,在于公立医疗机构基本上都从政府部门的预算单位转变为具有财务自主性的公立机构。这意味着,尽管公立医疗机构依然处在行政化的制度架构之中,但都走上了商业化的道路。无论是在公共卫生还是在医疗保健领域,大量的收费项目出现,因此"创收"成为公立医疗机构最为积极的行为,公立医院过度医疗行为普遍的现象称为全社会诟病的焦点,而与此同时,各类医疗卫生机构都对免费的"公共服务"或低廉的"医疗服务",缺乏提供的积极性。

　　然而，行政协调机制的主导并没有使公立医疗机构中的医疗服务行为有利于各方利益，包括医务人员自己的利益，协调失灵的现象十分普遍。尤其是，供方诱导需求（俗称"过度医疗"，尤其是"过度用药"）问题的大量涌现致使医药费用快速增长（Yip and Hsiao，2008；World Bank，2010a），成为中国医疗供给侧的最大痛点。因此，顺理成章，在中国医疗政策大转型第二阶段的高潮期，公立医疗机构（尤其是公立医院）改革成为新医改第一阶段的重点任务之一。

　　就整个医疗体系而言，如果行政机制和市场机制相互强化，效率和公平就会相得益彰；如果两者相互弱化甚至排斥，那么就会出现市场和政府双失灵的局面，既没有效率，也谈不上公平。尽管自改革开放以来市场机制已经开始在医疗领域发挥着重要作用，但是其正常运行受制于无所不在、无时不在的行政机制的制约。作为行政机制发挥作用的结果，政府干预在多数情况下并没有产生弥补市场不足、矫正市场失灵的效果，反而扭曲了市场，减弱了公共服务，最终形成市场—政府双失灵、效率公平两输家的局面。

　　自 2009 年以来中国推进的新医改，尚未彻底扭转这一局面。在医疗需求侧，政府重拾医疗筹资的责任，通过强化公共财政"补需方"的力度，在基本医疗保障体系的建设上发挥了主导作用，在全民医保的推进上扮演了积极的角色，并为医保支付改革奠定了基础，这是新医改初级阶段所取得的最伟大成就。但在医疗供给侧，新医改在推进公立医院法人化、民营医院大发展、启动人事管理去编制化、解除不必要的行政性价格管制以及医保机构与医疗机构之间建立公共契约模式等关键去行政化改革环节上，步履蹒跚；与此同时，新医改在推进公立医疗机构财务管理集中化（即"收支两条线"）、对药品购销和使用叠加新的行政性管制（药品零差率、药占比控制、两票制等）、强化编制制度的作用等再行政化措施层出不穷。归根结底，中国医疗政策在寻求行政与市场机制的再平衡上缺乏方向感，尤其是对行政机制的功能失当以及行政机制本身的改革缺乏明确的认识。同时，社会组织的作用以及社群机制的引入和激活，从未在中国医疗政策的学术研究和政策议程上占据应有的位置。

在党的十八届三中全会和十九大的指引下，新医改进入到新时代，医疗需求侧结构性改革所面临的严峻挑战，一方面是重塑行政机制的运作，推动基本医疗保障体系的去碎片化，另一方面是通过行政力量的积极作用引入市场机制和社群机制，让市场主体（商业保险机构、医药产业组织、第三方服务机构等）和社会主体（医学学会、产业协会、非营利组织等）在推进医保支付制度改革上拥有积极参与的空间。

中国新医改将超越初期阶段，进入一个需求侧改革走向去碎片化、供给侧改革走向去行政化的新时代。在新医改的新时代，国家和地方医保局面临三大新的重大挑战：（1）医保公共预算制度的建立；（2）医保支付制度改革的规范化与制度化；（3）价格体制改革与药品集中采购制度的重建。直面新医改在新时代所面临的新挑战，关键不在于诸多技术性政策的酝酿、出台和实施，而在于公共治理理论范式的转型和实践模式的创新。唯有超越技术性环节，在推动理念创新的基础上开展制度设计、政策制定和措施落实，医疗事业公共治理创新才能纳入党的十八届三中全会所提出的"国家治理体系和治理能力现代化"的伟业之中。

二、医疗事业的公共治理创新：政府—市场—社会关系的重建

国家治理体系和治理能力现代化是中国改革与发展事业进入新时代的总体目标，其重心在于公共治理创新。一般认为，公共治理创新的要义在于调整政府—市场—社会的关系，重点在于政府职能的调整和转型（汪玉凯，2014），而"放管服"则是政府职能调整与转型的核心（汪玉凯，2018），

同时政府权力的运用还必须得到适当的规制(胡税根、翁列恩,2017)。为此,学界和政界取得的共识可以概括如下:市场能办好的,就放给市场;社会可以做好的,就交给社会。[①] 政府的职责是管住、管好其应该管的事务,即弥补市场不足与社会不足,矫正市场失灵和社会失灵。自 2009 年新医改启动以来,这一共识在医疗需求侧和供给侧改革的某些方面得到一定程度的体现,医疗事业的公共治理体系也处在不断的转型和创新之中,政府—市场—社会的关系发生了一定的变化。尽管如此,行政机制的主导性依然根深蒂固,市场机制和社群机制的发育和完善尚有漫长的道路要走。

概括来说,在医疗公共治理体系的转型之中,有三点值得关注。第一,政府主要通过对公立医疗机构的行政管控在医疗事业的公共治理上发挥着主导作用,而公立医疗机构依然以高度行政化的事业单位体制组织起来,行政机制以命令与控制的方式主宰着公立医疗机构(尤其是公立医院)诸多内部事务的治理。尽管其收入来源早已市场化,但由于其战略决策和日常运营的方方面面均受到严格的行政管控,公立医疗机构(尤其是公立医院)处于一种"行政型市场化"的格局(顾昕,2111a)(参见第七章)。在这种格局中,行政干预不仅未能发挥其应有的作用,而且还对市场机制的运行产生了挤压和扭曲效应,从而造成了行政治理和市场治理的双失灵。

第二,市场力量开始在医疗产业链的三个方面开始发挥一定的作用:(1)非政府财政资本(即政策术语中的"社会资本")投入的增加促使民营医疗机构的数量增长,多元办医的格局初步形成(刘国恩等,2013),但民营医疗无论是在资源拥有量还是在市场占有率上都依然无法望公立医疗之项背(参见第八章);(2)医疗服务供方(无论公立还是民营)的主要收入来源

---

① 参见人民网前方报道组,"李克强谈机构改革:市场能办的多放给市场 社会可做好的就交给社会",载 http://leaders. people. com. cn/n/2013/0317/c58278-20816505. html(人民网 2013 年 3 月 17 日新闻报道,随时可查阅)

来自医保支付和患者自付，而随着基本医疗保障体系覆盖面的拓展和支付水平的提高，公共医保体系的支付在供方收入中的占比开始大幅度提高，患者支付的占比下降，公立医院的补偿机制由此发生根本性改变（于保荣等，2017；顾昕，2019c）；(3)医疗服务要素投入（人力资源、资本、药品—器械—耗材）走向了市场化，但受制于众多承继于计划经济时代的管制（尤其是价格管制），要素投入市场化出现了很多既有损效率也不利公平的严重扭曲现象，这一点在药品经销和物流上体现得尤为明显，如众所诟病的"药价虚高"现象（参见第十二章）。

第三，社群机制在医疗公共治理体系中的作用依然羸弱，在公立医疗机构那里尤为明显。无论是在（公立或民营）医疗机构的法人治理，医保机构与医疗机构之间的支付谈判，还是在要素投入市场的制度建设和运行规范等方面，医疗专业学会和医药企业协会均尚未拥有发挥积极作用的渠道和能力。

2018 年，国家医疗保障局（简称"医保局"）的建立不仅将为医疗需求侧改革开辟新的篇章，也有望为医疗供给侧改革开启新的局面。医保局是政府主办的一个专业化公共服务机构，隶属于公共部门。根据其职能界定，医保局将成为医保支付的制度设计者、建设者以及执行者。同时，医保局还将成为医疗价格体制改革和药品集中招标采购改革的主要参与者，甚至是主导者，一方面将对医疗服务中人力资源的配置产生深远的影响，另一方面将直接影响药品—器械—耗材的经销与物流，并间接影响到医药商业的市场结构。由此可以看出，医保局的建立和运作并不仅仅是新机构代替了旧机构，而且还意味着医疗公共治理体系新变革的开始。

作为需求侧改革的一个举措，医保局的建立对完善医疗保障体系的意义是显而易见的，但其对医疗供给侧改革的影响更为深远。由于行政机制、市场机制和社群机制发挥作用的程度不同及其相互嵌入的方式不同，医疗供给侧的组织和治理模式也有所不同。就医疗机构的组织模式而言，一端是行政化，另一端是民营化；而公立医疗机构的组织变革有三条路径，一是走向自主化，二是经由自主化阶段走向法人化，三是在自主化和法人化之后在必要的情况下经过转制而走向民营化（Preker and Harding，2003）。在不同的组织模式中，行政、市场和社群各自发挥作用的事项及其发挥作用的程度与方式均有所不同（Saltman，et al.，2011）。

一是供方组织决策权和控制权的配置。如果所涉组织既有可能是公法人也有可能是私法人，这涉及法人治理结构的制度安排。在行政化的事业单位中，公立医疗机构的决策权和控制权都由其行政上级主管部门行使，供方缺乏管理自主权，其管理者实际上仅扮演执行者的角色；在自主化的组织中，供方拥有一定的管理自主权，但依然没有法人地位。面对以上两种类型的供方，医保局只是其医疗服务的单纯购买者，其签约对象是供方的行政主管部门，这体现为市场机制的行政化。而面对法人化的公立医疗机构，医保局作为其重要的利益相关者有可能进入其理事会，参与其法人治理，从而给医疗供给侧带来更加深刻的变化。这一点同样适用于非营利性民营医疗机构的法人治理。在既有医疗机构法人治理的文献中，较少论及医保机构在其中的作用，仅有少数例外（杨燕绥等，2009）。医保局在医疗机构法人治理中的作用，将成为未来一段时期内的一个重要的研究课题。

二是供方的收入或资金来源（funding sources）。在行政化的组织模式中，医疗机构的收入来源主要来自政府拨款，而在自主化、法人化和民营化的组织模式中，医疗机构收入来源呈现多元化，既包括政府补款或补贴，也包括医保支付和患者自付，以及社会捐赠等。

随着医疗保障体系的健全以及与之相适应的供方组织模式变革的开展，政府财政预算拨款或补贴在供方收入中的占比逐渐变小，对不少公立医院来说会变得微不足道，而医保支付在供方收入中比重将会增加。当医疗供给侧的治理出现问题之时，在医界和社会总会出现"增加政府投入"的呼声，其中甚至包含政府应该对公立医疗机构实施全额拨款的呼吁。这种呼吁，一方面有着再行政化治理理念的支撑，另一方面也无视公共医保支付同样也是政府投入的事实。然而，除非针对极少数特定情形（如边远地区、贫困地区、特定医疗服务如传染病防治等），供方收入来源再行政化的主张是不切实际的，同全民医保高质量发展中必然形成的医保支付水平提高也是扞格的。在新医改的实践之中，再行政化治理的理念曾以"收支两条线"之名义在不少地方针对相当一部分医疗机构（尤其是基层医疗机构）进行过试点，但都不具有可持续性，很多地方正式取消了"收支两条线"；即便这种"取消"没有官宣，"收支两条线"也名存实亡。就供方的多元收入来源而言，在医保支付制度改革中实现行政—市场—社群机制的相得益彰，依然是新医改的前行方向，这一点将在下文详述的医保公共预算制度的建设之中得到体现。

三是价格制定方式的重构或价格体制改革。在行政化的模式，医疗服务项目（包括药品、耗材、器械使用等）的收费标准由政府制定，供方只是价格的执行者。作为医疗服务市场上的供需方，无论是医疗机构还是医保机构，都没有价格决定权。在中国医疗事业既有的公共治理体系中，医疗服务由省发改委物价局实施按项目行政定价（地级市有 5% 的调整权），可收费医疗服务项目目录则由国家卫生行政部门制定；而针对在医疗服务市场上占据主导地位的公立和民办非营利性医疗机构，药品价格由各省卫生行政部门主导的集中招标体系确定。此外，政府还对公立和民办非营利性医院的医疗服务、药品采购、使用和销售环节实施多重价格管制或非价格行政管制，如药占比管制、进货价管制（即受管制医院采购药品必须执行中标价）、药品加成管制（从固定百分比管制到零加成）、药品采购两票制等。

然而，多重行政管制的实施非但没有达成降低药费以及整体医疗费用的效果，反而直接扭曲了市场机制的运作，导致了"以药养医""药价虚高"等具有中国特色的市场扭曲现象，而且也间接增大了腐败的空间，强化了腐败的激励,导致药品—器械—耗材采购环节的腐败现象丛生,也由此扼杀了医学专业组织和医药行业协会以社群机制弘扬专业和市场伦理规范的积极性。有鉴于此,国家发改委自2014年底就开始致力于推动医药价格体制改革,确立了逐步缩小行政定价范围并代之以医疗机构、医保机构、医药企业多方参与的谈判定价的改革原则和方向。医保局组建之后,推进医药价格体制改革的重任从发改委转移到医保局,必将成为后者在未来五至十年内的重点之一。

四是药品物流管理体制改革。药品集中招标采购本来是供方物流管理的重要组成部分。在既有的医疗公共治理体系中,为了控制药价和药费,中国政府以省为单位实施了由卫生行政部门主导的药品集中招标采购制度。在大多数地方,这一制度的实际运行状况显示,这并不是一个如其名称所显示的市场化政府采购制度,而是一个针对公立和民营非营利性医疗机构的二次市场准入和价格管制制度。接受管制的医疗机构必须在中标范围内进行采购(业内称之为"购标"),并必须执行中标价,这相当于实施了进货价管制。无论受到管制的药品加成率为多少(如15%或0%),进货价管制都会变成销售价管制。

尽管经过从地级市到省级的集中化及其多年的实践,药品集中招标制度的运作已经相当稳定,但却始终无法达其初衷,即降低药价和药费(康赞亮等,2006;刘桂林,2012),改革由于路径依赖而长期陷入小修小补但于事无补的境地,而药品零差率等管制调整措施也无法破解这一困境(岳经纶、王春晓,2016)。医保局从卫生行政部门接管药品集中招标采购的管理职能,有可能改变原药品集中招标采购"只招标、不采购"的扭曲性格局,为药品集中采购制度的改革提供新的契机,开辟更广阔的空间。这一点对于医疗器械和耗材的购销管理也同样适用。

这四个治理事项,必将汇入医保局自成立之时起未来五至十年内须直面的三大挑战之中。医保公共预算制度的建立不仅改变着供方的收入来源结构,而且对医疗服务供方的法人治理结构也有着深刻的影响;医保支付制度改革将会重构供方的激励结构;价格体制改革与药品—器械—耗材集中招标采购的重建是两个密切相关的工作,均为医疗供给侧改革的重要内容。

在医疗供给侧去行政化蹒跚而行之际,医保局在医疗服务价格和药品集中招标这两方面的改革,尤为重要,将成为供给侧结构性改革的新的驱动力。医保局将推动价格体制改革,并在此基础上重建药品集中采购制度。从政府单方行政定价到多方市场谈判定价,是业已确定的价格体制改革的方向。医保局在探索价格体制改革路径的同时,拥有了重建药品—耗材—器械集中采购制度的契机。既有的行政化集中招标制度将走入历史,代之以政府监管下的采购新体制。在这一新体制中,政府在制度建设和监管上发挥主导作用,并推动市场机制和社群机制发挥积极作用,让市场组织和社会组织(专业学会和行业协会)在交易平台建设与运行以及信息提供和自我监管等方面扮演主角,大力促进医药商业市场格局的大转变。当然,另一种可能是医保局全盘接管药品集采,成为公立医院和民办非营利性医院大宗药品的唯一购买者,与医药企业展开市场博弈。

三、医疗保障局面临的新挑战:推进需求侧去碎片化、驱动供给侧去行政化

让医保在推进医改上发挥引领作用,而不是笼而统之地强调"三医联动",可以破除在中国医疗供给侧长期存在的一个迷思,即医改的关键在于增加政府投入。在中国,有一个极为流行的说法,即公立医院之所以难以履行社会责任或者说"社会公益性淡化",最主要原因就在于政府投入太少。这一说法的另外一种表述是,如果要想让公立医院回归公益性,就必须增加政府的投入,或者说"落实政府补偿政策"。关于公立医院补偿机制

的许多研究，其出发点是考察政府财政对公立医院直接投入的多寡，而"补偿"这个概念本身也传递着对政府财政补贴满怀期待的行政化意味。尽管很多相关学术研究已经高度重视医保支付对于"补偿"公立医院的作用，但是并未将"支付"与"补偿"严格分开，对于医保支付和财政补偿在供方那里所造就的完全不同的激励结构要么未加深入分析，要么未予深切强调，而公立医院"补偿机制"的去行政化从未成为学术研究的论题。当然，对于"增加政府投入"的深入思考，极少出现在媒体话语之中，而沿袭、传递这一套话成为涉医媒体报道或评论的惯习。

在中国公立医院的收入构成中政府补贴的比重较低，全国平均水平一般在 10％ 上下（参见第五章），这的确是一个事实，也是医疗卫生界持久并强烈抱怨的最主要事项。在很多场合，尤其是在每年春天召开的"两会"上，所谓"政府投入不足"成为医疗卫生界关注的焦点，有时甚至是唯一的话题。很多知名的医疗卫生专家以及卫生领域的领导干部（尤其是"两会"代表），经常在各种场合笼而统之地呼吁增加政府对医疗卫生领域尤其是公立医院的投入，或期盼来自政府财政对其艰辛工作的"补偿"。他们所谓的"政府投入"，基本上等同于政府财政对公立医疗机构的直接投入，或者说政府补贴。

许多人在批评我国公共财政对医疗卫生领域投入不足的时候，往往宣称世界上众多国家公立医疗机构的主要收入来源是政府投入。然而，当他们进行这种比较的时候，完全无视中国公立医疗保险对公立医疗机构的支付。相当一部分学者专家在热议"政府投入不足"的时候，并没有对中外数据统计口径的可比性进行认真的考察。事实上，众多人士喜欢援引的数字，即政府投入只占公立医院总收入的 10％，并不包括来自公立医疗保险的支付。这种做法，有悖于国际通行的做法，具有极大的误导性。

其实，在中国，代表参保者向公立医疗机构支付部分医疗费用的社会医疗保险经办机构，同样也是政府机构。随着全民医保的拓展，医保支付的比重在过去的若干年内已经有了显著的提高，并在未来还会继续提高。医保机构早已取代了患者，成为医疗机构的最大支付者，这一点已经在各地成为不可动摇的事实。根据实地调查，在不少地方县级医院，城乡医保机构的支付在其总收入的比重已经达到了 70% 上下。但是，令人感到遗憾的是，无论是关于城乡公立医疗保险支出的流向，还是关于公立医疗机构业务收入中各公立医疗保险支付所占的比重，我们都很难搜集到系统性数据。无论是城镇职工医保、城镇居民医保还是新农合，其支付流向的数据并未载入《中国卫生统计年鉴》和《中国劳动统计年鉴》。我们希望国家医保局在基本医疗保险以及医疗救助支付筹资和支付数据的公开透明性上迈出新的步伐。

无论是通过逻辑分析，还是通过事实考察，我们都可以断定，在医疗保障体系健全的国家和地区，医保支付是公立医院和私立非营利性医院的日常运营收入主要来源。事实上，在全民医保国家，哪怕是以个体户身份独立执业的家庭医生，医保支付也是其主要收入来源。

实际上，要缓解百姓"看病贵"的问题，最为重要而有效的办法就是健全医疗保障体系，尤其是提高医保支付水平。要做到这一点，公共财政加强"补需方"的力度即可（顾昕，2010b；2019c）。在走向全民医保的进程中，公立医院中政府补贴占其收入总额的比重越来越低，完全是一个正常的现象。只要医疗保障体系的支付达到合适的水平，能够补偿医疗机构提供医疗服务必须付出的合理成本，那么政府就完全没有必要对大多数公立医疗机构直接提供补贴。成本究竟是不是合理，要由市场来决定，合理的成本只有通过市场竞争方能显示出来。力图通过行政手段找到合理的成本，必定是缘木求鱼。

所有医疗机构，正如所有的组织一样，除了维持日常运营之外，都难免会产生资本投资的要求。在德国，政府不仅都有为公立医疗机构提供资本投入的义务，而且还都为私立医疗机构尤其是非营利性医疗机构提供资本投资补贴。实际上,正如第三章所详述的,在很多国家都是如此。然而,任何国家在任何时期,政府所能支配的公共资源总是有限的,因此公共财政应该为哪些组织的哪些活动承担支付义务,或者说公共支出优先的安排,这是公共预算过程中永恒的议题之一。政府究竟能否对公立医院的资本投资履行支付的义务,或者说在多大程度上履行这样的义务,取决于很多因素。因此,在很多时候,公立医院从其他来源寻求资本投资,也实属正常。在公立医院的非政府资本投资来源中,社会捐赠是最为常见的一种,贷款也是常见的,自我融资(例如动用日常运营的盈余来购置设备)也并非罕见。在很多情况下,如果公立医院吸引到民间资本的战略性投资,那么就会走向民营化,至于说民营化之后究竟在法律上选择营利性组织还是非营利性组织,完全取决于新投资者与原利益相关者的战略选择。事实上,经济发达国家的一个特征就是形成了相对完备的法律体系,为各类组织的利益相关者在营利性组织与非营利性组织之间的选择,提供了自由转换的空间。

实际上,在中国,政府为很多公立医疗机构的资本投资承担了全额或部分支付义务。各级政府在众多公立医院的资本投资即改建、迁址、扩建的基建和大型设备的购置上投入了不少财政资金,或者利用贷款贴息的方式予以补贴,而这些在资本上的政府投入在各种统计年鉴的数据没有显示出来。政府在公立医疗机构资本投资中的投入金额,不仅在《中国卫生统计年鉴》中没有披露,在基础设施建设的统计数据也没有被分拆出来。这部分政府投入,在中国的财政统计中计入“基础设施建设”这一大类,而这一大类中的支出明细并未公开透明,因此无论是专家还是公众都很难知晓政府在公立医院的资本投资中究竟承担了多少义务。当然,公立医院通过举债所完成的资本投入以及政府在此过程中发挥的助推作用,更是一个“黑箱”。但是,无论如何,相当一部分公立医疗机构的资本投资主要来自政府投入,是众所周知的事实。

另一个众所周知的事实是，中国的很多公立医疗机构，充分挖掘、调动了巨额非政府资源开展了大规模的资本投资活动。很多公立医院通过争取银行贷款寻求发展壮大，也有少数公立医院走上了民营化的道路，而政府对诸如此类的行动给予各种各样的支持。从国际经验来看，这些都是极为正常的。如果我们将政府承担公立医院资本投资的义务理解为政府独揽公立医院资本投资的义务，那反而会成为令人不解的事情。可是，同经济发达国家相比，中国政府在如何支持民办非营利性医院的资本投资上基本上没有什么作为，这同中国缺乏一种支持民办非营利组织发展的法律制度和政策环境有关。实际上，不单是在医疗卫生领域，民办非营利性组织在各个社会经济领域都不发达，这正是中国作为一个发展中国家有必要进一步全面深入借鉴发达国家成功发展经验的一个重要方面。

简言之，在实现了全民医疗保障并且医疗保障水平较高的发达国家，公立医疗机构的日常运营收入主要来自公共医疗保障体系的支付，而它们的资本投资来源多样化，其中政府投入仅仅是一部分。无论在医疗保障体系的支付上还是在资本投资的补助上，发达国家对公立医院和民办非营利性医院采取一视同仁的政策。这些经验启示我们，中国的医改，一方面要进一步健全医疗保障体系，提高医疗保障的水平，实现这一目标的重要政策工具是公共财政补需方；另一方面要放开社会资本进入公立医院的渠道，同时支持民办非营利性医院的发展，实现这一目标的重要途径是政府扮演引领性角色（facilitating role），即通过财政补贴或政府购买服务的方式吸引社会资本进入医疗领域。

实际上，在日益健全全民医疗保险制度的大背景下，公立医院同其他民营医院一样，其日常运营收入主要来源于医疗保险的支付，这是正常的，也是应当的。公立医院同其他类型的医院，应该在一个公平竞争的环境中，通过自身服务数量的增加和服务品质的改善，争取获得更多来自医保机构的支付。因此，在推进公立医院改革的进程中，中国政府的确应该增加对公立医院的政府投入。但是，新增的政府投入完全没有必要用来补贴公立医院的日常运营，也不是大力增加对公立医院的资本投入从而对民营医院形成不公平歧视或对社会资本投入形成不正常挤压，而是应该用来解决中国事业单位改革与发展所面临的独有问题，例如事业单位编制内人员的养老保障。唯有如此，政府投入的增加才能真正促进中国公立医院的改革与发展。

中国医疗保障体系的碎片化格局亟待破解（顾昕，2017b），而医保局的建立是医疗需求侧走向去碎片化的组织保障，这一点早已成为共识，无需赘言。推进需求侧的去碎片化，所需的技术性举措众多，但在战略上，取决于医保公共预算的制度化以及全民健康保险（准全民公费医疗）制度的建立（顾昕，2012e；2017a）。医保局的职能并不限于需求侧，其在供给侧改革的作用，很大程度上取决于医保支付在医疗机构收入来源中是否占据举足轻重的比重，以及医保支付制度改革是否能顺利前行。这一点对于公立医院的去行政化改革来说尤为重要。

如果单从医疗供给侧看供给侧改革之路，或者单就公立医院探究公立医院改革之道，终究会自我设限，难免会在狭窄的道路中进退失据。医疗供给侧去行政化改革迟滞或受阻的根本原因在于相关政府部门对所有可能削弱其权力的改革举措采取消极甚至抵制的态度。英国哲学家罗素（Bertrand Russell）说过，"世界是没有希望的，除非权力能被驯服"（罗素，1988：22）。权力能不能被驯服暂且不论，但权力是可以受到制约的。只要某些政府部门能把某些根本没有必要死抱着不放的行政权下放给公立医院和其他公立组织，中国医疗供给侧的改革就会有一些希望。中国医疗的供给侧改革必须跳出医疗供给侧本身。只有在医疗卫生事业公共治理体系中引入和践行社会治理的理念，中国医疗供给侧改革才能取得成功。

除了践行社会治理的理念之外，理念变革的另一个关键在于终结政府与市场二元对立的意识形态情结，让意识形态化的"公私之争"彻底走入历史。遥想 1992 年,伟人邓小平叫停了有关"姓社姓资"的争论,一度跌入意识形态陷阱的中国改革开放伟业才得以重新起步。不可否认的是,在中国内部依然存在着为数不少的"意识形态游击队",常年在诸多社会经济领域"挖坑、埋雷、放箭",为其通过话语生产获取一些蝇头小利而不懈努力,中国医疗卫生健康领域同样无法独善其身。自 2005 年始,"游击队员"们在有关新医改政府主导还是市场主导的争论中取得了不少胜利,俨然已经发展壮大。尽管《新医改方案》早已将促进民营医疗卫生健康服务机构的发展定为国策,国务院及其相关部委也颁发诸多文件推进所谓"社会资本"(即非政府公共财政投入)进入医疗卫生健康领域,但是"意识形态话语流矢"依然无所不在。自 2009 年新医改大政方针确立以来,国家促进健康产业健康发展的终极政策目标,始终没有改变,早已载入"健康中国"战略的政策,自然不可能中流矢而亡。公立医院改革依然在继续,社会办医还是要发展,健康产业毕竟还是产业。但是,这样的流矢总难免会撼动一片信心,造成一轮伤害。

国家治理体系的变革离不开治理理念的变革,离不开对党的治国理念——社会治理——的非狭隘认知和理解。多方主体协作互补,多种机制互补嵌合,是社会治理理念落地的标志,也是中国医疗供给侧改革成功的标志。随着社会治理理念的落地,中国新医改还有大量的"红利"空间有望得到释放,例如,医疗卫生资源配置有望优化,过度医疗引致的浪费有望降低,预防保健、健康管理有望受到重视,医患关系有望不再因经济因素而进一步恶化,医务人员的积极性有望提高,医疗—医药—健康产业有望得到发展(顾亚明、王小合,2015),等等。在新医改新时代的新征程上,所有这些都不再是吉言,而是愿景。

参考文献

白剑峰，2011，《民营医院深陷"信任危机"》，《人民日报》10 月 20 日第
　　19 版。

白宇飞，2008，《我国政府非税收入研究》，北京：经济科学出版社。

鲍勇，2007，《探索收支两条线管理机制　完善公益公平中国社区卫生服务
　　模式》，《实用全科医学》第 2 期，第 95—96 页。

鲍威尔，2011，《理解福利混合经济》，钟晓慧译，北京：北京大学出版社。

北京大学光华管理学院中国医药经济研究中心课题组，2010，《2010 中国
　　医药产业发展报告》，北京：科学出版社。

北京市医院管理研究所、国家卫生和计划生育委员会医政医管局，2015，
　　《CN-DRGs 分组方案（2014 版）》，北京：中国医药科技出版社。

蔡江南，2015，《取消编制解放医生》，《中国卫生》第 7 期，第 32—33 页。

曹海东，2004，《宿迁医改：一个超前的开放实验》，《经济》第 12 期，第 42—
　　45 页。

曹荣桂主编，2003，《医院管理学》（上），北京：人民卫生出版社。

曹凯，2017，《宿迁医疗新变》，《中国医院院长》第 21 期，第 56—61 页。

陈飞扬，2017，《五名医生集体出走体制！2017 成自由执业元年》，"看医
　　界"微信公众号（5 月 3 日），参见搜狐：http://www.sohu.com/a/
　　138120431_456062（可随时浏览）。

陈刚,2014,《药占比管制能控制医疗费用吗?——基于县级医院的理论与实证分析》,《财经论丛》第 8 期,第 87—96 页。

陈虹、吴彧、梁兵,1999,《医院编制管理存在的问题与对策》,《中华医院管理杂志》第 11 期,第 696—697 页。

陈珂宇、孟群,2019,《四个公立医院医改示范县分级诊疗政策实践比较》,《中国公共卫生》第 3 期,第 364—367 页。

陈少平主编,1992,《国家机关和事业单位工资制度变革》,北京:中国人事出版社。

陈曦,2016,《谁是监管者?》,《中国社会保障》第 6 期,第 80—81 页。

陈先辉、孙国平,2017,《家庭医生制度实践——深圳市"以病人为中心的医疗之家"模式的发展》,北京:人民卫生出版社。

陈亚光主编,2006,《国有医院薪酬改革与实践》,北京:科学技术文献出版社。

陈郁德、郭岩、王志锋、张拓红、刘桂生、陈娟,2008,《中国农村初级卫生保健发展的回顾与思考》,《中国社会医学杂志》第 1 期,第 1—3 页。

陈玉梅、黄志强,2007,《社区卫生服务机构实行"收支两条线"管理的冷思考》,《地方财政研究》第 8 期,第 47—49 页。

程崇高,2012,《江苏省宿迁市办医主体社会化之路》,载陈绍福、王培舟编,《中国民营医院发展报告(1984~2012)》,北京:社会科学文献出版社,第 126—143 页。

程熙,2013,《"运动式治理"日常化的困境——以 L 县基层纠纷化解活动为例》,《社会主义研究》第 4 期,第 111—115 页。

戴廉、段磊萍,2005,《医改:都是市场惹的祸吗》,《瞭望新闻周刊》第 37 期,第 56—57 页。

代志明,2012,《公立医院改革:洛阳模式的经验与反思》,《中国医院管理》第 7 期,第 1—4 页。

党勇、黄二丹、王小万、李卫平,2007,《试论公立医疗机构的"收支两条线"管理》,《中国医院管理》第 5 期,第 1—3 页。

德鲁克,2009,《行善的诱惑》,吴程远译,北京:东方出版社。

德索托,2010,《社会主义:经济计算与企业家才能》,朱海就译,长春:吉林出版集团有限责任公司。

邓国胜、纪颖,2007,《从治理模式看公立医院改革——以无锡市为例》,《国家行政学院学报》第 2 期,第 70—73 页。

邓明、张柠,2019,《美国捆绑式支付方式对完善我国连续性医疗服务体系的启示》,《中国卫生经济》第 2 期,第 94—96 页。

丁强、王晓东、张正堂、朱卫华、张全,2017,《医院人力资源管理实践创新》,北京:社会科学文献出版社。

丁义涛,2014,《大型公立医院推行医联体的创新与实践——南京鼓楼医院宿迁模式十年经验总结》,《中国医院》第 1 期,第 4—8 页。

董四平、马丽平、梁铭会,2011,《第三方医疗质量监管体系的探索与实践:基于海南省医院评鉴中心的研究》,《中国卫生质量管理》第 6 期,第 9—12 页。

董伟、白雪,2011,《委员:心脏支架暴利超过贩毒》,《中国青年报》3 月 14 日,第 11 版。

董伟、王亦君,2007,《医改草案有望在年内出台国家财政将加大投入》,《中国青年报》3 月 8 日,第 1 版。

杜传忠,2003,《激励规制理论研究综述》,《经济学动态》第 2 期,第 69—73 页。

杜创,2013,《管制与过度医疗》,《世界经济》第 1 期,第 116—140 页。

杜创、朱恒鹏,2016,《中国城市医疗卫生体制的演变逻辑》,《中国社会科学》第 8 期,第 66—89 页。

E 药经理人,2019,《药品招标采购转型轨迹透露四大信号!》,《中国招标》

第 47 期,第 36—37 页。

方鹏骞主编,2015,《中国医疗卫生事业发展报告(2014)/卫生改革与发展
　　绿皮书》,北京:人民出版社。

冯君,2014,《药品单独定价拟取消原研药或"恩宠不再"》,《中国招标》第 3
　　期,第 3—5 页。

冯蕾,2011,《刘晓程:医界"精神领袖"》,《中国医院院长》第 22 期,第 54—
　　55 页。

冯立中、陈旭,2011,《安徽基层医改任务基本完成》,《健康报》1 月 18 日第
　　1 版。

冯仕政,2011,《中国国家运动的形成与变异:基于政体的整体性解释》,《开
　　放时代》第 1 期,第 73—97 页。

凤凰卫视《社会能见度》栏目组,2009,《社会能见度:透明地带》,北京:中国
　　青年出版社。

封欣蔚、杨小丽、杨咪、何宇、肖云芳,2017,《PPP 模式在我国医疗领域的应
　　用现状》,《卫生经济研究》第 2 期,第 14—18 页。

傅鸿鹏,2020,《药品集中招标采购的发展和展望》,《中国医疗保险》第 3
　　期,第 32—36 页。

傅家康,2007,《社区卫生服务机构收支两条线改革的实践及思考》,《卫生
　　经济研究》第 2 期,第 51—52 页。

弗莱蒙特-史密斯,2016,《非营利组织的治理》,金锦萍译,北京:社会科学
　　文献出版社。

复萱,2015,《福建三明公立医院薪酬制度改革的探索》,《中国卫生人才》第
　　11 期,第 25—27 页。

甘梦如、沈晓,2018,《卫生经济研究》第 8 期,第 28—30 页。

高洪波、丁小丽,2007,《公立医院补偿机制研究》,《卫生经济研究》第 12
　　期,第 36—37 页。

高军,2012,《香港公立医院是真正的管办分离——专访全国政协委员,香港医院管理局董事会主席胡定旭》,《首都医药》第 7 期,第 27—28 页。

高山、石建伟,2014,《公立医院:道德风险与声誉治理研究》,南京:东南大学出版社。

高阳,2011,《民营医院的未来在专科和高端医疗访广东省卫生厅副厅长廖新波》,《中国卫生人才》第 4 期,第 36—37 页。

高逸飞,2013,《溯源管办分开访香港医院管理局主席胡定旭》,《中国医院院长》第 23 期,第 37 页。

高巍,2011,《疏堵之辩》,《中国医院院长》第 7 期,第 54—55 页。

高巍、张贵民、顾旻轶,2011,《疏堵抗生素》,《中国医院院长》第 7 期,第 44—66 页。

葛成、王志伟、于春峰、李其、刘梦、王海英,2018,《对重庆两次医疗服务价格改革的思考》,《卫生经济研究》第 3 期,第 57—59 页。

葛延风、贡森等,2007,《中国医改:问题·根源·出路》,北京:中国发展出版社。

顾昕,2005a,《能促型国家的角色:事业单位的改革与非营利组织的转型》,《河北学刊》第 1 期,第 11—17 页。

—— 2005b,《走向有管理的市场化:中国医疗体制改革的战略选择》,《经济社会体制比较》第 6 期,第 18—29 页。

—— 2005c,《全球性医疗体制改革的大趋势》,《中国社会科学》第 6 期,第 121—128 页。

—— 2005d,《中国城市医疗体制的转型:国家与市场关系的演化》,《比较》第 19 辑,第 31—52 页

—— 2006a,《全球性公立医院的法人治理模式变革》,《社会经济体制比较》第 1 期,第 46—55 页。

—— 2006b,《医疗卫生资源的合理配置:矫正政府与市场双失灵》,《国家

行政学院学报》第 3 期,第 39—43 页。

—— 2006c,《社区医疗卫生服务体系建设中的政府角色》,《改革》第 1 期,第 106—114 页。

—— 2007,《医治中国病:医疗体制改革的两条路线之争》,《二十一世纪》(香港中文大学)第 12 月号,第 4—13 页。

—— 2008a,《走向全民医保:中国新医改的战略与战术》,北京:中国劳动社会保障出版社。

—— 2008b,《基本药物制度并不一定要搞统购统销》,《21 世纪经济报道》3 月 21 日第 3 版。

—— 2008c,《收支两条线:公立医疗机构的行政化之路》,《中国卫生经济》第 1 期,第 14—16 页。

—— 2008d,《社区卫生服务应避免"行政化"》,《中国卫生》第 6 期,第 38—39 页。

—— 2008e,《中国城市妇幼保健服务的普遍提供》,《公共行政评论》第 1 期,第 112—131 页。

—— 2009a,《当代中国农村医疗体制的变革与发展趋势》,《河北学刊》第 3 期,第 1—6 页。

—— 2009b,《全民医保与基本药物的供应保障体系》,《河南社会科学》第 6 期,第 106—110 页。

—— 2009c,《中国基本药物制度的治理变革》,《中国行政管理》第 11 期,第 48—52 页。

—— 2010a,《中国足球的灾后重建需管办分离》,《21 世纪经济报道》1 月 26 日第 14 版。

—— 2010b,《公共财政转型与政府卫生筹资责任的回归》,《中国社会科学》第 2 期,第 119—136 页。

—— 2011a,《行政型市场化与中国公立医院的改革》,《公共行政评论》第 3

期,第 15—31 页。

—— 2011b,《拆掉民营医院的玻璃门》,《中国卫生人才》第 4 期,第 38—39 页。

—— 2011c,《全民免费医疗的市场化之路:英国经验对中国医改的启示》,《东岳论丛》第 10 期,第 15—31 页。

—— 2012a,《政府购买服务与社区卫生服务机构的发展》,《河北学刊》第 2 期,第 99—105 页。

—— 2012b,《医改如何变"药改"》,《中国药店》第 5 期,第 36 页。

—— 2012c,《建立新机制:去行政化与县医院的改革》,《学海》第 1 期,第 68—75 页。

—— 2012d,《走向公共契约模式——中国新医改中的医保付费改革》,《经济社会体制比较》第 4 期,第 21—31 页。

—— 2012e,《走向全民健康保险:论中国医疗保障制度的转型》,《中国行政管理》第 8 期,第 64—69 页。

—— 2014a,《新医改的公益性路径》,昆明:云南教育出版社。

—— 2014b,《把激励机制搞对:应实行药品公共定价制度》,《经济观察报》12 月 15 日第 16 版。

—— 2014c,《价格体制改革:中国新医改的破冰之举》,《经济观察报》12 月 24 日第 16 版。

—— 2014d,《中国公共卫生的治理变革:国家—市场—社会的再平衡》,《广东社会科学》第 6 期,第 180—192 页。

—— 2015a,《行政调价:摁了葫芦起了瓢》,《中国卫生》第 5 期,第 45—46 页。

—— 2015b,《剖析药品公共定价制度》,《中国医院院长》第 6 期,第 86—88 页。

—— 2015c,《"重庆医改"夭折后的冷反思》,《中国医院院长》第 8 期,第

52—53 页。

—— 2016a,《中国福利国家的重建:增进市场、激活社会、创新政府》,《中国公共政策评论》第 2 期,第 1—17 页。

—— 2016b,《俘获、激励和公共利益:政府管制的新政治经济学》,《中国行政管理》第 4 期,第 95—102 页。

—— 2016c,《第一日:"医改"变"药改"》,《医药经济报》11 月 9 日第 2 版。

—— 2016d,《二次议价如何从"非法"到"合法"》,《医药经济报》11 月 30 日第 2 版。

—— 2017a,《走向准全民公费医疗:中国基本医疗保障体系的组织和制度创新》,《社会科学研究》第 1 期,第 102—109 页。

—— 2017b,《中国医疗保障体系的碎片化及其治理之道》,《学海》第 1 期,第 126—133 页。

—— 2019a,《中国新医改的新时代与国家医疗保障局面临的新挑战》,《学海》第 1 期,第 106—115 页。

—— 2019b,《中国医保支付改革的探索与反思:以按疾病诊断组(DRGs)付费为案例》,《社会保障评论》第 3 期,第 78—91 页。

—— 2019c,《公共财政转型与政府医疗投入机制的改革》,《社会科学研究》第 2 期,第 141—149 页。

—— 2019d,《财政制度改革与浙江省县域医共体的推进》,《治理研究》第 1 期,第 12—20 页。

顾昕、方黎明,2004,《自愿性与强制性之间:中国农村合作医疗的制度嵌合性与可持续性发展分析》,《社会学研究》第 5 期,第 1—18 页。

—— 2007a,《费用控制与农村新型合作医疗的可持续性发展》,《学习与探索》第 1 期,第 137—141 页。

—— 2007b,《农村医疗服务体系的能力建设与新型合作医疗的运行》,《河南社会科学》第 3 期,第 65—68 页。

顾昕、高梦滔,2006,《让穷人能够看病》,《二十一世纪》(香港中文大学)12
    月号,第 29—37 页。

—— 2007,《改革医保付费机制迫在眉睫》,《中国社会保障》第 10 期,第
    44—45 页。

顾昕、高梦滔、姚洋,2006,《诊断与处方:直面中国医疗体制改革》,北京:社
    会科学文献出版社。

顾昕、惠文、沈永东,2022,《社会治理与医保支付改革:理论分析与国际经
    验》,《保险研究》第 2 期,第 99—115 页。

顾昕、吕兵、赵明、章平,2021a,《浙江 DRG 付费体系建设:国家医保改革战
    略的"重要窗口"》,《中国医疗保险》第 6 期,第 39—45 页。

顾昕、吕兵、赵明、常婕、李媛、邱健、蒋斌峰,2021b,《浙江 DRGs 分组方案
    的编订过程、效能参数、动态更新》,《中国医疗保险》第 5 期,第 28—
    34 页。

顾昕、宁晶,2018,《药占比管制方式及其学术争议》,《中国卫生经济》第 5
    期,第 12—15 页。

顾昕、潘捷,2012,《公立医院中的政府投入政策:美国经验对中国医改的启
    示》,《学习与探索》第 2 期,第 101—106 页。

顾昕、王旭,2005,《从国家主义到法团主义——中国市场转型过程中国家
    与专业团体关系的演变》,《社会学研究》第 2 期,第 155—175 页。

顾昕、余晖、冯立果,2008,《基本药物供给保障的制度建设》,《国家行政学
    院学报》第 6 期,第 20—24 页。

顾昕、袁国栋,2014,《从价格管制改革到支付制度改革:美国的经验及其
    对中国医改的启示》,《国家行政学院学报》第 4 期,第 102—106 页。

顾昕、赵琦,2021,《中国政策企业家研究的理论反思:身份类型、活动功能
    和行动性质》,《经济社会体制比较》第 4 期,第 171—181 页。

顾昕、朱恒鹏、余晖,2011a,《"全民免费医疗"是中国全民医保的发展方向

吗?——神木模式系列研究报告之一》,《中国市场》第 24 期,第 7—
11 页。

—— 2011b,《"神木模式"的三大核心:走向全民医疗保险、医保购买医药
服务、医疗服务市场化——神木模式系列研究报告之二》,《中国市场》
第 29 期,第 4—8 页。

顾亚明、王小合,2015,《医改红利的制度创新和社会治理——日本经验的
启示》,杭州:浙江大学出版社。

郭锋、张毓辉、万泉、翟铁民、柴培培、李岩、王荣荣、黄云霞、陈春梅、李涛,
2019,《2017 年中国卫生总费用核算结果与分析》,《中国卫生经济》第
4 期,第 5—8 页。

郭凤林、顾昕,2015,《激励结构与整合医疗的制度性条件:兼论中国医联体
建设中的政策思维模式》,《广东行政学院学报》第 5 期,第 12—18 转
32 页。

郭科、顾昕,2016a,《医师双点/多点执业的激励和外部性国际前沿研究》,
《卫生经济研究》第 9 期,第 35—40 页。

—— 2016b,《医师双点/多点执业的政府管制:国际经验比较与理论探
索》,《医学与哲学》第 9A 期,第 1—4 页。

—— 2016c,《政府管制与医生兼差的激励机制:多任务委托代理模型的视
角》,《中国卫生经济》第 9 期,第 10—13 页。

国家发改委经济研究所课题组,2014,《中国药品生产流通的体制现状及存
在的主要问题》,《经济研究参考》第 31 期,第 4—27 页。

国家统计局编,2003,《2003 中国统计年鉴》,北京:中国统计出版社。

—— 2004,《2004 中国统计年鉴》,北京:中国统计出版社。

—— 2012,《2012 中国统计年鉴》,北京:中国统计出版社。

—— 2014,《2014 中国统计年鉴》,北京:中国统计出版社

—— 2015,《2015 中国统计年鉴》,北京:中国统计出版社。

—— 2017,《2017 中国统计年鉴》,北京:中国统计出版社。

—— 2019,《2019 中国统计年鉴》,北京:中国统计出版社。

—— 2021,《2021 中国统计年鉴》,北京:中国统计出版社。

国家统计局人口和社会科技统计司、劳动和社会保障部规划财务司编,

    2003,《2003 中国劳动统计年鉴》,北京:中国统计出版社。

—— 2004,《2004 中国劳动统计年鉴》,北京:中国统计出版社。

—— 2005,《2005 中国劳动统计年鉴》,北京:中国统计出版社。

—— 2006,《2006 中国劳动统计年鉴》,北京:中国统计出版社。

—— 2007,《2007 中国劳动统计年鉴》,北京:中国统计出版社。

—— 2008,《2008 中国劳动统计年鉴》,北京:中国统计出版社。

国家统计局人口和社会科技统计司、人力资源和社会保障部规划财务司,

    2009,《2009 中国劳动统计年鉴》,北京:中国统计出版社。

—— 2010,《2010 中国劳动统计年鉴》,北京:中国统计出版社。

—— 2011,《2011 中国劳动统计年鉴》,北京:中国统计出版社。

—— 2012,《2012 中国劳动统计年鉴》,北京:中国统计出版社。

—— 2013,《2013 中国劳动统计年鉴》,北京:中国统计出版社。

—— 2014,《2014 中国劳动统计年鉴》,北京:中国统计出版社。

—— 2015,《2015 中国劳动统计年鉴》,北京:中国统计出版社。

—— 2016,《2016 中国劳动统计年鉴》,北京:中国统计出版社。

—— 2017,《2017 中国劳动统计年鉴》,北京:中国统计出版社。

—— 2018,《2018 中国劳动统计年鉴》,北京:中国统计出版社。

—— 2019,《2019 中国劳动统计年鉴》,北京:中国统计出版社。

—— 2020,《2020 中国劳动统计年鉴》,北京:中国统计出版社。

—— 2021,《2021 中国劳动统计年鉴》,北京:中国统计出版社。

国家卫生和计划生育委员会,2013,《2013 中国卫生和计划生育统计年

    鉴》,北京:中国协和医科大学出版社。

—— 2014,《2014 中国卫生和计划生育统计年鉴》,北京:中国协和医科大学出版社。

—— 2015,《2015 中国卫生和计划生育统计年鉴》,北京:中国协和医科大学出版社。

—— 2016,《2016 中国卫生和计划生育统计年鉴》,北京:中国协和医科大学出版社。

—— 2017,《2017 中国卫生和计划生育统计年鉴》,北京:中国协和医科大学出版社。

国家卫生计生委统计信息中心,2015,《2013 第五次国家卫生服务调查发现报告》,北京:中国协和医科大学出版社。

国家卫生健康委统计信息中心,2021a,《2018 年全国第六次卫生服务统计调查报告》,北京:人民卫生出版社。

—— 2021b,《全国第六次卫生服务统计调查专题报告(第一辑)》,北京:中国协和医科大学出版社。

—— 2021c,《全国第六次卫生服务统计调查专题报告(第二辑)》,北京:中国协和医科大学出版社。

国家卫生健康委员会,2018,《2018 中国卫生健康统计年鉴》,北京:中国协和医科大学出版社。

—— 2019,《2019 中国卫生健康统计年鉴》,北京:中国协和医科大学出版社。

—— 2020,《2020 中国卫生健康统计年鉴》,北京:中国协和医科大学出版社。

—— 2021,《2021 中国卫生健康统计年鉴》,北京:中国协和医科大学出版社。

国务院发展研究中心社会部课题组,2017,《推进分级诊疗:经验·问题·建议》,北京:中国发展出版社。

国务院法制办公室，2002，《中华人民共和国法律全书（2001 年）》，长春：吉林人民出版社。

国务院纠正行业不正之风办公室，2003，《纠正医药购销中不正之风工作指南》，北京：中国方正出版社。

哈耶克，2012，《科学的反革命：理性滥用之研究》，冯克利译，上海：译林出版社。

韩璐、李水根、李斐铭，2013，《医疗领域有个"小岗村"——东阳市人民医院法人治理结构改革 20 年启示录》，《健康报》3 月 19 日第 1 版。

郝兰兰，2014，《红头文件：国家发改委鼓励医疗等领域开展 PPP 模式》，健康界（网站），12 月 5 日，http://www. cn-healthcare. com/article/20141205/content-464974. html（可随时浏览）

何芬华、力晓蓉，2011，《中国药品集中招标采购历程的文献研究：1999—2010》，《中国卫生政策研究》第 4 期，第 64—70 页。

何思长、张瑞华、孙渤星、陈瑜，2015，《医师多点执业政策的认知调查与分析》，《卫生经济研究》第 2 期，第 17—21 页。

何伟，2015，《药改不是医改的全部》，《中国医药报》6 月 10 日第 4 版。

和经纬，2010，《中国城市公立医院民营化的政治经济学逻辑》，《中国行政管理》第 4 期，第 117—121 页。

黑丁、文波，2007，《药监局窝案系列纪实之一：药监局"坏萝卜"上"最小的一块烂泥"》，《政府法制》第 21 期，第 38—40 页。

胡梦含、方鹏骞、李群芳、柳俊，2012，《深圳市推行医师多点执业政策的制约因素分析》，《医学与社会》第 2 期，第 53—55 页。

胡善联，2015，《怎样看重庆的调价风波》，《中国卫生》第 5 期，第 43—44 页。

胡善联，2017，《从罗湖和天长看医联体精髓》，《健康报》8 月 21 日，第 5 版。

胡税根、翁列恩,2017,《构建政府权力规制的公共治理模式》,《中国社会科学》第 11 期,第 99—117 页。

胡颖廉、薛澜、刘宗锦,2009,《双向短缺:基本药物政策的制度分析——兼评"新医改"方案的缺陷》,《公共管理评论》第 3 期,第 144—160 页。

黄二丹、李卫平,2010,《我国公立医院主要改革模式评价》,《卫生经济研究》第 9 期,第 5—12 页。

黄佩华、迪帕克等,2003,《中国:国家发展与地方财政》,吴素萍、王桂娟等译,北京:中信出版社。

黄强,2012,《事业单位"管办分离"改革探索中的北京模式》,《北京行政学院学报》第 4 期,第 1—6 页。

黄仁宇,2006,《万历十五年》(增订纪念版),北京:中华书局。

黄少安、黄立君,1998,《"诸城现象"再析》,《改革》第 2 期,第 38—47 页。

黄树则、林士笑,1986,《当代中国的卫生事业》(上),北京:中国社会科学出版社。

黄勇,2006,《民营医院的四个悖论:宿迁首次揭开"卖光式"医改的面纱》,《医药产业资讯》第 13 期,第 45—47 页。

霍添琪、孙晓宇、梅宇欣、胡可,2016,《新一轮医药卫生体制改革背景下我国民营社区卫生服务机构的 SWOT 分析》,《中国医疗管理科学》第 5 期,第 16—19 页。

吉登斯:《第三条道路——社会民主主义的复兴》,郑戈译,北京:北京大学出版社,2000 年。

姜巍、李清、朱兆芳,2016,《我国民营医院发展状况研究》,《中国卫生经济》第 5 期,第 29—31 页。

贾继荣、高广颖、段婷、梁民琳、陈月娟、郇瑞强,2015,《收支两条线管理模式对乡镇卫生院的影响研究——以黑龙江省尚志市、延寿县为例》,《中国初级卫生保健》第 7 期,第 15—18 页。

敬乂嘉,2015,《合作治理:历史与现实的路径》,《南京社会科学》第5期,第1—9页。

坎贝尔,2013,《激励理论:动机与信息经济学》,王新荣译,北京:中国人民大学出版社。

坎贝尔、霍林斯沃斯、林德伯格编,2009,《美国经济的治理》,董运生、王岩译,上海:上海人民出版社。

康赞亮、刘海云、向锦,2006,《药品集中招标采购的信息经济学分析》,《中国卫生经济》第12期,第80—82页。

科尔奈,1986,《短缺经济学》,张晓光等译,北京:经济科学出版社。

科尔奈,2007,《社会主义体制:共产主义政治经济学》,张安译,北京:中央编译出版社。

科尔奈、翁笙和,2003,《转轨中的福利、选择和一致性:东欧国家卫生部门改革》,罗淑锦译,北京:中信出版社。

科技部软科学项目《国有医院产权制度改革研究》课题组、中国卫生产业杂志社,2004,《国有医院产权制度改革研究》,北京:中国协和医科大学出版社。

柯林斯,2014,《规制合同》,郭小莉译,北京:中国人民大学出版社。

孔令敏、冯立中,2015,《取消收支两条线不是走回头路》,《健康报》2月16日第1版。

库珀,2007,《合同制治理》,竺乾威、卢毅、陈卓霞译,上海:复旦大学出版社。

拉丰,2013,《激励与政治经济学》,刘冠群译,北京:中国人民大学出版社。

拉丰、梯若尔,2014,《政府采购与管制中的激励理论》,王永钦、石磊译,上海:上海人民出版社。

莱恩,2004,《新公共管理》,赵成根等译,北京:中国青年出版社。

莱恩、菲施巴赫、霍格、史密斯,2015,《医疗卫生服务管理导论》,李鲁译,北京：中国人民大学出版社。

兰格，1981，《社会主义经济理论》，北京：中国社会科学院出版社。

劳动和社会保障部编，2000，《中国劳动和社会保障年鉴1999》，北京：中国劳动社会保障出版社。

劳动部社会保险事业管理局编，1997，《中国社会保险年鉴1997》，北京：中国人事出版社。

雷剑峤，2003，《卫生部调查宿迁激进医改》，《南方周末》10月23日第B10版。

李光明，2009，《"最彻底"的医改样本可否复制到全国》，《法制日报》12月1日第4版。

李林、刘国恩，2008，《我国营利性医院发展与医疗费用研究：基于省级数据的实证分析》，《管理世界》第10期，第53—63页。

李玲，2010，《健康强国：李玲话医改》，北京：北京大学出版社。

李玲、江宇，2012，《中国公立医院改革——问题、对策和出路》，北京：社会科学文献出版社。

李玲、徐杨、陈秋霖，2012，《整合医疗：中国医改的战略选择》，《中国卫生政策研究》第9期，第10—16页。

李卫平、黄二丹，2010a，《公立医院法人化治理改革实践——浙江东阳市人民医院的法人治理结构》《卫生经济研究》第8期，第5—8页。

—— 2010b，《以"管办分开"理顺公立医院治理结构——上海申康医院发展中心公立医院治理改革剖析》，《卫生经济研究》第7期，第5—7页。

李卫平、石光、赵琨，2003，《我国农村卫生保健的历史、现状与问题》，《管理世界》第4期，第33—43页。

李卫平、宋文舸，2000，《基层医院股份合作制研究》，北京：学苑出版社。

李宪法，2005，《政策与模式——药品集中招标采购政策述评》，北京：中国经济出版社。

李秀江,2010,《子长模式:县级公立医院"回归公益"路径》,《小康》第 11 期,第 40—43 页。

李妍,2012,《医改就是做好"药改"》,《中国经济周刊》第 9 期,第 53—55 页。

李岩、张毓辉、万泉、付晓光、翟铁民、柴培培、郭锋、王荣荣、陈春梅、李涛,2022,《2020 年中国卫生总费用核算结果与分析》,《卫生经济研究》第 1 期,第 2—6 页。

李则,2014,《东阳:法人治理孤本》,《中国医院院长》第 5 期,第 61—66 页。

梁万年主编,2003,《卫生事业管理学》,北京:人民卫生出版社。

连漪,2017,《让第三方评估来把脉会诊》,《中国卫生》第 12 期,第 74—75 页。

梁仲民、杨振海,2002,《闻喜县医疗卫生服务系统主要问题分析》,载李卫平编,《中国农村健康保障制度的选择》,北京:中国财政经济出版社,第 160—163 页。

廖晓诚,2019,《我国分级诊疗试点政策效果评估研究——以三个试点地区为例》,汕头:汕头大学出版社。

廖新波,2015,《"平价医院"为何走不下去?》,《南方日报》1 月 13 日第 B02 版。

廖秀健、刘白,2016,《重大决策社会稳定风险评估的困境及其规制——以重庆"短命医改"为例》,《中国行政管理》第 1 期,第 139—144 页。

领导决策信息,2006a,《宿迁为"卖光式"医改正名》,《领导决策信息》第 13 期,第 10 页。

—— 2006b,《李源潮为宿迁医改"平反":不是卖光而是结构调整》,《领导决策信息》第 13 期,第 19 页。

刘国恩、官海静、高晨,2013,《中国社会办医的现状分析》,《中国卫生政策研究》第 9 期,第 41—46 页。

刘桂林,2012,《省级集中招标采购降低药价和减轻药费负担的效果研究》,《中国卫生经济》第 6 期,第 23—24 页。

刘海兰、何胜红、陈德生、刘春平,2018,《深圳市罗湖区医改的经验及启示》,《医学与哲学(A)》第 3 期,第 74—77 页。

刘桦、臧巧源,2012,《门诊药占比影响因素分析》,《中国医院用药评价与分析》第 6 期,第 564—566 页。

刘焕东,2010,《子长模式——陕西省子长县探索医改新模式纪实》,《中国信息界(e 医疗)》第 7 期,第 17—19 页。

刘晶、王梦溪、王辰旸,2021,《宿迁市医疗卫生资源供给现状分析与建议》,《江苏卫生事业管理》第 3 期,第 276—279 页。

刘晶霞,2014,《医院编制管理与人力资源配置的分析讨论》,《人力资源管理》第 7 期,第 278—279 页。

刘军强、刘凯、曾益,2015,《医疗费用持续增长机制——基于历史数据和田野资料的分析》,《中国社会科学》第 8 期,第 104—125 页。

刘军民,2007,《健全公立医院财政补偿机制》,《中国财政》第 1 期,第 71—72 页。

刘军民、张维,2007,《健全我国公立医院财政补偿机制的基本思路——兼议公立医院实行"收支两条线"管理的可行性》,《卫生经济研究》第 2 期,第 11—13 页。

刘俊生,2009,《中国人事制度概要》,北京:清华大学出版社。

刘民权、王小林、王曲、韩华为等,2012,《中国妇幼保健服务政府筹资及成本测算》,北京:科学出版社。

刘诗强、张敏华、孙雅,2008,《社区卫生服务中心实行"收支两条线"改革的探讨》,《中国卫生资源》第 3 期,第 81—86 页。

刘庭芳,2012,《放权第三方监管》,《中国医院院长》第 12 期,第 73—74 页。

—— 2014,《医院第三方评审往哪儿走?》,《中国卫生》第 9 期,第 75—76 页。

—— 2017,《探路医院第三方评审》,《中国卫生》第 6 期,第 74—76 页。

刘小鲁,2012,《我国劝诱性医疗的成因:管制、市场结构还是信息不对称?》,《经济评论》第 2 期,第 88—99 页。

刘晓明,2013,《我国医疗服务市场结构特征》,《经济体制改革》第 2 期,第 180—184 页。

刘晓苏,2011,《事业单位人事管理改革研究》,上海:上海交通大学出版社。

刘也良,2016,《魏则西事件:科室承包监管再规范》,《中国卫生》第 12 期,第 36—37 页。

刘滢,2021,《医疗机构科室承包合同应认定无效》,《人民司法》第 26 期,第 46—48 页。

刘涌,2011,《子长县"平价医院"模式初探:政府把公立医院养起来》,《21 世纪经济报道》11 月 24 日第 8 版。

楼烨、郑振佺,2016,《提高公立医院医务人员积极性的探索——以三明医改为例》,《卫生经济研究》第 9 期,第 26—28 页。

路风,1989,《单位:一种特殊的社会组织形式》,《中国社会科学》第 1 期,第 71—88 页。

吕炜,2005,《我们离公共财政有多远》,北京:经济科学出版社。

罗庆、刘欢、刘军安、梁渊、卢祖洵,2016,《我国基层医疗机构基本药物制度实施情况及问题分析》,《医学与哲学(A)》第 11 期,第 64—67 页。

罗森,2003,《财政学》,第六版,赵志耘译,中国人民大学出版社。

罗斯巴德,2007,《权力与市场》,刘云鹏等译,北京:新星出版社。

罗素,1988,《权力论》,靳建国译,北京:东方出版社。

罗卫东、蒋自强,1994,《兰格模式与社会主义市场经济理论——社会主义市场经济理论的历史渊源》,《学术月刊》第 5 期,第 41—46 页。

马骏,2005,《中国公共预算改革:理性化与民主化》,北京:中央编译出版社。

马路宁、谢文、梁兵、陈军,2017,《从取消药品加成看如何加强治理医药购销领域商业贿赂》,《卫生人口学》第 8 期,第 32—33 页。

毛寿龙,2016,《高校不是政府不能按照行政逻辑管理》,《中国青年报》11
　　月 18 日,第 2 版。

米勒,2001,《社会正义原则》,应奇译,南京:江苏人民出版社。

苗治文、苏传民,2014,《我国职业足球去行政化管理方式的研究》,《南京体
　　育学院学报(社会科学版)》第 4 期,第 105—109 页。

缪志华,2015,《政府与社会资本合作改造公立医院的模式研究》,北京:中
　　国文联出版社。

倪星、原超,2014,《地方政府的运动式治理是如何走向"常规化"的? ——
　　基于 S 市市监局"清无"专项行动的分析》,《公共行政评论》第 2 期,第
　　70—96 页。

宁晶、顾昕,2018,《供给侧制度竞争能否抑制医疗费用上涨?》,《财经问题
　　研究》第 6 期,第 98—106 页。

—— 2019,《降低药占比能否遏制医疗费用的上涨之势:基于我国省级面
　　板数据的实证分析》《中国卫生经济》第 5 期,第 15—17 页。

OECD,2006,《中国公共支出面临的挑战:通向更有效和公平之路》,北京:
　　清华大学出版社。

庞连智、王光荣、宗文红、张敏、朱文英,2008,《对社区卫生服务收支两条线
　　管理模式的思考》,《中国全科医学》第 7A 期,第 1208—1210 页。

钱信忠,1992,《中国卫生事业发展与决策》,北京:中国医药科技出版社。

钱信忠、张怡民,1999,《中国卫生 50 年历程》,北京:中医古籍出版社。

秦侠、张黎明、胡志、江震、汤志如,2001,《我国农村初级卫生保健工作存在
　　的主要问题与启示》《中国农村卫生事业管理》第 9 期,第 22—24 页。

任凯、闫梅,2014,《洛阳市公立医院法人治理结构改革研究》,《中国市场》
　　第 24 期,第 74—76 页。

人力资源和社会保障部编,2010,《2010 中国人力资源和社会保障年鉴(文

献卷）》,北京：中国劳动社会保障出版社。

人力资源和社会保障部法规司编,2011,《社会保险法配套法规规章选编》,
北京：中国法制出版社。

人力资源和社会保障部社会保险事业管理中心,2012,《医疗保险付费方式
改革经办管理城市实例》,北京：中国劳动社会保障出版社。

饶克勤、刘新明主编,2007,《国际医疗卫生体制改革与中国》,北京：中国协
和医科大学出版社。

萨拉蒙,2008,《公共服务中的伙伴——现代福利国家中政府与非营利组织
的关系》,田凯译,北京：商务印书馆。

萨拉尼耶,2004,《市场失灵的微观经济学》,朱保华、方红生译,上海：上海
财经大学出版社。

萨瓦斯,2002,《民营化与公私部门的伙伴关系》,周志忍等译,北京：中国人
民大学出版社。

桑斯坦,2015,《为什么助推》,马冬梅译,北京：中信出版社。

桑特勒、纽恩,2006,《卫生经济学：理论、案例和产业研究》,程晓明等译,北
京：北京大学医学出版社。

申梦晗、李亚青,2021,《医疗保险干预能否缓解三级医院的"虹吸效
应"？——基于某大城市的实证研究》,《公共行政评论》第 2 期,第
61—84 页。

沈念祖、赵燕红,2015,《好榜样三明医改：何时不再是孤岛?》,《经济观察
报》4 月 20 日第 33 版。

沈永东,2020,《中国行业协会商会政策参与：国家与社会关系视角的考
察》,杭州：浙江大学出版社。

沈祎然,2022,《张元明：推动三明医改再出发》,《中国卫生》第 1 期,第
39—40 页。

施敏、赵永冰,2008,《"管办分离"模式下公立医院出资人制度的探索——

以上海申康医院发展中心为例》,《医学与哲学(人文社会医学版)》第
　　1期,第44—46页。

世界卫生组织,2000,《2000年世界卫生报告——卫生系统:改进绩效》,北
　　京:人民卫生出版社。

世界银行,2003,《2004年世界发展报告:让服务惠及穷人》,北京:中国财
　　政经济出版社。

—— 2005,《中国:深化事业单位改革、改善公共服务提供》,北京:中信出
　　版社。

史明丽,2013,《我国纵向型区域医疗联合体的进展与挑战》,《中国卫生政
　　策研究》第7期,第28—32页。

史普博,1999,《管制与市场》,余晖译,上海:上海三联书店。

斯蒂格利茨,2009,《信息经济学:基本原理》(上),纪沫等译,北京:中国金
　　融出版社。

宋其超,2009,《医改取向及相关政策》,北京:中国社会出版社。

孙渤星、彭美华、张瑞华、赵大仁、何思长,2015,《民营医院面临的医保政
　　策困境与对策》,《卫生经济研究》第8期,第34—36页。

孙发锋,2011,《从条块分割走向协同治理——垂直管理部门与地方政府关
　　系的调整取向探析》,《广西社会科学》第4期,第109—112页。

孙忠欣,2011,《政府非税收入制度建设与理论探索》,北京:中国财政经济
　　出版社。

谭畅,2011,《把脉医改:应该建立医疗卫生大部制——专访国务院医改专
　　家咨询委员会委员、北大中国经济研究中心教授李玲》,《小康》第11
　　期,第47—49页。

坦齐、舒克内希特,2005,《20世纪的公共支出》,胡家勇译,北京:商务印
　　书馆。

唐皇凤,2007,《常态社会与运动式治理——中国社会治安治理中的"严打"

政策研究》,《开放时代》第 3 期,第 115—129 页。

唐镜波、孙静,编著,2005,《WHO 国家药物政策及合理用药理论和实践》,北京:中国科学技术出版社。

唐圣春、张新平,2008,《对药品价格及药品费用的再认识》,《中国卫生经济》第 3 期,第 53—55 页。

唐斯,2007,《官僚制内幕》,郭小聪等译,北京:中国人民大学出版社。

陶意传,1993,《我国初级卫生保健的成就、存在的问题和对策》,《中国卫生经济》第 1 期,第 25—27 页。

王长青,2008,《试论公立医院产权改革过程中公益性的实现——以江苏省宿迁市为例》,《中国医院管理》第 3 期,第 48—50 页。

王朝君,2015a,《詹积富:三明医改操盘手》,《中国卫生》第 1 期,第 49 页。

—— 2015b,《曾被寄予厚望的"收支两条线"》,《中国卫生》第 10 期,第 49—50 页。

王晨,2019,《宿迁医改 20 年再调查:公私之争今犹在》,《八点健闻》2 月 21 日,转载于《中国医疗保险》公众号并有凤凰网再转载,参见:https://ishare.ifeng.com/c/s/7kVYQK6oiPG(可随时浏览)。

王春晓,2018,《三明医改:政策试验与卫生治理》,北京:社会科学文献出版社。

王东进,2014,《从"三可"视角看三明医改》,《中国医疗保险》第 12 期,第 5—8 页。

王红漫,2004,《大国卫生之难——中国农村医疗卫生现状与制度改革探讨》,北京:北京大学出版社。

王慧慧,2016,《安徽基层医疗机构管理全部取消"收支两条线"》,《安徽日报》5 月 6 日第 1 版。

王泸生,2001,《从"文件治国"到依法治国》,《暨南学报》第 3 期,第 37—42 页。

王箐、魏建，2012，《我国医院市场的竞争效果——基于省级数据的实证研究》，《经济科学》第 1 期，第 115—125 页。

王俊、顾昕，2017，《新社群主义社会思想与公共政策分析》，《国外理论动态》第 10 期，第 93—104 页。

王俊豪，2014，《管制经济学原理》（第二版），北京：高等教育出版社。

王曲、刘民权，2005，《健康的价值及若干决定因素》，《经济学（季刊）》第 1 期，第 1—35 页。

王绍光、何焕荣、乐园，2005，《政策导向、汲取能力与卫生公平》，《中国社会科学》第 6 期，第 101—120 页。

王文娟，2017，《医改新出路——重新定义医疗服务市场》，北京：北京大学出版社。

王文娟、曹向阳，2016，《增加医疗资源供给能否解决"看病贵"问题？——基于中国省际面板数据的分析》，《管理世界》第 6 期，第 98—106 页。

王文婷、陈任、马颖、秦侠、谢瑞谨、冯立中、胡志，2016，《分级医疗背景下的安徽县域医疗服务共同体实施路径》，《中国卫生资源》第 6 期，第 470—474 页。

王霞，2012，《医药分开催生药房外包需求》，《医药经济报》9 月 12 日第 4 版。

王小万，2009，《我国民营医院发展面临的问题及政策分析》，《江西社会科学》第 5 期，第 24—30 页。

王延中，2010，《卫生服务与医疗保障管理体制的国际趋势及启示》，《中国卫生政策研究》第 4 期，第 17—20 页。

王耀忠，2010，《药品价格管制的经济分析——中国医药市场的成长之谜》，上海：立信会计出版社。

王执礼，2013，《发展专科特色使民营医院成为我国医疗的有益补充》，《中国医院院长》第 10 期，第 23—24 页。

汪玉凯,2014,《第二次改革与公共治理变革》,《探索与争鸣》第 3 期,第 4—8 页。

—— 2018,《党和国家机构改革与国家治理现代化》,《领导科学论坛》年第 8 期,第 3—16 页。

威尔逊,2006,《官僚机构:政府机构的作为及其原因》,孙艳等译,北京:生 活·读书·新知三联书店。

卫生部,1985,《关于卫生工作改革若干政策问题的报告》,《中国医院管理》 第 8 期,第 5—7 页。

卫生部统计信息中心编,2004,《中国卫生服务调查研究:第三次国家卫生 服务调查分析报告》,北京:中国协和医科大学出版社。

—— 2009,《2008 中国卫生服务调查研究:第四次家庭健康服务询问调查 分析报告》,北京:中国协和医科大学出版社。

卫生部卫生经济研究所编,2013,《2013 中国卫生总费用研究报告》,北京: 卫生部卫生经济研究所。

韦星,2015,《医改的"安徽路径"》,《南风窗》第 7 期,第 43—45 页。

温考普,2010,《政府公司的法人治理》,高明华译,北京:经济科学出版社。

吴凤清,2011,《洛阳改制签约风波》,《中国医院院长》第 22 期,第 33— 34 页。

—— 2012,《洛阳改制尘埃未定》,《中国医院院长》第 7 期,第 26—34 页。

吴凤清、薛伟、高巍,2011,《洛阳改制风云》,《中国医院院长》第 16 期,第 38—39 页。

武洁,2015,《平价医院为何走到尽头》,《健康报》1 月 15 日第 2 版。

武宁、程明羕、闫丽娜、钱文溢、张光鹏,2018,《中国全科医生培养发展报告 (2018)》,《中国全科医学》第 10 期,第 1135—1142 页。

武宁、杨洪伟,2012,《基本药物制度实施成效与问题——基于中西部四省 16 家基层医疗卫生机构的监测数据》,《中国卫生政策研究》第 7 期,第 11—15 页。

伍仞、黄穗，2013，《后年各区都要有平价医院》，《广州日报》9 月 2 日第 4 版。

吴珠明、杨天才、袁海玲，2017，《临床药师在降低药占比中的药学实践及效果评价》，《实用药物与临床》第 10 期，第 1193—1196 页。

夏丽，2006，《宿迁首次回应"卖光式"医改》，《中国医院院长》第 9 期，第 16—17 页。

信长星主编，2001，《中国劳动和社会保障年鉴 2001》，北京：中国劳动社会保障出版社。

—— 2003，《中国劳动和社会保障年鉴 2003》，北京：中国劳动社会保障出版社。

许廷格、巴特勒，2013，《四千年通胀史：工资和价格管制为什么失败》，余翔译，北京：东方出版社。

徐彪、顾海，2012，《公立医院收入结构调整能缓解看病贵吗？——基于预算平衡下的医疗费用控制》，《经济与管理研究》第 9 期，第 41—47 页。

徐敢、王冲，2015，《药占比在医院管理评价工作中的管制价值和社会效果分析》，《中国药房》第 34 期，第 4762—4765 页。

徐虹、刘春华，2015，《医生"走穴"合法化：尴尬与困局——我省医生多点执业试点调查》，《四川日报》4 月 30 日第 5 版。

徐阳，2017，《政府垂管部门绩效评估中的"形式主义"困境与改进路径——基于 3 个典型案例的实证分析》，《领导科学》第 20 期，第 16—18 页。

徐烨云、郁建兴，2020，《医保支付改革与强基层战略的实施：浙江省县域医共体的经验》，《中国行政管理》第 4 期，第 102—108 页。

严忠勤主编，1987，《当代中国的职工工资福利和社会保险》，北京：中国社会科学出版社。

严忠文，2012，《行政干预控制药占比的实践与体会》，《医药导报》第 6 期，第 830—831 页。

杨帆,2021,《元治理理论视角下的三明医改经验》,《中国卫生政策研究》第
6 期,第 1—6 页。

杨超,2003,《医殇》,北京:光明日报出版社。

杨学文、邱波,2010,《片面强调"药占比"让看病更难》,《中外医疗》第 23
期,第 192—192 页。

杨燕绥、岳公正、杨丹,2009,《医疗服务治理结构和运行机制——走进社会
化管理型医疗》,北京:中国劳动社会保障出版社。

杨中旭,2010,《"天价芦笋片"利益链》,《财经》第 12 期(6 月 21 日),第
48—52 页。

燕继荣,2009,《服务型政府的研究路向——近十年来国内服务型政府研究
综述》,《学海》第 1 期,第 191—201 页。

叶煜荣、宋莉萍,2006,《平价医院与价值规律》,《中国卫生经济》第 4 期,第
7—8 页。

叶竹盛,2015,《"三明模式":"改革孤岛"的困境》,《南风窗》第 7 期,第 46—
49 页。

殷雷,2014,《昆明成社会办医(国家)联系点城市》,《昆明日报》2 月 12 日
第 2 版。

尹红燕、谢瑞瑾、马玉龙、王存慧、王珩,2017,《安徽省医共体模式的探索和
实践》,《中国卫生政策研究》第 7 期,第 28—32 页。

尹珊珊、谭正航,2015,《政府对高校去行政化管理的法律路径探析》,《教育
理论与实践》第 35 期,第 3—5 页。

应亚珍,2007,《收支两条线:公立医院公益性回归的现实途径》,《财政研
究》第 9 期,第 40—43 页。

应亚珍、戈昕、徐明明、李杰、徐鸿、刘永华、高广颖,2016,《基层医疗卫生机
构"收支两条线"的比较研究》,《卫生经济研究》第 9 期,第 8—12 页。

于保荣、柳雯馨、田畅,2017,《公立医院补偿机制改革现状研究》,《卫生经济研究》第 2 期,第 3—8 页。

于德志,2015,《中国医改安徽模式推行之路》,《卫生经济研究》第 11 期,第 3—7 页。

于娣、姜潮,2005,《1993—2003 年辽宁省省直医院药品比例变动分析》,《中国卫生经济》第 10 期,第 31—33 页。

于良春、甘超,2020,《垄断与竞争:中国医疗行业市场效率分析》,《经济与管理研究》第 6 期,第 47—58 页。

余晖主编,2014a,《一个独立智库笔下的新医改》(上册),北京:中国财富出版社。

—— 2014b,《一个独立智库笔下的新医改》(下册),北京:中国财富出版社。

郁建兴,2019,《社会治理共同体及其建设路径》,《公共管理评论》第 3 期,第 59—65 页。

郁建兴、任杰,2020,《社会治理共同体及其实现机制》,《政治学研究》第 1 期,第 45—56 页。

郁建兴、陈奕君、彭朱刚、童志峰等,2012,《让社会运转起来——宁波市海曙区社会建设研究》,北京:中国人民大学出版社。

郁建兴、涂怡欣、吴超,2020,《探索整合型医疗卫生服务体系的中国方案——山西与浙江县域医共体的调查》,《治理研究》第 1 期,第 5—15 页。

岳经纶、王春晓,2016,《堵还是疏:公立医院逐利机制之破除——基于广东省县级公立医院实施药品零差率效果分析》,《武汉大学学报(哲学社会科学版)》第 2 期,第 29—38 页。

张康之、张乾友,2011,《民主的没落与公共性的扩散——走向合作治理的社会治理变革逻辑》,《社会科学研究》第 2 期,第 55—61 页。

云信,2005,《中国药改之"处方"——药改现在进行时》,《财富与管理》第11期,第17—21页。

昝馨,2020,《历史的往复:1978—1992年的中国公立医院改革》,《中国经济史研究》第2期,第175—190页。

詹初航、刘国恩,2006,《不要误读了"政府主导"》,《中国卫生》第9期,第24—26页。

詹国彬,2014,《公立医院民营化改革:模式、成效与风险》,北京:法律出版社。

詹积富,2014,《三明市公立医院综合改革》,福州:海峡出版发行集团/福建人民出版社。

—— 2015,《三明之道:五大改革成功控费》,《中国卫生》第11期,第21—23页。

张朝阳主编,2016,《医保支付方式:改革案例集》,北京:中国协和医科大学出版社。

张东旭、冯文,2019,《我国医生集团注册与运营现状分析》,《中国卫生政策研究》第10期,第66—71页。

张光,2011,《测量中国的财政分权》,《经济社会体制比较》第6期,第48—61页。

张桂文、刘百实,2004,《信息不对称竞争非均衡与药价规制失灵——兼对药价虚高的经济学解释》,《价格理论与实践》第10期,第41—42页。

张海通,2010,《多点执业只是"解放"医生的第一步》,《医药经济报》12月27日D06版。

张洁欣、李森、龚勋、黄伟,2008,《我国城乡初级卫生保健的问题及策略选择》,《中国社会医学杂志》第1期,第14—15页。

张军、高远、傅勇、张弘,2007,《中国为什么拥有了良好的基础设施?》,《经济研究》第3期,第4—19页。

张琳楠，2015，《每区县设 1 所"平价医院"》，《汕头日报》12 月 2 日第 1 版．

张璐琴，2015，《公立医院改革与医疗行业 PPP 的发展》，《宏观经济管理》第 11 期，第 42—47 页。

张庆玲，2016，《我国大学去行政化改革的三重障碍及其突破》，《当代教育科学》第 13 期，第 34—38 页。

张雪、黄海，2017，《公立医院去编制化的难点与对策》，《医学与社会》第 4 期，第 43—45 转 55 页。

张维迎，2006，《医疗体制的主要问题在于政府垄断》，《医药产业资讯》第 13 期，第 58 页。

张维迎、林毅夫等，2017，《政府的边界》，北京：民主与建设出版社。

张文鸿，2007，《医改和药改机遇与挑战》，《中国卫生产业》第 7 期，第 1 页。

张扬，2012，《医改就是做好"药改"》，《健康管理》第 4 期。第 44—45 页。

张元明，2022，《三明市医改与 DRG 收付费改革的经验总结》，《中国卫生经济》第 1 期，第 16—19 页。

张玥，2020，《宿迁激进式医改得失考："卖光医院"20 年后，宿迁发生了什么》，《南方周末》9 月 24 日第 B12 版

张泽洪，2016，《住院医疗费用控制的系统规制与微观治理分析》，《财经论丛》第 4 期，第 98—104 页。

张振忠主编，2009，《中国卫生费用核算研究报告》，北京：社会科学文献出版社。

张振忠、江芹、于丽华，2017，《全国按疾病诊断相关分组收付费规范的总体设计》，《中国卫生经济》第 6 期，第 5—8 页。

张志坚主编，1994a，《当代中国的人事管理》（上），北京：当代中国出版社。

—— 1994b，《当代中国的人事管理》（下），北京：当代中国出版社。

章平、刘婧婷，2013，《公共决策过程中的社会意见表达与政策协商——以新医改政策制定为例》，《政治学研究》第 3 期，第 57—68 页。

赵棣,2006,《公立医院产权形式多元化是中国医疗体制改革的突破点》,《中国卫生经济》第 7 期,第 7—10 页。

—— 2011,《困境与未来:中国公立医院的改革之路》,北京:科学出版社。

赵红,2011,《未来谁给我们看病》,《中国医院院长》5 月号下(总第 154 期),第 13 页。

赵建国、廖藏宜,2014,《我国基层公立医院管理体制改革实践模式分析》,《财经问题研究》第 12 期,第 124—130 页。

赵金媛、潘华锋、王正、林忠宇、叶晓宪,2015,《昆明市社会办医近五年政策回顾及成效分析》,《现代医院管理》第 5 期,第 37—39 页。

赵莉萍、陈玉红,2010,《江苏省医疗机构护理收费现状调查》,《中国护理管理》第 10 期,第 59—61 页。

赵立波,2003,《事业单位改革——公共事业发展新机制探析》,济南:山东人民出版社。

赵梅,2015,《新医改和现代商业背景下零售药店的生存现状与策略》,《中国药房》第 4 期,第 574—576 页。

赵琦、顾昕,2022,《政策企业家涌现的中国沃土:动机激励、创新空间与治理结构》,《经济社会体制比较》第 2 期,第 179—188 页。

植草益,1992,《微观规制经济学》,朱绍文等译,北京:中国发展出版社。

中共中央,2013,《中共中央关于全面深化改革若干重大问题的决定》,北京:人民出版社。

中共中央、国务院,2009,《中共中央国务院关于深化医药卫生体制改革的意见医药卫生体制改革近期重点实施方案(2009—2011 年)》,北京:人民出版社。

《中国保险年鉴》编辑委员会编,2020,《2020 中国保险年鉴》,北京:《中国保险年鉴》社。

中国产业地图编委会、中国经济景气监测中心编,2006,《中国医药产业地

图 2006—2007》,北京:社会科学文献出版社。

中国发展研究基金会,2008,《公共预算读本》,北京:中国发展出版社。

中国经济体制改革研究会公共政策研究中心课题组,2008,《新医改八家方
    案评述:走向高度行政化还是有管理的市场化》,《中国医院院长》第
    10 期,第 47—55 页。

《中国卫生》,2019,《应争先　现代医院管理制度先行者》,《中国卫生》第 1
    期,第 62—63 页。

《中国卫生年鉴》编辑委员会编,1990,《中国卫生年鉴 1990》,北京:人民卫
    生出版社。——1991,《中国卫生年鉴 1991》,北京:人民卫生出版社。

——1997,《中国卫生年鉴 1997》,北京:人民卫生出版社。

——2000,《中国卫生年鉴 2000》,北京:人民卫生出版社。

——2001,《中国卫生年鉴 2001》,北京:人民卫生出版社。

——2011,《中国卫生年鉴 2011》,北京:人民卫生出版社。

中国研究型医院学会,2018,《第三方评审的海南实践》,《中国医院院长》第
    2 期,第 41—43 页。

钟宏武、罗虹,2005,《中国西部地区农村公共卫生的现状及问题》,《甘肃社
    会科学》第 5 期,第 205—209 页。

中华人民共和国民政部编,2018,《2018 中国民政统计年鉴中国社会服务
    统计资料》,北京:中国社会出版社。

——2021,《2021 中国民政统计年鉴》,北京:中国社会出版社。

中华人民共和国卫生部,2003,《2003 中国卫生统计年鉴》,北京:中国协和
    医科大学出版社。

——2004,《2004 中国卫生统计年鉴》,北京:中国协和医科大学出版社。

——2005,《2005 中国卫生统计年鉴》,北京:中国协和医科大学出版社。

——2008,《2008 中国卫生统计年鉴》,北京:中国协和医科大学出版社。

——2009,《2009 中国卫生统计年鉴》,北京:中国协和医科大学出版社。

—— 2010,《2010 中国卫生统计年鉴》,北京:中国协和医科大学出版社。

—— 2011,《2011 中国卫生统计年鉴》,北京:中国协和医科大学出版社。

—— 2012,《2012 中国卫生统计年鉴》,北京:中国协和医科大学出版社。

中华人民共和国劳动和社会保障部编,2009,《中国劳动和社会保障年鉴.
2008》,北京:中国劳动社会保障出版社。

周碧华,2015,《公共部门激励扭曲问题研究》,《公共行政评论》第 2 期,第
146—161 页。

周枫、傅全威,2013,《从药占比看医院管理成效》,《解放军医院管理杂志》
第 5 期,第 488—488 页。

周丽莎,2019,《改制:国有企业构建现代企业制度研究》,北京:中华工商联
合出版社。

周礼婷,2011,《全球医生薪资比较》,《中国医院院长》3 月号上(总第 149
期),第 60 页。

周良荣、屈全福、李钢强,2003,《聚焦卫生改革》,北京:中国社会科学出
版社。

周其仁,2008,《病有所医当问谁》,北京:北京大学出版社。

周群峰,2019,《解码云南式反腐》,《中国新闻周刊》6 月 24 日(总第 904
期),参见该刊官网:http://www.inewsweek.cn/politics/2019-06-
24/6131.shtml。

周小园、尹爱田,2015,《医师多点执业利益相关者分析》,《中国卫生经济》
第 6 期,第 48—51 页。

周雪光,2012,《运动型治理机制:中国国家治理的制度逻辑再思考》,《开放
时代》第 9 期,第 105—125 页。

周学荣,2008,《中国医疗机构的政府管制研究》,北京:中国社会科学出
版社。

周翼虎、杨晓民,1999,《中国单位制度》,北京:中国经济出版社。

周子君,2013,《医生自由执业:障碍与展望》,《医院管理论坛》第 8 期,第 3 页。

—— 2014,《公立医院改革:去行政化》,《医院管理论坛》第 2 期,第 3 页。

朱敖荣,1990,《农村初级卫生保健中"中国特色"问题的探讨》,《中国初级卫生保健》第 2 期,第 3—4 页。

朱恒鹏,2007,《医疗体制弊端与药品定价扭曲》,《中国社会科学》第 4 期,第 89—103 页。

—— 2010,《还医生以体面:医疗服务走向市场定价》,《财贸经济》第 3 期,第 123—129 页。

—— 2011a,《管制的内生性及其后果:以医药价格管制为例》,《世界经济》第 7 期,第 64—90 页。

—— 2011b,《宿迁:可复制的民营化医改路》,《中国医院院长》第 24 期,第 58—61 页。

—— 2011c,《医疗行业民营化的结果——宿迁医改评估》,《财经》(学术刊),第 74—81 页。

—— 2012,《四地县域医改比较》,《中国医院院长》Z1 期,第 84—85 页。

朱恒鹏、顾昕、余晖,2011a,《"神木模式"的可持续性发展:"全民免费医疗"制度下的医药费用控制——神木模式系列研究报告之三》,《中国市场》第 33 期,第 3—7 页。

—— 2011b,《神木模式的可复制性:财政体制与医药费用水平的制约——神木模式系列研究报告之四》,《中国市场》第 37 期,第 12—16 页。

朱恒鹏、昝馨、向辉,2014,《财政补偿体制演变与公立医院去行政化改革》,《经济学动态》第 12 期,第 61—71 页。

朱晓丽、郑英、代涛,2017,《医保支付方式对促进整合医疗卫生服务激励机制分析》,《中国卫生经济》第 9 期,第 24—26 页。

朱幼棣,2011,《大国医改》,北京:世界图书出版公司。

Acbouri, H., and Jarawan, E., 2003, "Autonomous Structure—with Incomplete Autonomy: Unusual Hospital Reform in Tunisia," in Alexander S. Preker and April Harding (eds.), *Innovations in Health Service Delivery*, pp. 485-510.

Alchain, A., and Demesetz, H., 1972, "Production, Information Costs, and Economic Organization," *American Economic Review*, 62 (5): 777-795.

Amstrong, M., Cowan, S., and Vickers, J., 1995, "Nonlinear Pricing and Price Cap Regulation,"*Journal of Public Economics*, 58(1): 33-55.

Ansell, C. and Gash, A., 2008, "Collaborative Governance in Theory and Practice", *Journal of Public Administration Research and Theory*, 18(4): 543-571.

Ansell, C., Sørensen, E. and Torfing, J., 2017, "Improving Policy Implementation through Collaborative Policymaking", *Policy and Politics*, 45(3): 467-486.

Arrighetti, A., Bachmann, R. and Deakin, S., 1997, "Contract Law, Social Norms and Inter-firm Cooperation," *Cambridge Journal of Economics*, 21(2): 171-195.

Arrow, K. J., 1963, "Uncertainty and the Welfare Economics of Medical Care," *American Economic Review*, 53(5): 941-973.

Averch, H., and Johnson, L. L., 1962, "Behavior of the Firm under Regulatory Constraint," *American Economic Review*, 52 (5): 1052-1069.

Azfar, O., and Cadwell, C. A., eds., 2003, *Market-augmenting Government: The Institutional Foundations for Prosperity*. Ann

Arbor: The University of Michigan Press.

Barr, N., 1998, *The Economics of the Welfare State*, 3rd edition, Stanford: Stanford University Press.

Barros, P. P., 2017, "Competition Policy for Health Care Provision in Portugal", *Health Policy*, 121 (2): 141-148.

Barros, P. P., Brouwer, W. B. F., Thomson, S., and Varkevisser, M., 2016, "Competition among Health Care Providers: Helpful or Harmful?". *European Journal of Health Economics*, 17 (3): 229-233.

Bebbington, A. J., Hickey, S., and Mitlin, D. C., 2013, *Can NGOs Make a Difference? The Challenge of Development Alternatives*, London: Zed Books Ltd.

Bell, S., and Hindmoor, A., 2009, *Rethinking Governance: The Centrality of the State in Modern Society*. New York: Cambridge University Press.

Ben-Ner, A., 1986, "Nonprofit Organizations: Why Do They Exist in Market Economies," *The Economics of Nonprofit Institutions: Studies in Structure and Policy*, 1: 94-113.

Bergstrom, T., Blume, L. E., and Varian, H., 1986, "On Private Provision of Public Goods," *Journal of Public Economics*, 29 (1): 25-49.

Berman, P., 1996, "The Role of the Private Sector in Health Financing and Provision," in Janovsky, K., ed., *Health Policy and Systems Development: An Agenda for Research*, Geneva: World Health Organization, pp. 125-146.

Berman, P., and Cuizon, D., 2004, *Multiple Public-Private Jobholding of Healthcare Providers in Developing Countries: An Exploration of Theory and Evidence*, London: DFID Health Systems Resource Centre.

Blomqvist, Å., 1991, "The Doctor as Double Agent: Information Asymmetry, Health Insurance and Medical Care," *Journal of Health Economics*, 10 (4): 411-432.

Blomqvist, Å. and Johansson, P. O., 1997, "Economic Efficiency and Mixed Public/Private Insurance," *Journal of Public Economics*, 66 (3): 505-516.

Blomqvist, Å. and Qian, J., 2010, "Direct Provider Subsidies vs. Social Health Insurance: A Compromise Proposal", in Zhao, L. and Seng, L. T., eds., *China's New Social Policy: Initiatives for a Harmonious Society*, Singapore: World Scientific Publishing Co., pp. 41-71.

Bloom, P. N., and Pailin, J. E. 1995, "Using Information Situations to Guide Marketing Strategy," *Journal of Consumer Marketing*, 12 (2): 19-27.

Bloor, K. and Maynard, A. 2002, "Universal Coverage and Cost Control: The United Kingdom National Health Service," in Thai, K. V., Wimberley, E. T., and McManus, S. M. eds., *Handbook of International Health Care Systems*, New York: Marcel Dekker, Inc., pp. 261-286.

Blum, D., and Ullman, C., eds., 2013, *The Globalization and Corporatization of Education: Limits and Liminality of the Market Mantra*, London and New York: Routledge.

Boerma, W. G. W., and Rico, A., 2006, "Changing Conditions for

Structural Reform in Primary Care," in Saltman, R. B. , Rico, A. , and Boerma, W. G. W. ,eds. , *Primary Care in the Driver's Seat?, Organizational Reform in European Primary Care* ,pp. 50-67.

Boon, H. , Verhoef, M. , O' Hara, D. , and Findlay, B. , 2004, "From Parallel Practice to Integrative Health Care: A Conceptual Framework," *BMC Health Services Research* , 4 (15): 15-20.

Bouckaert, G. , Peters, B. G. , and Verhoest, K. , 2010, *The Coordination of Public Sector Organizations: Shifting Patterns of Public Management* , Basingstoke, UK. : Palgrave Macmillan.

Bowles, S. , 2004, *Microeconomics: Behavior, Institutions, and Evolution* , Princeton: Princeton University Press.

Bowles, S. , and Gintis, H. , 2005, "Social Capital, Moral Sentiments, and Community Governance," in Bowles, S. , Gintis, H. , Boyd, R. , and Fehr, E. , eds. , *Moral Sentiments and Material Interests: The Foundations of Cooperation in Economic Life.* Cambridge, MA. : The MIT Press, pp. 379-398.

Braeutigam, R. R. , and Panzar, J. C. , 1993, "Effects of the Change from Rate-of-Return to Price-Cap Regulation," *American Economic Review* , 83(2): 191-198.

Brekke, K. R. , and Sørgard, L. , 2007, "Public versus Private Health Care in a National Health Service," *Health Economics* , 16 (6): 579-601.

Brekke, K. R. , and Straume, O. R. , 2017, "Competition Policy for Health Care Provision in Norway," *Health Policy* , 121 (2): 134-140.

Buchan, J. , and Sochalski, J. , 2004, "The Migration of Nurses: Trends and Policies," *Bulletin of the World Health Organization*, 82(2): 587-594.

Buchanan, J., Tollison, R., and Tullock, G., 1984, *Toward a Theory of the Rent-Seeking Society*. College Station, TX.: Texas A and M University Press.

Burik, D., and Nackel, J. G., 1981, "Diagnosis-Related Groups: Tool for Management", *Hospital and Health Services Administration*, 26 (1): 25-40.

Burns, L. R., and Pauly, M. V., 2002, "Integrated Delivery Networks: A Detour on the Road to Integrated Health Care?" *Health Affairs*, 21(4): 128-143.

Busse, R., 2002, *Health Care Systems: Britain and Germany Compared*, London: Anglo-German Foundation.

Busse, R., and Blümel, M., 2014, "Germany: Health System Review," *Health Systems in Transition*, 16(2): 1-296.

Busse, R., Geissler, A., Quentin, W., and Wiley, M., eds., 2011, *Diagnosis Related Groups in Europe: Moving Towards Transparency, Efficiency and Quality in Hospitals*, Maidenhead, UK.: Open University Press.

Busse, R. and Riesberg, A., 2004, *Health Care Systems in Transition: Germany*, Copenhagen: WHO Regional Office for Europe on Behalf of the European Observatory on Health Systems and Policies.

Campbell, J. L., Hollingsworth, J. R., and Lindberg, L. N., eds., 1990, *Governance of the American Economy*. New York: Cambridge University Press.

Canadian Institute for Health Information, 2005, *Exploring the* 70/30

Split：*How Canada's Health Care System Is Financed*，Ottawa：Canadian Institute for Health Information.

Carrin，G.，and Hanvoravongchai，P.，2002，*Health Care Cost-containment Policies in High-income Countries*：*How Successful Are Monetary Incentives*? Geneva：World Health Organisation.

Carroll,G. R.，and Teece，D. J.，1999,*Firms,Markets and Hierarchies*：*The Transaction Cost Economics*. New York：Oxford University Press.

Cashin,C.，Chi，Y.，Smith，P. C.，Borowitz，M.，and Thomson，S.，eds.，2014，*Paying for Performance in Health Care*：*Implications for Health System Performance and Accountability*. Maidenhead，UK.：Open University Press.

Cashin，C.，Gubonova，O.，Kadyrova，N.，Khe，N.，Kutanov，E.，McEuen，M.，O'Dougherty，S.，Routh，S.，and Zues，O.，2009，"Primary Health Care Per Capita Payment Systems," in Langenbrunner，J. C.，Cashin，C.，and O'Dougherty，S.，eds. *Designing and Implementing Health Care Provider Payment Systems*：*How-to Manuals*. Washington，DC. The World Bank，pp. 27-123.

Cetta，M. G.，Asplin，B. R.，Fields，W. W.，and Yeh，C. S.，2000，"Emergency Medicine and the Debate over the Uninsured：A Report from the Task Force on Health Care and the Uninsured," *Annals of Emergency Medicine*，36（3）：243-246.

Chandler，J.，1991，"Public Administration：A Discipline in Decline," *Teaching Public Administration*，9（1）：39-45.

Charles，C. A.，and Badgley，R. F.，1999，"Canadian National Health

Insurance: Evolution and Unresolved Policy Issues," in Francis D. Powell and Albert F. Wessen (eds.), *Health Care Systems in Transition: An International Perspective*, London: Sage Publications, pp. 123-130.

Choné, P., 2017, "Competition Policy for Health Care Provision in France", *Health Policy*, 121 (2): 111-118.

Christiansen, J. B., and Conrad, D., 2011, "Provider Payment and Incentives,"*Oxford Hanbookof Health Economics*, Oxford: Oxford University Press, pp. 624-648.

Clark, A. E., Frijters, P., and Shields, M. A., 2008, "Relative Income, Happiness, and Utility: An Explanation for the Easterlin Paradox and Other Puzzles," *Journal of Economic Literature*, 46 (1): 95-144.

Coase, R. H., 1937, "The Nature of the Firm,"*Economica*, 4 (16): 386-405.

Cohen,A. B., Colby, D. C., Wailoo, K. A., and Zelizer, J. E., eds., 2015, *Medicare and Medicaid at 50: America's Entitlement Programs in the Age of Affordable Care*, New York: Oxford University Press.

Cole, D. H., and McGinnis, M. D., 2014, *Elinor Ostrom and the Bloomington School of Political Economy: Polycentricity in Public Administration and Political Science*, Lanham: Lexington Books.

—— 2015, *Elinor Ostrom and the Bloomington School of Political Economy: Resource Governance*, Lanham: Lexington Books.

—— 2017, *Elinor Ostrom and the Bloomington School of Political Economy: A Framework for Policy Analysis*, Lanham: Lexington

Books.

Coleman, W. D., 1997, "Associational Governance in a Globalizing Era: Weathering the Storm," in J. Rogers Hollingsworth and Robert Boyer (eds.), *Contemporary Capitalism: The Embeddedness of Institutions*, New York: Cambridge University Press, pp. 127-153.

Colla, C. H., Escarce, J. J., Buntin, M. B., and Sood, N., 2010, "Effects of Competition on the Cost and Quality of Inpatient Rehabilitation Care under Prospective Payment," *Health Services Research*, 45(2): 1981-2006.

Collier, R., 2010, "Different Routs to Regionalization," *Canadian Medical Association Journal*, 182 (4): 330-331.

Connor, R. A., Feldman, R. D., and Dowd, B. E., 1998, "The Effects of Market Concentration and Horizontal Mergers on Hospital Costs and Prices," *International Journal of the Economics of Business*, 5(2): 159-180.

Cooper, Z., Gibbons, S., Jones, S., and McGuire, A., 2011, "Does Hospital Competition Save Lives? Evidence from the English NHS Patient Choice Reforms," *The Economic Journal*, 121 (554): 228-260.

Conway, K. S., and Kimmel, J., 1998, "Male Labor Supply Estimates and the Decision to Moonlight," *Labour Economics*, 5(2): 135-66.

Corden, S., 2003, "Autonomous Hospitals Become a Commercial Network: Hospital Rationalization in Victoria, Australia," in Alexander S. Preker and April Harding (eds.), *Innovations in Health Service Delivery*, pp. 345-390.

Cornforth, C., and Brown, W. A., eds., 2013, *Nonprofit Governance*:

Innovative Perspectives and Approaches, London and New York:
Routledge.

Coulter, A., 1995, "Shifting the Balance from Secondary to Primary
Care: Needs Investment and Cultural Change," *British Medical
Journal*, 311(7018): 1447-1448.

Cutler, D. M., 2002, "Equality, Efficiency, and Market Fundamentals:
The Dynamics of International Medical Care Reform," *Journal of
Economic Literature*, 40 (3): 881-906.

Dalmau-Atarrodona, E., and Puig-Junoy, J., 1998, "Market Structure
and Hospital Efficiency: Evaluating Potential Effects of Deregulation
in a National Health Service", *Review of Industrial Organization*,
13(4): 447-466.

Danzon, P. M., 1997, *Pharmaceutical Price Regulation: National
Policies versus Global Interests*, Washington, DC. : The AEI Press.

Darby, M. R., and Karni, E., 1973, "Free Competition and the Optimal
Amount of Fraud," *Journal of Law and Economics*, 16 (1): 67-88.

Dawson, D., and Dargie, C., 2002, "New Public Management: A
Discussion with Special Reference to UK Health," in McLaughlin,
K., Osborne, S. P., and Ferlie, E., eds. , *New Public
Management: Current Trends and Future Prospects*, London and
New York: Routledge, pp. 34-56.

Dawson, D., Goddard, M., and Street, A., 2001, " Improving
Performance in Public Hospitals: A Role for Comparative Costs?"
Health Policy, 57(3): 235-248.

de Joncheere, K., and Paal, T., 2003, "Providing Affordable Medicines
in Transitional Countries," in Dukes, M. N. G., Haaijer-Ruskamp,

F. M., de Joncheere, K., and Rietveld, A. H., eds., *Drug and Money: Prices, Affordability and Cost Containment*, Amsterdam: IOS Press, pp. 127-135.

Denters, B., van Heffen, O., Huisman, J., and Klok, P. J., eds., 2003, *The Rise of Interactive Governance and Quasi-markets*, New York: Springer Science.

Desai, K. R., Van Deusen Lukas, C., and Young, G. J., 2000, "Public Hospitals: Privatization and Uncompensated Care," *Health Affairs*, 19(2): 167-172.

Döbereiner, B., 2010, "Facing the Final Curtain? Germany's Dual-Financing Model", *European Hospital*, 5 (27 October): 1-2.

Dolgin, A., 2010, *Manifesto of the New Economy: The Second Invisible Hand of the Market*, Berlin and Heidelberg: Springer Verlag GmbH.

Donahue, J. D., and Nye, J. S. Jr. eds., 2002, *Market-based Governance: Supply Side, Demand Side, Upside, and Downside*, Washington, DC.: The Brookings Institution.

Donahue, J. D., and Zeckhauser, R. J., 2011, *Collaborative Governance: Private Roles for Public Goals in Turbulent Times*. Princeton: Princeton University Press. (此书有中译本)

Dranove, D., 1988, "Demand Inducement and the Physician/ Patient Relationship," *Economic Inquiry*, 26 (2): 281-298.

—— 2012, "Health Care Markets, Regulators, and Certifiers," in Pauly, M. V., Mcguire, T. G., and Barros, P. P., eds., *Handbook of Health Economics*, Vol. 2, Amsterdam: North Holland, pp. 639-690.

Dranove, D., Shanley, M., and Simon, C., 1992, "Is Hospital Competition Wasteful?" *Rand Journal of Economics*, 23 (2): 247-262.

Dranove, D., Shanley, M., and White, W. D., 1993, "Price and Concentration in Hospital Markets: The Switch from Patient-Driven to Payer-Driven Competition," *Journal of Law and Economics*, 36 (1, Part 1): 179-204.

Dranove, D., and Satterthwaite, M. A., 2000, "The Industrial Organization of Health Care Markets," in Culyer, A. J., and Newhouse, J. P., eds., *Handbook of Health Economics*, Vol. 1, Amsterdam: North Holland, pp. 1093-1139.

Dredge, R., 2009, "Hospital Global Budget," in Langenbrunner, J. C., Cashin, C., and O'Dougherty, S., eds., *Designing and Implementing Health Care Provider Payment Systems: How to Manuals*, Washington, DC. The World Bank, pp. 215-253.

Dubois, C. A., Nolte, E., and McKee, M., eds., 2006, *Human Resources for Health in Europe*, Maidenhead, UK.: Open University Press.

Duckett, J., 2011, *The Chinese State's Retreat from Health: Policy and the Politics of Retrenchment*, London and New York: Routledge.

Dulleck, U., and Kerschbamer, R., 2006, "On Doctors, Mechanics, and Computer Specialists: The Economics of Credence Goods," *Journal of Economic Literature*, 44 (1): 5-42.

Durán, A., Saltman, R. B. and Dubois, H. F. W., 2011, "A Framework for Assessing Hospital Governance," in Saltman, R. B., Durán, A., and Dubois, H. F. W., eds., *Governing Public*

Hospitals, pp. 36-48.

Easley, D., and O'Hara, M., 1983, "The Economic Role of the Nonprofit Firm," *Bell Journal of Economics*, 14(2):531-538.

Eggleston, K., and Bir, A., 2006, "Physician Dual Practice," *Health Policy*, 78(2-3):157-66.

Ehrmann, T., Windsperger, J., Cliquiet, G., and Hendrikse, G., eds., 2013, *Network Governance: Alliances, Cooperatives and Franchise Chains*. Berlin and Heidelberg: Physica-Verlag Heidelberg.

Ellis, R. P., and McGuire, T. G., 1986, "Provider Behavior under Prospective Reimbursement: Cost Sharing and Supply," *Journal of Health Economics*, 5(2): 129-151.

Engel, J., 2006, *Poor People' s Medicine: Medicaid and American Charity Care since* 1965, Durham, NC.: Duke University Press.

Enthoven, A. C., 1980, *Health Plan: The Only Practical Solution to Soaring Cost of Medical Care*. Reading, MA.: Addison-Wesley.

——1988, *Theory and Practice of Managed Competition in Health Care Finance*, Amsterdam: North-Holland.

Emerson, K. and Nabatchi, T., 2015, *Collaborative Governance Regimes*, Washington, DC.: Georgetown University Press.

Evans, P. B.,ed., 1997, *State-society Synergy: Government and Social Capital in Development*, Berkeley: International and Area Studies, University of California at Berkeley.

Ewing, M. T., 2008, *State Children's Health Insurance Program (SCHIP)*, Hauppauge, NY.: Nova Science Publishers Inc.

Farrell, H., 2009, *The Political Economy of Trust: Institutions,*

Interests, and Inter-firm Cooperation in Italy and Germany, New York: Cambridge University Press.

Fay, M. D., Jackson, D. A., and Vogel, B. B., 2007, "Implementation of a Severity-adjusted Diagnosis-related Groups Payment System in a Large Health Plan: Implications for Pay for Performance," *Journal of Ambulatory Care Management*, 30 (3): 211-217.

Feder, J., Komisar, H. L., and Niefeld, M., 2000, "Long-term Care in the United States: An Overview," *Health Affairs*, 19 (3): 40-56.

Feldman, R., and Sloan, F., 1988, "Competition among Physicians, Revisited," *Journal of Health Politics, Policy and Law*, 13(2): 239-261.

Ferlie, E., Pettigrew, A., Ashburner, L. and Fitzgerald, L., 1996, *The New Public Management in Action*, Oxford: Oxford University Press.

Ferrinho, P., van Lerberghe, W., Julien, M. R., Fresta, E., Gomes, A., Dias, F., Gonçalves, A., and Bäckström, B., 1998, "How and Why Public Sector Doctors Engage in Private Practice in Portuguese Speaking African Countries," *Health Policy and Planning*, 13(3): 332-338.

Ferrinho, P., van Lerberghe, W., Fronteira, I., Hipólito, F., and Biscaia, A., 2004, "Dual Practice in the Health Care Sector: Review of Evidence," *Human Resources for Health*, 2(14): 1-17.

Figueras, J., Robinson, R., and Jakubowski, E., eds., 2005, *Purchasing to Improve Health Systems Performance*, Maidenhead, UK.: Open University Press.

Fishman，L. ，1997，"What Types of Hospitals Form Safety Net Hospitals，" *Health Affairs*，16(4)：215-222.

Flood，C. M. ，2000，*International Health Care Reform：A Legal，Economic and Political Analysis*，London and New York：Routledge.

Flynn，R. ，and Williams，G. ，eds. ，1997，*Contracting for Health：Quasi-Markets and the National Health Service*，Oxford：Oxford University Press.

Folland，S. ，Goodman，A. C. ，and Stano，M. ，2013，*The Economics of Health and Health Care*，7th edition，Upper Saddle River，NJ. ：Pearson Education，Inc.

Freixas，X. ，Guesnerie，R. ，and Tirole，J. ，1985，"Planning under Incomplete Information and the Ratchet Effect，" *Review of Economic Studies*，52(2)：173-191.

Friedman，A. ，and Phillips，M. ，2004，"Balancing Strategy and Accountability：A Model for the Governance of Professional Associations，" *Nonprofit Management and Leadership*，15（2）：187-204.

Fye，W. B. ，2015，*Caring for the Heart：Mayo Clinic and the Rise of Specialization*，New York：Oxford University Press.

García-Prado，A. ，and González，P. ，2007，"Policy and Regulatory Responses to Dual Practice in the Health Sector，" *Health Policy*，84(2-3)：142-152.

—— 2011，"Whom Do Physicians Work For? An Analysis of Dual Practicein the Health Sector，" *Journal of Health Politics，Policy and Law*，36(2)：265-294.

Gauld, R. D. C., 1998, "A Survey of the Hong Kong Health Sector: Past, Present and Future," *Social Science and Medicine*, 47 (7): 927-939.

Gaynor, M., and Vogt, W. B., 2003, "Competition among Hospitals," *The RAND Journal of Economics*, 34(4): 764-785.

Gaynor, M., Ho, K., and Town, R. J., 2015, "The Industrial Organization of Health-care Markets," *Journal of Economic Literature*, 53 (2): 235-284.

Geoff, M., 1996, *A Primary Care-Led NHS: Putting it into Practice*, Edinburgh: F. T. Healthcare.

Gerdtham, U., and Jönsson, B., 2000, "International Comparison of Health Expenditure," in Culyer, A. J., and Newhouse, J. P., eds., *Handbook of Health Economics*, Vol. 1A, Amsterdam: North-Holland, pp. 11-53.

Gerth, H. H., and Mills, C. W., eds., 1991, *From Max Weber: Essays in Sociology*, new edition, London and New York: Routledge.

Gérvas, J. M., Fernandez, P., and Starfield, B. H., 1994, "Primary Care Financing and Gatekeeping in Western Europe," *Family Practice*, 11 (3): 307-317.

Giaimo, S, 2002, *Markets and Medicine: The Politics of Health Care Reform in Britain, Germany, and the United States*, Ann Arbor: The University of Michigan Press.

Gibson, C. C., McKean, M. A., and Ostrom, E., eds., 2000, *People and Forests: Communities, Institutions, and Governance*, Cambridge, MA.: The MIT Press.

Gigueras, J., Robinson, R. and Jakubowski, E., eds., *Purchasing to*

Improve Health Systems Performance, Maidenhead, UK： Open University Press.

Gilbert，N. ，1995，*Welfare Justice：Restoring Social Equity*，New Haven：Yale University Press.

——2002，*Transformation of the Welfare State：The Silent Surrender of Public Responsibility*，New York：Oxford University Press.

Gilbert，N. ，and Gilbert，B. ，1989，*The Enabling State：Modern Welfare Capitalism in America*，New York：Oxford University Press.

Gingrich，J. R. ，2011，*Making Markets in the Welfare State：The Politics of Varying Market Reforms*，Cambridge：Cambridge University Press.

Gjaltema，J. ，Biesbroek，R. ，and Termeer，K. ，2020，"From Government to Governance...to Meta-governance：A Systematic Literature Review,"*Public Management Review*，2(12)：1760-1780.

Glendinning，C. ，and Rummery，K. ，2003，"Collaboration between Primary Health and Social Care：From Policy to Practice in Developing Services for Older People," in Leathard，A. ，ed. ，*Interprofessional Collaboration：From Policy to Practice in Health and Social Care*，Hove and New York：Brunner-Routledge，pp. 179-190.

Glied，S. ，2000，"Managed Care," in Culyer，A. J. and Newhouse，J. P. ，eds. ，*Handbook of Health Economics*，Vol. 1 A，Amsterdam：North Holland，pp. 707-753.

Glenngard，A. H. ，Hjalte，F. ，Svesson，M. ，Anell，A. and Bankauskaite，V. ，2005，*Health Care Systems in Transition：*

Sweden, Copenhagen: WHO Regional Office for Europe on Behalf of the European Observatory on Health Systems and Policies.

Goldsmith, S. , and Eggers, W. D. , 2004, *Governing by Network: The New Shape of the Public Sector*. Washington, DC. : The Brookings Institution.

González, P. , 2004, "Should Physicians' Dual Practice be Limited? An Incentive Approach," *Health Economics*, 13(6): 505-24.

González, P. , and Macho-Stadler, I. , 2013, "A Theoretical Approach to Dual Practice Regulations in the Health Sector," *Journal of Health Economics*, 32 (1): 66- 87.

Goodman, J. C. , Musgrave, G. L. and Herrick, D. M. , 2004, *Lives at Risk: Single-Payer National Health Insurance around the World*, Lanham, MD. : Rowman & Littlefield.

Grabowski, D. C. , and Hirth, R. A. , 2003, "Competitive Spillovers across Non-Profit and For-Profit Nursing Homes," *Journal of Health Economics*, 22(1): 1-22.

Greenhalgh, T. , 2007, *Primary Health Care: Theory and Practice*, Oxford: Blackwell Publishing Ltd.

Grosse-Tebbe, S. and Figueras, J. , eds. , 2005, *Snapshots of Health Systems*, Copenhagen: The European Observatory on Health Systems and Policies.

Gruber, J. , and Owings, M. , 1996, "Physician Financial Incentives and Cesarean Section Delivery," *Rand Journal of Economics*, 27 (1): 99-123.

Gruen, R. , Anwar, R. , Begum, T. , Killingsworth, J. R. , and Normand, C. , 2002, "Dual Job Holding Practitioners in Bangladesh:

An Exploration," *Social Science and Medicine*, 54（2）：267-279.

Gu，E.，2009，"Towards Universal Coverage：China's New Healthcare Insurance Reforms", in Yang，D. L. and Zhao，L.，eds.，*China's Reforms at 30：Challenges and Prospects*，Singapore：World Scientific Publishing Co.，pp. 117-135.（此文献作者即本书作者）

Gu，E.，2019，"Predicament of Emerging Collaborative Governance：National Policy，Local Experiments，and Public Hospital Reforms in China," in Yu，J.，and Guo，S.，eds.，*The Palgrave Handbook of Local Governance in Contemporary China*，Singapore：Palgrave Macmillan，pp. 483-508.（此文献作者即本书作者）

Gu，E. X.，2001a，"Dismantling the Chinese Mini-Welfare State：Marketization and the Politics of Institutional Transformation," *Communist and Post-communist Studies*，34（2）：91-111.（此文献作者即本书作者）

—— 2001b，"Market Transition and the Transformation of the Health Care System in Urban China," *Policy Studies*，22（3-4）：197-215.（此文献作者即本书作者）

Gu，E. and Kelly，D.，2007，"Balancing Economic and Social Development：China's New Policy Initiatives for Combating Social Injustice," in Radwan，S. and Riesco，M.，eds.，*The Changing Role of the State*，Cairo：The Economic Research Forum，pp. 201-224.（此文献第一作者即本书作者）

Gu，E.，and Zhang，J.，2006，"Health Care Regime Change in Urban China：Unmanaged Marketization and Reluctant Privatization," *Pacific Affairs*，79（1）：49-72.（此文献第一作者即本书作者）

Gupta，R. P.，2016，*Health Care Reforms in India：Making up for the*

Lost Decades, New Delhi: Reed Elsevier India Pvt Ltd.

Guzys, D., Brown, R., Halcomb, E., and Whitehead, D., 2017, *An Introduction to Community and Primary Health Care*, 2nd edition, New York: Cambridge University Press.

Hacker, J. S., 1997, *The Road to Nowhere: The Genesis of President Clinton's Plan for Health Security*. Princeton: Princeton University Press.

Hadley, J., Holahan, J., Coughlin, T., and Miller, D., 2008, "Covering the Uninsured in 2008: Current Costs, Sources of Payment, and Incremental Costs," *Health Affairs*, 27 (5): 399-415.

Hadley, J., Holahan, J., and Scanlon, W., 1979, "Can Fee-for-Service Reimbursement Coexist With Demand Creation?" *Inquiry: A Journal of Medical Care Organization, Provision and Financing*, 16(3): 247-258.

Hadley, J., Zuckerman, S., and Iezzoni, L. I., 1996, "Financial Pressure and Competition Changes in Hospital Efficiency and Cost-Shifting Behavior," *Medical Care*, 34(3): 205-219.

Halina, R., Hussein, T., Al-Junid, S., Nyunt-U, S., Baba, Y., and De Geyndt, W., 2003, "Corporatization of a Single Facility: Reforming the Malaysian National Heart Institute," in Alexander S. Preker and April Harding (eds.), *Innovations in Health Service Delivery*, pp. 425-450.

Ham, C., 1999, *Health Policy in Britain: The Politics and the National Health Service*, 4th edition, Basingstoke: Macmillan Press Ltd.

—— 2003, "Betwixt and Between: Autonomization and Centralization of

U. K. Hospitals," in Alexander S. Preker and April Harding(eds.),
Innovations in Health Service Delivery: *The Corporatization of
Public Hospitals*, Washington, DC.: The World Bank, pp.
265-296.

Hansmann, H., 1980, "The Role of Nonprofit Enterprise," *Yale Law
Journal*, 89: 835-901.

—— 2000, *The Ownership of Enterprises*, Cambridge, MA.: Belknap
Press.

Harding, A., 2003, "Introduction to Private Participation in Health
Services," in Preker, A. S., and Harding, A., eds., *Private
Participation in Health Services*, pp. 7-74.

Harding, A., and Preker, A. S., 2003, "A Conceptual Framework for
the Organizational Reforms of Hospitals," in Preker, A. S., and
Harding, A., eds., *Innovations in Health Service Delivery*, pp.
52-64.

Harrisoin, J. P., Coppola, M. N., and Wakefield, M., 2004.
"Efficiency of Federal Hospitals in the United States," *Journal of
Medical Systems*, 28(5): 411-422.

Harrison, M. I., 2004, *Implementing Change in Health Systems*:
Market Reforms in the United Kingdom, *Sweden and the
Netherlands*, London: Sage Publications.

Hart, O., 1995, *Firms, Contracts and Financial Structure*, New York:
Oxford University Press.

Hart, O., and Holmstrom, B., 1987, "The Theory of Contracts," in
Bewley, T., ed., *Advances in Economic Theory*. Cambridge:
Cambridge University Press, pp. 71-155.

Haas-Wilson, D. , 2001, "Arrow and the Information Market Failure in Health Care: The Changing Content and Sources of Health Care Information," *Journal of Health Politics, Policy and Law*, 26(5): 1031-1044.

Hay, J. W. , 2003, "Hospital Cost Drivers: An Evaluation of 1998-2001 State-Level Data," *American Journal of Managed Care*, 9(S1): S14-24.

He, A. J. , 2018, "Manoeuvring within a Fragmented Bureaucracy: Policy Entrepreneurship in China's Local Healthcare Reform", *The China Quarterly*, 236: 1088-1110.

Health Council of Canada, 2005, *Health Care Renewal in Canada: Accelerating Change*, Toronto: The Health Council of Canada.

Heckscher, C. , and Adler, P. S. , eds. , 2007, *The Firm as a Collaborative Community: The Reconstruction of Trust in the Knowledge Economy*, Oxford: Oxford University Press.

Held, P. J. , and Pauly, M. V. , 1983, "Competition and Efficiency in the End Stage Renal Disease Program," *Journal of Health Economics*, 2 (2): 95-118.

Helmsing, A. H. J. , 2001, "Externalities, Learning and Governance: New Perspectives on Local Economic Development," *Development and Change*, 32 (2): 277-308.

Henke, K. D. and Schreyögg, J. , 2005, *Towards Sustainable Health Care Systems: Strategies in Health Insurance Schemes in France, Germany, Japan and the Netherlands*, Geneva: International Social Security Association.

Hipgrave, D. B. , and Hort, K. , 2014, "Dual Practice by Doctors

Working in South and East Asia: A Review of Its Origins, Scope and Impact, and the Options for Regulation," *Health Policy and Planning*, 29(6): 703-716.

Hirst, P., 1993, *Associative Democracy: New Forms of Economic and Social Governance*, Cambridge: Polity Press.

Hoffmeyer, U., and McCarthy, T., 1994, eds., *Financing Health Care*, Vol. 1. Dordrecht, Netherlands: Kluwer Academic Publishers.

Hollingsworth, J. R., and Boyer, R., eds., 1997, *Contemporary Capitalism: The Embeddedness of Institutions*, New York: Cambridge University Press.

Holmstrom, B., 1979, "Moral Hazard and Observability," *The Bell Journal of Economics*, 10(1): 74-91.

Holmstrom, B., and Milgrom, P., 1991, "Multitask Principal-agent Analyses: Incentive Contracts, Asset Ownership, and Job Design," *Journal of Law, Economics and Organization*, 7(S):24-52.

Honda, A., McIntyre, D., Hanson, K. and Tangcharoensathien, V., 2016, *Strategic Purchasing in China, Indonesia and the Philippines*, Geneva: World Health Organization.

Hood, C., 1991, "A Public Management for All Seasons?", *Public Administration*, 69(1): 3-19.

Hopt, K. J., and von Hippel, T., eds., 2010, *Comparative Corporate Governance of Non-profit Organizations*, New York: Cambridge University Press.

Huang, Y., 2013, *Governing Health in Contemporary China*. London and New York: Routledge.

Humphrey, C. , and Russell, J. , 2004, "Motivation and Values of Hospital Consultants in South-east England Who Work in the National Health Service and Do Private Practice," *Social Science and Medicine*, 59(6):1241-50.

Hussey, P. , and Anderson, G. F. ,2003, "A Comparison of Single- and Multi-payer Health Insurance Systems and Options for Reform," *Health Policy*, 66 (3): 215-228.

Hyatt, R. , 2012, "Collaboration between Primary and Secondary Care is Needed," *British Medical Journal*, 345(7868): 31.

Jaegher, K. D. , and Jegers, M. , "A Model of Physician Behavior with Demand Inducement," *Journal of Health Economics*, 2000, (19): 231-258.

Jakab, M. , Preker, A. S. , and Harding, A. , 2003, "The Missing Link? Hospital Reform in Transition Economies," in Preker,A. S. and Harding, A. , eds. , *Innovations in Health Service Delivery*, pp. 219-220.

Jan, S. , Bian, Y. , Jumpa, M. ,Meng, Q. , Nyazema, N. , Prakongsai, P. , and Mills, A. , 2005, "Dual Job Holding by Public Sector Health Professionals in Highly Resource Constrained Settings: Problem or Solution?"*Bulletin of the World Health Organization*, 83(10): 771-776.

Jensen, M. , 2000, *A Theory of the Firm: Governance, Residual Claims, and Organizational Forms*, Cambridge, MA. : Harvard University Press.

Jensen, M. , and Mekling, W. H. , 1976, "Theory of Firm: Managerial Behavior, Agency Costs and Ownership Structure," *Journal of*

Financial Economics, 3 (4)：305-360.

Jentoft, S. , and Chuenpagdee, R. , eds. , 2015, *Interactive Governance for Small-Scale Fisheries：Global Reflections*, New York：Springer Science+ Business Media.

Jérôme-Forget, M. , White, J. , and Wiener, J. M. , eds. , 1995, *Health Care Reform through Internal Markets*, Montreal：The Institute for Research on Public Policy.

Jiang, H. J. , Friedman, B. , and Jiang, S. , 2013, "Hospital Cost and Quality Performance in Relation to Market Forces：An Examination of U. S. Community Hospitals in the 'Post-Managed Care Era'", *International Journal of Health Care Finance and Economics*, 13 (1)：53-71.

Jonas, S. , Goldsteen, R. L. , and Goldsteen, K. , 2007, *An Introduction to the U. S. Health Care System*, New York：Springer Publishing Company.

Joskow, P. L. , 1980, "The Effects of Competition and Regulation on Hospital Bed Supply and the Reservation Quality of the Hospital," *Bell Journal of Economics*, 11(2)：421-447.

Kaasch, A. , and Martens K. , 2015, *Actors and Agency in Global Social Governance*, Oxford：Oxford University Press.

Kamke, K. , 1998, "The German Healthcare System and Health Care Reform," *Health Policy*, 43 (2)：171-194.

Kessler, D. P. , and Mcclellan, M. B. , 2000, "Is Hospital Competition Socially Wasteful?", *Quarterly Journal of Economics*, 115 (2)：577-615.

—— 2002, "The Effects of Hospital Ownership on Medical Productivity,"

The Rand Journal of Economics, 33(3):488-506.

Kifmann, M., 2017, "Competition Policy for Health Care Provision in Germany," *Health Policy*, 121 (2) : 119-125.

Klenk, T., 2011, "Ownership Change and the Rise of a For-profit Hospital Industry in Germany," *Policy Studies*, 32 (3): 263-275.

Kodama, M., 2007, *The Strategic Community-based Firm*, New York: Palgrave Macmillan.

Kogut, B., and Zander, U., 1996, "What Firms Do? Coordination, Identity, and Learning,"*Organization Science*, 7 (5): 502-518.

Kongstvedt, P. R., 2001, *The Managed Health Care Handbook*, 4th edition, New York: Aspen Publishers, Inc.

—— 2019, *Health Insurance and Managed Care: What They Are and How They Work*, 5th edition, Burlington, MA. : Jones & Bartlett Learning.

Kornai, J., 1992, *The Socialist System: The Political Economy of Communism*, Princeton: Princeton University Press.

Kornai, J., and Eggleston, K., 2001, *Welfare, Choice and Solidarity in Transition: Reforming the Health Sector in Eastern Europe*, New York: Cambridge University Press.

Kornreich, Y., Vertinsky, I., and Potter, P. B., 2012, "Consultation and Deliberation in China: The Making of China's Health-Care Reform,"*The China Journal*, 68: 176-203.

Krabbe-Alkemade, Y. J., Groot, T. L., and Lindeboom, M., 2017, "Competition in the Dutch Hospital Sector: An Analysis of Health Care Volume and Cost," *European Journal of Health Economics*, 18(2): 139-153.

Kringos, D. S., and Boerma, W. G. W., 2015, *Building Primary Care in a Changing Europe: Case Studies*, Copenhagen: The WHO Regional Office for Europe.

Lamberts, H., and Wood, M., eds., 1988, *International Classification of Primary Care*, Oxford: Oxford University Press.

Lancet's Editorial, 2008, "A Renaissance in Primary Health Care," *The Lancet*, 372 (9642): 863.

Langenbrunner, J. C., Cashin, C., and O'Dougherty, S. eds., 2009, *Designing and Implementing Health Care Provider Payment Systems: How-to Manuals*, Washington, DC.: The World Bank.

Lawler, E. E., 1990, *Strategic Pay: Aligning Organizational Strategies and Pay Systems*, San Francisco: Jossey-Bass.

—— 2000, *Rewarding Excellence: Pay Strategies for the New Economy*, San Francisco: Jossey-Bass.

Le Grand, J., 2007, *The Other Invisible Hand: Delivering Public Services through Choice and Competition*, Princeton: Princeton University Press.

Le Grand, J., and Bartlett, W., eds., 1993, *Quasi-Markets and Social Policy*, Basingstoke, UK.: Macmillan Press Ltd.

Leatt, P., Pink, G. H., and Naylor, C. D., 1996, "Integrated Delivery Systems: Has Their Time Come in Canada?" *Canadian Medical Association Journal*, 154 (6): 803-809.

Leffler, K. B., 1978, "Physician Licensure: Competition and Monopoly in American Medicine," *Journal of Law and Economics*, 21(1): 165-186.

Lewin, M. E., and Altman, S., eds., 2000, *America's Health Care*

Safety Net: Intact but Endangered, Washington, DC.: National Academy Press.

Li, P. eds., 2016, *Great Changes and Social Governance in Contemporary China*, Heidelberg and Berlin: Springer-Verlag.

Li, X., Lu, J., Hu, S., Cheng, K. K., De Maeseneer, J., Meng, Q., Mossialos,E., Xu, D. R., Yip, W., Zhang, H., Krumholz, H. M.,Jiang, L., and Hu, S. H., 2017, "The Primary Health-care System in China", *The Lancet*, 390(10112): 2584-2594.

Lieberman, S. S., and Alkatiri, A., 2003, "Autonomization in Indonesia: The Wrong Path to Reduce Hospital Expenditures," in Preker, A. S., and Harding, A., eds., *Innovations in Health Service Delivery*, pp. 511-532.

Lim, M. K., 2005, "Transforming Singapore Health Care: Public-Private Partnership," *Annals Academy of Medicine*, 34 (7): 461-467.

Liston, C., 1993, "Price-Cap versus Rate-of-Return Regulation," *Journal of Regulatory Economics*, 5 (1): 25-48.

Liu, G. G., Li, L., Hou, X., Xu, J., and Hyslop, D., 2009, "The Role of for-Profit Hospitals in Medical Expenditures: Evidence from Aggregate Data in China," *China Economic Review*, 20 (4): 625-633.

Liu, J., and Chen, T., 2013, "Sleeping Money: Investigating the Huge Surpluses of Social Health Insurance in China," *International Journal of Health Care Finance and Economics*, 13(3), 319-331.

Liu, X., and Mills, A., 2007, "Payment Mechanisms and Provider Behavior," in Preker, A. S., Liu, X., Velenyi, E. V., and Baris,

E. , eds. , *Public Ends, Private Means: Strategic Purchasing of Health Services*, Washington, DC. : The World Bank, pp. 259-278.

Lü, X. , and Perry, E. J. , eds. , *Danwei: The Changing Chinese Workplace in Historical and Comparative Perspective*, Armonk, NY. : M. E. Sharpe, 1997.

Luft, H. S. , Robinson, J. C. , Garnick, D. W. , Maerki, S. C. , and Mcphee, S. J. , 1986, "The Role of Specialized Clinical Services in Competition among Hospitals," *Inquiry: A Journal of Medical Care Organization Provision and Financing*, 23(1): 83.

Lungen, M. , and Lapsley, I. , 2003 "The Reform of Hospital Financing in Germany: An International Solution?", *Journal of Health Organization and Management*, 17 (5): 360-372.

Lynk, W. J. , 1995, "Nonprofit Hospital Mergers and the Exercise of Market Power," *Journal of Law and Economics*, 38(2): 437-461.

Macq, J. , Ferrinho, P. , De Brouwere, V. , and van Lerberghe, W. , 2001, "Managing Health Services in Developing Countries: Between the Ethics of the Civil Servant and the Need for Moonlighting," *Human Resources for Health Development Journal*, 5(1-3): 17-24

Macq, J. , and van Lerberghe, W. , 2000, "Managing Health Services in Developing Countries: Moonlighting to Serve the Public?" in Ferrinho, P. , and van Lerberghe, W. eds. , *Providing Health Care under Adverse Conditions: Health Personnel Performance and Individual Coping Strategies*, Antwerpen: ITG Press, pp. 177-186.

Maioni, A. , 2002, "Federalism and Health Care in Canada," in Banting, K. G. , and Corbett, S. , eds. , *Health Policy and Federalism: A Comparative Perspective on Multi-Level Governance*, Montreal and

London: McGill-Queen's University Press, pp. 180-196.

Marchildon, G. P. , 2014, "Canada: Health System Review," *Health Systems in Transition*, 15 (1): 1-179.

Markussen, T. , 2011, "Democracy, Redistributive Taxation and the Private Provision of Public Goods," *European Journal of Political Economy*, 27(1): 201-213.

Martens, K. , Niemann, D. and Kaasch, A. , 2021, *International Organizations in Global Social Governance*, New York: Palgrave Macmillan.

Mayes, R. , and Berenson, R. A. , 2006, *Medicare Prospective Payment and the Shaping of U. S. Health Care*, Baltimore: The Johns Hopkins University Press.

Mays, N. , Wyke, S. , Malbon, G. and Goodwin, N. , eds. , 2001, *The Purchasing of Health Care by Primary Care Organizations*, Buckingham, UK. : Open University Press.

McGuire, T. G. , and Pauly, M. V. , 1991, "Physician Response to Fee Changes with Multiple Payers," *Journal of Health Economics*, 10 (4): 385-410.

Mckee, M. , and Healy, J. , eds. , 2002, *Hospitals in a Changing Europe*, Bukingham, UK. : Open University Press.

McPake, B. , Kumaranayake, L. , and Normand, C. , 2002, *Health Economics: An International Perspective*. London and New York: Routledge.

McPake, B. , Russo, G. , and Tseng, F. M. , 2014, "How Do Dual Practitioners Divide Their Time? The Cases of Three African Capital Cities," *Social Science and Medicine*, 122 (1): 113-121.

Meads, G., 2006, *Primary Care in the Twenty-First Century: An International Perspective*, Boca Raton, FL.: CRC Press.

Medicare Payment Advisory Commission, 2004, *Report to the Congress: New Approaches to Medicare*, Washington, DC.: Medicare Payment Advisory Commission.

Meuleman, L., 2008, *Public Management and the Metagovernance of Hierarchies, Networksand Markets*, Heidelberg: Physica Verlag.

Midttun, L., 2007, "Private or Public? An Empirical Analysis of the Importance of Work Values for Work Sector Choice among Norwegian Medical Specialists," *Social Science and Medicine*, 64 (6): 1265-1277.

Milgrom, P., and Roberts, J., 1992, *Economics, Organization and Management*, Englewood Cliffs, NJ.: Prentice Hall.

Miller, G., and Whiteford, A. B., 2016, *Above Politics: Bureaucratic Discretion and Credible Commitment*, New York: Cambridge University Press.

Mitchell, J., 1999, *The American Experiment with Government Corporations*, New York: M. E. Sharpe.

Mitchell, J. B., and Cromwell, J., 1982, "Physician Behavior under the Medicare Assignment Option," *Journal of Health Economics*, 1(3): 245-264.

Moran, M., 1999, *Governing the Health Care State*, Manchester: Manchester University Press.

Morrisey, M. A., 2001, "Competition in Hospital and Health Insurance Markets: A Review and Research Agenda," *Health Services Research*, 36 (1): 191-221.

Moses, L. N. , 1962, "Income, Leisure, and Wage Pressure," *The Economic Journal*, 72(286): 320-334.

Musgrove, P. , 1996, *Public and Private Roles in Health: Theory and Financing Patterns*, Washington, DC. : The World Bank.

Needleman, J. , Lamphere, J. , and Chollet, D. , 1999, "Uncompensated Care and Hospital Conversions in Florida," *Health Affairs*, 18(4): 125-133.

Nelson, P. , 1970, "Information and Consumer Behavior", *Journal of Political Economy*, 78 (2): 311-329.

Nutting, P. A. , 1990, *Community-oriented Primary Care: From Principle to Practice*, Albuquerque, NM. : University of New Mexico Press.

OECD, 1992, *The Reform of Health Care: A Comparative Analysis of Seven OECD Countries*, Paris: Organisation for Economic Cooperation and Development.

—— 1994, *The Reform of Health Care Systems: A Review of Seventeen OECD Countries*, Paris: Organisation for Economic Cooperation and Development.

—— 1995, *Governance in Transition: Public Management Reforms in OECD Countries*, Paris: Organisation of Economic Cooperation and Development.

—— 2000, *A System of Health Accounts*, Paris: Organisation of Economic Cooperation and Development.

—— 2001, *Health at a Glance* 2001, Paris: Organisation for Economic Co-operation and Development.

—— 2003, *Health at a Glance* 2003, Paris: Organisation for Economic

Co-operation and Development.

—— 2004, *Private Health Insurance in OECD Countries*, Paris: Organisation for Economic Cooperation and Development.

—— 2007, *Health at a Glance* 2007, Paris: Organisation for Economic Co-operation and Development.

—— 2010, "Health Care Systems: Getting More Value forMoney," *OECD Economics Department Policy Notes*, No. 2, Paris: Organisation for Economic Co-operation and Development.

—— 2012, *OECD Reviews of Health Systems: Russian Federation*, Paris: Organisation for Economic-Cooperation and Development.

—— 2013, *Health at a Glance* 2013: *OECD Indicators*, Paris: Organisation for Economic Co-operation and Development.

—— 2015, *Health at a Glance* 2015: *OECD Indicators*, Paris: Organisation for Economic Co-operation and Development.

—— 2016, *Review of Health Systems: Mexico* 2016, Paris: Organisation for Economic-Cooperation and Development.

Olson, M., 2000, *Power and Prosperity: Outgrowing Communist and Capitalist Dictatorships*, New York: Basic Books.

Opdycke, S., 2000, *No One Was Turned Away: The Role of Public Hospitals in New York City since* 1900, New York: Oxford University Press.

Osborne, S., ed., 2010, *The New Public Governance: Emerging Perspectives on the Theory and Practice of Public Governance*, London and New York: Routeldge.

Osborne, S. P. and Strokosch, K., 2013, "It Takes Two to Tango? Understanding the Co-Production of Public Services by Integrating the Services Management and Public Administration Perspectives", *British Journal of Management*, 24(S1): 31-47.

Osborne, S. P., Radnor, Z. and Strokosch, K., 2016, "Co-Production and the Co-Creation of Value in Public Services: A Suitable Case for Treatment?", *Public Management Review*, 18(5): 639-653.

Ostrom, E., 1990, *Governing the Commons: The Evolution of Institutions for Collective Action*, New York: Cambridge University Press.

Ostrom, E., Parks, R. B., Whitaker, G. P. and Percy, S. L., 1978, "The Public Service Production Process: A Framework for Analyzing Police Services", *Policy Studies Journal*, 7(1): 381-389.

Ostrom, E., Walker, J., and Gardner, R., 1992, "Covenants with and without a Sword: Self-governance is Possible," *American Political Science Review*, 86(2): 404-417.

Otieno, G. A., Mulumba, J. W., Wedajoo, A. S., Lee, M. J., Kiwuka, C., Omara, R. O., Adokorach, J., Zaake, E., and Halewood, M., 2016, "Networks and Coalitions in the Implementation of the International Treaty on Plant Genetic Resources for Food and Agriculture in Uganda," *Journal of Public Administration and Policy Research*, 8(6): 65-79.

Ouchi, W. G., 1980, "Markets, Bureaucracies, and Clans," *Administrative Science Quarterly*, 25(1): 129-141.

Over, M. and Watanabe, N., 2003, "Evaluating the Impact of Organizational Reforms in Hospitals," in Alexander S. Preker and April Harding(eds.), *Innovations in Health Service Delivery*, pp. 105-165.

Pan, J., Qin, X., Li, Q., Messina, J. P., and Delamater, P. L., 2015, "Does Hospital Competition Improve Health Care Delivery in China?". *China Economic Review*, 33: 179-199.

Pappas, G., Hadden, W. C., Kozak, L. J., and Fisher, G. F., 1997, "Potentially Avoidable Hospitalizations: Inequalities in Rates between US Socioeconomic Groups," *American Journal of Public Health*, 87(5): 811-816.

Parchman, M. L., and Culler, S. D.. 1999, "Preventable Hospitalizations in Primary Care Shortage Areas: An Analysis of Vulnerable Medicare Beneficiaries," *Archives of Family Medicine*, 8 (6): 487-491.

Pauly, M. V., 1986, "The Changing Health Care Environment," *The American Journal of Medicine*, 81 (suppl. 6c):S3-S8.

—— 1987, "Nonprofit Firms in Medical Markets," *American Economic Review*, 77(2): 257-262.

Pauly, M. V., and Satterthwaite, M. A., 1981, "The Pricing of Primary Care Physicians Services: A Test of the Role of Consumer Information," *The Bell Journal of Economics*, 12(2): 488-506.

Paxson, C. H., and Sicherman, N., 1998, "The Dynamics of Dual Job Holding and Job Mobility," *Journal of Labor Economics*, 14 (3): 357-393.

Peters, B. G., and Pierre, J., eds., 2003, *Handbook of Public Administration*, London: Sage Publications.

Pierre, J., and Peters, B. G., 1998, "Governance without Government? Rethinking Public Administration," *Journal of Public Administration Research and Theory*, 8(2): 223-243.

Pollitt, C. , 1993, *Managerialism and the Public Services: Cuts or Cultural Change in the* 1990s, Oxford: Blackwell.

Pollitt,C. , and Bouckaert, G. , 2011, *Public Management Reform: A Comparative Analysis - New Public Management, Governance, and the Neo-Weberian State.* 3rd edition. Oxford: Oxford University Press.

Poocharoen, O. O. , and Ting, B. , 2015, "Collaboration, Co-production, Networks: Convergence of Theories,"*Public Management Review*, 17(4): 587-614.

Powell, W. W. , 1990, "Neither Market nor Hierarchy: Network Forms of Organization," *Research in Organizational Behavior*, 12: 295-336.

Poz, M. R. D. , Gupta, N. , Quain, E. , and Soucat, A. L. , eds. ,2009, *Handbook on Monitoring and Evaluation of Human Resources for Health: With Special Applications for Low- and Middle-income Countries*, Geneva: World Health Organisation.

Prado, M. , and Trebilcock, M. 2009. "Path Dependence, Development, and the Dynamics of Institutional Reform," *University of Toronto Law Journal*, 59(3): 341-380.

Preker, A. S. , and Harding, A. , eds. , 2003, *Innovations in Health Service Delivery: The Corporatization of Public Hospitals*, Washington, DC: The World Bank.

Preker, A. S. , and Langenbruner, J. , eds. , 2005, *Spending Wisely: Buying Health Services for the Poor*, Washington, DC. : The World Bank.

Preker, A. S. , Liu, X. , Velenyi, E. V. , and Baris, E. , eds. , 2007,

Public Ends, Private Means: Strategic Purchasing of Health Services, Washington, DC.: The World Bank.

Preker, A. S., Scheffler, R. M. and Bassett, M. C., eds., 2007, Private Voluntary Health Insurance in Development: Friend or Foe? Washington, DC.: The World Bank.

Puig-Junoy, J., 2010, "Impact of European Pharmaceutical Price Regulation on Generic Price Competition," Pharmacoeconomics, 28 (8): 649-663.

Ranade, W., 1998, Markets and Health Care: A Comparative Analysis, London: Longman.

Reddel, T., 2005, "Local Social Governance and Citizen Engagement", in Smyth, P., Reddel, T. and Jones, A., eds., Community and Local Governance in Australia, Sydney: University of New South Wales Press, pp. 187-204.

Reibling, N., and Wendt, C., 2012, "Gatekeeping and Provider Choice in OECD Healthcare Systems," Current Sociology, 60 (4): 489-505.

Reich, M. R., ed., 2002, Public-Private Partnerships for Public Health, Cambridge, MA.: Harvard Center for Population and Development Studies.

Reinhardt, U. E., 1972, "A Production Function for Physician Services," Review of Economics and Statistics, 54 (1): 55-65.

Reuer, J. J., Devarakonda, S., and Klijn, E., 2010, Cooperative Strategies: Alliance Governance, Northampton, MA.: Edward Elgar.

Rhodes, R. A. W., 1996, "The New Governance: Governing without Government," Political Studies, 44 (4): 651-667.

—— 1997，*Understanding Governance：Policy Networks，Governance，Reflexivity and Accountability*，Bukingham，UK.：Open University Press.

Rice，T. H.，and Labelle，R. J.，1989，"Do Physicians Induce Demand for Medical Services?" *Journal of Health Politics，Policy and Law*，14(3)：587-600.

Rice，N.，and Smith，P. C.，2001，"Capitation and Risk Adjustment in Health Care Financing：An International Progress Report，" *The Milbank Quarterly*，79(1)：81-113.

Rickman，N.，and McGuire，A.，1999，"Regulating Providers' Reimbursement in a Mixed Market for Health Care，" *Scottish Journal of Political Economy*，46(1)：53-71.

Rizza，P.，Bianco，A.，Pavia，M.，and Angelillo，I. F.，2007，"Preventable Hospitalization and Access to Primary Health Care in an Area of Southern Italy，" *BMC Health Services Research*，7 (1)：134-142

Robinson，J. C.，Garnick，D. W.，and Mcphee，S. J.，1987，"Market and Regulatory Influences on the Availability of Coronary Angioplasty and Bypass Surgery in U. S. Hospitals，" *New England Journal of Medicine*，317(2)：85-90.

Robinson，J. C.，and Luft，H. S.，1985，"The Impact of Hospital Market Structure on Patient Volume，Average Length of Stay，and the Cost of Care，" *Journal of Health Economics*，4(4)：333-356.

Robinson，M.，ed.，2007，*Performance Budgeting：Linking Funding and Results*，Basingstoke，UK.：Palgrave Macmillan.

Robinson，R.，Jakubowski，E.，and Figueras，J.，2005，"Introduction"， in Gigueras, J., Robinson, R. and Jakubowski, E., eds., *Purchasing to Improve Health Systems Performance*, Maidenhead, UK: Open University Press, pp. 3-12.

Roenen, C., Ferrinho, P, van Dormael, M., Conceicao, M. C., and van Lerberghe, W., 1997, "How African Doctors Make Ends Meet: An Exploration," *Tropical Medicine and International Health*, 2(2): 127-135.

Rosenau, J. N., and Czempiel, E. O., 1992, *Governance without Government: Order and Change in World Politics*, New York: Cambridge University Press.

Rudoler, D., Deber, D., Barnsley, J., Glazier, R. H., Dass, A. R., and Laporte, A., 2015, "Paying for Primary Care: The Factors Associated with Physician Self-selection into Payment Models," *Health Economics*, 24(9): 1229-1242.

Ruggie, M., 1996, *Realignments in the Welfare State: Health Policy in the United States, Britain, and Canada*, New York: Columbia University Press.

Russo, G., McPake, B., Fronteira, I., and Ferrinho, P., 2014, "Negotiating Markets for Health: An Exploration of Physicians' Engagement in Dual Practice in Three African Capital Cities," *Health Policy and Planning*, 29 (6): 774-783.

Saha, S., Solotaroff, R., Oster, A., and Bindman, A. B., 2007, "Are Preventable Hospitalizations Sensitive to Changes in Access to Primary Care? The Case of the Oregon Health Plan," *Medical Care*, 45(8): 712-719.

Saltman, R., Busse, R. and Figueras, J., eds., 2004, *Social Health*

Insurance Systems in Western Europe, Maidenhead, UK.: Open University Press.

Saltman, R. B., and Durán, A., 2016, "Governance, Government, and the Search for New Provider Models," *International Journal of Health Policy and Management*, 5(1): 33-42.

Saltman, R. B., Durán, A., and Dubois, H. F. W., eds., 2011, *Governing Public Hospitals: Reform Strategies and the Movement towards Institutional Autonomy*, Copenhagen: The European Observatory on Health Systems and Policies.

Saltman, R. B., Rico, A. and Boerma, W., eds., 2006, *Primary Care in the Driver's Seat? Organizational Reform in European Primary Care*, Buckingham, UK.: Open University Press.

Saltman, R. B., and von Otter, C., 1992, *Planned Markets and Public Competition: Strategic Reform in Northern European Health Systems*, Ballmoor, UK.: Open University Press.

——1995, eds., *Implementing Planned Markets in Health Care: Balancing Social and Economic Responsibility*, Buckingham, UK.: Open University Press.

Sambrook, S., and Stewart, J., eds., 2007, *Human Resource Development in the Public Sector: The Case of Health and Social Care*, London and New York: Routledge.

Santerre, R. E., and Neun, S. P., 2009, *Health Economics: Theories, Insights, and Industry Studies*, 5th Edition, Mason, OH.: South-Western Cengage Learning.

Satterthwaite, M. A., 1979, "Consumer Information, Equilibrium Industry Price, and the Number of Sellers," *The Bell Journal of*

Economics, 10(2): 483-502.

Sappington, D. E. M., and Sibley, D. S., 1992, "Strategic Nonlinear Pricing under Price-Cap Regulation," *The RAND Journal of Economics*, 23(1): 1-19.

Savas, E. S., 2000, *Privatization and Public-Private Partnerships*, New York: Chatham House Publishers.

Schreyögg, G., and Sydow, J., 2010, *The Hidden Dynamics of Path Dependence: Institutions and Organizations*, Basingstoke, UK.: Palgrave Macmillan.

Schuster, J. R., and Zingheim, P. K., 1996, *The New Pay: Linking Employee and Organizational Performance*, new edition, New York: Lexington Books.

Schut, F. T., and Varkevisser, M., 2017, "Competition Policy for Health Care Provision in the Netherlands," *Health Policy*, 121(2): 126-133.

Scott, C., 2001, *Public and Private Roles in Health Care Systems: Reform Experience in Seven OECD Countries*, Buckingham, UK: Open University Press.

Sen, A, 1999, *Development as Freedom*, New York: Alfred A. Knopf, Inc.

Sheaff, R., Gené-Badia, J., Marshall, M., and Švab, I., 2006, "The Evolving Public-private Mix," in Saltman, R. B., Rico, A., and Boerma, W., eds., *Primary Care in the Driver's Seat?, Organizational Reform in European Primary Care*, pp. 129-147.

Shen, Y. C., Eggleston, K., Lau, J., and Schmid, C. H., 2007, "Hospital Ownership and Financial Performance: What Explains the

Different Findings in the Empirical Literature?" *Inquiry*, 44 (1): 41-68.

Shi, L., and Singh, D. A., 2010, *Essentials of the U. S. Health Care System*, 2nd edition, Boston: Jones and Bartlett Learning.

—— 2012, *Delivering Health Care in America: A Systems Approach*, 5th edition, Boston: Jones and Bartlett Learning.

Shishko, R., and Rostker, B. 1976, "The Economics of Multiple Job Holding," *American Economic Review*, 66(3): 298-308.

Shleifer, A., 1985, "A Theory of Yardstick Competition," *The RAND Journal of Economics*, 16 (3): 319-327.

Shortell, S. M., Gillies, R. R., Anderson, D. A., Mitchell, J. B., and Morgan, K. L., 1992, "Creating Organized Delivery Systems: The Barriers and Facilitators," *Hospital and Health Services Administration*, 38(4):447-466.

Shortell, S. M., Gillies, R. R., Anderson, D. A., Erickson, K. M., and Mitchell, J. B., 1996, *Remaking Health Care in America: Building Organized Delivery Systems*, San Francisco: Josey-Bass.

—— 2000, *Remaking Healthcare in America: The Evolution of Organized Delivery Systems*, 2nd edition, San Francisco: Jossey-Bass.

Sibley, D. S., 1989, "Asymmetric Information, Incentives and Price-Cap Regulation," *The RAND Journal of Economics*, 20(3): 392-404.

Silverman, E., and Skinner, J., 2004, "Medicare Upcoding and Hospital Ownership," *Journal of Health Economics*, 23(2):369-389.

Sloan, F. A., 2000, "Not-For-Profit Ownership and Hospital Behavior," in Culyer, A. J. and Newhouse, J. P., eds., *Handbook of Health*

Economics, Vol. 1A, Amsterdam: North Holland, pp. 1141-1174.

Sloan, F. A., Picone, G. A., Taylor, D. H., and Chou, S. Y., 2001, "Hospital Ownership and Cost and Quality of Care: Is There A Dime's Worth of Difference?," *Journal of Health Economics*, 20 (1): 1-21.

Smith, B. C., 2007, *Good Governance and Development*, London: Palgrave Macmillan.

Sobel, J., 1999, "A Reexamination of Yardstick Competition," *Journal of Economics and Management Strategy*, 8 (1):33-60.

Socha, K. Z., and Bech, M., 2011,"Physician Dual Practice: A Review of Literature,"*Health Policy*, 102 (1): 1-7.

Sørensen,E., and Torfing, J., 2007, *Theories of Democratic Network Governance*, Basingstoke, UK: Palgrave Macmillan.

Steinfeld, E. S., 1998, *Forging Reform in China: The Fate of State-owned Industry*, New York: Cambridge University Press.

Stigler, G. J., 1971, "The Theory of Economic Regulation," *Bell Journal of Economics and Management Sciences*, 2(1): 3-21.

Stiglitz,J. E., 1989, "Imperfect Information in the Product Market," in Schmalensee, R., and Willig, W., eds., *Handbook of Industrial Organization*, Vol. I, Amsterdam: North-Holland, pp. 769-847.

—— 2000, *Economics of the Public Sector*, 3rd edition, New York: W. W. Norton & Company.

—— 2002, "Information and the Change in the Paradigm in Economics," *American Economic Review*, 92 (3): 460-501.

Stringham, E. P., 2015, *Private Governance: Creating Order in Economic and Social Life*, New York: Oxford University Press.

Sutherland, J. M., 2011, *Hospital Payment Policy in Canada: Options for the Future*, Ottawa: Canadian Health Services Research Foundation.

Tang, S., Meng, Q., Chen, L., Bekedam, H., Evans, T., and Whitehead,M. ,2008, "Tackling the Challenges to Health Equity in China," *The Lancet*, 372 (9648): 1493-501.

Taylor, M. G., 1987, *Health Insurance and Canadian Public Policy: The Seven Decisions that Created the Canadian Health Insurance System and Their Outcomes*, Kinston, Ontario: McGill-Queen's University Press.

—— 1990, *Insuring National Health Care: The Canadian Experience*, Chapel Hill: University of North Carolina Press.

Terry, M., ed., 2001, *Redefining Public Sector Unionism: UNISON and the Future of Trade Unions*, London and New York: Routledge.

Thai, K. V., Wimberley, E. T., and McManus, S. M., eds., *Handbook of International Health Care Systems*, New York: Marcel Dekker, Inc., 2002.

Thaler, R., and Sunstein, C., 2008, *Nudge: Improving Decisions about Health, Wealth, and Happiness*, New Haven: Yale University Press.

Thompson, G., Frances J., Levačić R., and Mitchell J., eds., 1991, *Markets, Hierarchies and Networks: The Coordination of Social Life*, London: Sage Publications.

Thompson, J. R., 2003, "Labor-Management Relations and Partnerships: Were They Reinvented?" in Peters, B. G. and Pierre,

J. eds. , *Handbook of Public Administration* , Thousand Oaks: Sage Publications, pp. 84-97.

Thomson, S. , Osborn, R. , Squires, D. , and Jun, M. , 2012, *International Profiles of Health Care Systems* , 2012, New York: The Commonwealth Fund.

Thynne, I. , ed. , 1995, *Corporatization, Divestment and the Public-Private Mix* , Hong Kong: International Association of Schools and Institutes of Administration.

Tirole, J. , 1988, *The Theory of Industrial Organization* , Cambridge, MA. : The MIT Press.

Torfing, J. , Peters, B. G. , Pierre, J. , and Sørensen, E. , 2012, *Interactive Governance: Advancing the Paradigm* , New York: Oxford University Press.

Town, R. , and Vistnes, G. , 2001, "Hospital Competition in HMO Networks," *Journal of Health Economics* , 20(5): 733-753.

Tsai, A. C. , Tamayo-Sarver, J. H. , Cydulka, R. K. , and Baker, D. W. , 2003, "Declining Payments for Emergency Department Care, 1996-1998," *Annals of Emergency Medicine* , 41 (3): 299-308.

United Nations, 1997, *Cooperative Enterprise in the Health and Social Care Sectors* , New York: United Nations.

U. S. Congress Office of Technology Assessment, 1995, *Hospital Financing in Seven Countries* , Washington DC. : U. S. Government Printing Office.

van Dijk, C. E. , Korevaar, J. C. , Koopmans, B. , de Jong, J. D. , and de Bakker, D. H. , 2014, "The Primary-secondary Care Interface: Does Provision of More Services in Primary Care Reduce Referrals to

Medical Specialists?" *Health Policy*, 118 (1): 48-55.

van de Ven, A. H. , 1993, "A Community Perspective on the Emergence of Innovations,"*Journal of Engineering Technology Management*, 10 (1-2): 23-51.

van Heffen, O. , Kickert, W. , and Thomassen, J. , eds. , 2000, *Governance in Modern Society*, Dordrecht, the Netherlands: Kluwer Academic Publishers.

Vetter, H. , and Karantininis, K. , 2002, "Moral Hazard, Vertical Integration, and Public Monitoring in Credence Goods," *European Review of Agricultural Economics*, 29 (2): 271-279.

Vining, A. R. , and Weimer, D. L. , 1988, "Information Asymmetry Favoring Sellers: A Policy Framework", *Policy Sciences*, 21 (4): 281-303.

Vogel, S. K. ,1998, *Freer Markets, More Rules: Regulatory Reform in Advanced Industrial Countries*, Ithaca: Cornell University Press.

Walder, A. G. , 1988, *Communist Neo-traditionalism: Work and Authority in Chinese Industry*, Berkeley and Los Angeles: University of California Press.

Wang, Z. , 2016, "Price Cap Regulation in a Two-Sided Market: Intended and Unintended Consequences," *International Journal of Industrial Organization*, 45: 28-37.

White, G. , 1999, "The Remuneration of Public Servants: Fair Pay or New Pay?" in Corby, S. , and White, G. , eds. , *Employee Relations in the Public Services: Themes and Issues*, London and New York: Routledge, pp. 73-94.

WHO, 1978, *Primary Health Care*, Geneva: World Health

Organisation.

—— 2000, *The World Health Report* 2000: *Health Systems*, *Improving Performance*, Geneva: World Health Organisation.

—— 2002, *The Selection of Essential Medicines*, Geneva: Policy Perspectives on Medicines, World Health Organisation.

—— 2004, *Equitable Access to Essential Medicines*: *AFramework for Collective Action*, Geneva: Policy Perspectives on Medicines, World Health Organisation.

—— 2008, *The World Health Report* 2008: *Primary Health Care Now More Than Ever*, Geneva: World Health Organisation.

—— 2012, *World Health Statistics* 2012, Geneva: World Health Organisation.

—— 2013, *World Health Statistics* 2013, Geneva: World Health Organisation.

—— 2014, *Germany Health System Review*, Copenhagen: WHO European Observatory on Health Care Systems.

—— 2015, *WHO Guideline on Country Pharmaceutical Pricing Policies*, Geneva: World Health Organisation.

—— 2018a, *Japan Health System Review*, New Delhi: WHO Regional Office for South- East Asia.

—— 2018b, *World Health Statistics* 2018, Geneva: World Health Organisation.

—— 2021, *World Health Statistics* 2021, Geneva: World Health Organisation.

Wilensky, G. R., and Rossiter, L. F., 1983, "The Relative Importance of Physician-Induced Demand in the Demand for Medical Care," *The*

Milbank Memorial Fund Quarterly: *Health and Society*, 61(2): 252-277.

Williamson, O. H., 1985, *The Economic Institutions of Capitalism*. New York: The Free Press.

—— 1996, *The Mechanisms of Governance*, New York: Oxford University Press.

—— 1999, "Public and Private Bureaucracies: A Transaction Cost Economic Perspective", *Journal of Law, Economics, and Organization*, 15(1): 306-342.

Wilson, J. Q., 2000, *Bureaucracy*: *What Government Agencies Do and Why They Do It*, New York: Basic Books.

Wolper, L. F., ed., 2011, *Health Care Administration*: *Managing Organized Delivery Systems*, 5th edition, Sudbury, MA.: Jones and Bartlett Publishers.

WONCA International Classification Committee, 1998, *International Classification of Primary Care*: *ICPC-2*, Oxford: Oxford University Press.

—— 2005, *International Classification of Primary Care*: *ICPC-2-R*, Oxford: Oxford University Press.

Wong, H. S., 1996, "Market Structure and the Role of Consumer Information in the Physician Services Industry: An Empirical Test," *Journal of Health Economics*, 15(2): 139-160.

World Bank, 1993, *World Development Report* 1993: *Investing in Health*, Washington, DC.: The World Bank.

—— 2010a, *Fixing the Public Hospital System in China*, Washington, DC.: The World Bank.

—— 2010b，*Health Provider Payment Reforms in China：What International Experience Tells Us*，Washington，DC：The World Bank.

Xirasagar，S.，and Lin，H. C.，2004，"Cost Convergence between Public and for-Profit Hospitals under Prospective Payment and High Competition in Taiwan," *Health Services Research*，39（6）：2101-2116.

Yip，W. C.，and Hsiao，W. C.，2003，"Autonomizing a Hospital：Corporate Control by Central Authorities in Hong Kong," in Alexander S. Preker and April Harding eds.，*Innovations in Health Service Delivery*，pp. 391-424.

Yip，W. C. M.，and Hsiao，W. C.，2008，"The Chinese Health System at a Crossroads," *Health Affairs*，27（2）：460-468.

Yip，W. C. M.，Hsiao，W. C.，Chen，W.，Hu，S.，Ma，J.，and Maynard，A.，2012，"Early Appraisal of China's Huge and Complex Health-care Reforms," *The Lancet*，379（9818）：833-842.

Young，S.，2003，*Moral Capitalism：Reconciling Private Interest with the Public Good*. San Francisco：Berrett-Koehler Publishers.

Yu，H.，2015，"Universal Health Insurance Coverage for 1. 3 Billion People：What Accounts for China's Success?"，*Health Policy*，119（9）：1145-1152.